V&R

Susanne Leutner / Elfie Cronauer

Traumatherapie-Kompass

Begegnung, Prozess und Selbstentwicklung in der Therapie mit Persönlichkeitsanteilen

Mit einem Vorwort von Wolfgang Wöller

Mit 38 Abbildungen und 2 Tabellen

Vandenhoeck & Ruprecht

Bibliografische Information der Deutschen Nationalbibliothek:
Die Deutsche Nationalbibliothek verzeichnet diese Publikation in der Deutschen Nationalbibliografie; detaillierte bibliografische Daten sind im Internet über https://dnb.de abrufbar.

ein Imprint der Brill-Gruppe
(Koninklijke Brill NV, Leiden, Niederlande; Brill USA Inc., Boston MA, USA; Brill Asia Pte Ltd, Singapore; Brill Deutschland GmbH, Paderborn, Deutschland; Brill Österreich GmbH, Wien, Österreich)
Koninklijke Brill NV umfasst die Imprints Brill, Brill Nijhoff, Brill Hotei, Brill Schöningh, Brill Fink, Brill mentis, Vandenhoeck & Ruprecht, Böhlau, Verlag Antike und V&R unipress.

Umschlagabbildung: Ego-State-Therapie Institut Rheinland, Bonn | Beringas/Shutterstock.com

Satz: SchwabScantechnik, Göttingen
Druck und Bindung: ⊕ Hubert & Co. BuchPartner, Göttingen
Printed in the EU

Vandenhoeck & Ruprecht Verlage | www.vandenhoeck-ruprecht-verlage.com

ISBN 978-3-525-45332-2

Inhalt

Teil C Bewährte und neue Interventionen in ausgewählten Übungen

Verzeichnis der Abkürzungen

AIP	Adaptive Information Processing
ABW:	Augenbewegungen im EMDR
BASK:	Behaviour, Affect, Sensation, Knowledge
BLS:	bilaterale Stimulation im EMDR
CIPOS:	Constant Installation of Positive Orientation and Safety
DIS:	Dissoziative Identitätsstörung
DSM:	Diagnostic and Statistical Manual of Mental Disorders
EST:	Ego-State-Therapie
EMDR:	Eye Movement Desensitization and Reprocessing
ICD:	International Classification of Diseases and Related Health Problems
ISSTD:	International Society for the Study of Trauma and Dissociation
kPTBS:	Komplexe Posttraumatische Belastungsstörung
PITT:	Psychodynamisch Imaginative Traumatherapie
PTBS:	Posttraumatische Belastungsstörung
RIT:	Ressourcenintegrierende Therapie
RSA:	Respiratorische Sinusarrhythmie
SARI:	Strengthening, Safety and Stabilization/Accessing and Activation/ Resolution, Renegotiation and Restabilization/Integration and Identity
SE:	Somatic Experiencing
TRIMB:	Trauma Recapitulation with Imagination, Motion and Breath
TSDP:	Theorie der Strukturellen Dissoziation der Persönlichkeit
VAKOG:	Sehen (V = visuell) Hören (A = auditiv) körperliches Fühlen (K = körperlich) wie z. B. Herzschlag, Atmung, Temperatur, Muskelspannung Riechen (O = olfaktorisch) Schmecken (G = gustatorisch)
VoC:	Validity of Cognition Scale

Vorwort

Die Behandlung von Patient*innen mit komplexen Traumafolgestörungen stellt Therapeut*innen trotz aller konzeptionellen und behandlungstechnischen Neuerungen immer wieder vor große Herausforderungen. Zahlreiche therapeutische Ansätze unterschiedlicher Provenienz haben sich der Behandlung dieser oft noch immer nicht ausreichend versorgten Gruppe von Patient*innen gewidmet. Bei aller Verschiedenheit der Konzepte fallen wichtige Konvergenzen und Gemeinsamkeiten auf, die eine verfahrensübergreifende Betrachtung rechtfertigen.

Vor diesem Hintergrund bereichern uns die Autorinnen mit einem Buch, das nicht nur den neuesten Stand moderner Traumabehandlung in anschaulicher Weise wiedergibt, sondern auch die theoretischen Grundlagen der von ihnen favorisierten Interventionen erläutert. Das Buch ist so persönlich wie fundiert geschrieben. Die Autorinnen zeichnen ihre ganz persönliche Entwicklung nach und schildern den Weg, den sie gegangen sind, um die Traumatherapeutinnen zu werden sind, die sie heute sind. Dieser Weg umfasste Stationen der Weiterbildungen in kognitiv-behavioralen, humanistischen, psychodynamischen, systemischen, hypnotherapeutischen und körpertherapeutischen Verfahren sowie in den Methoden des EMDR und der Ego-State-Therapie. Mit dieser breiten Kompetenz stellen sie ihren schulenübergreifenden Ansatz zur Behandlung komplex traumatisierter Patientinnen vor.

Bei der Darstellung des Ansatzes fällt vor allem auf, welche bedeutsame Rolle die Autorinnen der therapeutischen Beziehung zuweisen. Ein solcher Fokus ist bemerkenswert, denn er impliziert eine kritische Haltung gegenüber einem Psychotherapieverständnis, das den instrumentalisierenden Einsatz heutiger Techniken in einseitiger Weise auf die Evidenz der Wirksamkeit durch randomisiert-kontrollierte Studien stützt. Zu leicht wird der Eindruck erweckt, Traumatherapie lasse sich auf leicht erlernbare Techniken reduzieren, deren Erfolg gesichert sei, wenn man sich nur stringent an das Manual der als evidenzbasiert ausgewiesenen Therapieform halte. Jeder Praktiker, jede Praktikerin weiß, dass die therapeutische Wirklichkeit weitaus anspruchsvoller ist. Zudem hat uns die Psychotherapieforschung gelehrt, dass Aspekte der therapeutischen Beziehung weitaus mehr zur Erklärung der Varianz des Therapieerfolgs beitragen als die Wahl der psychotherapeutischen Technik. Selbstverständlich bedeutet dies nicht, dass therapeutische Techniken beliebig oder gar verzichtbar wären. Es heißt vielmehr, dass sie in den Kontext einer tragfähigen therapeutischen Beziehung eingebunden sein müssen.

Dem Eindruck einfacher behandlungstechnischer Machbarkeit treten die Autorinnen auf überzeugende Weise entgegen, indem sie sich ausführlich mit der Frage beschäftigen, welche Voraussetzungen vonseiten der therapeutische Beziehung erfüllt sein müssen, damit die geplanten Interventionen auf einen fruchtbaren Boden fallen. Angeboten wird ein Begegnungsraum, der es ermöglicht, Informationen auf der Beziehungsebene wahrzunehmen und zu würdigen. Aspekte von Sicherheit und Kontrolle sind ebenso unverzichtbar wie eine von Respekt und Mitgefühl getragene Begegnung mit den Patient*innen auf Augenhöhe. Das heißt: Die Patient*innen werden nicht einfach nur »behandelt«; sie werden vielmehr zur Teilnahme an einem gemeinsamen therapeutischen Prozess eingeladen, der sich nicht auf Symptombesserung beschränken, sondern ihnen zu befriedigenden menschlichen Beziehungen verhelfen und ihnen ein Leben in Würde ermöglichen soll.

Den theoretischen Rahmen für therapeutische Arbeit der Autorinnen bildet ein Prozessmodell, das es gestattet, die Relation von Stärke und Belastung der Patient*innen zu evaluieren und das therapeutische Vorgehen hierauf abzustimmen. Dabei machen sie deutlich, dass es besonderer Flexibilität bei der Modifikation spezifischer Techniken bedarf, um die jeweiligen Verfahren und Methoden an die jeweiligen strukturellen Gegebenheiten und die Bedürfnislage der Patient*innen anzupassen. Entdeckergeist in einer kooperativen Atmosphäre ist gefragt, um neue Lösungen zu finden. Verständlicherweise begegnen uns auch die altbekannten Fragen nach dem optimalen Zeitpunkt und der Art und Weise der Konfrontation mit traumatischen Erinnerungen. Hier geben die Autorinnen neuartige Antworten, die die alte Unterscheidung zwischen Stabilisierung und Konfrontation nahezu obsolet werden lässt.

Ein ganz besonderer Stellenwert kommt dabei der konsequenten Ressourcenorientierung und dem Blick auf die Stärken der Patienten zu. In besonderer Weise fühlen sich die Autorinnen der systemischen Arbeit mit Ego-States und Persönlichkeitsanteilen verbunden, die sie in höchst kreativer Weise weiterentwickelt haben und die sie mit Varianten des EMDR verbinden. Mit Hilfe derartig kreativer Verfahrenskombinationen und einer konsequenten Beziehungsarbeit ist es möglich, die Konfrontation mit traumatischen Erinnerungen so sicher und schonend zu gestalten, dass sie früher als bisher im Therapieprozess einsetzen kann. Auch schwer traumatisierte Patientinnen mit strukturellen dissoziativen Störungen, deren Behandlung vielen Therapeut*innen noch immer als zu herausfordernd gilt, lassen sich so wirksam behandeln.

Das Buch enthält eine Fülle praktischer Vorschläge und Anleitungen, wobei der besondere Akzent auf der Arbeit mit Persönlichkeitsanteilen und der Integration von EMDR in andere Verfahren liegt. Auf jeder Seite des Buches spürt man die langjährige Erfahrung der Autorinnen in der Behandlung komplex traumatisierter Patient*innen und die Wertschätzung, die sie ihnen entgegenbringen. Dem wertvollen Buch sei eine breite Rezeption gewünscht.

Wolfgang Wöller

0 Einleitung

Dieses Buch richtet sich an psychotherapeutisch tätige Kolleginnen und Kollegen und an Beraterinnen und Berater. Wir alle wollen unabhängig von unseren Verfahren und Methoden wissen, welche Stärken eine Klientin[1] hat, welche Ressourcen sie aktivieren kann und wann sie in der richtigen Dosierung ihre Traumatisierungen und andere Belastungen bearbeiten kann. Unser Konzept gibt therapieschulenübergreifend Antwort und bietet Orientierung im therapeutischen Alltag, sodass es möglich wird, zum richtigen Zeitpunkt zusammen mit der Klientin Entwicklungsschritte zu gehen und Belastungen nachhaltig zu reduzieren.

Wir möchten mit diesem Buch einen Leitfaden für die praktische Arbeit zur Verfügung stellen, der auch eine konzeptionelle Einordnung bietet. Wir möchten erklären, wie wir unsere Klientinnen darin begleiten können, innere Hürden zu meistern, Defizite aufzuholen, Traumatisierendes und Verletztes zu überwinden, damit es ihnen »besser geht«, sie in den Genuss von Erfolgen kommen, Erleichterung verspüren, mit sich selbst und anderen freundlich und entspannt umgehen können.

Wir bieten ein Konzept, das dazu dient, sich in der Vielzahl der therapeutischen Angebote und Möglichkeiten, vor allem im Feld der Traumatherapie, zurechtzufinden. Wir stellen gemeinsame Entwicklungslinien her und bieten einen übergeordneten Blick. Dazu präsentieren wir Handwerkszeug, das an vielen Stellen einzusetzen ist, unabhängig vom angewandten Verfahren. Wir liefern Strategien und Interventionen, die wir gleichzeitig einordnen in den gemeinsamen psychotherapeutischen Prozess. Die Therapeutin sollte flexibel denken und handeln in Bezug auf die Beschwerden des Klienten, die Beziehung zu ihm und zu ihrer eigenen Gewordenheit. Begegnungen finden auf Augenhöhe statt, der Klient bleibt mit seiner Symptomatik Subjekt der Veränderung im gemeinsamen Prozess. Auf diese Weise wird seine Verantwortung für seine Gesundheit und sein Wachstum ernst genommen und er kann seine Handlungsfähigkeit erweitern.

Der Kompass

Ein Kompass ist dieses Buch für all jene, die besser verstehen möchten, wo sie sich mit ihren Klientinnen gerade befinden. Wir haben Abbildungen entwickelt, die

1 In unserem Buch verwenden wir sprachlich mehrheitlich weibliche Formen, aber auch in freiem Wechsel männliche.

das visualisieren. Ein Kompass richtet sich immer nach Norden aus. Das Buch soll helfen, eine vergleichbare Orientierung in der Traumatherapie beizubehalten oder immer wieder zu finden. Gerade in der Bearbeitung von komplexen oder frühen Traumatisierungen scheinen so viele Möglichkeiten gleichzeitig zu bestehen und ebenso viele Gefahren zu lauern. Der Konflikt des zu frühen oder zu späten Bearbeitens von Belastungen oder des zu kurzen oder zu langen Stabilisierens ist hier tägliche Herausforderung.

Und in der Arbeit mit inneren Persönlichkeitsanteilen, die unterschiedliche Entwicklungsniveaus haben und sehr unterschiedliche Anliegen (um nur zwei der vielen Konfliktfelder zu nennen) gilt das Gleiche: Ein endloses Feld von Möglichkeiten tut sich auf. Wann versorgt die Klientin mit Unterstützung der Therapeutin welchen Anteil, wann sollte sie Grenzen ziehen, direktiver sein, wann ist es möglich, loszulassen und Räume zu öffnen?

Wir führen vor Augen, was es bedeutet, Traumatherapie zu machen mit ihren vielen Möglichkeiten und diese auf innere Anteile zu beziehen mit ebenso vielen Möglichkeiten. Das ist wie das Wandern im unerschlossenen Gelände mit unbekannten Kraftquellen genauso wie mit Gefahren; mit einer mehr oder weniger großen Gruppe von erfahrenen und unerfahrenen Wanderern unterschiedlichen Alters und sehr unterschiedlicher Stärken, Schwächen und Interessen. Vielleicht gibt es immerhin einen gemeinsamen Startpunkt und eine vage Einigkeit über das Ziel. Ein Kompass ist hier das mindeste, was man braucht. Er ist bei weitem nicht alles, aber er ist eine notwendige Bedingung.

Wie war das wohl für die Seefahrer aus dem alten Europa auf hoher See, als noch der Glaube herrschte, die Erde sei flach? Umso mutiger erscheinen uns die damaligen Entdecker noch heute, die sich weit in die See hinaus, über die unsichtbare Grenze des Vertrauten und Bekannten hinweg wagten, geleitet von ihrer eigenen Gewissheit und Kühnheit. Heute ist es eine Binsenweisheit, dass es hinter dem Horizont weitergeht. Wir finden es inspirierend, auf die Tatkraft von Entdeckern und ihr Zutrauen auch in schwierigen Therapiesituationen aufbauen zu können. Was Pioniere bereits erkundet haben, können wir nun miteinander verbinden und systematisieren und in immer neuen Landschaften einsetzen.

Unser Kompass in der Therapielandschaft funktioniert aber auch leider nicht genauso wie der Kompass in der Landschaft draußen oder auf dem Meer. Denn er ist zusammengesetzt aus verschiedenen Elementen: Begegnung, Prozess, Entwicklung und Selbstentwicklung.

Wir möchten Sie, liebe Leserinnen, anregen, eine Praxis zu entwickeln, die hilft, immer besser darin zu werden, den eigenen Standort zu bestimmen – zu wissen, wer wir als Therapeutinnen sind –, die Wahrnehmung für die Klientin in der *Begegnung* zu präzisieren, offen dafür zu werden, wer sie ist – und sich dann in diesem gemeinsamen *Prozess* wie aus der Beobachterposition zu verorten.

Dabei stehen wir Therapeutinnen und unser Können nicht im Mittelpunkt der Psychotherapie. Es ist die Klientin in ihrer *Selbstentwicklung* in der Begegnung mit uns. Und dennoch geht es nicht ohne uns, nicht ohne unseren Kompass. Die Therapeutin ist in der Wahrnehmung der Klientin vielleicht mehr im Hintergrund, als wir denken. Es kann andererseits sein, dass wir uns aufgerufen fühlen, sehr viel zu tun, dass wir Menschen retten wollen. Aber wir sind weder Retterin noch Heldin. Und wenn wir es wären, wären wir nicht sonderlich hilfreich. Wir sind Begleitung und Hinweisgeber auf der ganz eigenen Wanderung der Klientin, die sich zum gemeinsamen Prozess entwickelt und von der beide verändert am Ziel ankommen. Der Vorteil, den wir haben, ist, dass wir uns in solchem Gelände auskennen.

Wir wissen außerdem, dass für Spezialisten aller Berufe gilt: Je mehr und je präziser gelernt, geübt und trainiert wird, desto leichter werden die Routinen, desto mehr Raum ist für Improvisation. Für uns heißt das, auch wir therapeutisch Tätige können, innerhalb und außerhalb der Sitzungen, daran arbeiten, uns selbst besser zu verstehen. Wir können uns fragen, wo wir noch nicht weiterkommen und wo sich unsere eigenen Zonen der nächsten Entwicklung befinden (Vygotskij, 1987a). Um diese zu erreichen, brauchen auch wir Anleitung und Training (Vygotski, 1987b). Nach den Punkten zu schauen, an denen es nicht weitergeht, und dort nach Selbstentwicklung zu streben, mache im Übrigen, so Chow et al. (2015), den Unterschied zwischen einem durchschnittlichen und einem exzellenten Therapeuten aus. Dazu gehört es auch, Stillstand zu akzeptieren. Entwicklung hat ihr Tempo und kann nicht erzwungen werden. Aber sie kann auch nicht allein im Niemandsland stattfinden.

Unsere eigenen Wege

Je länger wir bereits therapeutisch gearbeitet hatten, desto wichtiger wurden uns *übergeordnete Prinzipien*. Grawe (1998/2000) hat dazu seinen ganz eigenen Beitrag geleistet, indem er allgemeine Wirkfaktoren erforscht und extrahiert hat. Wir haben aber auch erlebt, wie immer deutlicher wurde, dass es für die Behandlung von Trauma eines spezifischen Herangehens bedarf, und waren dabei, als diese Formen entwickelt wurden.

Unser eigener Entdeckergeist ließ uns viel ausprobieren. Wir ließen uns von der Selbstentwicklung der Klientinnen und der Veränderung in der Beziehung zu ihnen leiten. Lieber als von der Behandlung und der Behandlungsplanung sprechen wir daher vom Gestalten des gemeinsamen Prozesses, in dem die Klientin Expertin ist für ihr Erleben, ihre Stärken und ihr Leid und wir selbst Expertinnen für Fachliches und möglichst auch für uns selbst. Dieses Wissen möchten wir teilen, wie wir es auch in unseren Seminaren tun.

Es war sehr spannend, mitzuerleben, wie in den 1990er Jahren durch das *Realisieren von Trauma* die Psychotherapie begann, sich in ihrer Qualität zu verändern. Nach und nach rückte etwas in den Vordergrund, was sie bis dahin stets begleitet und manchmal schwer gemacht hatte, ohne dass es genau zu greifen war. Mit dem neuen Wissen, dass Trauma wahrgenommen werden muss und wie es zu behandeln ist, wurden wir also als Therapeutinnen wirksamer. Das galt besonders für das Einbeziehen von EMDR in unsere Behandlungen, das für uns in diesen Anfängen in erster Linie durch Arne Hofmann verkörpert wurde. Auch Persönliches begriffen wir in dieser Zeit. Wir sahen, dass bei allem Leid die Erkenntnis von Traumatisierten, woher ihre Beschwerden stammen, auch etwas Erleichterndes hatte. Sie verstanden, dass sie einer Art offen gewordener Schicksalsgemeinschaft angehörten. Wenn ich (SL[2]) nun bei mir selbst das Thema »Trauma« anschaute, konnte auch ich besser verstehen, was mit mir los, was »anders« war. Wichtige Lebensereignisse wie der frühe Tod meines Vaters erschienen in neuem Licht.

Wenn man in der *Therapie mit inneren Persönlichkeitsanteilen* arbeitet, öffnen sich ebenfalls neue Zugänge. Symptomatiken, die Lähmung und Stillstand ausdrücken, werden handhabbar, es kommt neue Bewegung in die Therapie. Es entstehen faszinierende Momente von Begegnung. Da diese Prozesse im biopsychosozialen Raum stattfinden und die Beschwerden ihren Ausgang in Verletzungen von Seele, Körper und Umfeld haben, brauchen alle drei Bereiche ihren Platz in der Therapie.

In diese Zeit gehören inspirierende Begegnungen mit Ausbilderinnen und Vorbildern wie Luise Reddemann. Mit ihrer Haltung der Mitmenschlichkeit und des tätigen Mitgefühls, dem psychodynamischen Hintergrund und ihrer klaren Parteinahme und Herzenswärme für die Patientinnen und ihr Leid genauso wie für ihre Stärken wurde sie uns eine geschätzte und wertvolle Lehrerin. Ellert Nijenhuis mit seiner konsequenten Ausformulierung (zusammen mit Van der Hart und Steele) von Trauma und Dissoziation und einer ebenfalls wertschätzenden Haltung öffnete weitere Wege. Wie man gut dosiert, titriert, d. h. die Belastung ganz behutsam Stück für Stück erhöht, und den Körper einbezieht, vermittelte Maggie Phillips. Sie gab für uns der Ego-State-Therapie ein sehr prägnantes persönliches Gesicht, weil sie uns lehrte zu experimentieren und dabei stets mit der Klientin verbunden zu bleiben. »Never sacrifice a relationship for a technique« pflegte sie zu sagen.

Mein *früher Entdeckergeist* hat sich in meinem (SL) Studium in den 1970er Jahren darin ausgedrückt, dass ich Teil einer Gruppe war, die vieles neu machen und anders einordnen wollte. Wir schauten uns nach Modellen um für »praxisintegrierendes Studium« und orientierten uns an einem Konzept für Kindergruppentherapie, einer Verbindung von Pädagogik und Psychologie am Psychologischen

2 SL = Susannne Leutner; EC = Elfie Cronauer.

Institut der Freien Universität Berlin. Nach einem Praktikum dort setzten wir diese Ideen am Psychologischen Institut in Marburg um. Unsere Fragestellung war, welche Entwicklungsschritte wir selbst gehen müssten, um einerseits in eine gleichberechtigte Interaktion mit Klientinnen zu gelangen und andererseits den Kindern und ihren Familien als Fachleute Entwicklungsimpulse zu bieten. Dort begann ich (SL) als Therapeutin Menschen in ihrer Einzigartigkeit wahrzunehmen und meine Rolle in der Therapiebeziehung zu reflektieren. Mich auf die Themen der Klientinnen einzustellen, daraus etwas gemeinsames Drittes zu schaffen und mich nicht von scheinbar feststehenden Wahrheiten blenden zu lassen sowie eine konsequente Ressourcenorientierung – all dies hat in dieser Zeit seine Wurzeln. Im Hauptstudium landete ich durchs Los bei der *Klientenzentrierung.* Unser Ausbilder, Jürg Hartmann, lehrte uns, in unserem Denken, Wahrnehmen und Fühlen flexibel und den Menschen zugewandt zu handeln. Er fragte immer wieder nach unserer »Selbstentwicklung« und der unserer Klientinnen. Wir lernten, die Gleichzeitigkeit der Dinge, die Einheit der Widersprüche zu würdigen und in der therapeutischen Tätigkeit zu praktizieren im Begegnen zweier Menschen, die nur zufällig in zwei verschiedenen Rollen sind und die durch ihre Begegnung und Interaktion eine nachhaltige Entwicklung stattfinden lassen können.

Ebenfalls vor vierzig Jahren hat Wolfgang Jantzen sich im Rahmen der *Kulturhistorischen Theorie* mit der gleichberechtigten Beziehung zwischen Lehrer und Schüler, Therapeut und Klient gründlich befasst. Er ist ein weiterer Mentor, denn seine Forschungshaltung in Theorie und Praxis, seine Klarheit und Mitmenschlichkeit, sein Mitgefühl und seine Achtung vor jedem Wesen sind einzigartig. Er erforschte, wie Menschen sich auf unterschiedlichen Entwicklungsniveaus ausdrücken und welchen Platz sie in der Welt einnehmen, und regte uns an, dies zu durchdringen. Seine Fähigkeit, die Aufhebung und Aufgehobenheit von Gegensätzen zu verstehen und in kleine Details und Lernschritte zu zerlegen und wieder zusammenzusetzen, faszinierte mich. Ihm liegt sehr daran, jeden Menschen in seiner Würde zu sehen und seine Fähigkeiten und Gefühle, seinen Lebensausdruck zu begreifen. Seine Leitschnur war damals der folgende kategorische Imperativ: »Die Kritik der Religion endet mit der Lehre, daß der Mensch das höchste Wesen für den Menschen sei, also mit dem kategorischen Imperativ, alle Verhältnisse umzuwerfen, in denen der Mensch ein erniedrigtes, ein geknechtetes, ein verlassenes, ein verächtliches Wesen ist« (Marx, 1974, S. 385). Dabei bezog er sich auf die Definition der WHO von Gesundheit: »Gesundheit ist ein Zustand des vollständigen körperlichen, geistigen und sozialen Wohlergehens und nicht nur das Fehlen von Krankheit oder Gebrechen.«

Die *systemische Sicht* in der Weiterbildung »Psychoanalytische Paar-, Familien-, und Sozialtherapie« am heutigen Horst-Eberhard-Richter-Institut für Psychoanalyse und Psychotherapie Gießen ist bis heute ein weiteres Fundament meiner Arbeit.

Auch dort herrschte ein emanzipatorischer Geist, der mir half, meine Rolle als Psychotherapeutin und meine eigene Biografie besser zu durchdringen. Mein Blick auf das, was Familien und Systeme können und welche Kräfte sie bei allen Problemen hervorbringen, wurde geschärft. So ausgestattet begann ich, mich durch meine Tätigkeit in einem Kinderdorf ab Anfang der 1990er Jahre mit dem Thema *Trauma* zu beschäftigen. Wir hatten damals noch sehr wenig Erkenntnis und wenig spezifisches Handwerkszeug. Mir hatte sich ein Feld eröffnet, das ich persönlich und in meiner professionellen Arbeit ausloten und beackern wollte.

Mein *früher Entdeckergeist* (EC) zeigte sich zunächst in der Faszination für das Universum. Die mutmaßliche Unendlichkeit des Universums einerseits und dessen kleinste Bausteine, die Elementarteilchen, andererseits. Je nach Perspektive ist im Großen das Kleinste erkennbar und umgekehrt formt das Kleinste unendlich Großes.

Die *klientenzentrierte Gesprächspsychotherapie* von Carl Rogers wurde meine erste therapeutische »Heimat«: Konzepte von Kongruenz, unbedingter Wertschätzung und Aufrichtigkeit dem Anderen gegenüber und die Tendenz zur Selbstentwicklung. Mitte der 1980er Jahre wurde ich in meiner psychotherapeutischen Tätigkeit auf die Arbeiten von John Diamond (1983), Ron Kurtz und Hector Prestera (1979/1986) aufmerksam. Sie verstanden *Körper, Seele und Geist* als Aspekte eines einheitlichen Ganzen, die Körperstruktur als Ausdruck der physischen, emotionalen und geistigen Verfassung.

Frühe Traumata, die emotionale Lebensgeschichte, der Charakter eines Menschen offenbare der Körper. Jenseits der Wörter Worte zu finden für beobachtbare körperliche Phänomene oder konzeptionell unklare innere Empfindungen bei Menschen, führten mich zum Focusing von Gendlin, wo im Halten des Erfahrungsraums eine Verbindung zwischen sensorischen Prozessen und emotional-gedanklichen Vorgängen geknüpft werden kann. Agnes Wild-Missong hat unsere Gruppe das komplexe Geschehen geduldig gelehrt und Erfahrungsprozesse angestoßen. Maggie Phillips ermutigte mich Jahre später, durch die Art und Weise, wie sie Ego-State-Therapie und Somatic Experiencing (SE) (Levine, 1998) verband, körperliche Prozesse als wichtigen Bereich der therapeutischen Begegnung offen zu untersuchen.

Im August 1988 schockierte das katastrophale Unglück in Ramstein, wo am Flugtag der US Air Base drei Flugzeuge kollidierten und eines davon brennend in die Zuschauermenge stürzte. Ich hatte diese Flugschau auch schon besucht, schließlich war ich etwa 40 Kilometer entfernt aufgewachsen. Wochen nach dem Unglück sah ich den ins Gesicht geschriebenen Schrecken und die Verzweiflung eines guten Bekannten, eines Polizeibeamten, der die Rettung der Opfer koordiniert hatte. Noch immer konnte er kaum schlafen, seine ganze Familie war wie vor Schreck erstarrt. Er kämpfte darum, nicht darüber zu sprechen. Es gab so viel Hilflosigkeit bei Opfern, Helfern, auch bei mir. Gern hätte ich als junge Psychologin Handwerkszeug zur Verfügung gehabt. Aber damals gab es keine Konzepte für solche Katastrophen, geschweige denn Wissen um die Therapie von Trauma.

1989 berichtete Jörg Fegert in einem Vortrag in der damaligen Katholischen Fachhochschule Aachen von Untersuchungen zu sexueller Gewalt an Kindern und Jugendlichen in England, an denen er mitgewirkt hatte. Es war das erste Mal, dass mir Ausmaß und Folgen sexueller *Traumatisierung* bewusst wurden. Wie viele Betroffene hatte ich »übersehen« an der Beratungsstelle, an der ich seit Jahren tätig war? Mein implizites Wissen um die Auswirkungen von belastenden Erfahrungen auf den Menschen hatte viele Jahre später zur expliziten und bis heute anhaltenden Beschäftigung mit Trauma geführt.

Die therapeutischen Prinzipien in diesem Buch sind aus diesen Quellen entstanden, wir schöpfen aus ihnen, um die Traumatherapie mit Persönlichkeitsanteilen verstehbar zu machen. Wir sind in der Diskussion um das vorliegende Buch dahin gekommen, diese *Prinzipien* allgemein verstehbar auszuformulieren. Es wurde deutlich, dass das 2008 von mir (SL) entwickelte *Prozessmodell* die Grundlage bildet, um aus einer Beobachterposition heraus verstehen zu können, an welcher Stelle in der Relation zwischen Stärke und Belastung die Klientin sich befindet, und zwar in der spezifischen Interaktion mit der Therapeutin. Wir finden heraus, wie viele und welche Ressourcen sich aktivieren lassen, damit ein Thema bearbeitbar wird. Ebenfalls setzen wir im Zusammenhang damit Techniken ein, die die Belastungen filtern. Wie treffen wir dafür aber unsere Einschätzung? Dazu gehen wir in den *Begegnungsraum,* in dem wir implizit und explizit Informationen auf der Beziehungsebene wahrnehmen, verstehen und ihre Veränderung begreifen können. Im Begegnungsraum (EC) zeigt und verändert sich, worüber und wie tiefgründig in der Therapie gesprochen werden kann.

Wir gewichten Erleben und Gewahrsein, wechselseitige Beziehungsbotschaften, Resonanz und andere Phänomene, die in der therapeutischen Beziehung bedeutsam sind. Im Begegnungsraum können wir die allgemeinen Wirkfaktoren verorten, die erfolgreiche Psychotherapie ausmachen und die in den letzten Jahren zu Lasten der Entwicklung spezifischer Interventionsmethoden an Bedeutung verloren haben, wie beispielsweise die Person des Psychotherapeuten, die Ressourcenaktivierung, Wertschätzung und Empathie. Mit Begegnungsraum und Prozessmodell erfolgt dann eine Einordnung, und zugleich kommt der dritte Strang zum Zuge: die *Entwicklung und Selbstentwicklung* der beteiligten Personen (Therapeutin und Klientin) in einem dialektischen Prozess als Einheit von Widersprüchen. Eine wichtige Kategorie ist hierbei die Zone der nächsten Entwicklung (Vygotskij, 1987a, 1987b). Therapie heißt auch kontextabhängiges Lernen. Als Therapeutinnen kennen wir einerseits die neu zu schaffenden Wege auch nicht, andererseits verfügen wir aber über Kompass und Erfahrung im Gelände. Wir stellen unser Wissen und unsere Zuversicht zur Verfügung und schätzen mit der Klientin gemeinsam ein, welches ihre Zone des aktuellen Könnens ist, um Impulse zu geben für den nächsten Schritt, den Schritt im Rahmen der Zone der nächsten Entwicklung. Was unüberwindbar schien, wird so durch die Erfahrung des Meisterns zur neuen Fähigkeit.

Unser Konzept ist in allen therapeutischen Ansätzen anwendbar. Es orientiert sich an Wirkprinzipien, die Therapeutinnen überall einsetzen können. Nicht nur die von uns angewendeten Verfahren bieten die Möglichkeit, Belastung zu reduzieren durch Filtern, stärkende Erfahrungen bereitzustellen, für Begegnungen auf Augenhöhe Räume zu öffnen, Entwicklungswidersprüche zu nutzen, um auf die nächsthöhere Ebene zu gelangen. Wir entwickeln das Herangehen im Rahmen der Traumatherapie anhand der von uns erarbeiteten Prinzipien, und zwar für die Therapie mit inneren Anteilen, für die Körperarbeit und das EMDR. Die Leserinnen und Leser sind eingeladen, es für ihre angestammten Verfahren selbst einzusetzen.

Aufbau des Buches

In Teil A geht es um Konzepte von Trauma, Begegnung, Prozess und Selbstentwicklung. Darin klären wir im ersten Kapitel, was wir unter Trauma verstehen. Im zweiten Kapitel wenden wir uns den dafür notwendigen Begriffen, Strategien und Interventionen zu, mit denen wir arbeiten, immer bezogen auf die Traumatherapie, an den Beispielen Ego-State-Therapie, EMDR und Körperarbeit. Wir stellen Perspektiven in weiteren Anwendungen dar und vernetzen diese.

In den Kapiteln 3, 4 und 5 von Teil A entfalten wir unsere Orientierungshilfen als drei Stränge therapeutischer Prinzipien: Begegnung, Prozess, Entwicklung und Selbstentwicklung.

In Teil B geht es in Kapitel 1 um die Anwendung dieser Konzepte in Form von Prinzipien der therapeutischen Arbeit. Hierzu gehen wir näher ein auf die Bedeutung der therapeutischen Beziehung, auf das gute Dosieren von Belastung und Ressourcen und auf den Umgang mit Dissoziation.

In Kapitel 2 von Teil B stellen wir auf diesem Boden der Prinzipien unsere kreativen Verbindungen von Ego-State-Therapie und EMDR zu nichtverbalisierten Erfahrungen und zum körperorientierten Vorgehen her.

Teil C schließlich beinhaltet bewährte und neu entwickelte Interventionen mit zahlreichen Übungen, die wir dem jeweiligen Standort im Prozessmodell zuordnen. Farblich markierte Seitenecken machen die Zuordnung der jeweiligen Orientierungspunkte zu den Übungen leicht auffindbar. Eine farbige Übersicht über alle Übungen zu Beginn von Teil C gibt darüber eine Gesamtschau.

In den Teilen A und B geben wir Hinweise, in welchen Übungen sich das Gesagte anwenden lässt. Umgekehrt verweisen wir in Teil C auf die beiden konzeptionellen Teile A und B. Auch in den Abbildungen finden sich diese Orientierungen.

Wir benutzen für die einzelnen Standpunkte im Therapieverlauf zum einen die Verortung im Prozessmodell, zum anderen haben wir in den Text des Buches folgende Orientierungspunkte eingefügt, wann eine bestimmte Intervention oder Übung sinnvoll ist:

ORIENTIERUNG **RESSOURCE**

ORIENTIERUNG **KONTAKT VON RESSOURCE ZU BELASTUNG UND PENDELN**

ORIENTIERUNG **TRAUMAKONFRONTATION**

ORIENTIERUNG **DISSOZIATIVE SYMPTOMATIKEN**

ORIENTIERUNG **DISSOZIATION STRUKTURELL BETRACHTET**

ORIENTIERUNG **INTEGRATION VON ANFANG AN**

Wenn Sie z. B. mit einer noch sehr instabilen Klientin zu tun haben, die in erster Linie Ich-Stärkung und Ressourcenaktivierung benötigt, wäre das helle Grün Ihre Farbe, sei es in den Übungen, sei es bei den Konzepten, den therapeutischen Prinzipien oder den Abbildungen zum Prozessmodell. Auch in den Abbildungen finden sich die Farbgebungen der Orientierungspunkte wieder.

Nun laden wir Sie ein, das Buch so zu verwenden, wie Sie es gerade brauchen, wie es Ihnen Freude und Erkenntnis bringt. Von den Konzepten über die Anwendungsprinzipien zu den Interventionen und Übungen oder umgekehrt oder nach wechselndem Interesse. Wir wünschen uns, dass es Ihnen hilft, Ihre Klientinnen und sich selbst zu verstehen und mit Freude und Kenntnis in die Begegnung zu gehen.

Teil A

Trauma, Begegnung, Prozess und Selbstentwicklung: Theoretische Grundlagen

1 Was ist ein Trauma? Eine Landkarte für die Begleitung von traumatisierten Menschen

Das folgende Kapitel beschäftigt sich mit den grundlegenden Themen, die uns in diesem Buch wichtig sind. Wir werfen Schlaglichter auf die für uns notwendigen Begriffe Trauma, Traumatisierung und belastendes Ereignis, um dann die drei wichtigsten Komponenten unserer Arbeit zu erläutern: Ego-State-Therapie, EMDR und Körperarbeit; weiterhin ist die Rolle der Dissoziation für die Begegnung mit Persönlichkeitsanteilen von herausragender Bedeutung, deswegen geben wir ihrer Erörterung in diesem Kapitel ebenfalls Raum.

Wir bereiten in der Argumentation die Hauptlinien unseres Konzeptes vor, die wir in den weiteren Kapiteln dann genauer untersuchen: Begegnung, therapeutische Beziehung, Prozessmodell, Entwicklung und Selbstentwicklung im biopsychosozialen Geschehen, Entwicklungsdialektik und Einheit der Gegensätze. Wir erklären, warum gerade in der Begegnung mit traumatisierten oder stark belasteten Menschen eine spezielle Haltung von gegenseitigem Respekt, Gleichberechtigung und bestangepasstem Einstellen aufeinander zur Geltung kommen muss. Dies fordert uns als Therapeuten immer wieder besonders heraus. Diese Hauptlinien lassen wir so einfließen, dass verständlich wird, wie sie sich in Bezug auf Trauma einordnen lassen.

Die Definition von psychischem Trauma, die Fischer und Riedesser 1999 gegeben haben, halten wir für eine gute Arbeitsgrundlage: »[...] ein vitales Diskrepanzerlebnis zwischen bedrohlichen Situationsfaktoren und den individuellen Bewältigungsmöglichkeiten, das mit Gefühlen von Hilflosigkeit und schutzloser Preisgabe einhergeht und so eine dauerhafte Erschütterung von Selbst- und Weltverständnis bewirkt« (S. 79).

Seit dreißig Jahren ist »Trauma« ein immer häufiger verwendeter Begriff. Er wird intuitiv im Alltag genutzt wie auch in Wissenschaft und psychologischer Praxis. Zuweilen wird er zu eng gefasst, Folgen von Traumatisierungen werden übersehen oder nicht ernst genommen, manchmal wird er zu weitgehend eingesetzt, dann scheint alles, was jemals schwierig oder belastend war, ein Trauma zu sein. Seine unterschiedlichen Aspekte werden, je nach Blickwinkel und Notwendigkeit, unterschiedlich wahrgenommen und betont.

Sie sind biologisch, körperlich, hirnphysiologisch, sozial, kulturhistorisch-gesellschaftlich, interaktionell; sie beziehen sich auf Bindung, persönliche und biografische Beziehungen und Lernprozesse; sie beleuchten die Rolle und die Folgen von Dissoziation und innerer Fragmentierung. Sie beschäftigen sich mit Konsequenzen für die Persönlichkeit wie Angst, Depression, Zwänge, Sucht, Motivation, Leistungsfähigkeit und gelungene Bewältigung. Die medizinische Analogie der Wunde – die ursprüngliche griechische Bedeutung des Begriffs – wird manchmal zur Veranschaulichung verwendet. Sie kann mehr oder weniger tief, mehr oder weniger gut verheilt, sichtbar, unsichtbar oder in der Tiefe noch aktiv sein. Dieser Analogie fehlt der Beziehungsaspekt. Das posttraumatische Wachstum im Frankl'schen Sinn ist eine starke und Hoffnung gebende Erfahrung und Metapher. Auch sie betont die individuelle Stärke des Menschen. Frankl vertritt mit seinem Werk die Bedeutung der Sinngebung auch aus der Erfahrung von Leid und unabhängig von Alter, Intelligenz, Bildung, Charakter, Umgebung oder Religion (Frankl, 2017, S. 47).

Das Individuum in seiner Antwort auf traumatisierende Bedingungen – die Kompassnadel in diesem Buch

Wir sehen das Individuum als biopsychosoziales Wesen, das eigene Kräfte zur Heilung besitzt, das auf Grundlage seiner Körperlichkeit und Leibhaftigkeit eingebunden ist in menschliche und soziale Bezüge, in Kontexte von Lernen und Entwicklung, seien sie unterstützend, schädigend oder nicht ausreichend. Es ist ein Wechselprozess interindividueller Zugewandtheit, Einflussnahme und Rückwirkung, in der Heilung geschehen kann und soll.

Wir möchten uns an dieser Stelle vor allem damit beschäftigen, wie Traumatisierungen psychotherapeutisch behandelt werden können. Unsere Perspektive spitzt sich dabei mehr und mehr auf zwei Aspekte zu: das angemessene Dosieren der Belastung für die Klientinnen und die Arbeit mit Persönlichkeitsanteilen. Wir bedienen uns dabei unseres Konzeptes der Begegnung im Prozess, das wir entwickelt haben, um einen methoden- und schulenübergreifenden Rahmen schaffen zu können.

Dass der Begriff »Trauma« inzwischen viel diskutiert wird und in einige Therapieschulen eingegangen ist, dass neue Richtungen begründet oder der Aspekt des Traumas in bestehenden mehr hervorgehoben wird, dass er im Alltag häufig vorkommt, war nicht immer so. Auch heute wird seine Bedeutung oft noch nicht klar genug gesehen oder in der Wirkung falsch eingeschätzt. Es wird übersehen oder verleugnet, welche spezifischen Folgen eine Traumatisierung im Leben von Menschen hinterlässt. Diese kann von der Medizin, der Psychologie, von Individuen ausgehen, sich aber auch in Justiz und Gesellschaft niederschlagen und auf das Individuum zurückwirken, seine Wiederaneignungsprozesse von Würde und (Selbst-)Wert erschweren. Auch wenn mittlerweile viel klarer ist, was das Spezifische einer Traumatisierung bedeutet, so bleibt noch genug zu tun, damit Betroffene wieder Teil der Gesellschaft sein können, aus der sie ausgesondert werden und von der sie sich zurückgewiesen fühlen. Einzelne und das gesellschaftliche Umfeld wenden sich ab, weil traumatische

Verletzungen schwer auszuhalten sind, weil sie beispielsweise an eigenem Schmerz oder eigenem Versagen rühren. Die gesellschaftliche Integration und Versorgung Traumatisierter als unser aller Mitmenschen ist dabei jedoch notwendiges Fundament zur Unterstützung individueller Selbstheilungskräfte und damit der inneren Integration traumatischer Erfahrungen. In einem solchen unterstützenden Umfeld kann Psychotherapie umso gezielter und hilfreicher wirken.

Nach Fischer und Riedesser (1999) verfügten Menschen schon seit frühester Zeit über Kenntnisse zur Linderung von traumatischen Erfahrungen, die sowohl im intuitiven Herangehen als auch in der Wissenschaftsgeschichte zu finden sind. Zu betrachten sind spezielle Erfahrungen von Erschütterungen im Kontext der Sozialgeschichte, beispielsweise Kriege, Verfolgung und Naturkatastrophen. Dass individuell erscheinende Gewalt sichtbar wird, findet im Rahmen der Vermittlung über soziale Bewegungen statt. Wir möchten hier die Beispiele der Frauenbewegung und Black Lives Matter nennen, die auf Unterdrückung und Gewalt aufmerksam machen und so auch, zumindest teilweise, einen anderen Umgang mit resultierenden Traumatisierungen für Individuen erreichen.

Einige Aspekte der Wissenschaftsgeschichte im Umgang mit Trauma sind verstehbar im Kontext des unterschiedlichen Verständnisses der beiden Zeitgenossen Freud und Janet, die sich persönlich in der Pariser Salpêtrière unter dem berühmten Leiter Charcot kennengelernt hatten. Das Konzept von Trauma und Dissoziation wurde von Freud zunächst angenommen, dann zum großen Teil verworfen. Janet arbeitete es aus, bis hin zu einer Betrachtung unterschiedlicher Bewusstseinszustände, die zu selbständigen Teilpersönlichkeiten führen können (Rießbeck, 2013; Peichl, 2012; Fischer u. Riedesser, 1999; Wöller, 2020).

Wir möchten für unsere Praxis in erster Linie hervorheben, was das Verständnis von Dissoziation für das Konzept der Arbeit mit Persönlichkeitsanteilen bedeutet und wieso Ich-Stärkung und Ressourcenorientierung dabei wichtige Parameter sind.

Wie der Freud-Schüler Federn sich dazu positionierte und was das mit der Ausformulierung der Ego-State-Therapie zu tun hatte, darauf gehen wir weiter unten ein (siehe S. 54 ff.).

Umgang mit komplexer PTBS

Weil wir uns in unserer Praxis und für diesen Traumatherapie-Kompass ausführlich mit Klientinnen beschäftigen, die dem Feld der sogenannten komplexen Posttraumatischen Belastungsstörung (kPTBS) zugehören, möchten wir hier noch die Arbeiten von Herman und van der Kolk erwähnen, die aus ihrer langjährigen Erfahrung heraus diese Symptomatik ausführlich beschrieben haben (Herman, 2003; Van der Kolk, 1994, 2015). Ihr Bemühen, dass diese belastungsbedingten Störungen Eingang finden in das Diagnosesystem des Diagnostic and Statistical

Manual of Mental Disorders (DSM), ist immer wieder gescheitert. Dennoch ist die Beschreibung des komplexen posttraumatischen Belastungssyndroms unverzichtbar und sollte ebenso Leitfaden sein für unsere Überlegungen, wie wir diesen Klientinnen in der therapeutischen Praxis gerecht werden (Herman, 2003, S. 169).

Das Erleben von Bedrohung und Hilflosigkeit, das eine dauerhafte Erschütterung bewirkt, kann für einen längeren Zeitraum anhalten. Dann führt es zur Veränderung der Affektregulation, des Bewusstseins, der Selbstwahrnehmung, der Wahrnehmung des oder der Täter, der sozialen Beziehungen und des Wertesystems. Das Leben als Ganzes ist verändert und der Weg zur Heilung lang. Manchmal gelingt lediglich Linderung.

Wir schließen uns Hofmann (2014, S. 17), Fischer und Riedesser (1999) an, die betonen, dass in diesem vielfältigen Geschehen Diagnosen am besten als Momentaufnahmen verstanden werden sollten, die vor allem zu Beginn der gemeinsamen therapeutischen Arbeit meist nur einen geringen Teil der gesamten Problematik widerspiegeln (Wöller, 2013). Daher sollten sie im Therapieverlauf weitergeführt werden. Wir möchten hinzufügen: Für das Aufnehmen der Beziehung in der Begegnung und die Frage, nach welcher Entwicklungslogik und mit welchen Bindungsangeboten wir in die Therapie einsteigen und wie wir sie weiterführen, benötigen wir andere Einschätzungen, die wir mit diesem Kompass vorlegen wollen.

Dennoch sind präzise *Diagnosen* für die Klienten und ihr Umfeld wichtig und hilfreich, auch für andere Behandlerinnen, Beraterinnen und professionelle Begleiterinnen. Hier möchten wir auf die Leitlinien der PTBS (Schäfer et al., 2019) verweisen, die ebenfalls die kPTBS enthalten. Letztere ist in die International Classification of Diseases and Related Health Problems (ICD-11) aufgenommen worden. Eine praktische Handreichung zur entsprechenden sicheren Diagnosestellung findet sich auch bei Gysi (2018, 2020).

Unsere Biologie bei Lebensbedrohung

Die biologische Seite von Trauma fließt ebenfalls in dieses Buch ein. Uns Menschen stehen als Säugetieren bei einer Lebensbedrohung prinzipiell die Abfolge von Kampf, Flucht, Unterwerfung/Erstarrung, Totstellen und schließlich Erholung zur Verfügung. Dazu möchten wir auf die Erläuterungen von Van der Hart, Nijenhuis und Steele (2008) und Van der Kolk (2015) verweisen. Bei extrem starker Bedrohung überlebt die Psyche, indem sie sich in verschiedene »Zuständigkeitsbereiche« aufteilt, so dass es auf jeden Fall noch einen Anteil gibt, der das Überleben und Funktionieren sichert. Andere Anteile tragen wie verkapselt die Erinnerung an die unmittelbaren biologischen Reaktionen in sich. Wieder andere beziehen sich mehr auf die Verarbeitung derselben, im Sinne der Systeme zweiter Ordnung von Panksepp (1998/2005). Die resultierenden Handlungssysteme bleiben, repräsentiert in verschiedenen Anteilen, im Individuum erhalten, auch wenn die akute Bedrohung nicht mehr vorhanden ist. Damit haben wir es dann in den Psychotherapien zu tun. Dabei ist es hilfreich, sich die genannten Reaktionsweisen und ihre Abfolge vor Augen zu halten. Denn ein Mensch, der in bestimmten Situationen kämpfen oder fliehen konnte, reagiert später anders als jemand, der erstarrt ist, weil beides nicht möglich war (Kozlowska et al., 2015).

Begegnung mit traumatisierten Menschen

Nach dem Erleben von Ohnmacht und Hilflosigkeit, Entsetzen und Erstarren, nach wiederkehrendem Ausgeliefertsein ist es elementar, in mitmenschlichen Kontakten, erst recht im Rahmen einer psychotherapeutischen Zusammenarbeit, Kontrolle und Selbstbestimmung wiederzuerlangen. Bedingungen müssen planbar und vorhersehbar sein. Bindungshandlungen müssen auf Sicherheit ausgerichtet sein. Die Entwicklung findet im Toleranzfenster dessen statt, was verarbeitbar ist. Ressourcen sollten aufgespürt und in die Psychotherapie einbezogen werden. Weitere Entwicklungen müssen genau an dem ansetzen, was gerade die Zone des aktuellen biopsychosozialen Könnens bildet, und genau abgestimmt zur Zone der nächsten Entwicklung führen. Dem Menschen seine Würde zu lassen, auch und gerade zu sehen, worin seine Stärke liegt im Aushalten von Leid, im Bewältigen unterdrückender Bedingungen, im Überstehen extremen Ausgesetztseins; Hochachtung gegenüber diesem Lebensweg zu haben, therapeutische Angebote so zu machen, dass sie das berücksichtigen und verhandelbar bleiben – dies sind Herangehensweisen, die wir unseren Leserinnen im Umgang mit sich selbst und mit traumatisierten Menschen ans Herz legen möchten.

Prinzipien der Traumatherapie

Nachdem zu Beginn der Arbeit mit Traumatisierung zunächst das Prinzip »Trauma First« gegolten hatte, wurde schnell klar, dass eine vorschnelle Bearbeitung für viele fragile Klientinnen schädlich war. Es findet dann keine Integration statt, sondern eher eine Retraumatisierung, zumindest eine destabilisierende Überflutung. Im Diskurs der Kollegenschaft, die sich mit der Psychotherapie von Traumatisierten beschäftigte, entstand das Prinzip »Safety First« und somit die Phasenmodelle von Stabilisierung, Bearbeitung und Integration/Neubeginn. Traumakonfrontation sollte also erst erfolgen, wenn die Klientin genügend stabil ist (Herman, 2003).

Van der Hart, Nijenhuis und Steele (2008) beschrieben auf der Basis von Janets Überlegungen zur Dissoziation ebenfalls ein Drei-Phasen-Modell.

Seit Anfang der 1990er Jahre hat Reddemann (2001/2016) im deutschsprachigen Raum ein Modell vorgeschlagen, bei dem Stabilisierung eine hohe Priorität hat. »Safety First« beinhaltet dort zuallererst äußere Sicherheit im Sinne einer stabilen körperlichen Verfassung und Stabilität im Alltag sowie innere Sicherheit durch die Fähigkeit zur Selbstberuhigung und nicht zuletzt durch das Beenden von Täterkontakten und destruktiven Beziehungen.

Auch in der Ego-State-Therapie, auf die wir uns im Folgenden ausführlich beziehen, entstand ein Phasenmodell, das SARI-Modell (Phillips u. Frederick, 2003), welches sich ebenfalls auf einen idealisierten traumatherapeutischen Verlauf bezieht. SARI bedeutet:

- Strengthening, Safety and Stabilization (Stärkung, Sicherheit und Stabilisierung zu Beginn),
- Accessing and Activation (Zugang zum Trauma),
- Resolution, Renegotiation and Restabilization (Arbeit im Prozess zur Bewältigung der Traumatisierung, Lösung und erneutes Stabilisieren),
- Integration and Identity (Integration der gesamten Persönlichkeit und Identitätsfindung).

Dieses Phasenmodell geht davon aus, dass es nicht nur Traumaerinnerungen gibt, sondern immer auch Ressourcenerinnerungen und Stärken. Und dass vielleicht, wenn man ganz am Anfang ist, die Traumaerinnerungen noch überwiegen und ganz wenige Ressourcen bewusst sind oder zur Verfügung stehen. Bei fortschreitender Dauer der Psychotherapie werden dann idealerweise die Ressourcen immer mehr und/oder das Traumamaterial wirkt weniger belastend.

Phasenmodelle sind heute Standard in der Behandlung von traumabedingten Störungen (Cloitre et al., 2011; Richtlinien der ISSTD – International Society for the Study of Trauma and Dissociation, 2011). Viele Autoren schlagen vor, die traumatherapeutische Arbeit so anzupassen und zu planen, dass die Klientinnen nach und nach Sicherheit, dann Bewusstheit und Bewusstsein und später sogar eine gute innere Kooperation erreichen können. Die erste Phase des SARI-Modells wird von vielen Autoren als die wichtigste Phase angesehen (Herman, 2003; Kluft, 1988; Putnam, 1989; Ross, 1989). Phasenmodelle bildeten eine notwendige Operationalisierung vorsichtigen Herangehens.

Weil sich in der Praxis kein Klient genau so entwickelt, sondern immer wieder ein Stück weiterkommt und dann wieder weiter vorne anfängt, sind Phasenmodelle von begrenztem Nutzen. Manchmal kann eine Intervention traumakonfrontativ oder -auflösend wirken und trotzdem später wieder viel Stabilisierung nötig sein. Ein Phasenmodell hieße zudem, man durchschreite mühelos Phase um Phase. Das beschreibt aber nach aller Übereinkunft nicht den Therapieprozess. Man muss immer wieder neu und für jede aktuelle oder vergangene Belastung wiederholt

Augenmerk auf die Stabilität legen. Und Entwicklung verläuft in Widersprüchen, wie wir weiter unten zeigen werden. Wenn man das Phasenmodell wörtlich nähme, könnte man niemals oder erst sehr spät ein Trauma bearbeiten. So ist die Arbeit im reinen Phasenmodell alles andere als leicht. In der Praxis zerteilen sich die Phasenmodelle in einzelne Bausteine von Stabilisierung, Konfrontation und Integration, die wie in einer spiralförmigen Entwicklung immer wiederkehren. Seien wir ehrlich: Das sind keine Phasen. Hier wird die Realität in ein Modell gepresst. Und eine Kontinuität von Entwicklung suggeriert, die nicht existiert.

Sack (2010) hat zur gleichen Zeit über dieses Thema nachgedacht wie wir und dazu dargestellt, wie bereits zu einem frühen Zeitpunkt Bearbeitung von Trauma geleistet werden kann. Er schlägt ebenfalls vor, die klassische Phasenaufteilung aufzugeben und die Ziele Stabilisierung, Traumabearbeitung und Wiederanknüpfung lediglich als flexible Teilziele beizubehalten. Er formuliert den Anspruch, Ressourcenarbeit und Traumakonfrontation gut dosiert und dadurch stressarm im Toleranzfenster miteinander so zu verknüpfen, dass auch dissoziative Klienten bereits zu einem früheren Zeitpunkt in der Therapie von der Bearbeitung traumatischer Symptome und gegenwartsbezogen von der Bearbeitung störender Erinnerungen profitieren können. Aber wie soll das in der Praxis geschehen? Sack arbeitete ein differenziertes Behandlungsmodell aus.

Wir zeigen, wie die übergeordnete Perspektive mithilfe des Prozessmodells individuell in Kooperation mit der Klientin gefunden werden kann und im Begegnungsraum die Umsetzung in der Dyade bestabgestimmt geschieht. Wir vertreten die These, dass es in der traumaverarbeitenden Psychotherapie eine Dialektik zwischen Stabilisieren und Durcharbeiten gibt. Diese beiden Prinzipien treten auch bei komplex traumatisierten Menschen in ein Wechselspiel und fördern die integrative Kapazität der Klientin. Das Ziel für die therapeutische Begleitung besteht darin, die passenden Interventionen für die Begegnung mit dem Schrecken zu finden, die einerseits zum Bearbeiten der Traumatisierung verhelfen, andererseits auch zur weiteren Stabilisierung der Person beitragen.

Menschen mit einem Monotrauma vertragen in der Regel eine emotionale Erschütterung, falls diese durch die Traumakonfrontation wieder hervorgerufen wird. Bei Menschen mit komplexer PTBS sieht das oft anders aus, da Unvorhersehbares geschehen kann, wenn die Büchse der Pandora geöffnet wird: Dissoziative Barrieren können aufbrechen und bislang »unbekanntes« belastendes Material freilegen. Emotionale Überflutung kann eine große Wucht entfalten. Die Klientin hat dann zwar möglicherweise eine einzelne belastende Erinnerung verarbeitet, es geht ihr aber durch die Erschütterung schlechter, sie schafft weniger im Alltag, fühlt sich verletzt, zieht sich zurück u. v. m.

Drei Kriterien sind wichtig, um bei komplexen Traumatisierungen bestmöglich abgestimmt vorgehen zu können:

1. Der Zugang zu den Ressourcen muss jederzeit möglich sein.
2. Filtertechniken für die Wahrnehmung des belastenden Materials müssen zur Verfügung stehen.
3. Die Klientin muss ihr stressbedingtes Arousal wahrnehmen und regulieren können.

Mit Prozessmodell und Begegnungsraum berücksichtigen wir diese drei Kriterien und haben einen praktischen Leitfaden in der Hand, um zu jedem Zeitpunkt in der Therapie abschätzen zu können, an welcher Stelle der Verarbeitungskapazität die Klientin gerade steht. Und daraus wiederum lässt sich schließen, welche Interventionen jeweils zum Zuge kommen. Die Ressourcenaktivierung und das Filtern sind dabei zwei entgegengesetzte Möglichkeiten, mit deren Hilfe die Interventionen genau austariert und dosiert werden können (Kapitel 4 und 5).

Sicherheitserleben durch Bewältigungserfahrungen

Wie werden »Sicherheit« oder Selbstberuhigung gerade durch die *gemeinsame* Arbeit *in* der Auseinandersetzung mit dem belastenden Erleben gefördert?

Ein unmögliches Geständnis

Eine Klientin meldete sich bei mir (SL) nach einem Aufenthalt in einer psychosomatischen Klinik. Dort war sie gewesen, um zu erarbeiten, wie sie ihrem Ehemann erklären könne, dass sie als junge Frau vergewaltigt worden war und daher bestimmte Schwierigkeiten im intimen Zusammensein mit ihm hatte. Die Klientin war durch eine unheilbare chronische Erkrankung geschwächt. Der Ehemann hatte dieselbe Erkrankung. In einer Selbsthilfegruppe hatten sie sich kennengelernt. Sie waren beide über vierzig Jahre alt und seit ca. zwei Jahren ein Paar. Für beide war es die erste Paarbeziehung. Sie waren sehr froh, einander gefunden zu haben, und harmonierten gut.

Leider war es in der Klinik nicht zur Erarbeitung der Strategie gekommen. Die Klientin hatte ihre dortige Therapeutin so verstanden, dass sie und ihr Mann noch zu labil seien, um sich mit diesem Thema zu beschäftigen.

Die Klientin verfügte meiner Ansicht nach über gute Ressourcen, äußerlich und innerlich waren ihr Mann und sie in Sicherheit. Wir vereinbarten, an dem Thema zu arbeiten, und mussten dazu nicht lange nach neuen Ressourcen suchen. Obwohl die Klientin gesundheitlich labil war, hatte sie eine gute Selbstfürsorge (die auch in der Klinik gestärkt worden war). Die Arbeit für die Selbsthilfegruppe und deren Repräsentation auf Bundesebene gaben ihr viel Selbstvertrauen. Schon bald konnte sie den Mann einweihen. Es fühlte sich an wie eine Kleinigkeit, sodass ich mich fragte: Soll das alles gewesen sein?

Interessanterweise war die Arbeit dann aber eben noch nicht abgeschlossen. Jetzt wollte die Klientin an dem Ereignis der Vergewaltigung selbst traumatherapeutisch arbeiten. Nachdem es gar nicht so schwierig gewesen war, ihrem Mann von der Vergewaltigung zu erzählen, hatte sie den Mut, sich mit diesem Ereignis selbst zu konfrontieren. Dadurch, dass es viel leichter gewesen war als erwartet, mit Ihrem Mann darüber zu sprechen, wovor sie monatelang Angst gehabt hatte, war daraus eine ressourcenvolle Erfahrung geworden.

So gestärkt nahm sie die Bearbeitung der Vergewaltigung selbst - das aus meiner Sicht schwerwiegendere Ereignis - in den Fokus. Sie verwendete die gleichen Ressourcenvorstellungen wie für das Gespräch mit dem Mann und konnte auch diese Erfahrung zügig umwandeln.

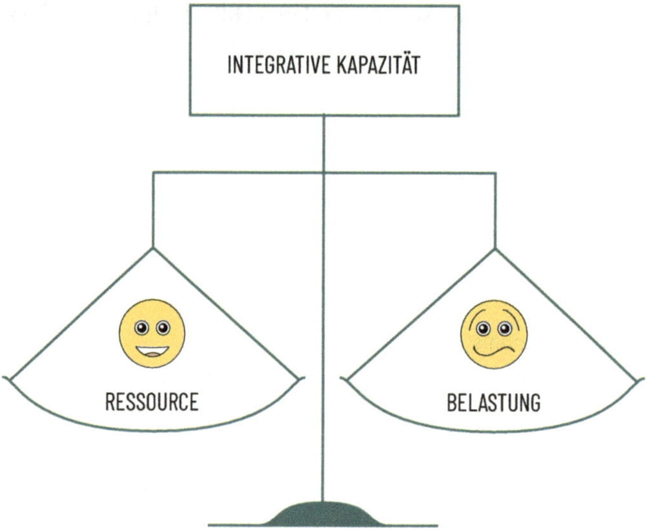

Abbildung 1: Balance von Ressource und Belastung als Grundlage der integrativen Kapazität

(Selbst-)Sicherheit im Umgang mit erschreckenden Episoden in der eigenen Biografie entsteht unseres Erachtens durch kleine Erfolgserlebnisse bei der Bewältigung von Herausforderungen im Angesicht von belastendem Material, das in Zusammenarbeit und Kooperation mit der Therapeutin verbunden und integriert wird. Daraus entsteht im Begegnungsraum eine Kooperation zwischen Therapeutin und Klientin, bei der es nicht nur um strukturiertes Vorgehen und die gemeinsam formulierten Ziele geht, sondern die eben auch wachsendes Vertrauen bedeutet (Grawe, 1998/2000; Wampold, Imel u. Flückiger, 2018).

Man könnte es auch so formulieren: Sicherheit kombiniert mit Herausforderung, die mit der Zeit gesteigert werden, erhöht die Selbstwirksamkeit auch angesichts von Gefahr. Sicherheit ist also nicht die Voraussetzung für die Bearbeitung des Traumamaterials, sondern ein konstituierender Bestandteil.

Um ein derartiges diffiziles Gleichgewicht zu finden, ist es besonders wichtig, dass die Therapeutin flexibel auf die Kontextbedingungen der Klientin eingehen kann. Mit Wampold, Imel und Flückiger (2018) sprechen wir hier einerseits von der Allianz, andererseits auch von der therapeutischen Flexibilität, auf Menschen mit unterschiedlichen Bindungsstilen und Bedürfnissen einzugehen, sodass deren Vertrauen in ihre Bewältigungsmöglichkeiten wächst. Das Ziel der gewachsenen Selbstwirksamkeit des Klienten ist Garant für Nachhaltigkeit sowohl der persönlichen Veränderung als auch der Psychotherapie als solcher (Wampold u. Imel, 2015).

Entwicklungen indirekt anregen

Manchmal läuft die Therapie aber auch eine Weile eher indirekt: Mit einer durch organisierte Kriminalität schon von klein an traumatisierten Klientin sprach ich (SL) sehr viel darüber, was ihre leiblichen Kinder brauchen. Wir arbeiteten fast nur über den Alltag. Erst nach sieben Jahren Psychotherapie stellte sich trotz vorheriger wiederkehrender genauer Befragung und Testung eine Dissoziative Organisation der Persönlichkeit heraus. Direktes Arbeiten mit anderen Anteilen wurde möglich. Diese hatten alle unterschiedliche Alltagsfunktionen. Es wurde keine direkte Arbeit mit traumatisierten oder kontrollierenden Anteilen gemacht, dennoch war Destabilisierung, bis hin zu akuter Suizidalität, die noch nicht reflektiert werden konnte, die Folge. Daher schied ein solches Vorgehen zunächst aus. Wir arbeiteten weiter daran, wie der Alltag sicher gestaltet werden konnte und was alle zusammen oder jede/r Einzelne sich unter Sicherheit vorstellte/n. Ein Schwerpunkt war zudem das Erlernen eines systematischen Umgangs mit der dissoziativen Symptomatik mit dem Programm von Boon, Steele und Van der Hart (2013), immer anhand konkreter Dinge, die im Alltag wichtig sind. Strategisches Vorgehen mit kleinen Zielen im Alltag führte dazu, dass Sicherheit im Außen geschaffen werden konnte, damit innere Anteile nicht getriggert wurden, sondern sich sicher fühlen konnten. (Hilfreich für die Zunahme innerer Sicherheit kann die Übung 3.1, Sicherer Ort für viele, in Teil C sein.)

Je fragmentierter das innere System erscheint, umso wichtiger ist das Begrenzen möglicher weiterer Ausdifferenzierung. Auf keinen Fall möchte man durch zu viel differenzierendes Nachfragen weitere Fragmentierung fördern, sondern es wird darauf hingearbeitet, ein Ko-Bewusstsein zwischen den Teilen zu erzeugen. Das Ziel der Therapie ist es, die Tendenz zur positiven, stabilen und verbundenen Entwicklung der Persönlichkeitsanteile zu fördern. Dazu ist es notwendig, langsam vorzugehen, damit die unternommenen Schritte von allen beteiligten Seiten erlebbar und nachvollziehbar werden können. Je stabiler die Klientin im Alltag ist, desto mehr kann an der Veränderung, Auflösung und allmählicher Integration traumatischer Erfahrungen gearbeitet werden. Das Aufdecken und Verbinden dissoziierter

Erfahrungen ist ein heikler Prozess, da es Anteile geben kann, die das Aufarbeiten als Verrat an Menschen erleben, von denen sie früher abhängig waren. Selbstbestrafung und Suizidalität können damit einhergehen. Doch auch hier ist das Ziel die langfristige, bestmöglich abgestimmte und schrittweise Integration von traumatischem Material.

Vertrauen gewinnen durch die sukzessive Annäherung an die Gefahr

Anhand dieser Dialektik von Belastung und Wohlbefinden lässt sich also mit großen Belastungen in Kontakt gehen, ohne gefühllos oder erneut verletzt zu werden. Diese Balance muss im Verlauf der Therapiestunde stets aufs Neue ermittelt werden, wobei auf die Rückmeldung der Klientin besonderen Wert gelegt, aber auch den wechselseitigen Beziehungsbotschaften Beachtung geschenkt wird. Das Vorgehen kann somit kooperativ gestaltet werden und wird immer wieder auf die Metaebene gemeinsamen Beobachtens gebracht. Eine Ebene von Planung und Steuerung wird mit aktiviert.

Csikszentmihalyi (2004) vertritt, dass es darum gehe, in einer schwierigen Situation mit unsicherem Ausgang eine Erfahrung der Bewältigung zu machen. Dabei entstehe ein Flow-Zustand, ein hochfokussierter mentaler Zustand, bei dem Geist, Körper und Bewusstsein auf harmonische Weise zusammenspielen und auf einen gemeinsamen Fokus ausgerichtet werden. Gerade in anspruchsvollen und belastenden Situationen bilde sich eine solche Bewältigungserfahrung, die durch folgende Qualitäten gekennzeichnet sei:

- keine Angst vor Kontrollverlust oder Versagen,
- eine hohe Selbstwirksamkeitserwartung,
- Befriedigung, eine schwierige Situation meistern zu können.

Wir erleben dies als eine gute Analogie für bedeutende Momente unseres therapeutischen Vorgehens im Begegnungsraum.

Eine anschauliche Metapher könnte das Surfen auf einer hohen Welle sein, angesichts der unbeherrschbaren »Naturgewalt« und der Angst oder Anspannung, die dabei im Inneren entsteht, in Balance zu bleiben, geht mit einem Gefühl der Kontrolle und hohen Befriedigung einher. Die dialektische Betrachtungsweise geht also davon aus, dass für das Erleben der Kontrolle und Sicherheit eben nicht nur die Abwesenheit der Gefahr gemeint sein kann, sondern deren Berücksichtigung und zunehmende Bewältigung in Wechselwirkung mit der integrativen Kapazität des Klienten *im Verlauf* des Prozesses.

Das Prozessmodell (Leutner, 2008) ist ein praktischer Leitfaden, um sowohl im großen Bogen über den therapeutischen Verlauf hinweg als auch im Zeitfenster der therapeutischen Stunde, wo im Begegnungsraum prozessiert wird, analysieren zu können, an welcher Stelle ihrer Entwicklung zur integrativen Kapazität sich die Klientin befindet und welche Art der Aufarbeitung der traumatischen Erinnerung gerade stimmig ist – womit die Wahl der entsprechenden therapeutischen Technik erleichtert wird.

Um im therapeutischen Prozess einschätzen zu können, wann und in welcher Dosierung Traumakonfrontation stattfinden kann und wie viele Ressourcen im Vorhinein bereits aktiviert sein müssen, lohnt es sich, sich ein mehrdimensionales Bild über die Klientin zu machen und die wichtigsten Faktoren zu erfassen:

- *Ich-Stärke:* Kann sich die Klientin auf das Aktivieren ressourcenvollen Erlebens einlassen und einen Bezug zu einer positiven Zukunft herstellen? Wenn dies noch nicht der Fall ist, sollten Strategien zur Erhöhung der Affekttoleranz und Selbstregulation zuoberst auf der To-do-Liste stehen.
- *Therapeutisches Bündnis und Bindungsstil:* Inwiefern wirkt die Aktivierung des Bindungssystems auf die Klientin beruhigend oder, im Fall eines vermeidenden oder desorganisierten Bildungsstils, sogar angsteinflößend? Wenn Letzteres der Fall ist, sollte der Fokus eher auf strategisches und zielorientiertes Vorgehen gelegt werden, indem die Perspektive auf etwas gemeinsames Drittes gelenkt wird. Des Weiteren sind Selbstregulationstechniken bevorzugt zu üben, um die Aktivität im präfrontalen Kortex anzuregen, was zur Beruhigung von emotionalem Arousal beiträgt.
- *Affekttoleranz:* Um eine passende Dosierung für die Prozesstechniken zu ermitteln, sollte das Toleranzfenster der Klientin exploriert werden und individuelle Begleiterscheinungen von Beruhigung oder Übererregung festgestellt werden. Dieser Punkt ist äußerst wichtig, damit im Prozessgeschehen sowohl Klientin als auch Therapeutin Hinweise auf diesem Kontinuum feststellen und kommunizieren können, um das Vorgehen schrittweise anzupassen. Ein »Stoppsignal« sollte eingangs vereinbart werden. Ist situativ noch keine genügende Affekttoleranz verfügbar, wird im Prozessmodell auf Ressourcenaktivierung fokussiert, bis die Klientin sich stabil genug fühlt, um zu Pendeltechniken fortzuschreiten.
- *Selbstregulationsfähigkeit beim Prozessieren:* Durch den Einsatz von Distanzierungs- und Filtertechniken kann man das Erleben der Belastung bewusst verdünnen. Darüber hinaus kann jeweils bestimmt werden, aus welcher imaginierten räumlichen Distanz und für wie viele Sekunden auf die belastende Dimension fokussiert werden soll. Die Klientin kann außerdem durch Veränderung und Steuerung der Gefühlsintensität (wie viel Prozent des Gefühls soll spürbar sein) regulierend eingreifen.
- *Äußere Sicherheit, Tagesform, aktuelle Befindlichkeit:* Nicht zuletzt ist die Tagesform zu beachten. Das Prozessmodell gilt zwar therapieübergreifend, aber auch in jeder einzelnen Stunde, wie auch in ihrem Verlauf, kann fortlaufend ermittelt, wo im Prozessmodell die Klientin gerade steht. Wird dies im therapeuti-

schen Gespräch zur gewohnten Frage, die jeweils auf der Metaebene thematisiert wird, kann eine erwünschte Begleiterscheinung sich darin niederschlagen, dass die Klientin diese Beobachterperspektive auch im Alltag vermehrt einsetzt und sich dadurch gewahr wird, dass auch sie ihre Selbstregulationsfähigkeit zur Förderung ihres Wohlbefindens aktiv einsetzen kann.

Berücksichtigung des Bindungsstils in der Psychotherapie

»That's all I wanted / Something special, something sacred /
In your eyes / For just one moment / To be bold and naked / At your side.«
(George Michael, Father Figure)

Biopsychosoziale Grundlagen

In einer gesunden, sicheren Bindung erfährt das Kind Geborgenheit und Nähe in Verbindung mit einer oder mehreren primären Bezugspersonen sowie die Freiheit zur Exploration und kann zwischen diesen beiden Bedürfnissen hin- und herpendeln. Es wird von der Bezugsperson, je nachdem, ob es sich annähert oder entfernt, willkommen geheißen oder aber auch gehen gelassen. Eine gute Einstimmung zwischen dem Säugling und der Bezugsperson hat offenbar auch eine tonisierende Wirkung auf das Nervensystem. Nach einem Schockerlebnis hilft eine geschützte Umgebung unter vertrauten Menschen, den Organismus zu regulieren (Price et al., 2018).

Das autonome Nervensystem besteht aus dem Sympathikus und dem Parasympathikus. Bei einer lebensgefährlichen Bedrohung kommt bei allen Säugetieren eine Aktivierung von Kampf–Flucht–Unterwerfung/Erstarrung–Totstellen–Erholung in Gang.

Kampf und Flucht und der Beginn der Unterwerfung, meist mit Erstarren verbunden, sind vom Sympathikus gesteuert, der Blutdruck ist hoch, die Extremitäten bereit zur Aktion. Im Übergang zum Totstellen ist der Parasympathikus aktiviert. Zuerst wird das betroffene Wesen schmerzunempfindlich, dann völlig gefühllos. Der Blutdruck fällt, die Muskeln erschlaffen. Sich danach zu erholen und wieder handlungsfähig zu werden, kostet sehr viel Energie.

Um all das zu verhindern und die Lebensenergie einzusparen, haben Säugetiere ein System, das auch parasympathisch gesteuert wird. Dieses System nennt Porges (2010) »Social Engagement System« und die dort ablaufende Einstimmung »Neurozeption«. Er betont aus biologischer Sicht, dass das parasympathische System aus zwei Zweigen des Vagusnervs bestehe: dem dorsalen, phylogenetisch älteren und dem ventralen, neueren Zweig, der bei Beruhigung zuerst aktiviert wird.

Porges’ Beobachtungen sind interessant und hilfreich, besonders im Kontext der Traumatherapie, weil erklärt werden kann, wie Menschen sich gut beruhigen können, wenn sie im ventral-vagalen System bleiben können. Dass das geschehen kann, dafür sorgt die Beziehung zu anderen Menschen.

Aus der Psychologie sind uns solche Beobachtungen schon länger bekannt. Kinder beruhigen sich besser, wenn Bindungspersonen da sind, die sich auf ihre Bedürfnisse einstimmen können. Da der Mensch ein biopsychosoziales Wesen ist, spielen, auch und gerade wenn Gefahr droht, alle drei Faktoren eine Rolle, um ihn in Sicherheit zu wiegen: die Umgebung, die Bindungspersonen und das körperliche Wohlbefinden.

Im Lichte der Uchtomskij’schen Dominante und der Zone der nächsten Entwicklung (Kapitel 5) können Sicherheitserfahrung und Entwicklung nur stattfinden, wenn die Umgebung und die *Bindungsperson Sicherheit vermitteln.*

»Die *Dominante* ist als funktionelles System gedacht, das Körper und Gehirn verbindet, sie übersetzt die Bedarfszustände des Körpers in Bedürfniszustände des Psychischen« (Jantzen 1990, S. 49 f.). »Sie realisiert als temporäres *›funktionelles Organ‹* die Übergänge zwischen den Prozessen des Psychischen und der Innenwelt des eigenen Körpers, während der bedingte Reflex sich auf die Außenwelt bezieht« (Jantzen 2008, S. 75).

»Die innere Beziehung der Funktionen und Schichten des Gehirns – Hauptregulationsprinzip in der Nerventätigkeit – *wird ersetzt* durch soziale Beziehungen außerhalb des Menschen und im Menschen (Beherrschung fremden Verhaltens) – dies ist ein neues Regulationsprinzip« (Vygotskij zit. n. Jantzen, 2008, S. 226). Mit »Beherrschung des fremden Verhaltens« ist in dem Kontext gemeint, dass das Individuum Einfluss nach außen anstrebt und sich dafür im Inneren entsprechend organisiert. Die dafür notwendigen Nervenbahnen werden dominant, als »beherrschend« aktiviert.

Ist Sicherheit in der Beziehung nicht mehr gegeben, muss das System auf Überleben umstellen und die hierfür vorgesehenen individuellen biologischen Sicherheitssysteme aktivieren, so lange, bis es sich erholt hat und für die Zuwendung wieder empfänglich ist.

Als Porges’ Thesen 2001 bekannt wurden, waren sie auch für uns spannend. Jedoch schien uns der somatische Nachweis durch seine Studien (Porges, 2010) nicht so eindeutig wie behauptet. Seine empirischen Untersuchungen werden inzwischen hinterfragt. So argumentiert Grossman (2019), dass eine der Grundlagen, auf die Porges sich für das Social Engagement System bezieht, die respiratorische Sinusarrhythmie, tatsächlich in der Phylogenese schon auf Ebene der Reptilien bestanden habe, also nicht erst auf Säugetierebene neu entstehe: »In einer weiteren Studie im Journal of Experimental Biology zeigen Evolutions- und Vergleichsbiologen eindeutig, dass die respiratorische Sinusarrhythmie (RSA; auch Hochfrequenz-Herzvariabilität genannt und in vielen früheren Arbeiten fälschlicherweise als

›vagaler Tonus‹ bezeichnet) evolutionär sehr alt und definitiv keine Säugetierentwicklung ist, wie fälschlicherweise in vielen von Porges' Arbeiten über seine ›polyvagalen‹ Spekulationen behauptet wird. Tatsächlich präsentiert dieser Artikel Beweise dafür, dass die RSA ein primitives Relikt früherer kardiorespiratorischer Funktionen sein könnte, bei denen die pulmonale und systemische Blutzirkulation nicht vollständig getrennt waren, anders als dies bei Säugetieren der Fall ist. Statt einer fortgeschrittenen Funktion, die mit Aspekten wie ›soziales Engagement‹ zusammenhängt, kann die RSA also weitgehend oder ganz ein Überbleibsel sein« (Grossman, 2019, eigene Übersetzung).

Das Modell von Porges ist zwar sehr anschaulich hinsichtlich der neurobiologischen Grundlegung, wir orientieren uns jedoch, wie im folgenden Absatz gezeigt, an Panksepp (1998/2005) sowie Solms und Panksepp (2012).

Bindungshandlungen

Liebel-Fryszer (2014) weist auf die Rolle von Bindungshandlungen und deren Wahrnehmung und Veränderung innerhalb von Therapie und Beratung, insbesondere bei Trauma hin. Sie bezieht sich dabei u. a. auf Panksepp (1998/2005) und die von ihm erforschten primären emotionalen Motivationssysteme mit neuronaler Grundlage. Wir möchten hier einige Aspekte zitieren, weil ihre Überlegungen und Vorgehensweisen unseres Erachtens auf gute Art eine Brücke schlagen zu angemessener fachlicher Fürsorge durch uns Therapeuten. Über ihr genaues Verständnis der biopsychosozialen Grundlage von Lebensäußerungen traumatisierter Menschen macht Liebel-Fryszer viele Irrtümer der Gegenübertragung überflüssig. Sie zitiert:

»Panksepp benennt 4 primäre emotionale Motivationssysteme mit neuronaler Grundlage, die gut erforscht seien: ›SEEKING, FEAR, RAGE, PANIC‹ (Panksepp, 1998/2005, S. 52) und spricht zusätzlich von den sozialen Emotionen, die soziale Interaktionen steuerten. Diese seien neurowissenschaftlich bisher weniger verstanden (S. 222 ff.). Panksepp nennt CARE, LUST, PLAY« (Liebel-Fryszer, 2014).

»Zu Beginn des Lebens agieren diese neuroaffektiven Systeme eher nebeneinander und reflektorisch-schematisch. Im Laufe einer normalen menschlichen Entwicklung differenzieren sich diese Handlungssysteme in der Interaktion mit der sozialen Umwelt durch konditioniertes Lernen aus. Es erfolgt eine Anpassung an die Umwelt. Durch den Aufbau komplexer neuronaler Verschaltungen und die Entwicklung höherer kortikaler Gehirnareale integrieren sich diese basalen Strukturen. Diese Entwicklung und Integration macht komplexeres Lernen und bewusste Reflexion durch Sprache möglich« (Liebel-Fryszer, 2014).

Liebel-Fryszer bezieht sich in erster Linie auf die Systeme CARE und PANIC, die sie als LIEBE und PANIK bezeichnet, weil daraus die ihr wichtigen Bindungshandlungen abzuleiten seien: »Positive vertrauensvolle Kommunikation (LIEBE) ist

Ausdruck einer guten Arbeitsbeziehung mit dem Klienten. In erfolgreichen Psychotherapien wird die Kommunikation positiver. Dies ist dem Erfolg geschuldet. Oft drücken Klienten sehr deutlich ihre Wertschätzung aus. Trost und Unterstützung beim Berater werden gesucht und angenommen. Getragen ist eine solche Interaktion von Gefühlen wie Liebe, Freude, Vertrauen, Dankbarkeit und des Erlebens von Sicherheit. Bindungsbedürfnisse (PANIK) in Richtung der Beraterin zeigen sich beispielsweise in Trennungsreaktionen, durch Schmerz, Weinen, in Tendenzen Kontakt zu suchen etc. Begleitet ist das von Gefühlen der Angst, Panik, Verzweiflung, oder Traurigkeit« (Liebel-Fryszer, 2014).

In der Therapie und Beratung gehe es darum, die Verwirrung aufzulösen, die entstanden sei, wenn die Klientinnen als Kinder Angst hatten und ihre Eltern nicht mit dem System LIEBE, sondern mit ANGST und ZORN reagiert hätten. Dann müssten im Behandlungsraum Handlungen überprüft und neu gelernt werden. Dabei sei zu beachten, dass Bindungshandlungen der Klientinnen eigene Qualitäten hätten, die ihre Lebenserfahrungen widerspiegelten. Beispielsweise aggressive Reaktionen bei freundlichem Kontakt, Lächeln und Zustimmung unabhängig davon, was die Therapeutin sage usw. Diese sollten auch in der Körpersprache genau beobachtet, die zugrunde liegenden Basisemotionen benannt, mitgefühlt und verstanden werden. »Liebevolle, offene Kommunikation in einem ehrlichen, engagierten Kontakt mit traumatisierten Klienten kann viel verändern. Sie berührt die Gefühle des Opfers und entdeckt die Taten der Täter. Erreichen wir unser Gegenüber, heilt etwas. Die Natur hat, indem sie uns und allen Säugetieren die emotionalen Handlungssysteme gab, gut für uns gesorgt. Nature knows best for you – even in detail! Nutzen wir sie« (Liebel-Fryszer, 2014).

> »Wenn die Leinwand der *curach**
> des Denkens spröde wird und ein Fleck Ozean
> schwarz unter dir wächst,
> möge ein Pfad gelben Mondlichts
> sich über die Wellen legen,
> dich sicher ans Ufer zu führen.«
> *Traditionelles irisches Fischerboot
> (John O'Donohue, 2010, S. 7/© 1999 by John O'Donohue)

Soziale Interaktion

Bei Zanotta (2018) findet sich eine ausführlichere Erläuterung der Rolle der sozialen Interaktion bei der zentralnervösen Regulierung von Aktivierung. Im Rahmen sicherer Bindungen und sozialer Unterstützung findet, je nach Bedürfnislage, eine Beruhigung oder Aktivierung (Spielen) des gesamten Organismus statt. Die

Auswirkungen des sozialen Nervensystems werden über das Gesicht, das Lächeln, das Lesen von Gesichtsausdrücken und Affekten sichtbar. Bei Jugendlichen ist es besonders eindrucksvoll zu sehen, wie soziale Zuwendung ihnen dabei hilft, sich innerlich zu regulieren. Sie kann ebenso effektiv sein wie ein Beruhigungsmedikament.

Die Frau aus der fernen in die nahe Zukunft holen

Eine junge Erwachsene, die sich von klein an sehr viel um die drogenabhängigen Eltern gekümmert hatte, konnte sich im Verlauf unserer Arbeit immer besser selbst beruhigen. Sie hatte zwei Jahre im Heim gelebt, weil sie ihre Mutter entlasten wollte, damit diese sich um sich selbst und die jüngere Schwester kümmern konnte. Aber auch, weil sie immer wieder in innere Spannungszustände geraten war und dann selbst in Abhängigkeit geriet, entweder in toxische Beziehungen oder von Partydrogen und Alkohol. Eine Zukunftsvorstellung von sich selbst in zwanzig Jahren half ihr als Orientierung und Ermutigung. Nun war sie in ihrer Beziehung an einen Punkt gekommen, an dem die Freundin sie triggerte durch ein Verhalten, das dem der Eltern ähnelte. Ihr innerer »Junkie« fühlte sich aktiviert an. Sie war aufgebracht und beunruhigt. Ich (SL) wusste, dass es oft nicht viel mehr als einer ruhigen Zuwendung bedurfte, um ihr zu helfen, die Übererregung herunterzufahren. Heute war es schwieriger. Wir versuchten, Kontakt zur Frau in der Zukunft herzustellen, was ihr schwerfiel. Da kam mir die Idee, diese Vorstellung »im Heute« schon greifbarer zu machen. Ich schlug ihr vor, die Frau in die nähere Zukunft zu holen. Die Klientin konnte damit sofort etwas anfangen und ließ die Frau auf den Zeitpunkt in drei Wochen heranrücken (vgl. Abbildung 2). Dadurch fühlte sie sich ruhiger. Sie merkte, wie viel sie schon diese Frau war, wie viel von ihr sie schon im Körper spüren konnte. Der innere »Junkie« konnte hinter zwei andere, fürsorglichere Ego-States zurücktreten. Es war sichtbar, dass ihre Physiologie sich beruhigte. Mit der vereinten Kraft der fürsorglichen Ego-States und der Frau aus der Zukunft konnte sie dann auch mehr Abstand halten zur Freundin (siehe Übung 2.7, Die Frau aus der (nahen) Zukunft, in Teil C).

Menschen mit guten Bindungserfahrungen können eine solche Beruhigung auch allein in sich wachrufen. Über die Imagination des geliebten Menschen, oder auch durch Selbstzuwendung, können sie sich regulieren und trösten. Auch nährende Bindungserfahrungen in der Therapie können allmählich zu einer inneren Repräsentanz von Ruhe und Sicherheit in der Begegnung führen, besonders, wenn genau diese Fähigkeit in der Zone der nächsten Entwicklung liegt.

Hier spielt außerdem die Fähigkeit eine Rolle, sich selbst innerlich in der Zukunft zu sehen, indem man das noch nicht eingetretene Ereignis emotional entsprechend bewertet. Das wiederum ist ein Beispiel dafür, dass das Gedächtnis keine einfache

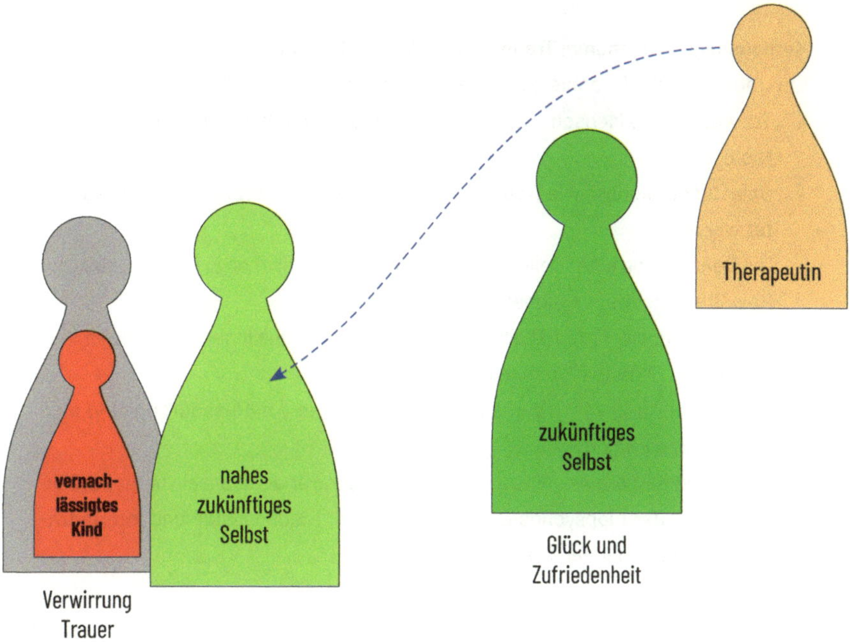

Abbildung 2: Das Zukunftsbild ist nur drei Wochen entfernt: Die Klientin beruhigt sich sehr schnell

Speicherfunktion hat, sondern unser zukünftiges Handeln strukturiert. Wir können auch emotional dessen Bedeutung antizipieren (Leont'ev, 1973). »Die Tätigkeit ist also im strikten Sinne der Leont'ev'schen Theorie der vorgreifende Bogen in die Zukunft von einem emotional bewerteten Bedürfnis, sodass es auch für mich möglich ist, in der Gegenwart die mögliche Zukunft zu antizipieren, in der ich dieses Bedürfnis möglicherweise einlöse« (Jantzen, 2011).

Das Prinzip der Beruhigung durch Verbundenheit gilt auch für das innere System. Denn die Wirkung der Zuwendung ist nicht auf den Kontakt mit Menschen außerhalb beschränkt. Was nach außen für uns als soziale Lebewesen wichtig ist, gilt auch für innen: Verbindungen, die nach innen geschaffen werden und Beziehungen zwischen den Ego-States generieren, führen zu Selbstberuhigung und bieten Raum für mehr Entwicklung. Das betont auch Frederick (2007), die den Blick auf die Kooperation zwischen den Anteilen lenkt: Die inneren Anteile rücken zusammen, lernen einander kennen und unterstützen sich gegenseitig wie ein gut funktionierendes Familiensystem.

Dies gilt für die sicheren oder modifiziert auch für die unsicheren Bindungsstile. Aber womit ist zu rechnen, wenn durch langanhaltende Traumatisierungen durch nahe Bezugspersonen ein sogenanntes desorganisiertes Muster entsteht?

Kernaussagen zu Trauma, Traumatherapie und Bindung

Ein traumatisches Erlebnis ist existenzbedrohend.

- Traumatisierte Menschen benötigen Kontrolle – auch und gerade in der Therapie.
- Belastungen können wie Traumatisierungen im Rahmen einer Therapie bearbeitet werden.
- Die Bearbeitung einer Belastung oder einer traumatischen Erfahrung muss mit Bewältigungserleben einhergehen.
- Durch gut dosierte Annäherung an die Belastung gewinnen Klientinnen Vertrauen und Selbstwirksamkeit.
- Die Bearbeitung von Trauma und das Aktivieren von Ressourcen sind eine dialektische Einheit.
- In der Traumatherapie sollte eine sichere Bindung erwerbbar sein unter Berücksichtigung der biopsychosozialen Grundlagen, Bindungsstile und interindividueller bestmöglicher Abstimmung.

Viele(s) werden: Dissoziation

»Die Zeit scheint still zu stehen, und alles um mich herum verschwindet. Ich finde meine innere Stimme. Sie ist im Laufe der Jahre immer wieder zu mir zurückgekommen, wenn auch nicht so oft, wie ich es mir gewünscht hätte. Mit der Zeit ist mir klar geworden, dass sie eigentlich immer bereit und willens ist aufzutauchen, und dass ich es bin, die ihre Anwesenheit nicht immer zulässt. Weil diese Stimme aus der Vergangenheit kommt und der Rest von mir sehr bemüht ist, in der Gegenwart zu bleiben, vertragen wir uns nicht besonders gut. Wir sind wie zwei Frauen, eine verloren und eine gefunden, die immer noch darum kämpfen, gemeinsam eine Geschichte zu erzählen« (Feldmann, 2016, S. 12).

Wenn in der Psychotraumatologie von Dissoziation gesprochen wird, sind nicht alltägliche dissoziative Phänomene gemeint, die in akuten Stressreaktionen auftauchen können, sondern zunächst komplexe psychophysiologischer Prozesse, bei denen es unter lebensbedrohlichen Ereignissen zu einer Desintegration und Fragmentierung des Bewusstseins kommt. Betroffen sind die normalerweise integrativen psychischen Funktionen wie das Gedächtnis, die Wahrnehmung von sich selbst und der Umwelt sowie das Identitätserleben (Gast, 2004). Achtung: Findet die überwältigende Erfahrung bis hin zur Lebensbedrohung sehr früh nach der Geburt oder in der Säuglingszeit bis zum zweiten Lebensjahr statt, wird eine Integration gar nicht erst erreicht. In der Therapie kann man dann nicht davon ausgehen, dass etwas ehemals Ganzes zersplittert wurde. Die integrativen Entwicklungserfordernisse müssen somit nachgeholt werden, auch solche, die sich nicht nur auf das Traumaerleben beziehen. Diese Menschen erscheinen uns oft wie »bodenlos«.

»Das allgemeine Kennzeichen der dissoziativen oder Konversionsstörung ist der teilweise oder völlige Verlust der normalen Integration von Erinnerungen an die Vergangenheit, des Identitätsbewusstseins, der unmittelbaren Empfindungen sowie der Kontrolle von Körperbewegungen« (Mattheß, 2013, S. 113).

Auch nach Jahren kann ein biografisches Ereignis als belastend und seine Konsequenzen als fremdartig erlebt werden. Es fühlt sich an, als geschähe es immer noch und der oder die Betroffene müsste sich weiterhin vor den Folgen schützen, sein oder ihr gesamtes Handeln darauf ausrichten. Eine wichtige »Information« fehlt, nämlich, dass das Ereignis real hinter ihnen liegt, dass es vorbei ist. Emotional ist es aber nicht vorbei. Dies ist ein wichtiger Aspekt von Dissoziation, der auch bei Menschen vorkommen kann, die ansonsten nicht durch große Beeinträchtigungen geprägt sind. Auch einzelne Ereignisse, die als Monotraumata anzusehen sind, gehen mit Dissoziation einher.

Die neue, alte Information

Eine sechzigjährige Klientin, die Angst vor dem Autofahren als Beifahrerin hatte, vermied diese Situation, so gut sie konnte. In der Exploration wurde deutlich, dass es ungefähr zwanzig Jahre zuvor einen Beinahe-Unfall auf einer Landstraße gegeben hatte, bei dem sie Todesangst vor dem entgegenkommenden Fahrzeug empfunden hatte. Seitdem fühlte sie sich »wie gejagt«. Ihr Handeln war darauf ausgerichtet, nicht mehr auch nur annähernd in eine solche Situation zu kommen. Daher fuhr sie immer weniger Auto und wenn doch, war sie in panischer Angst erstarrt, denn sie »konnte nicht entkommen«: Im engen, fahrenden Auto konnte sie ihrem Fluchtreflex nicht nachgeben. Im Laufe des Reprozessierens mit EMDR fühlte sie sich erleichtert und immer weniger belastet, geradezu befreit. Sie hatte ein friedliches, warmes Gefühl und war körperlich entspannt. Schließlich kam ihr der Gedanke, dass in den anderen Autos Menschen am Steuer sitzen, die ebenfalls keinen Unfall hervorrufen wollen. Durch die Sicherheit im Hier und Jetzt und unterstützt durch die bilaterale Stimulation war der Klientin klar geworden, dass es ein Dort und Damals gegeben hat, was heute nicht mehr fortwirkt.

Dissoziation strukturell betrachtet

Erfährt ein Kind durch seine primäre Bezugsperson nun aber Bedrohung und Schmerz, gerät es zu einem hohen Grad in einen Stresszustand und möchte aufgrund der biologisch angelegten Schutzmechanismen einerseits gegen das furchteinflößende Gegenüber kämpfen oder davor fliehen. Andererseits gerät es aufgrund der gleichzeitig bestehenden inneren und äußeren Abhängigkeit von der Bezugsperson dabei in einen Konflikt, wobei das Bindungssystem stark aktiviert wird. Dieser Zwiespalt wird »gelöst«, indem zwei Ego-States gebildet werden: »das fliehende Kind« und das »gebundene Kind«. Die Erinnerung an die bedrohliche Situation trägt das fliehende Kind, während das gebundene Kind das Idealbild des »guten Vaters« oder der »guten Mutter« weiterhin aufrechterhalten kann. Beide Anteile tragen von nun an unterschiedliche Aspekte der traumatisierenden Erfahrung in sich. Häufig entsteht eine Phobie dieser beiden Anteile voreinander. Einer ignoriert den Vorfall, um die Bindung aufrechterhalten zu können, der andere bewahrt den Vorfall, kennt jedoch die Bindungswünsche gar nicht. Die Erfahrung und ihre Konsequenzen bleiben somit fragmentiert. Die Erfahrung der Begebenheit und das Festhalten an der Bindung sind dissoziiert. Im Extremfall kann eine gegenseitige Amnesie festgestellt werden. In Abbildung 3 stehen also Bindung auf der einen und Flucht oder Kampf auf der anderen Seite. Die Schwäche dieser überlebensnotwendigen Konstruktion zeigt sich darin, dass innere Anteile nicht mehr zum Austausch fähig sind und nicht mehr als steuerbar erfahren werden.

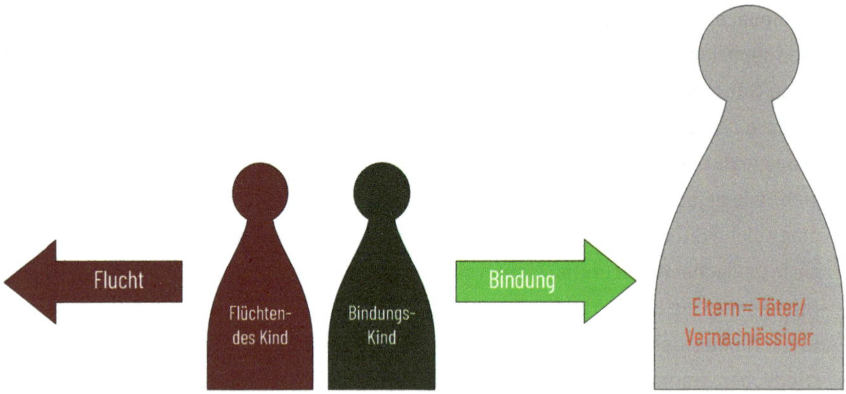

Abbildung 3: Flucht- und Bindungsanteile entstehen (Gysi, 2010)

Die Theorie der strukturellen Dissoziation der Persönlichkeit (TSDP) (Van der Hart et al., 2008) bezieht sich auf Janet und bringt sein Konzept seit den 1990er Jahren wieder zurück in die wissenschaftliche Diskussion. Darin werden die unterschiedlichen Qualitäten der Anteile gesehen, die sich aus ihrer Bedeutung für die unterschiedlichen Handlungssysteme ableiten. Weiterhin sind Rolle und Funktion für das Überleben in der traumatisierenden Situation bedeutsam.

Dissoziation sei eine Aufteilung (Division) der Persönlichkeit, d.h. eine Teilung zwischen »Systemen von Ideen und Funktionen, die die Persönlichkeit ausmachen« (Janet, 1907, S. 332). Mit »Ideensystemen« meinte Janet Gedanken, Affekte,

Empfindungen, Verhaltensweisen und Erinnerungen (Van der Hart et al., 2008). Nach Janet tritt diese Aufteilung nach einem traumatischen Ereignis auf, wenn die Psyche nicht genügend integrative Kapazität besitzt, um sich dem traumatischen Ereignis verarbeitend entgegenzustellen. Ein oder mehrere Ideensysteme können in der Persönlichkeit auf einer unbewussten Ebene koexistieren und mithilfe von Hypnose bewusst werden.

Der Anteil, der die Alltagsfunktionalität sicherstellt, ist manchmal mit dem Bindungsanteil verbunden, aber nicht eindeutig diesem zuzuordnen. Die wichtigste Fähigkeit für die Alltagsfunktionalität ist das Ignorieren und die Vermeidung jeglichen Zusammenhangs zu traumatischen Erfahrungen. Wenn beispielsweise in der Therapie Klientinnen mit starken Beeinträchtigungen durch Trauma oder Dissoziation dennoch sehr angepasst und bemüht wirken, kann das ein Hinweis auf einen stark bindungsorientierten Alltagspersönlichkeitsanteil sein. In der Ego-State-Therapie hingegen spricht man von einem Kontinuum zwischen durchlässigen und undurchlässigen Grenzen. Für beide Betrachtungsweisen gilt: Wird die belastende Erinnerung im Alltag oder in der therapeutischen Beziehung unbeabsichtigt aktiviert, steigt der vormals verletzte oder traumatisierte kindliche Anteil mit hoher emotionaler Ladung wieder ins Bewusstsein und steuert Erleben und Verhalten, wodurch selbst in an sich Vertrauen erweckenden Beziehungen ein Fluchtimpuls oder ein anderer dem Kampf-Flucht-System zugeordneter Impuls (z. B. Erstarren oder Verteidigung) aktiviert werden kann. Solche Impulse haben für gewisse Zeiträume eine hohe Durchsetzungskraft.

Van der Hart et al. (2008) gehen in ihrer Theorie der Strukturellen Dissoziation der Persönlichkeit davon aus, dass mit traumatischen Erfahrungen Dissoziation einhergeht. Wird nach der traumatischen Situation diese Notfallreaktion nicht aufgehoben, entweder weil die soziale Unterstützung dafür fehlt oder weil die integrative Kapazität der Betroffenen überschritten ist, kann die Persönlichkeit weiterbestehen, indem derjenige emotionale Persönlichkeitsanteil (EP-fragil), der die Gefühlserinnerung an das Trauma hält, von der übrigen Person dissoziiert wird (vgl. Abbildung 4). Der Zweck davon ist das Aufrechterhalten der Alltagsfunktionalität nach dem traumatischen Ereignis, »als wäre nichts geschehen«. Nun wirkt ein Persönlichkeitsanteil, der die Herausforderungen des Alltags meistern kann, weil er keinen Gefühlszugang zum Trauma hat. Er selbst ist jedoch auch nur ein Teil: der anscheinend normale Persönlichkeitsanteil (ANP). Demzufolge verfügt er auch nur über einen Teil des Wissens: Ihm fehlt die *Personifikation* des Geschehenen (»es ist mir passiert«), dem fragilen EP hingegen fehlt die *Präsentifikation* (»ich lebe heute«). Dieser Teil lebt in der Vergangenheit. Wird er aktiviert, erlebt die Betroffene das Geschehen als geschehe es jetzt. Von außen nehmen wir als Beobachter eine intrusive Symptomatik wahr, die sich im Ausdrucksverhalten mit schwer kontrollierbaren Stressreaktionen zeigt. Beiden Persönlichkeitsanteilen fehlt eine angemessene

Realisation, die erst entsteht, wenn für beide Arten von Persönlichkeitsanteilen jeweils sowohl Personifikation als auch Präsentifikation erreicht sind.

Realisieren

Eine Klientin erzählte, sie habe immer gesagt, sie könne »akzeptieren«, dass ihre sieben Jahr jüngere Schwester psychisch krank sei. Heute aber könne sie erstmals etwas anderes, Bedeutenderes von sich selbst behaupten: Sie könne es nun »realisieren«. Trotz allen Akzeptierens habe sie diese Erkenntnis lange nicht an sich herangelassen, weil sie dann hätte wahrnehmen müssen, welche stark belastenden Bedingungen im Elternhaus auch für sie selbst, aber später besonders für ihre jüngere Schwester, geherrscht hätten.

Ein weiterer Persönlichkeitsanteil (EP-Kontrolle) bildet sich über die Zeit hinweg heraus, er ist damit beschäftigt, die Dissoziation aufrechtzuerhalten, indem Erlebnisaspekte, welche den emotional-fragilen Anteil aktivieren könnten, vermieden, gedämpft oder überlagert werden. Diese psychische Tätigkeit kann wie eine Selbstmedikation betrachtet werden durch permanente Ablenkung, Stimulation (z. B. Sensation Seeking, psychoaktive Substanzen) Rückzug oder Numbing. Die damit einhergehenden »abschaltenden« Auswirkungen werden von Sack (2010) als konstriktive Symptomatik der Traumafolgestörung bezeichnet und gehen per definitionem mit Selbstentfremdung einher. Der kontrollierende Anteil kann auch derjenige sein, der gelernt hat, Täterverhalten zu imitieren, um die Bindung aufrechterhalten zu können. Er wirkt im Inneren oft bedrohlich und einsam.

Die TSDP ist wie auch die Ego-State-Therapie bestrebt, diesen Anteil einzubeziehen, die oft mit seinem Kampf verbundene Vergeblichkeit seines Tuns zu akzeptieren und dies ihm selbst und den anderen Persönlichkeitsanteilen verständlich zu machen. Das psychische System versucht sich so zu regulieren, um die mit der Aktivierung des fragilen Anteils einhergehende intrusive Symptomatik möglichst zu vermeiden. Sonst könnten damit womöglich schmerzhafte Erinnerungen an das Trauma ganzkörperlich in allen Erlebnis- und Verhaltensaspekten aktualisiert werden. Die Alltagsfunktionalität der Persönlichkeit wäre somit in Gefahr – und möglicherweise auch familiäre Bindungen, wenn das Trauma »auffliegt«.

Diese Aufteilung der Persönlichkeit kann als sinnvoller Überlebensmechanismus betrachtet werden, der jedoch mit einigen Nebenwirkungen einhergeht, da die Desintegration der Persönlichkeit eine gewisse Eigendynamik mit sich bringen kann. Je stärker diese strukturelle Dissoziation in der Persönlichkeit ausgeprägt ist, desto komplexer ist das Störungsbild.

Traumatische Dissoziation bedeutet die Aufteilung der Persönlichkeit in eines oder auch mehrere Subsysteme. Jedes Subsystem verfügt über eine, mindestens

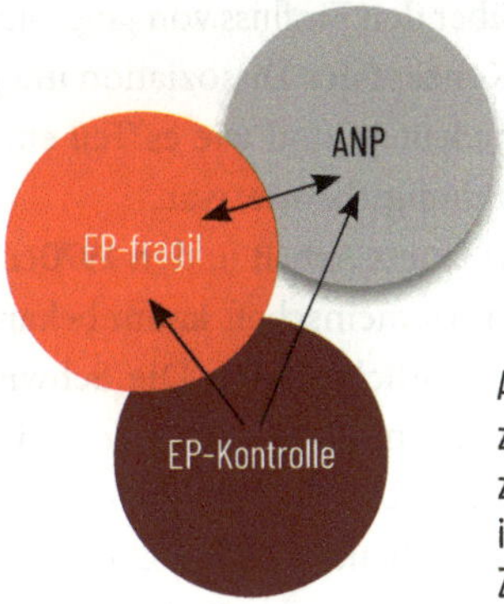

ANP ist vor allem damit beschäftigt zu ignorieren, zu verleugnen und zu vermeiden. Es kommt aber immer wieder zu Verletzlichkeit und Zerbrechlichkeit.

Abbildung 4: Die Trinität der dissoziativen Anteile (Nijenhuis, 2016, Grafik nach Liebel-Fryszer)

rudimentäre, »Erste-Person-Perspektive« und kann prinzipiell mit anderen Subsystemen oder Personen interagieren. Das heißt, es kann sich selbst rudimentär als eigene Einheit empfinden (z. B. »Ich habe Angst«). Seine psychobiologischen Grenzen dienen der Aufteilung, können sich aber prinzipiell auflösen (Nijenhuis u. Van der Hart, 2011). Dazu bieten Boon et al. (2013) eine reichhaltige systematische Praxisanleitung zum Umgang mit diesen Anteilen und ihrer Lebensgestaltung, die gemeinsam mit der Klientin erarbeitet werden kann und für Therapie und Alltag gleichermaßen hilfreich ist.

Derjenige Teil der Persönlichkeit, der eine Überwältigungserfahrung in sich trägt, wird wie in einer Kapsel in der Zeit eingefroren (Scaer, 2007) und stellt nach Phillips und Frederick (2003) somit eine vorübergehende Schutzreaktion des Organismus gegen Überwältigung und Hilflosigkeitserleben, aber auch gegen körperliche und emotionale Vernachlässigung dar. Dieses Konzept kommt dem der TSDP am nächsten. Phillips und Frederick (2003) gehen davon aus, dass gleichzeitig auch eine Selbstheilungskraft im Menschen angelegt sei. Je stärker jeweilige Anteile vom übrigen Bewusstsein über die Zeit hinweg durch »undurchlässige Grenzen« getrennt seien, desto angepasster könne die erwachsene Person in ihrem Umfeld erscheinen.

Dissoziation als Begriff in der Ego-State-Theorie

John und Helen Watkins erklärten, dass sie Janets Konzept der Dissoziation in ihre Theorie integriert haben und es als einen wichtigen Teil präsentieren. Sie stellen sogar fest, dass »diese [Janet'sche] Definition der unterbewussten Persönlichkeit fast identisch mit der des Ego-States ist« (Watkins u. Watkins, 1997, S. 4, eigene Übersetzung). Leider schreiben sie nicht viel über ihr Verständnis von Janets Konzept der Dissoziation oder seiner anderen Konzepte. Ihre Beschreibung ihrer klinischen

Arbeit gibt keine weiteren Informationen über den Einfluss von Janet auf ihre Arbeit. Tatsächlich haben sie hauptsächlich das Konzept der Dissoziation integriert, ohne wirklich zu umreißen, was es für Janet bedeutete und wie es Teil eines größeren theoretischen Rahmens, nämlich der Handlungstheorie, war.

Wir sollten uns vor Augen halten, dass Janets Arbeit in den 1970er und 1980er Jahren selbst in der französischsprachigen Gemeinschaft kaum bekannt war und seine englischen Publikationen kaum erhältlich waren. Die Schwierigkeit der Watkins, Janets Arbeit zu integrieren, mag auch mit der Schwierigkeit zusammenhängen, zwei oder mehr Ansätze mit sehr unterschiedlichen Hintergründen zu kombinieren. Wir stellen ähnliche Schwierigkeiten heute fest: Die Unterscheidung oder Vergleiche zwischen Spaltung und Dissoziation, Psychose und dissoziativer Störung, Verdrängung und Dissoziation ist eine große Herausforderung für Praktiker und Theoretiker (Wöller, 2020). Vielleicht hatten die Watkins ähnliche Schwierigkeiten, und man mag spekulieren, ob dies ihre sehr flexible Anwendung von Janets Konzept der Dissoziation, getrennt von Janets Gesamttheorie, erklärt.

Dennoch: John und Helen Watkins haben wahrscheinlich wesentlich dazu beigetragen, dass Janet in den 1970er und 1980er Jahren nicht völlig vergessen wurde, insbesondere in Bezug auf die Behandlung traumatisierter Klienten. In Übereinstimmung mit Hilgard (1977, 1984) vertraten John und Helen Watkins die Auffassung, dass Hypnose »eine Form der Dissoziation« (Watkins u. Watkins, 1997, S. 35, eigene Übersetzung) und ein geeignetes Mittel sei, um auch bei »nicht pathologischen Personen oder bei Personen mit geringfügigen psychischen Problemen« mit einem unbewussten Teil der Persönlichkeit Kontakt aufzunehmen. Dies hatte Hilgard durch seine Überlegungen und Experimente deutlich gemacht. Auch wenn Probanden unter Hypnose standen, nahmen sie mit einem Teil ihrer selbst noch Umgebungsbedingungen wahr, wie z. B. die Kälte von Eiswasser an einer Hand. Diesen Teil nannte Hilgard den »Hidden Observer«, den versteckten Beobachter.

Watkins und Watkins integrierten Hilgards Arbeit als »Neo-Dissoziationstheorie«, wahrscheinlich weil sie zwei Hauptinteressen hatten. Erstens wurde der versteckte Beobachter zu einer nützlichen Technik, um verborgene Ego-States bei der Arbeit mit Klienten zu finden. Zweitens konnte die Neo-Dissoziationstheorie das Vorhandensein verdeckter Ego-States bei Subjekten erklären, die nicht dissoziativ waren, d. h., die nicht an Dissoziativer Identitätsstörung (DIS) oder anderen schweren dissoziativen Störungen litten: Watkins und Watkins (1997, S. 36, eigene Übersetzung) sind der Ansicht, dass »versteckte Beobachter und Ego-States die gleiche Klasse von Phänomenen sind« und dass die Ego-State-Therapie sich mit schweren Fällen von DIS befassen kann *und* mit moderaten oder leichten psychologischen Problemen. Dieses Konzept von Dissoziation schien somit den Watkins besonders brauchbar, weil einzelne Dissoziationsphänomene auch in der Mitte des Kontinuums angesiedelt werden konnten. Es war also erklärlich, warum nichttraumatisierte Individuen dissoziieren können.

Dissoziation als Kontinuum

Watkins und Watkins (1997) schlugen schließlich ein Kontinuum vor von »normal« bis »pathologisch«, mit adaptiven Ego-States, die den Differenzierungsprozess in der »normalen« menschlichen Entwicklung verkörpern an einem Ende und die dissoziierten Ego-States, die durch Traumatisierung und Dissoziation entstehen am anderen Ende. Die adaptiven Ego-States haben durchlässigere Grenzen, die stärker dissoziierten Ego-States haben fast ganz undurchlässige Grenzen.

Mattheß (2013, S. 115) warnt: »Problematisch ist die Übertragung dieses Konzeptes auf Patienten mit schweren dissoziativen Störungen insofern, als letztlich impliziert wird, dass eine Teilung innerer Zustände der Norm entspricht. Die Frage wäre dann, wo wir die Grenze zum Pathologischen ziehen wollen. Sicher *kann* jeder Mensch Teile seiner Wahrnehmung und seines Handelns *ausblenden*. Eine Dissoziative Erkrankung sollte aber nur dann diagnostiziert werden, wenn die innere Trennung über einen längeren Zeitraum hinweg aufrechterhalten wird und willentlich nicht kontrolliert werden kann.«

In Übereinstimmung mit den Watkins definiert Frederick (2007, S. 31 f.) dieses Kontinuum als Ego-State-Spektrum: »An einem Rand des Spektrums befinden sich Ego-States mit sehr durchlässigen Grenzen, die nicht sehr getrennt sind voneinander. Ein Individuum, bei dem diese Art von Ego-States vorherrscht, kann sich als eine etwas farblose Persönlichkeit darstellen. Wie wir gesehen haben, trägt eine normale Differenzierung zu einer ausgeprägteren Trennung der einzelnen Ego-States bei. Diese normale Trennung ermöglicht Komplexität, bisweilen kann sie aber auch Ursprung innerer Konflikte sein, die sich intrapsychisch oder interpersonell niederschlagen. Verfolgt man das Spektrum weiter, so kann man feststellen, dass Ego-States mit etwas durchlässigeren Grenzen als ›normal‹ mit klinischen Symptomen in Zusammenhang stehen können. Wenn solche Ego-States die Führung übernehmen, so können die betroffenen Individuen verschiedenerlei Probleme erleben, wie posttraumatische Belastungsstörungen, Depressionen, Obsessionen, Zwänge, Panik-Attacken, sexuelle Zwangshandlungen und Identitätsstörungen, antisoziales Verhalten, somatische Störungen, unstillbare Schmerzen, Essstörungen, Psychotherapie-Resistenz usw. Diese Ego-States sind eher dissoziiert als differenziert.

Noch randständiger auf dem Kontinuum bzw. im Spektrum befinden sich die voll ausgebildeten dissoziativen Störungen. Hier finden sich klinische Störungen wie das Konversions-Syndrom, Amnesien und Somatisierungsstörungen. Die Extremposition am Rande des Spektrums integrierter Ego-States nehmen die zutiefst getrennten und dissoziierten Ego-States ein. […] Ist die Trennung unter den Ego-

States extrem und die Ego-States aktivieren sich selbst [...], sind sie nicht kontrollierbar von der umfassenderen Persönlichkeit und zeigen sie sich spontan, dann liegt eine Dissoziative Identitätsstörung vor« (im deutschen Original 2007 wurde »Ego-States« noch als »Ich-Zustände« übersetzt).

Man geht von der Phänomenologie aus und im klinischen Bereich eventuell von Testergebnissen, Symptomen und dem, was im Kontakt mit der Klientin, beispielsweise auch in der Gegenübertragung, spürbar wird. Dies entspricht insgesamt dem Herangehen der Ego-State-Therapie schon seit den Zeiten der Watkins. Hierin liegt ihre Stärke und ihre Unklarheit zugleich. Hinzu kommt als weitere Verwirrung, dass John und Helen Watkins in ihrer Definition von Ego-States eine strukturelle Kategorisierung vornehmen, wenn sie drei distinkte Gründe für die Entstehung von Ego-States benennen: Ego-States entstehen im Lauf der Entwicklung und dienen der Anpassung, durch Trauma und durch Introjektion.

Im Ego-State-Spektrum sollte die Benennung des einen Endes als »pathologisch« revidiert werden. Sie stimmt unseres Erachtens nicht mit der respektvollen Art und Weise überein, in der EST-Therapeutinnen den Klienten und seine inneren Anteile behandeln. Wenn man die Haltung ernst nimmt, dass jeder Teil gekommen ist, um zu helfen, ist es unpassend, ihn als pathologisch zu bezeichnen. Dass man in spezifischer Weise auf das reagiert, was einem von der äußeren Welt entgegengebracht wird, dass man daraus im Inneren eine neue Gestalt formt, zeigt Kreativität sowie den Wunsch und die Fähigkeit, im innen Sicherheit herzustellen und außen zu überleben. Das ist eine Kompetenz und keine Pathologie.

Das biopsychosoziale Wesen Mensch ist auf eine sehr spezielle Weise organisiert, auch um Terror, Schmerz, Unterdrückung und Folter überleben zu können. Jeder Teil tut, was zum Überleben notwendig ist. Den meisten EST-Therapeuten zufolge sind diese Anteile sehr gesund, extrem gut organisiert und kreativ. Die »Gesamtpersönlichkeit« hat also keine »Störung«, sondern eine spezifische Organisation der Persönlichkeit. Die Schwierigkeit dieses Menschen besteht im weiteren Verlauf des Lebens nun darin, das Gelernte in einer Welt, die sich verändert hat, neu auszurichten. Die Welt hat sich verändert, weil entweder die Täter nicht mehr da sind oder weil die Klienten aus einer schädigenden Umgebung ausgestiegen sind oder aussteigen wollen und ein neues Leben beginnen.

Kernaussagen zu Dissoziation

Dissoziation und Trauma gehören zusammen. Strukturell betrachtet gibt es kein Trauma ohne Dissoziation.

Das Modell der Ego-State-Therapie nach Watkins, Frederick und Phillips ist ein Differenzierungs-Dissoziations-Kontinuum, ein Spektrum, an dessen einem Pol die »normale Entwicklung«, am anderen die »pathologische Dissoziation« steht.

Dissoziation umfasst dabei auch veränderte Bewusstseinszustände, die nicht mit Trauma einhergehen.

Zu Beginn wurden von John und Helen Watkins Ansätze von Janet aufgenommen, die dann durch Forschungen von Hilgard als »Neo-Dissoziationstheorie« ergänzt wurden.

»Nachdem ich mich also von meinem alten Selbst befreit hatte, entdeckte ich darunter zu meiner Überraschung nicht etwa eine authentischere Version, wie ich es mir so bequem vorgestellt hatte. Wenn man sich aus dem eigenen Leben heraus schneidet, bleibt einem nicht viel. Es dauert mindestens ein Jahrzehnt oder länger, um ein neues Ich und auch ein dazugehöriges Leben aufzubauen. Und hätte mir jemand gesagt, wie schwer das sein würde, hätte ich mich der Herausforderung möglicherweise gar nicht gestellt« (Feldmann, 2016, S. 13)[3].

2 Traumatherapie mit Persönlichkeitsanteilen

Konzeptionelle Aspekte der Ego-State-Therapie

Insbesondere im Bereich von Dissoziation und der Arbeit mit Komplextraumatisierung und inneren traumatisierten Anteilen kommt man nicht an Theorie und Praxis der Ego-State-Therapie vorbei. Darüber hinaus ist sie gut geeignet im Bereich entwicklungsbedingter Symptomatiken, sodass sie für eine Vielzahl von Anwendungen einen weiten Bogen spannt. Konzeptionelle Aspekte dieses Ansatzes folgen in den nächsten Abschnitten und durchziehen als Referenzrahmen den gesamten Text. Zunächst wollen wir uns Bereichen der Vorgeschichte widmen, die wir heute wichtig und erwähnenswert finden. Wir beginnen mit Paul Federn und Gertrud Schwing. Danach erläutern wir unsere Sicht zur Definition von Ego-States, um anschließend die Notwendigkeit vernetzenden Vorgehens in Bezug auf Hypnose, systemische Aspekte, Traumabearbeitung und Begegnung zu begründen.

Aus der Vor-Geschichte der Ego-State-Therapie – Die Analytiker Paul Federn und Gertrud Schwing

Wir möchten hier einige historische Hintergründe erwähnen. Die Auswahl ist subjektiv und davon geprägt, was wir in unserer therapeutischen Arbeit als hilfreich, wichtig und sinnvoll erfahren haben. Wir beziehen uns auf Gertrud Schwing (1940) und auf Paul Federns Hauptwerk »Ichpsychologie und die Psychosen« (1952, dt. 1956).

---

3 © 2017 btb Verlag, München, in der Penguin Random House Verlagsgruppe GmbH; Übersetzung von Christian Ruzicska.

Federn (1871–1950) stammte aus Wien, wo er lange als Psychiater und Psychoanalytiker der ersten Stunde tätig war. Er musste 1938 vor den Nationalsozialisten fliehen und emigrierte in die USA. Seine Ideen und Vorgehensweisen sind bis heute inspirierend. Im Befassen mit seiner Praxis gibt es jedoch Licht und Schatten: Er spricht von der »Erledigung des sexuellen Problems«. Damit war gemeint, dass Psychotiker aus einer Reihe von Gründen sterilisiert werden sollten. Federn blieb mit seiner Überzeugung nicht bei dieser Ansicht stehen. Er ließ solche Operationen, nämlich Sterilisierungen mit Röntgenstrahlen, sogar aktiv und ohne Wissen, geschweige denn Einverständnis der Patienten während seiner Wiener Zeit vornehmen – wie er schreibt –, obwohl sie nicht erlaubt waren. Hier war er Kind seiner Zeit und handelte zutiefst inhuman. Offensichtlich existierte – schon vor der Nazizeit – ausgrenzendes Gedankengut. Das mutet aus heutiger Sicht sehr widersprüchlich an, weil aus den anderen Texten von Federn Zuwendung und humanitäre Engagement sprechen. Gertrud Schwing war Federn in dieser Hinsicht voraus. Sie sah in allen ihren Patientinnen die leidende Seele.

Wichtige Ideen von Federn und Schwing

Eduardo Weiss war Analysand von Federn und Herausgeber dessen Werkes »Ichpsychologie und die Psychosen«. Seine Anmerkungen und die Einleitung (Weiss, 1956) sind hilfreich, um bedeutende Aspekte der Theorie zu klären, die er mit Federn vor seinem Tod diskutieren konnte. Es sei angemerkt, dass John Watkins wiederum den Ansatz von Federn als Analysand von Eduardo Weiss erfahren hat.

Möglicherweise existieren bestimmte Unschärfen in Federns Konzept, weil er selbst keine Richtung einschlagen wollte, die sich zu sehr von der Freud'schen unterschieden hätte, wie Weiss (1956; 1995) berichtet. Erst nach Freuds Tod habe er sich freier gefühlt, seine divergierenden Konzepte auszudrücken. Nach seiner lange erhofften formaljuristischen Anerkennung als Analytiker in den USA habe Federn im Jahr 1950 zu Weiss gesagt: »Dadurch, dass ich in meinem Seminar (moderne Yeshivah) ›Das Ich und das Es‹ commentiere, muss ich mir alle Gegensätze zwischen Freud und meiner Ichpsychologie klar stellen. Sie sind wesentlicher als ich stets annahm« (Weiss, 1995, S. 144).

Weiss (1956, S. 21) erläutert in der Einleitung der von ihm herausgegebenen Federn'schen Textsammlung: »Federn betont die Flexibilität der Ich-Grenzen, die von Geburt an fortschreitende Veränderungen erfahren und in verschiedenen Perioden verschiedene Inhalte umfassen […] [D]as Ich jedoch […] bemüht sich, in jedem Zustand seine Kohärenz und Integration herzustellen und zu bewahren. Die jeweils von der Ichgrenze eingeschlossenen spezifischen Inhalte bestimmen den spezifischen Ichzustand. […] Nach Federn besteht der unbewusste Anteil des Ichs in der Schichtung der verdrängten Ichzustände. Doppelte und multiple Personalitäten, wie auch Somnambulismus, entstehen, wenn verschiedene Ichzustände alternierend wiedergeweckt werden« (Rechtschreibung entspricht dem Original).

In Federns Arbeit könnten Verdrängung zuweilen Janets Konzept der Dissoziation entsprechen und Ichzustände den unbewussten Persönlichkeitsanteilen wie bei der multiplen Persönlichkeit. Gleichzeitig beschreibt Federn Fälle von »Psychosen«, die besser in die Kategorie der multiplen Persönlichkeit eingeordnet werden könnten, oder das, was zu seiner Zeit als Hysterie bezeichnet wurde.

Im Konzept der Energie geht es um die Ich- und die Objekt-Besetzung. Federn distanzierte sich von Freuds Konzept der Libido, um zwei verschiedene Arten von (nichtsexuellen) Energien vorzuschlagen, die er als Ich-Besetzung und Objektbesetzung bezeichnete. Ich oder Selbst verfügen über Ich-Energie. Die Objektbesetzung wird als eine Energie dargestellt, die bedeutet, dass das so besetzte Element als ›nicht ich‹ erlebt werde.

Federn und Schwing in ihrer praktischen Arbeit

Wie erwähnt, mutet die Darstellung der Fälle oft sehr modern an und was als psychotisch etikettiert wird, ließe sich ebenso als dissoziativ verstehen. Was aber am meisten überzeugt, ist die Achtsamkeit und praktische Alltagsorientierung ihrer Arbeit im Umgang mit den seelisch Kranken und das Überschreiten, ja bisweilen sogar Ignorieren der noch jungen psychoanalytischen Konzepte, wenn ihrer Ansicht nach Tatkraft, Mitmenschlichkeit und Nähe erforderlich waren.

Gertrud Schwing war als Krankenschwester ausgebildet, brachte sich aber auch in die konzeptionelle Arbeit ein. Im »Who was Who in Nursing History« (Hoffmann, 2004) lesen wir, dass gerade ihre Fähigkeit herausragend gewesen sei, sich ganz auf die Menschen einzustellen: »Provokativ modern sind allerdings ihre Forderungen nach individuellem Zugang zu den Patienten, die Bedeutung des Lebenswertes einer jeden Lebensform, einschließlich der chronisch schizophrenen sowie ihre Analyse, dass bei der Insulinschockbehandlung letztlich die intensive Zuwendung wirksamer sei als die pharmakologische Wirkung an sich. ›Nur der eindeutig mütterlichen Zuwendung, das heißt, nur d e n Menschen, die ausschließlich helfen wollen, gelingt es, die Verstummten, Reaktionslosen, die in sich und ihre Innenwelt Versunkenen zu erreichen. Der leiseste Wunsch, auch zu beobachten, zu lernen, zu überlegen, schloß jedes Mal die Türen zu dieser unerreichbar scheinenden Welt‹ (1940, S. 36)«.

Schwing (1940) berichtet ausführlich über ihre Patientinnen und ihre sehr spezielle Art der Annäherung an sie. Leider waren ihre Behandlungseinheiten immer Fragmente und konnten nur in der Zeit stattfinden, in der sich die Frauen in der Klinik befanden. Manche Vorgehensweisen erscheinen uns riskant, da Schwing sich mit ihrem Konzept der Mütterlichkeit völlig auf die akuten Wünsche und Bedürfnisse der Patientinnen einlässt. Sie spricht auch von der »liebevolle(n) Stärkung des

Ich« (S. 73): Voraussetzung sei, dass die eigenen inneren Konflikte durch gründliche eigene Psychoanalyse gelöst seien.

Die Grenzen dieser Begegnungen werden nicht definiert. Sie sind zwar vorgegeben durch die Dienstpläne und Regeln der Klinik, werden von ihr jedoch zum Wohle der Patientinnen teilweise umgangen oder durchbrochen. Es gehe immer darum, das Beste für die Patienten zu tun, nicht für die Institution, die Ärzte oder die Angehörigen. Auch eigene Unzulänglichkeit müsse offen besprochen werden. Das Vertrauen müsse gewonnen und gestärkt werden. Der Psychotherapeut müsse warten und schweigen können. *Auf Neues müssten die Kranken geduldig vorbereitet werden* (Federn sagte dazu, dass die Ich-Grenzen bereit sein müssten).

Erstaunlich ist, dass Schwing feststellt, bei den Psychotikern im Gegensatz zu den Neurotikern keine Unersättlichkeit gefunden zu haben. Der Psychotherapeut müsse aber immer wissen, was er tue. Sie verlässt sich ganz auf ihre Intuition. Absolute Zuwendung und Wahrhaftigkeit sind für sie unerlässlich. Die umfangreiche Forschung und Literatur der heutigen Zeit zu Übertragung und Gegenübertragung stand ihr nicht zur Verfügung. Sie berührt ihre Patientinnen, lässt die Gitter der Betten hinab, geht mit ihnen in den Park der Klinik, wird zu einer sehr exklusiven Bezugsperson. Oft weckt sie Hoffnung, die sich produktiv auswirkt, aber nicht überall. Durch einen Arbeitsplatzwechsel kann sie einige Patientinnen aus der Ferne über Briefe weiter begleiten und ihr Schicksal verfolgen. Manche bleiben stabil, anderen geht es sehr schlecht. Dennoch sieht sie sich als Unterstützung und Helferin des Analytikers und erläutert die Vorteile des gemeinsamen Behandelns:

»Eine Anregung sei mir gestattet. Bei einem der […] Fälle erwies sich die Aufteilung der Behandlung auf zwei Personen (weibliche Helferin und männlicher Analytiker) als sehr günstig. Verschiedene Probleme waren dadurch positiv gelöst. Das ›Erleben der Mutter‹ hatte die Kranke zugänglich und übertragungsfähig gemacht. Die Einbeziehung des männlichen Analytikers vervollständigt die infantile Situation. Die so entstandene doppelte Beziehung brachte drei Vorteile. Sie verhütete erstens die schweren Rückfälle durch vorübergehende Abwesenheit des einen Objektes […]; zweitens erleichterte sie die Wiederbelebung und Lösung der kindlichen Konflikte; drittens entlastete sie durch die Befriedigung, die das mütterliche Objekt gewährte, die Beziehung zum Analytiker« (S. 117 f.). Ihr Fazit ist, zu fordern, was wir heute als integrierte Versorgung bezeichnen würden. Ein Wunsch, der sich bei allen Fortschritten so noch nicht erfüllt hat, aber ihren humanitären und von Mitgefühl geprägten Ansatz deutlich macht: »Es scheint, wie wenn jene Rollen des Psychoanalytikers, die während der Behandlung der Neurosen symbolisch dargestellt werden, bei der Behandlung der Psychosen mehr Realitätswert gewinnen müßten. […] Vielleicht hat die Familienpflege eben deswegen einen so günstigen Einfluß auf den Patienten, weil er die einstige traumatogene Familie mit einer wunschgerechten ersetzen kann. Die Familienpflege wäre somit ein Weg zur Familien-Heilmethode« (S. 118).

»Wir sehen ein Haus, in welchem schwere Geisteskranke aufgenommen und von einer analysierten, mütterlichen Frau zur Behandlung und Familienpflege fähig gemacht werden. Dieses ›Mutterhaus‹ steht in Beziehung zu Psychosen-Analytikern und zu einfachen, gesunde und Familien. Die Erweiterung der Übertragung des Kranken auf den Analytiker vollzieht sich noch im Mutterhaus, so daß der Kranke die notwendigen Veränderungen schrittweise erlebt. Sobald diese zweite Beziehung eine tragfähige geworden ist, kann die psychoanalytische Arbeit beginnen und der geordnete Kranke in Familienpflege gebracht werden. Behandlung, Arbeit, Vergnügungen, alle nach Überlegung der analytischen Ergebnisse der Krankheit, füllen die Tage und die Abende aus. Und vielleicht wird die weitere organische Forschung bald eine neue bedeutsame Hilfe gewähren.

Wird dieser Weg Utopie bleiben? Oder werden sich Staat und Mitmenschen die Hand zu gemeinsamer Arbeit reichen und die Heilung der Geisteskranken auf diesem natürlichen Wege ermöglichen?« (S. 118 f.).

Gertrud Schwing hat es verstanden, sich in die Theoriebildung der Psychoanalyse ihrer Zeit einzuordnen, ohne sich zu unterwerfen oder zu verbiegen, ging jedoch nicht über diesen Rahmen hinaus. Das wäre möglich gewesen mit ihrer Art, sich unterschiedslos den Menschen in ihrem Leid und ihrer Würde zuzuwenden, mit Zukunftsvisionen, die die spätere Psychiatriereform vorwegnahmen und übertreffen, und mit ihrer Idee dessen, was sie als Mütterlichkeit bezeichnet. Wir freuen uns, dass eine so engagierte, kluge, einfühlsame und mitfühlende Frau eine bedeutende Vorläuferin der Ego-State-Therapie ist.

Nun zu Federns Kernüberzeugungen der praktischen Arbeit, die sich in seinem Buch von 1956 anhand der Fallbeispiele immer wieder finden lassen, insbesondere im Kapitel »Die Psychosen-Analyse« (Federn, 1956, S. 107 ff.), das Weiss zusammengestellt hat anhand von Texten aus den Jahren 1933 und 1943. »Ich wiederhole die allgemeinen Bedingungen, die bei jeder psychoanalytischen Behandlung zu berücksichtigen sind: Herstellung positiver Übertragung, mit Unterbrechung der Behandlung, wenn die Übertragung negativ wird; Beschaffung des weiblichen Helfers; dauernde psychoanalytische postpsychotische seelische Hilfe und Überwachung; Erledigung des sexuellen Problems. Diese allgemeinen Regeln sind nicht etwa Richtlinien, deren Befolgung die Psychoanalyse eines Patienten erleichtert. Es sind, wie gesagt, Bedingungen für die Behandlung. Bei schweren Fällen ist es unerlässlich, dass sie erfüllt sind; bei leichteren Fällen verkürzt es die Behandlung« (Federn, 1956, S. 111).

Diese Überzeugungen klingen wie beinahe schon herzlose Anordnungen eines distanzierten Arztes. Sie sind zudem widersprüchlich und gipfeln in der Forderung, das »sexuelle Problem« zu erledigen, die wir zu Beginn des Kapitels erläutert und kritisiert haben. Ein solches Vorgehen ist inhuman und abzulehnen. Aber auch Federn selbst spricht, wenn er von seiner therapeutischen Arbeit erzählt, eine andere Sprache. Diese soll nun hier zu Wort kommen.

Herstellung positiver Übertragung, mit Unterbrechung der Behandlung, wenn die Übertragung negativ wird

Die Übertragung der Psychotiker sei sehr unbeständig. Daher müsse man bestimmte Dinge ändern. Dazu gehöre beispielsweise, in einigen Fällen nicht die Anamnese aufzunehmen, weil die Patientinnen, indem sie sich weigerten, dies zu tun, mehr über ihre eigene Krankheit verstünden als der Behandler. Sie wüssten, dass sie bei Zwang, sich zu erinnern, einen Rückfall bekämen. Dies habe Federn klinisch beobachtet. Er erwähnt ebenfalls Fälle, in denen es durch die klassische analytische Behandlung zur Manifestation oder Verschlimmerung der Psychose gekommen sei. Man habe entgegen der Regel angefangen, Psychotiker mit Psychoanalyse zu behandeln, was einerseits gut gewesen sei, andererseits dadurch zu Dekompensationen geführt habe, dass man die Psychoanalyse nicht modifiziert habe.

Man müsse außerdem das freie Assoziieren unterbrechen, wenn erneut psychotische Symptome aufträten. Es bestünde sonst die Gefahr, dass die latente Psychose zur manifesten würde (S. 117). Der Patient solle auch nicht auf dem Diwan liegen.

Federn beschreibt das Verhalten der Psychotiker hier so, wie wir heute Dissoziation beschreiben würden, z. B. dass er die Gefühle in der Übertragung mit der Wirklichkeit verwechseln könne und umgekehrt. Dass er seine geträumten Beziehungen nicht von den wirklichen unterscheiden könne. »Erst wenn der Kranke das Irre an seinen Kausalitätsreihen und Intentionen begriffen […] hat, kann man […] eine Zeitlang vorsichtig tieferes Material aufkommen lassen.« Heute würde man vielleicht von Beobachterposition oder Distanzierungstechniken sprechen.

Man gewinne die Übertragung des Psychotikers durch Aufrichtigkeit, Freundlichkeit und Verständnis. Man müsse Tadel und strenges Ermahnen, überlegenes Lächeln und vor allem jede Lüge vermeiden. »[…] wie ein dummes Kind behandelt zu werden, ist beleidigend.« Das »frevelhafte Lachen des Gesunden über den Geisteskranken« müsse man ablegen. »Das Misstrauen des Kranken ist nicht nur krankhaft, sondern auch die berechtigte Reaktion des normal gebliebenen Teils der Persönlichkeit« (S. 129).

Beschaffung des weiblichen Helfers

Wenn die Übertragung auf den Psychoanalytiker unsicher werde, sei der Helfer als Zuflucht nötig. »Der Helfer muss die positive Übertragung des Kranken gewonnen haben« (S. 109). Zudem müsse dem Kranken außerhalb der Stunden Beistand geleistet werden, er dürfe nicht sich selbst überlassen sein. Ohne Zufluchtsstätte würden Psychosen nicht geheilt. »[…] in den letzten drei Jahren meiner Arbeit in Wien gewann ich eine ideale Helferin an der Schweizer Krankenpflegerin und Psychoanalytikerin GERTRUD SCHWING« (S. 122).

»[…] das Ich durch Beschützung, Übertragung, Identifizierung zu stärken und nicht zuletzt Verständnis für den Schrecken und inneren Aufruhr des Patienten sind Mittel, die Gertrud Schwing verwendete. […] Ich würde gerne Pflegerinnen in allen und durch alle psychoanalytischen Vereinigungen ausgebildet sehen. [...] Wer die Zahl der in Heilanstalten untergebrachten sinken sehen will, muss die Arbeitsmöglichkeiten für psychoanalytisch gut geschulte Ärzte, Pfleger, Fürsorger und Pädagogen verbessern und vermehren« (S. 122 f.).

Dauernde psychoanalytische postpsychotische seelische Hilfe und Überwachung

Damit ist eine Unterstützung durch das familiäre Umfeld gemeint. Sollte diese nicht möglich sein, müsse der Betroffene anderweitig versorgt werden. Dafür müssten Pflegepersonen und die allgemeine Fürsorge ausgebildet werden. Ohne diese Bedingung habe Federn selbst noch keine Heilung erlebt. Diese bestehe manchmal auch darin, geeignete Pflegerinnen und Haushaltshilfen zu finden, um eine Zeitlang die Patienten separat von den Familien unterzubringen.

Schwing führt hierzu eine Art Stufenplan ein, der als Orientierung dienen kann, indem sie den Vergleich mit der Chirurgie heranzieht: »Auch die Chirurgie trennt sehr genau die sofort und ohne weiteres zu operierenden Fälle von jenen, die während der Operation einer besonderen Hilfe bedürfen, und denjenigen, die durch sorgfältigste Pflege erst operationsfähig gemacht werden müssen. Ebenso müssen wir die psychisch Erkrankten gruppieren. Der Neurotiker ist dem sofort Operationsfähigen vergleichbar: er kann wie dieser ohne besondere Vorbereitung in Behandlung genommen werden. Der leichtere Psychotiker verlangt die Anpassung der Technik, wie sie für den leicht Herzkranken in der Chirurgie notwendig ist. Hier wie dort unterstützen wir den kranken Teil und geben ihm, was er zum Ertragen des Eingriffs braucht. Die dritte Gruppe der chirurgischen Patienten muß erst operationsfähig gemacht werden. Dieser Vorbereitung entspricht beim schweren Psychotiker das Herstellen der Uebertragungsfähigkeit« (Schwing, 1940, S. 36).

»Beim Neurotiker [...] würde die Mütterlichkeit des Therapeuten verwirrend wirken und von unerwünschten Folgen sein. Den Geisteskranken aber muss ein Stück des nie Gehabten gegeben werden« (S. 37).

In diesen drei Punkten – Herstellung der positiven Übertragung, Gewinnung des Helfers, und dauernde seelische Hilfe – stecken Vorläufer der Themen einer traumaspezifischen Behandlung mit Parteinahme für die Klientin und Fähigkeit zur Einnahme der Beobachterposition sowie eines systemischen Arbeitens mit Helfern und Umfeld.

Entwicklungslinie der Begriffe des Ich, der Ich-Zustände und der Ich-Grenzen

Schwing und Federn beobachten ihre Patientinnen und erkennen, wenn deren Ich-Grenzen eine bestimmte Wahrnehmung, eine Wahrheit nicht umfassen. Diese Wahrnehmungen können von außen kommen oder aus dem Inneren. Therapeutisches Ziel ist, die Patienten zu stärken, sodass sie entfremdete oder scheinbar feindliche, außerhalb ihres Ichs liegende Wahrnehmungen oder Vorgänge integrieren können.

Ein Fallbeispiel macht dies deutlich, in dem eine um die Mutter trauernde Patientin berichtet: »Ich habe die Trauer und fühle sie nicht« (Federn, 1956, S. 68). Verwundert stellt Federn fest, dass er in ihrer Haltung und ihrem Gesichtsausdruck lebhafte Gefühlsäußerungen von Trauer beobachtet. Er erklärt es sich so, dass ihre Ich-Grenzen durch den Verlust die Gefühle nicht umfassen können, »abgestorben« waren.

Es kann also etwas außerhalb der eigenen Ich-Grenzen erlebt werden, z. B. bedrohlich oder feindlich, und damit außerhalb des emotionalen Verständnisses, dann ist der zugehörige Ich-Zustand eng. Wenn sich später dessen Grenzen weiten, wenn etwas integriert werden kann, handelt es sich um einen anderen Ich-Zustand.

Somit sind Ich-Zustände Momentaufnahmen und sagen etwas aus über die jeweilige Fähigkeit, Ich-Grenzen eng oder weit zu stecken. Die Schwächung und Verengung der Ich-Grenzen hat mit mangelnder Ich-Energie zu tun. Dieses Konzept ist aber keine Erklärung, sondern eine phänomenologische Beobachtung. Durch persönliche Entwicklung und Therapie werden Ich-Grenzen weiter, umfassen mehr Energie, mehr Emotionen oder Informationen. Die vorhergehenden Ich-Zustände bleiben zurück, sind in der Schichtung der Persönlichkeit weiter unten, sind verdrängt. Ein Erleben im Außen oder Innen kann dazu führen, dass sie wieder nach oben steigen und erneut im Leben der Patientinnen Fremdheit, Hilflosigkeit, Angst oder ähnliche Gefühle hervorrufen.

In der Einleitung zu Federn (1956, S. 21) gibt Weiss eine schlüssige und, wie wir finden, als zu sehr »verdinglichte« Form missverstandene Definition der Ich-Zustände: »Die jeweils von der Ichgrenze eingeschlossenen spezifischen Inhalte bestimmen den spezifischen Ichzustand.« Denn überlesen wird der direkt folgende Satz: »Verschiedene Ichgrenzen stehen mit verschiedenen Ichzuständen in Wechselbeziehung.« Das heißt, je nachdem wie viel und was die Ich-Grenzen umfassen können, ändern sich die Ich-Zustände. Die Ich-Grenzen bestimmen also nicht nur den Ich-Zustand, sondern umgekehrt bestimmt auch der Ich-Zustand die Qualität der Ichgrenze. Damit wird, wie auch aus Schwings und Federns klinischer Praxis, deutlich, dass Ich-Zustände von ihnen zwar als unbewusst überdauernd, aber nicht parallel gleichzeitig existierend definiert sind, und vor allem nicht wie einzelne, voneinander separierte Innenpersonen.

In der Entwicklung werden die Ich-Grenzen weiter, das Ich ist flexibel. Bei bestimmten inneren oder äußeren Veränderungen werden sie enger, die Ich-Zustände wieder eingeschränkter. Je weniger Energie vorhanden ist, desto enger zieht das Ich seine Grenze, desto mehr erlebt es Eindrücke als von außen kommend, d. h. mit Objektenergie besetzt. »Wann immer ein Eindruck uns trifft, sei er somatisch oder psychisch, so trifft er in der Norm eine mit Ichgefühl besetzte Grenze unseres ›Ichs‹. *Wird unser Ichgefühl an dieser Grenze nicht hergestellt, so fühlen wir den betreffenden Eindruck entfremdet«* (Federn, 1956, S. 62). Das Ich kann auf frühere, weniger entwickelte, engere Stadien regredieren. Im Laufe der Zeit zeigt sich die Heilung durch Wiedergewinn von Ichgefühl und stabilerer, erweiterter Ich-Grenzen.

Von Federn zu John und Helen Watkins

Bei Federn finden wir die Vorformen der Kernannahmen von John und Helen Watkins: Die Idee der Ego-States und ihrer »Schichtung«, die Verwendung von Hypnose für den Zugang zu ihnen, eine Beschreibung der »multiplen Persönlichkeitsstörungen« sowie die Theorie der zwei Energien *(»two-energy model«).*

Federn betrachtete, wie John und Helen Watkins zutreffend erläutern, Ego-States als Ich-besetzt. Sie repräsentieren unterschiedliche Inhalte im Ich. Sei ihnen die Selbstenergie entzogen, d. h., befänden sie sich außerhalb des Ichs, würden sie von Federn als Objektrepräsentationen bezeichnet, d. h., sie seien per Definition keine Ego-States mehr. Für John und Helen Watkins bedeute die Theorie der zwei Energien: Wenn ein Teil meines Körpers oder ein Gedanke oder ein Gefühl Ich-besetzt sei, »erlebe ich sie als ›mein‹, ›mein Körperteil‹, ›mein Gedanke‹, ›mein Gefühl‹«. Wenn sie objektbesetzt seien, würde ich »sie als ›nicht ich‹ erleben.« Sie betonen dabei, dass »ich« und »nicht ich« nur in Beziehung zueinander existieren. Es ist verwirrend, dass sie diese Idee der Besetzungsenergie beibehalten haben. Denn es gelingt John und Helen Watkins andererseits, Federns schwer fassbares Konzept zu vereinfachen:

Sie sprechen nicht mehr vom Ich in Bezug auf seine Grenzen und unterschiedlich geschichteten Zustände, sondern drehen Federns Konzept um, indem sie generell von Ego-States ausgehen, die sowohl ich- als auch objektbesetzt sein könnten, also sowohl Objekt- als auch Selbstrepräsentanzen enthielten. Dies »ist die Einheit, mit der wir in der Therapie umgehen« (1997, eigene Übersetzung). Das Selbst sei eine Einheit, die aus reiner Ich-Energie bestehe, und diese Energie werde hinein und heraus »investiert in verschiedene organisierte Verhaltens- und Erfahrungsmuster, die sogenannten Ego-States« (S. 37, eigene Übersetzung).

Diese Änderung des Konzeptes macht die Ego-State-Theorie konturierter als in Federns Überlegungen und den therapeutischen Prozess klarer und einfacher zu handhaben. Sie ist gleichzeitig aber auch eine Quelle begrifflicher Verwirrung, denn es stellt sich die Frage, warum die unterschiedlichen Arten von Zuständen beide als *Ego*-States bezeichnet werden, die zudem Ich- und Objektbesetzung *gleichzeitig* und in unterschiedlichen Mengen enthalten können.

Die Umwandlung der von Federn definierten »Schichtung« unterdrückter Ego-States in eine Separierung parallel kontinuierlich vorhandener Ego-States durch John und Helen Watkins führt ebenfalls dazu, dass Ego-States leichter verständlich werden und es einfacher ist, mit ihnen als eigenen, überdauernden Einheiten zu arbeiten. Für Federn gilt noch: Die Ich-Grenzen stehen mit den Ich-Zuständen in Wechselbeziehung. Das heißt, je nachdem, wie viel und was die Grenzen umfassen können, ändern sich die Ich-Zustände. Sie sind keine kontinuierlich nebeneinander existierenden Einheiten, sondern werden aufgrund bestimmter gegenwärtiger Notwendigkeiten »*alternierend* wiedergeweckt«. Daher passt hier der Begriff des »Zustands«, wohingegen die beiden Watkins im Grunde nicht Zustände, sondern überdauernde innere Anteile beschreiben.

Watkins und Watkins (1997) sowie später auch Frederick (2005) stellen in der Konsequenz fest, dass weder Federn noch Weiss das ganze Potenzial des »Ich-Zustand«-Konzeptes für die Psychotherapie erkannt hätten. Es hätte der vertiefenden Entwicklung zur Hypnoanalyse bedurft, um den Nutzen und die vielfältigen Möglichkeiten zu erkennen, die diese Idee der Mulitplizität des Menschen biete.

John und Helen Watkins in ihrer praktischen Arbeit

Eine umfassende Darstellung nicht nur der Theorie, sondern auch der langjährigen therapeutischen Praxis der beiden Watkins erfolgte in der Monografie von 1997. John Watkins arbeitete im Zweiten Weltkrieg in einem Hospital in Florida mit Soldaten. Er wandte regelmäßig klinische Hypnose an, in Trance zeigten sich dissoziierte Zustände bei seinen Patienten, deren traumatische Belastung in der gemeinsamen Arbeit aufgelöst wurde, sodass sie wieder integriert werden konnten.

Helen Watkins ging einfühlsam in »Resonanz«, wenn sie Symptomatologie und Anamnese ihrer Patientinnen eruierte. Ihr Vorgehen wie auch das von John Watkins umfasste die Pole Abreaktion und Fraktionierung, Ich-Stärkung und Konfrontation sowie Pionierarbeit mit dissoziativen Patientinnen.

Sie bekam manches Mal in ihrer Fokussierung auf die Art der Darstellung Ideen für Interventionen, die zunächst wenig erklärlich waren, sich dann jedoch als Kern des Problems entpuppten. So schildert sie einen Fall, bei dem sie Bilder aus der vorgeburtlichen Zeit der Patientin hatte. Auf ihrem Notizblock kritzelte Helen Watkins, ohne es zunächst zu bemerken, eine Art Haken, was sie zu der Frage brachte, ob die Mutter der Patientin an eine Abtreibung gedacht habe. Dies wurde im weiteren Verlauf bestätigt. Es war ihr klar, dass eine solche Arbeit Unglauben und Kritik hervorrufen würde. Jedoch bestand sie darauf, dass in der Therapie mehr zählte als das experimentell Nachweisbare. Sie hielt es für ein Defizit der Forschung, dass meist lediglich verbale Erinnerungen untersucht würden, wohingegen feinstoffliche »Erinnerungen« des Gewebes, die nicht beobachtbar seien, eine ebenso große Rolle in der Entwicklung spielen würden. So könne ein Baby oder Kleinkind emotionalen Schmerz ohne Worte empfinden, der sich unter Hypnose dann bebildern oder verbalisieren ließe.

Helen Watkins hat etliche Übungen entwickelt, mit denen sie z. B. ihre Ich-Stärke der Klientin zur Verfügung stellte (siehe Übung 6.1, Das ideale Selbst, in Teil C). So ging sie in bestimmte Vorstellungen gemeinsam mit der Patientin hinein, damit diese sich den bis dahin vermiedenen Emotionen stellen und sich dabei beschützt fühlen konnte.

Auf die Stühle-Technik, die ein anderes Ziel hatte, nämlich zwischen »gemischten Gefühlen« besser zu differenzieren und die Rolle der Ego-States dabei zu verdeutlichen sowie sie miteinander in Kontakt kommen zu lassen, gehen wir in Teil C (Übung 1.5, Stühle-Technik) ausführlich ein.

Ein spezielles Setting ihrer Arbeit war die »Hypnoanalytische Kurzzeittherapie«, in deren Rahmen sie an einem Wochenende intensiv mit einer Patientin arbeitete und beispielsweise verborgene Ego-States auffand und einbezog. »[…] wir bewegen uns vor und zurück zwischen der Aktivierung regredierter Ego-States, dem Auffinden verdrängten Materials, dem Analysieren von Bedeutungen, dann dem Kontaktieren von und Integrieren mit normalen, Ich-besetzten, exekutiven States der Patientin« (Watkins u. Watkins, 1997, S. 154, eigene Übersetzung).

Was sind »Ego-States«?

Definition

In den folgenden Abschnitten werden mehrere Aspekte von Ego-States erläutert, die nach Federn von den Watkins und ihren Nachfolgern herausgearbeitet wurden. Sie laufen auf folgende Hauptcharakteristika hinaus, die wir als unsere Definition vorstellen:

Ego-States

- haben eine ihnen eigene Selbst- und Weltsicht
- sind Ausdruck einer Beziehungs- und Entwicklungserfahrung
- zeigen charakteristische Muster
  - in der Wahrnehmung
  - im körperlichen Ausdruck
  - im Beziehungs- und Bindungsverhalten

- haben eine zeitlich überdauernde Kontinuität
- haben ein bestimmtes Entwicklungsniveau
- haben eine Gender-Identität
- Entstehen
  - im Rahmen von Entwicklung und Selbstentwicklung
  - innerhalb spezifischer Bindungserfahrung
  - durch Trauma und im Rahmen dessen insbesondere durch
    - Flucht, Kampf, Unterwerfung, Totstellen

John und Helen Watkins beschrieben Ego-States als »ein organisiertes System von Verhaltensweisen und Erfahrungen, die durch einen gemeinsamen Faktor verbunden und von anderen solchen Zuständen durch mehr oder minder durchlässige Grenzen getrennt sind« (Watkins u. Watkins, 2003, S. 45).

Phillips und Frederick (2003) betonten insbesondere die Bedeutung der Ressourcen, der Ich-Stärkung und der Beziehungsaspekte zwischen und zu den Ego-States. Sie erkannten, ähnlich wie Schwartz (1997), aber ohne dessen Klassifizierung, dass die Perspektive der systemischen Familientherapie im Rahmen der Ego-State-Therapie auch auf die Ego-States eines Menschen angewendet werden kann. Diese können in ähnlichem Bezug zueinander stehen wie Familienmitglieder: Sie kommunizieren miteinander und kooperieren, um gemeinsame Ziele zu erreichen. Es gibt Grüppchen und Allianzen wie auch Konflikte zwischen den Teilen. Sie betonten zudem, dass alle inneren Anteile entstanden sind, um zu helfen.

Frederick (2007, S. 19) schlägt eine erweiterte Definition dessen vor, was als Ego-State anzusehen ist: »Ich-Zustände sind Energien der Persönlichkeit, die aus der Interaktion mit der Umwelt entstanden sind und oft der Notwendigkeit entspringen, Probleme zu lösen oder Konflikte zu bewältigen. Sie sind kreative Ausgestaltungen sowohl des Gehirns als auch der Persönlichkeit im Bemühen des menschlichen Organismus, durch die Welt zu kommen, in der er lebt. Jeder Ich-Zustand besitzt seine eigenen, relativ überdauernden Affekte, Körperempfindungen, Erinnerungen, Fantasien und Verhaltensweisen, und er hat auch seine eigenen Wünsche, Träume und Bedürfnisse.

Ich-Zustände stehen in ähnlicher Beziehung zueinander wie Familienmitglieder. Obgleich sie voneinander getrennt sind, tauschen sie doch Informationen aus, stehen in ständiger Kommunikation, weisen sich (auch leitende) Rollen zu, verfolgen gemeinsame Projekte, Zwecke und Ziele. Wie in Familien kann es auch hier Grüppchen und Allianzen geben und ebenso Feindseligkeiten und Konflikte. Die Beziehungen, in denen Ich-Zustände zueinander stehen, können am besten aus der Perspektive einer Familientherapie verstanden werden (Bowen, 1960, 1978; Jackson, 1957; Satir, 1983) oder anhand eines allgemeineren systemischen Modells (Schwartz, 1995).«

Wurde das Augenmerk auf den Aspekt der Integration gelegt, verwendete Frederick (2005) den Begriff der »Family of Selves«. Je häufiger und je konstruktiver die Ego-States miteinander kommunizieren und kooperieren, desto mehr befinden sich die Energien der Persönlichkeit im Gleichklang, was einen höheren Grad an Ko-Bewusstheit zwischen den Teilen mit sich bringt. Für Frederick (2007) waren das die Hauptmerkmale dafür, dass Integrationskraft vorhanden ist.

Die Ego-State-Therapie Arbeitsgemeinschaft Deutschland (2017) hat die Definition der Watkins erweitert: »Jeder dieser Ego-States hat eine ihm eigene Selbst- und Weltsicht und ist Ausdruck einer Beziehungs- und Entwicklungserfahrung. Damit zeigt ein Ego-State auch charakteristische Muster in Wahrnehmung, im körperlichen Ausdruck und im Beziehungsverhalten.«

Damit ist beschrieben, was ein einzelner Ego-State sein kann. Aber wie und wodurch steht er in Beziehung zu anderen Anteilen der inneren Welt? Hier sahen John und Helen Watkins eine Kraft, die die »Einzelteile« zusammenhält:

Core Self

Es findet sich darin ein Schimmer der Federn'schen Ich-Grenzen im Kern oder besser: im Herzstück der Persönlichkeit. Wie bei Federn das Ich als Ganzes kann sich das Core Self ausweiten und zusammenziehen, wie bei ihm hängen von seiner Ausdehnung die mentale Kapazität des Individuums, seine Entwickeltheit, seine Fähigkeit zur inneren Kooperation ab.

Watkins und Watkins (1997) erwähnen nur einige Worte über das Konzept des »Core Self«. Sie stellen fest, dass »das Core Self eine Reihe von Verhaltens- und Erfahrungselementen enthält, die im normalen Individuum mehr oder weniger konstant sind und die dem Individuum und der Welt eine ziemlich konsistente Bestimmung der Art und Weise präsentieren, wie es und andere sein ›Selbst‹ wahrnehmen« (1997, S. 26, eigene Übersetzung).

Sie greifen Federns Gedanken auf über die verschiedenen Grenzen des Ichs und das, was er das »Ichgefühl« (S. 59) und das »Gesamtgefühl der eigenen lebendigen Person« (S. 60 f.) nennt. In der praktischen Arbeit jedoch tritt es bei den Watkins selten in Erscheinung. Indirekt wird es aber sehr wohl über die Hilfs-Ich-Funktion der Therapeutin und Vorüberlegungen zur Ich-Stärkung weiterentwickelt.

Peichl (2012) spricht sich dafür aus, die sperrigen Konzepte Federns hinter sich zu lassen und das Ich als Steuerungsorgan der Persönlichkeit zu verstehen. Diesem Ich ordnet er Erlebnis- und Bewusstseinszustände nach Siegel (2006) zu. Dabei betont er das hirnorganische Korrelat und fokussiert vorrangig auf die neuronalen Netzwerke, die seiner Meinung nach mit den Ego-States zusammenhängen. Wir plädieren für das Einbeziehen dieser Konzepte in die Entwicklungsdynamik und sehen sie als wertvollen Beitrag in der dialektischen Betrachtung von Selbstentwicklung als Einheit von Gesamtheit und Teilen der Persönlichkeit.

Metaphorisch könnte das Core Self der Watkins wie ein Lichtquell beschrieben werden. Ist es stark ausgeprägt, besteht viel Ko-Bewusstheit zwischen den Ego-States, wodurch die Verbindungskräfte zwischen ihnen stärker werden. Ein anderes Bild aus der Natur: Die Zellen einer Frucht, beispielsweise einer Orange, werden durch starke Häutchen voneinander getrennt, weisen aber auch die Kapazität auf, einen optimalen Grad an Durchlässigkeit zuzulassen, damit alle Zellen genügend genährt und befeuchtet werden können. Dieses zusammenhaltende Material ist in der ganzen Frucht zu finden, an einigen Stellen ausgeprägter und voluminöser, an anderer Stelle nur hauchzart.

Center Core

Aus dieser gewissen Unklarheit, was das Core Self sein kann, findet Claire Frederick mit dem Konzept der »Konfliktfreien Sphäre des Ich« nach Hartmann (1958/1975) einen Ausweg. In dieser Sphäre, auch als Center Core bezeichnet, können archetypische Helferwesen verortet und zur Ich-Stärkung herangezogen werden. Hier kann spirituelles Wachstum seinen Ausgangspunkt haben. Dieses Konzept ist vor allem von Frederick und McNeal (1999) sowie Phillips und Frederick (2003) weiterentwickelt worden.

In ihrem wichtigen Aufsatz von 2007 stellt Frederick die etwas kontroversen Versuche verschiedener Ego-State-Therapie-Autoren vor, das Core Self oder eine Art von zugrunde liegender Energie, die allen Ego-States gemeinsam ist oder von allen geteilt wird, zu erfassen. Frederick referiert Torem und Gainer (1995), die das Center Core als den Teil der Persönlichkeit definieren, der auch ein innerer Berater und ein sicherer Ort ist und Zugang zum Wissen der ganzen Person hat. Wenn sich Klienten in diesem Zustand befänden, könnten die Ressourcen, die sie erfahren, als Aspekte ihrer Kernpersönlichkeit, ihres innersten zentralen Selbst, betrachtet werden. Frederick schließt daraus: Der Kontakt mit dem inneren Selbst ist eine Notwendigkeit zur Stärkung und Stabilisierung des Ich, insbesondere bei traumatisierten Klienten.

Frederick (2007, S. 24) fügt hinzu, dass das Center Core der Persönlichkeit »dem Individuum ein Gefühl der Ganzheit vermittelt«. In dieser Hinsicht ist das folgende Zitat von Torem und Gainer (1995, S. 127, eigene Übersetzung) für Traumatherapeuten von besonderem Interesse: »Das Center Core kann so verstanden werden, dass es einer tieferen, existenziellen Funktion dient. Als eine natürliche Errungenschaft des integrierten Lebens erreichen die Individuen ein Gefühl der Einheit oder Ganzheit des Selbst. Wir postulieren, dass diese Erfahrung des vereinten Selbst eine Wahrnehmungsleistung ist, die in der Erfahrung des Traumas akut beeinträchtigt wird«.

Als Frederick und McNeal (1999) sich mehr und mehr für die Aktivierung starker, konfliktfreier Zustände (innerer Schamane, innerer Heiler, das höhere Selbst und Ähnliches) interessierten, entwickelten sie das Konzept der konfliktfreien Ressourcen, die als tiefe Energien der Persönlichkeit existierten und sowohl für Ego-States als auch für die Gesamtpersönlichkeit von großem Nutzen seien. Hierfür zogen sie aus Heinz Hartmanns Ich-Psychologie (1958/1975) den Vorschlag einer konfliktfreien Ich-Sphäre heran.

Die Konzepte von Core Self und Center Core drücken aus, dass eine integrative Funktion innerhalb der Persönlichkeit von Bedeutung ist. Wenn solche Elemente stark sind, können sie viele Ego-States miteinander verbinden. Sind sie schwach, so ist die ganze Persönlichkeit fragiler und zu weniger Ko-Bewusstheit in der Lage. Daher ist es wichtig, alles zu tun, was das Center Core nährt und stärkt. Kooperation kann sich am besten entwickeln, wenn wir immer wieder die *systemische Perspektive* einnehmen. Zu ihr passt die weniger konkret festgelegte Vorstellung der Ich-Grenzen von Federn.

Für uns gilt: Weder das Center Core noch das Core Self noch die Ich-Grenzen sind alleinige Orientierungspunkte. Wir gestalten gemeinsam mit der Klientin ihre Entwicklung mit allen ihren Anteilen, in der beispielsweise Widersprüche zwischen Selbstbestimmung und Ich-Erleben einerseits und Fremdheit und Dissoziation andererseits erfahrbar und gewürdigt werden, nicht als unversöhnliche Gegensätze, sondern als eine Einheit, die als solche wahrgenommen und dialektisch aufgehoben werden kann.

Die integrative Kapazität – und mehr als das

Die Überlegungen der beiden Watkins zum Core Self legen bereits nahe, dass die menschliche Person mehr ist als die Summe ihrer Teile. Wenn sie die Persönlichkeit in ihrem Gesamtsystem betrachtete, sprach Frederick (2007) von der »Greater Personality«, unterschiedlich übersetzt als »Umfassende Persönlichkeit«, »Persönlichkeit als Ganze« oder »Gesamtpersönlichkeit«. Die integrative, fast schon spirituelle Kraft der Klientin entstammt für sie dem Center Core.

Nach Phillips' (2008) Meinung könnten Ich-Stärkung und Verbesserung der integrativen Kapazität von Beginn der Therapie an nicht überbewertet werden. Wenn die Prinzipien der Zusammenarbeit, Utilisation und Zukunftsorientierung in der Arbeit mit einer inneren traumatisierten Familie effektiv angewendet würden, könnten die Möglichkeiten, Ganzheit und Integration zu erreichen, um ein Vielfaches erhöht werden (Phillips, 2008, S. 117).

Gerade in Bezug auf das Verarbeiten fragmentierter Erfahrungen bei Komplextraumatisierung liegt die Betonung auf diesem umfassenden Aspekt der Persönlichkeit, um der Vereinzelung im Innen entgegenzuwirken und auch, damit die Klientin dazu angeregt wird, eine Beobachterperspektive einzunehmen und sowohl auf ihre verletzten oder kontrollierenden als auch auf ihre ressourcenvollen Anteile schauen kann. Damit kann sie realisieren, dass sie sich als eine Ganze sehen könnte, auch wenn dieses Erleben konkret noch nicht fassbar ist. Ein weiterer Begriff, der im Sprachfluss handlicher ist, wäre »die Erwachsene von heute« nach Reddemann (2001/2016). Für viele Klienten ist dieser Begriff einfacher zu verstehen als die »Gesamtpersönlichkeit«. Er bedeutet auch etwas anderes. Die Erwachsene von heute muss nicht eine Gesamtsicht haben. Diese erarbeitet sie sich möglicherweise noch. Sie hat aber, so wird unterstellt, die Fähigkeit, versorgend und schützend auf die anderen Anteile zu schauen.

Der Grad der angestrebten Integration sei Sache der Klientin, fanden John und Helen Watkins (1997). Frederick wollte hier noch einen Schritt weitergehen und eine spirituelle Perspektive einnehmen, ja ermöglichen. Nicht die Bearbeitung des traumatischen Materials spielte in ihrem Denken die Hauptrolle, sondern über die gegenseitige Verständigung hinaus strebte sie die Verwirklichung aller Stärken und Potenziale der Ego-States an. So könne es zur Entfaltung eines transzendenten Selbst (transcendent self) kommen. In diesem Aspekt bezogen sie sich auf C. G. Jungs Perspektive der Individuation (zit. n. Frederick u. McNeal, 1999, S. 328), einer lebenslangen Selbstentwicklung, die weit über die Behandlung psychischer Symptome hinausgeht. Frederick und McNeal übernahmen diese Sichtweise und stimmten mit Jung auch dahingehend überein, dass die überindividuellen Wirkkräfte der Archetypen, die sie jedoch nicht als Ego-States betrachteten, bei diesem Bestreben nach Entfaltung eine wichtige Rolle spielen. Durch die Verbindung mit etwas, das über einen selbst hinausgeht, wird ein universeller, gar spiritueller Standpunkt eingenommen. Von hier aus lässt sich weit über das individuelle Persönlichkeitssystem hinausblicken. Durch die Überwindung dieser Grenzen wird Verbindung zu einer universellen menschlichen Erfahrung möglich, sodass menschliche Themen und »Wechselfälle des Lebens« (Frederick u. McNeal, 1999, S. 331) in einem anderen Licht erscheinen. Ein Mensch wächst umso mehr über sich hinaus und wird »er selbst«, je mehr er sich mit etwas (konstruktiv-heilsamen) verbindet, das umfassender ist. Aus dieser Zugehörigkeit heraus kann er sich auf das, was das Leben mit sich bringt, kreativ und schöpferisch beziehen, statt sich auf selbstbezogene Weise darin zu verwickeln. Und auch der umgekehrte Weg führt zum selben Ziel: Indem Menschen so über sich hinauswachsen, werden sie Teil von etwas Größerem und gleichsam mehr zu sich selbst.

Traumakonfrontation in der Ego-State-Therapie

Die Ego-State-Therapie ist nicht als reine Traumatherapie entstanden. John und Helen Watkins bezeichneten die Psychoanalyse, die Dissoziation und die Hypnose als die drei Standbeine der Ego-State-Therapie, deren Stärke darin liegt, dass sie einen Blick auf die Entwicklungsgeschichte und Integration des Individuums wirft.

Die Ego-State-Therapie hat eine Menge zur Entwicklung der Traumatherapie mit Persönlichkeitsanteilen beigetragen. Ebenso sind Strategien und Interventionen bei

Traumatisierungen in den existierenden Standardwerken zur Ego-State-Therapie (Federn 1956; Watkins u. Watkins, 1997; Phillips u. Frederick, 1995; Phillips, 2000; Frederick, 2007; Peichl, 2007; Peichl, 2012; Fritzsche, 2013, 2020; Rießbeck, 2013) zu finden.

Spezifische Prozesstechniken der Traumakonfrontation hat es zu Anfang nicht gegeben. Es wurden hypnotische Techniken wie z. B. die Abreaktion angewandt. Es gibt aber in der praktischen Arbeit der Watkins zahlreiche Beispiele für Interventionen, auch zur Bearbeitung von Traumatisierungen. Helen Watkins (Watkins u. Watkins, 1997, S. 117) beschreibt, wie sie verschiedene Interventionstechniken einsetzt. Eine wichtige Rolle spielt die Abreaktion unter Anwesenheit innerer Beobachter, innerer Helfer mit Unterstützung der Therapeutin. Die Abreaktion umfasst acht Schritte; betont wird, dass sie gut vorbereitet und immer zu einem guten Ende gebracht werden soll, um Verschlimmerungen auszuschließen und ein Gefühl der Handlungsfähigkeit aufzubauen.

Die Verstofflichung des belastenden Materials durch Arbeit mit den traumatisierten Ego-States und ihre Integration in die »Selbst-Familie« (Frederick, 2005) stellt in den letzten zwanzig Jahren die gängigste Beschreibung der Traumabearbeitung in der Ego-State-Therapie dar, die hier vorgelegte und erarbeitete Kombination mit den Methoden der Körperarbeit und EMDR eine weitere.

Rießbeck (2019) postuliert die Bedeutung der inneren Kommunikation als Grundlage der Traumakonfrontation in der Ego-State-Therapie und führt sodann drei Stufen ein: Ressourcenaktivierung/Stabilisierung – Kontakt mit und Durcharbeiten von traumatischen Erfahrungen – Integration. Leutner (2019) verbindet die Ego-State-Therapie in diesem Rahmen mit EMDR. Cronauer (2019) erarbeitet ein Vorgehen der Kombination mit Körperarbeit (Teil B). Übungen zur situativen Bearbeitung von Traumatisierungen oder belastenden Erinnerungen finden Sie in Teil C: 2.1, Versorgen von verletzten Ego-States; 3.5, Traumakonfrontation mit Ego-States; 4.2, Arbeit mit mindestens zwei inneren Anteilen/Ego-States einer Klientin und der Alltagspersönlichkeit; 7.1, CARES – das Vorgehen; 7.4, Einbeziehen von Ego-States im Ablauf der acht Phasen des EMDR – Überblick; 8.6, Bottom-Up-Protokoll zur Traumakonfrontation.

Ko-Bewusstheit und Kooperation der inneren Anteile fördern

In der Anwendung der Ego-State-Therapie bei komplexen Traumatisierungen soll der Vereinzelung der Teile entgegengewirkt werden, indem das vernetzende Vorgehen gewählt wird. So wird z. B., anstatt in Einzelarbeit mit einem Anteil immer tiefer ins Gefühl zu gehen und eine Abreaktion auszulösen, – ähnlich wie bei einer Familientherapie – mithilfe von Stühle-Arbeit im »Beisein« mehrerer, an der Thematik beteiligter States gearbeitet und zwischen der Metaebene und ein oder mehreren Erlebniszuständen hin und her gewechselt. Durch dieses Abwechseln werden, wie mit einem Webschiffchen, die Verbindungen zwischen den Ego-States gestärkt.

Auch hier werden Ressourcen aktiviert, indem hilfreiche Ego-States einbezogen werden. Als Filtern von Belastung, dem Pendant der Ressourcenarbeit, dient die Orientierung auf die Beobachterperspektive oder eine andere Orientierung, die von der Belastung wegführt und diese dadurch relativiert. Dies kann mit den entsprechenden Ego-States verbunden werden, z. B. dem inneren Beobachter, der Frau aus der Zukunft, dem konfliktfreien Bild (siehe Übungen 1.4, Beobachterübung; 2.7, Altersprogression: Die Frau aus der (nahen) Zukunft; 1.7, Konfliktfreies Bild, in Teil C).

Dieses Vorgehen ermöglicht, dass die Klientin sowohl mit ihren Gefühlen verbunden ist als auch mit einem Bein außerhalb des Erlebens steht. Die Reflexionsfähigkeiten einer Erwachsenen sollte ihr zur Verfügung stehen. Sie erfährt vielleicht erstmals ihre Steuerungsfähigkeit. Anstatt ungewollt in einen Erlebniszustand zu rutschen, kann sie jetzt aktiv die Initiative ergreifen und die Dosierung des Erlebens bestimmen, indem sie mit Nähe und Distanz dazu experimentiert. Sie erfährt außerdem, dass allein durch das Nach-außen-Bringen (Externalisieren) ihrer inneren Welt, oder von Teilen derselben, ein neues Erleben möglich wird: Sie kann die Innenperspektive der Ego-States erleben und in kurzer zeitlicher Abfolge immer wieder in der Beobachterposition sein.

Wir sprechen hier vom Abwechseln zwischen der Innen- und Außenperspektive. Wenn eine Klientin aus der Beobachterperspektive auf einen oder mehrere ihrer Ego-States schaut, ist sie in der Lage, über und sogar mit dem Anteil zu sprechen und gleichsam vor der Wucht von dessen Gefühlsladung geschützt zu sein.

Indem sie mit dem Ego-State verständnisvoll und mitfühlend interagiert, erfährt dieser Mitgefühl, was mit Selbstberuhigung einhergeht. Diesen Effekt kann sie verstärkt wahrnehmen, wenn nun die Klientin selbst in die Rolle des Anteils schlüpft und dieses Mitgefühl erfährt. Dadurch wird eine liebevolle Selbstbeziehung gefördert (siehe Übung 2.2, Beispiel für Tranceinduktion zur Begegnung mit inneren Anteilen, in Teil C).

Vernetzendes Vorgehen bezieht sich jedoch nicht nur auf die Ego-States, sondern auch auf die Zeitebenen von Gegenwart, Vergangenheit und Zukunft. Durch die Metaebene wird das Bewusstsein über den gegenwärtigen Moment fest verankert. Der Zielbezug weist in die Zukunft und die belastenden Erinnerungen werden mit den Informationen über das Hier und Heute vernetzt. Der Zielfokus wird nicht geradlinig verfolgt, sondern die Freiheitsgrade werden genutzt. Da kann durchaus mal vom Weg abgekommen werden und exploriert werden. Der Weg schlängelt sich anhand der Auseinandersetzung mit dialektischen Widersprüchen in Richtung des gesetzten Zielfokus. Die Metaebene dient dazu wie eine Landkarte.

Dissoziation von Persönlichkeitsanteilen – therapeutischer Umgang

Wir haben gesehen, dass fragile Anteile sich mit Vehemenz zeigen können, wenn etwas die in ihnen bewahrte traumatische Erinnerung auslöst. Übertragungsphänomene tragen ihren Teil dazu bei, dass der therapeutischen Allianz gewisse Herausforderungen besonders dann gegenüberstehen können, wenn sie gedeiht und durch positive Erfahrungen eine nährende Qualität erhält. Übertragungsphänomene können bei Klienten mit schweren traumatischen Störungen sehr komplex sein. Denn bei Klienten mit dissoziativer Organisation der Persönlichkeit gibt es Fragmentierungen, Schichtungen und Übertragungen, die aus Anteilen mit unterschiedlichen Bedürfnissen, Aufgaben und Entwicklungsniveaus stammen. Zu verstehen, welche Anteile gerade dominierend erscheinen und welche im Hintergrund oft sehr Gegensätzliches bewirken, ist ein Unterfangen, das in den Therapeutinnen nicht selten das Gefühl hervorruft, wie eine blutige Anfängerin im Nebel zu stochern (Abbildung 5).

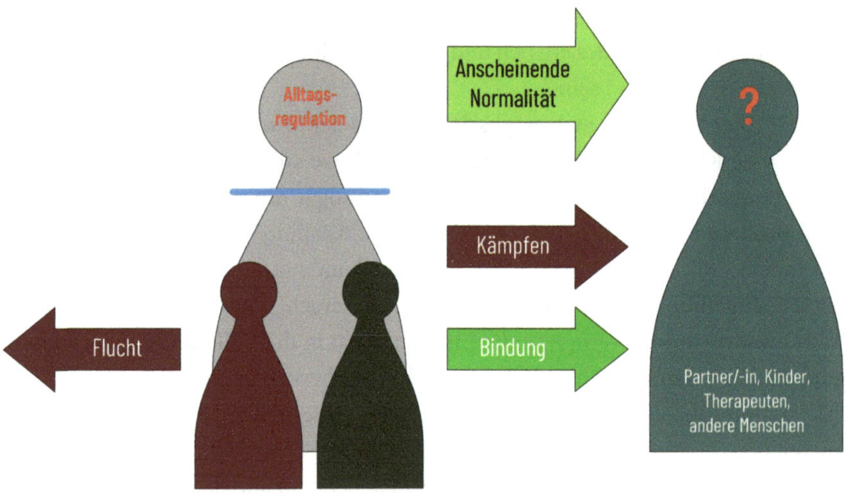

Abbildung 5: Verwirrung der Therapeutin bei Menschen mit komplexer Traumatisierung (nach Gysi, 2010)

Der Wunsch und die Hoffnung auf Bindung und Vertrauen sowie eine stets wache Furcht vor Verrat seien gleichzeitig, aber unverbunden und oft füreinander unerreichbar in der traumatisierten Klientin vorhanden. Diese beiden Faktoren können weder mit Interventionen einfach »ausgeschaltet« werden, noch sollte man es versuchen – denn gerade sie werden gebraucht (Farber, 1995). Wir möchten hinzufügen: Sie bilden die dialektische Einheit der Gegensätze, aus der heraus gerade Entwicklungen angestoßen werden. Aber vor dem Hintergrund von Trauma und Dissoziation entfalten sie eine oft kaum verständliche Wucht, in der die dringend geforderte Beobachterposition regelmäßig verloren geht. Und zwar sowohl der Klientin als auch der Therapeutin (siehe Übungen 1.4, Beobachterübung; 9.2, Die goldene Kugel im Therapieraum; 9.3, Das Belastende in eine Ressource verwandeln; 9.5, Selbsterfahrung im Kontext der Ego-State-Therapie, in Teil C).

Intensive Gegenübertragungsreaktionen bei der Therapeutin sind keineswegs selten die Folge. Die beständige aufmerksame Wahrnehmung dieser Reaktionen kann zu »Mitleidsmüdigkeit« (compassion fatigue, Figley, 1995) führen, was Brüche in der Empathie bewirkt. Dieses Problem erkannte schon Herman (2003) und riet Therapeuten, sich kollegiale Unterstützung zu holen und auf eine ausgeglichene Durchmischung der Klientel in ihrer Praxis zu achten.

Die Arbeit mit der Klientin zu entschleunigen, sich immer wieder neu zu sortieren, ist hilfreich, ebenso sich weiterzubilden, um fachlich besser zu verstehen und einzuordnen, was in dieser vielfältigen Arbeitsbeziehung zum Tragen kommt. Auch in Supervision zu gehen, um auf einer persönlichen Ebene immer besser zu verstehen, welche Prozesse im Gange sind, ist hilfreich.

Wir empfehlen zur therapeutischen Beziehung und Übertragung-Gegenübertragung insbesondere bei Dissoziation Wolfgang Wöller (2013; 2020). Als erfahrener Kliniker versteht er es, Konzepte und Praxis verständlich zu verbinden, sodass wir seine Werke gern als Ratgeber heranziehen. Er verweist auf die nonverbale Kommunikation dissoziierter Erlebnisinhalte, die subliminal, unterhalb der Bewusstseinsschwelle, übermittelt werden und beim Interaktionspartner zu ausgeprägte negativen Gefühlszuständen führen können (siehe auch S. 118 ff.). Dies ist deswegen hilfreich, weil wir als Therapeutinnen besser verstehen können, dass in uns Gefühle auftreten und wir Äußerungen tun, die wir selbst als fremd erleben und die außerdem nicht offensichtlich aus der Interaktion stammen mit z. B. der Erwachsenen von heute, mit der wir gerade arbeiten. Es lohnt sich dann zu überprüfen, ob möglicherweise ein anderer innerer Anteil diese in uns quasi »deponiert« hat. Wir legen ebenso dringend nahe, sich mit Luise Reddemanns Konzept zu diesen Fragen vertraut zu machen (Reddemann, 2011). Sie betont die gleichberechtigte Zusammenarbeit, Würde und Mitgefühl mit der Klientin und ihren »jüngeren Ichs«.

Gerade in der Therapie mit dissoziativen Menschen, die ja viele innere Anteile haben, ist es wichtig, im Team zu arbeiten. Dies muss im Rahmen einer Einzelpraxis anders organisiert werden. So können manche Widersprüche, wenn sie gut klärbar sind, auf unterschiedliche Helfer im Außen verteilt werden. Als junge Studentin war ich (SL) Teil einer Gruppe, in der wir mit dem sogenannten »Zwei-Therapeuten-Prinzip« experimentierten. Es sollte durch flexible Rollengestaltung

Entwicklungsräume öffnen. Wenn ein Therapeut vielleicht auf der Beziehungsebene verwickelt war, konnte der andere in die Beobachterposition gehen. Wir hatten bei unerklärlichen Gefühlen oder Abläufen einen Zeugen, der dabei war. Das war zwar in einem anderen Kontext – wir boten Kindertherapie in kleinen Gruppen an –, aber gerade um der Verwirrung zu begegnen, die Dissoziation auslöst, tut eine solche Kooperation Klientin und Therapeutin gut, da wo sie möglich ist. Auch Beratungen und andere Kooperationen sind dringend nötig und hilfreich.

Im Umgang mit diesen Beziehungsaspekten empfiehlt es sich für die Therapeutin, einen dualen Aufmerksamkeitsfokus aufrechtzuerhalten, indem sie einerseits den Klienten beobachtet, andererseits die eigenen Reaktionen (»wie geht es mir damit?«) und für ihre klinischen Entscheidungen utilisiert. Subjektiv kann die Gegenübertragung darüber hinaus tiefere Erkenntnisse über die eigene Person mit sich bringen. Intersubjektiv können die beobachteten Gegenübertragungsphänomene für den Prozess genutzt werden, indem sie auf der Metaebene dem Klienten mitgeteilt werden (»etwas stimmt nicht … haben Sie es auch bemerkt?«). Durch dieses relationale Einweben, auch beim EMDR (Dworkin, 2009), können dissonante Beziehungserfahrungen zwischen Klient und Therapeut thematisiert und repariert werden. Dieses Vorgehen kann zu korrigierenden Erfahrungen und Erleichterung führen. Eine überwundene Klippe in der therapeutischen Beziehung fördert die Allianz und damit die Kooperation. Durch den gelungenen Umgang mit zwischenmenschlichen Reibungspunkten wird die Selbstwirksamkeit erhöht und damit die Erwartung bezüglich zukünftiger gemeinsamer Überwindung von Schwierigkeiten – letztlich auch außerhalb der Therapie – positiv beeinflusst.

> »So I swore I would be myself (there by the ocean)
> And I swore I would cease to neglect myself, but would take myself as my mate,
> Solemn marriage and deep: midnights of thought to be:
> Long mornings of sacred communion, and twilights of talk,
> Myself and I, long parted, clasping and married till death.«
> (James Oppenheim, 2020)

Kernaussagen zu Konzepten der Ego-State-Therapie

- Paul Federn hat in Abgrenzung von Freud den Begriff des »Ich-Zustands« entwickelt und gemeinsam mit Gertrud Schwing auf die praktische Arbeit angewandt.
- Dieses Konzept war von Mitmenschlichkeit und Respekt gezeichnet. Familie und Umfeld wurden einbezogen. Die Behandlung wurde in Ko-Therapie durchgeführt. Die aus heutiger Sicht dazu im Widerspruch stehenden inhuman dis-

kriminierenden Aussagen zur »Erledigung des sexuellen Problems« sind entschieden abzulehnen.

- John und Helen Watkins griffen Ideen des Ich, des Ich-Zustands, der Ich-Grenzen und der zwei Energien auf und machten sie wesentlich handhabbarer.
- Claire Frederick und Maggie Phillips gingen auf dem Weg weiter, bezogen Beziehungs- und Bindungsaspekte, die konfliktfreie Sphäre des Ich und Ausarbeitungen zur integrativen Kapazität sowie des Körpererlebens in das Modell ein.
- Bei Traumatisierungen hat die Dissoziation eine strukturelle Funktion, die dem Überleben der Psyche dient.
- Sie bewirkt eine Aufteilung in Persönlichkeitsanteile, die die Alltagsfunktionalität aufrechterhalten, und solche, die die Traumaerinnerungen in sich tragen.
- Es entstehen ebenfalls Persönlichkeitsanteile, die ursprünglich auch dem Schutz des Individuums dienen, vordergründig aber kontrollierend, zerstörerisch oder sabotierend wirken.
- Bei der Traumakonfrontation müssen die Anteile verstanden und, jeweils zum passenden Zeitpunkt, einbezogen werden; spezifische Prozesstechniken haben sich in den letzten Jahren entwickelt.
- Eine besondere Herausforderung ist die Tatsache, dass unterschiedliche innere Anteile unterschiedliche und widersprüchliche Wünsche, Bedürfnisse, Forderungen, Ängste und andere Gefühle verkörpern und mehr oder weniger direkt zum Ausdruck bringen.

Konzeptionelle Aspekte des EMDR in der Traumatherapie mit Persönlichkeitsanteilen

Einen sicheren Boden therapeutischen Vorgehens bietet auch das EMDR. Es hat eine ganz andere Entstehungsgeschichte, denn es begann als Interventionsstrategie zur Bearbeitung von Trauma, legte alsbald in seiner Entwicklung einen erstaunlichen Weg zurück und traf auf andere Methoden und Verfahren. Die Ego-State-Therapie war davon eine der wichtigeren.

Ein Ausflug in die EMDR-Geschichte soll illustrieren, wie man der Gleichzeitigkeit von Stabilisierung und Bearbeitung Rechnung tragen kann, und zwar in einer als reine Traumabearbeitung konzipierten Methode, dem EMDR. Sich mit dieser Frage zu beschäftigen, liegt auf der Hand, wenn man EMDR aufgrund seiner Wirksamkeit zur Traumakonfrontation einsetzen möchte und es mit Klienten zu tun hat, die nicht so stabil sind, dass dies ohne Vorsichtsmaßnahmen möglich ist. Zudem spricht auch für die stabileren nichts gegen eine bestmöglich an ihre individuellen

Stärken angepasste Form der Bearbeitung. Das EMDR ist, wie wir sehen werden, eine Methode, die *Assoziation* fragmentierter Erinnerungen bewirkt und dies bliebe bei komplexem Trauma und der Arbeit mit Persönlichkeitsanteilen nicht ohne Folgen, mit denen man umgehen oder besser, denen man vorbeugen muss, besonders, wenn es darum geht, dass die Klientin Kontrolle über ihren eigenen Prozess behält.

Was ist EMDR?

Unverarbeitete Belastungen stören die seelisch-körperliche Balance, drücken sich in Symptomen aus sowie in Gedankengängen und Gefühlen und finden ihren Niederschlag in der Körperphysiologie. Wenn solche Belastungen aufgefunden, präzise umgrenzt und prozessiert werden, wird das innere Gleichgewicht wiederhergestellt. Soweit die Grundannahme im EMDR. Eine belastende Erinnerung kann getriggert werden und das Arbeitsgedächtnis erreichen. Damit einher geht eine negative Kognition (»Ich bin hilflos«). Im EMDR-Prozess wird diese Information mit Gedächtnisteilen verbunden, wo Informationen über das Hier und Heute verfügbar sind (»Es ist das Jahr 2020«). Dadurch wird der Zugang zu den heutigen Ressourcen wieder möglich, was sich in einem spontan veränderten, jetzt selbstwirksamen Erleben der Klientin ausdrückt (»Ich kann mich trösten«). Diese Erfahrung, sich mit den heutigen Strategien beruhigen zu können, wirkt sich stärkend auf die Persönlichkeit aus. Daraus erwächst eine positive Kognition (»Heute kann ich etwas tun«). Eine bisher fragmentiert gespeicherte Erinnerung wird versprachlicht.

Beim EMDR wird so vorgegangen, dass das belastende Ereignis ins Gedächtnis gerufen und in seinen unterschiedlichen Qualitäten exploriert wird. Die verschiedenen Erlebnisqualitäten der Erinnerung im Denken, Fühlen, im visuellen und sensorischen Erleben stellen das Material der Bearbeitung dar, während die Klientin den Fingerbewegungen der Therapeutin, die auf einer waagrechten Linie schnell hin und hergehen, mit den Augen folgt. Diese bilaterale Stimulation (BLS) unterstützt die Vernetzung der belastenden Erinnerung mit neuen Informationen, wodurch die damit einhergehende emotionale Ladung stark vermindert wird. Es gibt andere Formen der bilateralen Stimulation, nämlich auditive, bei der Töne über Kopfhörer abwechselnd rechts und links vorgegeben werden, und taktile. Letztere werden auch als »Tapping« bezeichnet. Die Therapeutin berührt dabei abwechselnd z. B. die Handrücken der Klientin.

»EMDR sieht exotisch aus und wirkt schnell und deutlich. Das ist wohl per se unheimlich. Die Wirkung war bereits beobachtbar, bevor eine schlüssige Theorie ›dahinter‹ entwickelt wurde. Das ist bei den meisten Therapieformen umgekehrt. Möglicherweise hat sich daher von Beginn an ein starker Impuls entwickelt, die Wirksamkeit zu beweisen. Genau hier setzt man in der Beforschung der Wirkmechanismen an. Das Reprozessieren ist [...] ein Kernstück der Veränderung (Psychotherapie = Arbeit an Veränderung) und Shapiro würde ihre Therapieform heute gerne Reprozessierungstherapie nennen, anstatt des sperrigen, aber eingeführten Namens EMDR« (Münker-Kramer, 2015, S. 78).

EMDR kann also einen technischen oder gar mechanistischen Eindruck machen, doch dem ist nicht so, denn das Reprozessieren geschieht achtsam, in dem Sinne, dass Therapeutin und Klientin ihrem inneren Prozess vertrauen. Die Therapeutin unterstützt Selbstregulation und vertraut den Selbstheilungskräften der Klientin.

Die Erklärung für die Wirksamkeit dieses Vorgehens besteht darin, dass eine neue Information aufgenommen werden kann, z. B. »es ist vorbei«, welche zu einer Veränderung des Erlebens führt. Das Ereignis ist damit im Dort und Damals verortet und verliert seine Bedrohlichkeit. Das vergangene Erlebnis wird nicht zu einer angenehmen Erinnerung, aber es verliert den Eindruck, als wäre es gegenwärtig. Es verliert seinen Schrecken, die massiven Körperempfindungen, die intrusiven Wahrnehmungen. Denn durch die Bearbeitung kann aus der impliziten Gefühlserinnerung eine explizite, versprachlichte Erinnerung werden.

Die Veränderungen betreffen Gedanken, Emotionen, innere Bilder und das Körperempfinden, sie wirken auf das ganze biopsychosoziale Sein des Menschen. Somit sind sie Grundlage der heilsamen Veränderung. Die Klientin kann diesen Prozess jederzeit unterbrechen und macht die Erfahrung, sich auf ihre inneren Kräfte verlassen zu können. Somit wird Achtsamkeit im Vertrauen auf diesen Selbstheilungsprozess gefördert, Selbstregulation und ein Gefühl der Handlungsfähigkeit werden wiederhergestellt (Solomon u. Rando, 2012).

Die eigentliche Behandlung mit EMDR besteht aus acht Phasen, in denen das Erleben ermittelt und eingeschätzt sowie bearbeitet und zu einem guten Ende gebracht wird. EMDR wird angewandt bezogen auf die drei Stufen Vergangenheit, Gegenwart und Zukunft. Das heißt, die Ursprungserfahrung wird aufgesucht und bearbeitet, Folgen und Symptome im gegenwärtigen Leben werden ebenfalls prozessiert, sodann wendet man sich Befürchtungen zu, die das zukünftige Wohlergehen als gefährdet betrachten, und bearbeitet diese ebenfalls.

Das AIP-Modell des EMDR

Der beschriebene Vorgang wird im EMDR als Adaptive Information Processing (AIP-Modell, Shapiro, 2009) bezeichnet. In neuronalen Netzwerken werden fortlaufend Informationen gespeichert, die unser zukünftiges Handeln strukturieren (Oren u. Solomon, 2012). Unter Stress oder Belastung werden diese nicht angemessen verarbeitet, sodass es zu Störungen oder Symptomen kommt, die im Alltagsleben hinderlich sind. Die Informationen werden isoliert und unverbunden gespeichert und können jederzeit unwillkürlich ausgelöst (»getriggert«) werden, was mit einer emotionalen Überflutung und einem hohen Grad der Identifikation mit dem Erleben einhergeht. Dadurch belasten sie kognitiv, emotional und körperlich. Francine Shapiro (1998) bezeichnete solche Erinnerungen zunächst als »dysfunktional gespeicherte Erinnerungen« und bezieht sich damit nicht nur auf traumatische, sondern auch auf andere belastende Erfahrungen.

Das AIP-Modell nach Shapiro (1998) – das Wirkmodell des EMDR:

- Unverarbeitete (traumatische) Erinnerungen drücken sich in Symptomen aus.
- Sie müssen aufgefunden und verarbeitet werden.
- Damit geht eine Vernetzung auf neuronaler Ebene einher.
- Wenn zwei Erlebniszustände miteinander verbunden werden, können neue Einsichten oder die Erfahrung der Integration spontan auftreten.
- Die seelisch-körperliche Balance wird wiederhergestellt.

Auch Erfahrungen von Ablehnung, Beschämung oder Versagen, die nicht eine lebensbedrohlich erlebte Situation im Rahmen einer traumatischen Erfahrung darstellen, können als quälend erlebt werden und sich subjektiv sehr belastend anfühlen. Das A-Kriterium für die PTBS nach ICD-10, das als eine solche Bedrohung definiert ist, wäre zwar nicht erfüllt, in der Praxis erweist es sich jedoch oft dennoch als sinnvoll, diese belastenden Erfahrungen und dazugehörige Symptombilder so zu behandeln wie ein traumatisches Ereignis. Diese Möglichkeit ist im AIP-Wirkmodell enthalten. Es mehren sich zudem in der Forschung Hinweise, dass eben diese anderen belastenden Erfahrungen effizient mit EMDR behandelt werden können.

Es wird im EMDR, um solche belastenden Erfahrungen zu charakterisieren und ihre Verortung im AIP-Modell zu verdeutlichen, auch von sogenannten »pathogenen Erinnerungen« gesprochen (Hofmann u. Hase, 2014; Hase, Balmaceda, Ostacoli, Liebermann u. Hofmann, 2017): Als pathogene Erinnerungen werden Gedächtnisinhalte bezeichnet, die sich auf eben jene Ereignisse beziehen, die nicht das A-Kriterium der PTBS erfüllen, sich aber dennoch beispielsweise in Intrusionen, Flashbacks und anderen traumaspezifischen Symptomen manifestieren und zudem anderen psychischen Symptombildern zugrunde liegen. Im Umfeld des EMDR gibt es zur Wirksamkeit eines solchen Vorgehens valide Hinweise, z. B. eine randomisierte kontrollierte Multicenter-Studie (Ostacoli et al., 2018) zur Behandlung von Depressionen mit EMDR.

Bei ihrer Sicht auf das AIP-Modell beziehen sich Hofmann und Hase (2014, S. 38-41) auf die drei Ebenen von Panksepp (1998/2005). Sie generieren daraus vier Arten von Erinnerungen, die dann mit dem EMDR bearbeitet werden: traumatische Erinnerung, Erinnerung an Bindungstrauma, Suchterinnerung und Schmerzerinnerung. Hierzu auch Rost (2016), die diese Überlegungen bezüglich Panksepp weiter differenziert und vor allem die von ihm definierte basale Ebene, sowohl neurobiologisch als auch auf den EMDR-Prozess bezogen, ausführlich darstellt.

Diese Überlegungen sind besonders wertvoll für die Therapie komplexerer Persönlichkeitsorganisation, weil hier ein Schritt in eine Richtung gegangen wird, die das EMDR breiter anwendbar macht, ohne sein Wirkmodell aufzugeben. Es werden Möglichkeiten eröffnet, die notwendige Präzision in Bezug auf mögliche innere Anteile der Klientin einzubeziehen und eine angemessene Beziehungsgestaltung auch im EMDR-Prozess zu gewährleisten.

Die klinische Forschungsgruppe um De Jongh und van Minnen geht auch in der Behandlung der komplexen PTBS mit EMDR einen anderen Weg. Sie konzentriert sich darauf, die komplexe PTBS mit Verhaltenstherapie und EMDR auf gleiche Art zu behandeln wie eine einfache PTBS, unabhängig vom Grad der Dissoziation. In dem Setting innerhalb einer Klinik und eines genau ausgearbeiteten Behandlungsplans mit zwei Sitzungen täglich an acht von vierzehn Tagen sowie einem umfassenden Sport- und Bewegungsprogramm sind die Ergebnisse überzeugend. Es wird nicht explizit vor der Behandlung stabilisiert. Auch Personen mit hohen Werten von Dissoziation haben signifikante Reduktionen ihrer PTBS-Werte, in gleichem Maß wie nichtdissoziative Patientinnen mit PTBS. Gut zwei Drittel verloren die Diagnose einer dissoziativen Störung (Bongaerts, Van Minnen u. De Jongh, 2017; Voorendonk, De Jongh, Rozendaal u. Van Minnen, 2020).

Was Stabilisierung eigentlich heißt, sollte im Diskurs dringend operationalisiert werden. Es wäre denkbar, z. B. das Sportprogramm als stabilisierenden Faktor zu untersuchen.

Ressourcenorientierung im EMDR

Anfänglich war das EMDR wenig ressourcenorientiert. Es wurde empfohlen, wenn nötig, zu Beginn der Therapie bestimmte Techniken zur Absicherung zu üben (wie den »Sicheren Ort«) und dies ggf. am Anfang jeweils einzelner traumakonfrontativer Sitzungen wieder ins Gedächtnis zu rufen. Danach sollte zügig prozessiert werden. Dazu wurde das sogenannte Standardprotokoll (Hofmann, 2014, S. 103) eingesetzt. Die Bezeichnung »Protokoll« wird im EMDR verwendet nach dem englischen Begriff »Protocol« für eine geplante Vorgehensweise oder Ablauf. Gemeint ist dabei die klar strukturierte Vorgehensweise des dreistufigen Verfahrens, wonach man im Normalfall zuerst die Belastungen der Vergangenheit bearbeitet, dann diejenigen der Gegenwart, dann die Befürchtungen, die sich auf die Zukunft richten. Bei der Traumabearbeitung selbst geht man jeweils in acht Phasen vor. Diese werden von Shapiro (1998) als Standardverfahren bezeichnet. Diesen Begriff verwenden wir hier im Buch.

Schon früh entwickelte sich bei Psychotherapeuten, die EMDR anwendeten, eine Diskussion darüber, ob es eine weniger invasive Form der Behandlung mit EMDR geben könnte, zuerst hauptsächlich in den USA. Nach und nach entstand in der EMDR-Konzeptualisierung auch im deutschsprachigen Raum, aus der praktischen Notwendigkeit heraus, eine Auseinandersetzung um eine modifizierte Form des Einsatzes von EMDR. Neben dem oben erwähnten Standardprotokoll entstanden weitere manualisierte Vorgehensweisen als Ressourcenprotokolle. Man wollte vorsichtig und nah beim Erleben der Klientin sein, aber das Potenzial des EMDR dafür nicht aufgeben.

Die ersten, die im EMDR ein reines Ressourcenprotokoll, das RDI (Resource Development and Integration), kreierten und verwendeten, waren Deborah Korn und Andrew Leeds (2002). Arne Hofmann (2014) schuf daraus die inzwischen bekannte (Ressourcen-)Absorptionstechnik. Sie ist wesentlich leichter zu handhaben als das RDI. Beide Vorgehensweisen benutzen die bilaterale Stimulation (BLS) nur für die Ressourcenaktivierung, zur Intensivierung ressourcenvoller Gedanken, innerer Bilder, Emotionen und Körpersensationen. Das ist anders als im Standardvorgehen, bei dem die BLS sowohl für die Verarbeitung der Belastung als auch, am Ende des Bearbeitens, für eine somatosensorische Verankerung der verwandelten und stärkenden ressourcenvollen Erfahrung eingesetzt wird. Die BLS wird also sowohl zur Intensivierung des Bearbeitens als auch zur Verdünnung und Filterung des Erlebens eingesetzt. Je mehr und je schneller die BLS angewendet wird, desto intensiver ist das Verarbeiten. Hier hat man also eine gute Möglichkeit, dosierend einzuwirken.

Hofmann ging davon aus, dass das reine Aktivieren von Ressourcen dazu führen könne, dass »sich die dauerhafte Beziehung der Trauma- und Ressourcennetzwerke verändert in dem Sinne, dass auch Material aus den Traumanetzwerken durch den Prozess der Ressourcenaktivierung verarbeitet werden kann« (Hofmann, 2014, S. 112).

Rost (2008) ging mit dem Buch »Ressourcenarbeit mit EMDR« einen Schritt weiter. Sie stellte verschiedene Konzepte vor, die das Standardvorgehen des EMDR anreicherten. Die bilaterale Stimulation und die Begegnung mit traumatischen Erfahrungen wurden beibehalten, aber der Verarbeitungsprozess mit Ressourcen unterstützt, sodass er auch für fragilere Menschen mit z. B. dissoziativer Symptomatik oder für die Arbeit mit Ego-States angewandt werden konnte. Knipe (2010), Forgash (2010), Paulsen (2008, 2009) und Fine (2010) hatten in den USA zu diesem Themenbereich Pionierarbeit geleistet. Erweiterungen des Standardvorgehens werden wahrscheinlich seit Beginn immer wieder von Psychotherapeuten geschaffen, die das als wirksam erlebte EMDR im Rahmen einer ambulanten Psychotherapie in einem breiten Spektrum von Möglichkeiten anwenden möchten.

AIP und dialektische Entwicklung im Prozessmodell

Folgen wir der oben entwickelten Logik der dialektischen Einheit von Ressourcenarbeit und Traumakonfrontation, dann sind EMDR-Protokolle am interessantesten, die beide Elemente explizit verbinden.

Die Frage, wie in der Vielfalt der bestehenden Vorgehensweisen und Protokolle innerhalb und außerhalb des EMDR eine Orientierung möglich sein kann, beschäftigte mich (SL) darüber hinaus noch weiter und führte schließlich zur Idee und Ausformulierung des Prozessmodells. In Kapitel 4 und 5 finden sich seine Einordnung und die Darstellung unseres dialektischen Entwicklungsmodells und des Begegnungsraums. In Teil B werden praktische Umsetzungen detailliert vorgestellt.

Nijenhuis (2016, S. 202) kritisiert am EMDR und AIP-Modell, sie seien zu einfach, zu eindimensional, der »materialistischen Philosophie zugehörig«, da nur die Einwirkung von Ereignissen auf Menschen erfasst werde, nicht aber eine anschließende Rückwirkung durch den Menschen in die Welt. Menschen »verarbeiten Informationen nicht« (S. 630). Dieser Aussage stimmen wir zu. Der Mensch ist nicht passiver Informationsempfänger und -verarbeiter! Wir arbeiten bestmöglich abgestimmt und in der dialektischen Einheit der Entwicklungswidersprüche. So passen wir die scheinbar einfachen und manualisiert vorgegebenen EMDR-Interventionen individuell an. Dies tun wir im Rahmen unsere Konzeptes, sodass es mehr ist als ein rein praktisch-intuitives Erweitern hinter dem Rücken des AIP-Modells. Wie oben erläutert gehen wir aber auch davon aus, dass das AIP-Modell ein solches Vorgehen umfassen kann. Wir nehmen die individuelle Entwicklung zum einen in den Dialog zwischen Therapeutin und Klientin, in die wechselseitige Beziehungsgestaltung hinein. Hier ist häufig das dialektische Geschehen des Umschlags von der Quantität in die Qualität zu beobachten, wenn sich im EMDR-Prozess das ursprüngliche Bild der belastenden Situation immer mehr entfernt oder es verschwimmt und dann als neue Qualität ein Aha-Erlebnis entsteht: »Es ist vorbei!« Das ist dann eine umfassende Erkenntnis auf einer neuen Stufe, die vorher nicht in allen Dimensionen (Denken, Fühlen, Körper), sondern z. B. nur kognitiv empfunden wurde.

Zum anderen betrachten wir, was der Klient, so verändert, nun in die Welt hineingibt und dadurch in seiner eigenen Herangehensweise und Weltaneignung wiederum Änderungen in der Welt hervorbringt: Negation der Negation. Dieses dialektische Prinzip ist am schwierigsten zu verstehen. Es ist nicht als Wertung gemeint. Negiert wird, was auf der vorigen Stufe der Entwicklung zurückgelassen wird und sich im weiteren Fortschreiten selber wiederum erübrigt. EMDR ist in dem Sinne kein Verfahren, sondern ein gut strukturiertes Hilfsmittel, um traumabedingte Einschränkungen zu überwinden. Unsere Ideen zum EMDR sind also nicht als immer ausgefeiltere Einwirkungsstrategien zur passiven Informationsverarbeitung zu verstehen. In Prozess und Begegnung verändert sich durch die Anwendung der Entwicklungsdialektik und durch das Einbringen der Nijenhuis'schen Erste-, Quasi-Zweite- und Zweite-Person-Perspektive auch der EMDR-Prozess. Auch wenn er zunächst vordergründig als ein Werkzeug der Dritten-Person-Perspektive auftritt.

Einfach ausgedrückt: Die EMDR-Methode sieht wie eine reine Technik aus, ist aber in einen gemeinsamen Prozess und in die Begegnung eingebunden, wirkt also auch auf die Therapiebeziehung ein. Aus der gemeinsamen Arbeit gehen Klientin und Therapeutin verändert hervor. Die Klientin lernt, sich als Subjekt wahrzunehmen, das Einfluss hat, und die Therapeutin begleitet achtsam die Veränderung, die sie in sich selbst nachfühlen kann und die auch in ihr etwas bewirkt.

Ein Anwendungsbeispiel dazu findet sich bei Piedfort-Marin (2019). Wie das AIP-Modell in der Praxis auch an sich schon den Raum für diese Grundlegung bietet, wird in Kapitel 6 dargestellt.

Kernaussagen zu Konzepten des EMDR in der Traumatherapie mit Persönlichkeitsanteilen

- EMDR ist eine gut untersuchte Methode zur prozessorientierten Traumaverarbeitung mittels bilateraler Stimulation bei Aktivierung belastender oder traumatischer Erinnerungen.
- Es kann für fragilere Personen modifiziert werden, indem Ressourcen aktiviert und stufenweise, gut dosiert, Belastungen hinzugefügt werden.
- Diese Modifikationen sind besonders nützlich in der Arbeit mit inneren Anteilen.
- Die Ego-State-Therapie bereichert das EMDR durch gezielte Ressourcenarbeit und Pendeltechniken.
- Das EMDR bereichert die Ego-State-Therapie durch die Möglichkeit gezielten Bearbeitens von Schlüsselszenen.
- In die dreistufige Arbeit mit dem EMDR und in alle acht Phasen können Ego-States in spezifischer Weise einbezogen werden.
- Die beiden Modelle können auch deswegen gut kombiniert werden, weil ihnen im Vertrauen auf den Prozess, die Achtsamkeit gegenüber der Entwicklung von Klientinnen und der Erlebnisaktivierung vergleichbare Prinzipien zugrunde liegen.
- Das Prozessmodell und die Wirktheorie des EMDR (AIP-Modell) stehen miteinander in Einklang.

Konzeptionelle Aspekte einer körperorientierten Traumatherapie mit Persönlichkeitsanteilen

Jeder psychotherapeutische Ansatz sollte körperliche Prozesse und körperliches Erleben mit einbeziehen. Fragen nach dem körperlichen Empfinden oder das Erforschen körpernaher Eindrücke sind bereits wichtige Elemente, den Körper als Fundament des Selbsterlebens mehr zu beachten.

Obgleich Helen Watkins die *somatische Brücke* entwickelt hat (Watkins u. Watkins, 1997), haben John und Helen Watkins den Körper nicht explizit in ihrem Ego-State-Modell berücksichtigt. Maggie Phillips hat die Körperarbeit in der Ego-State-Therapie mehr in den Blickpunkt gerückt. Sie war schon sehr früh ausgebildete Trainerin in Somatic Experiencing nach Peter Levine (1998, 2013). Daher hat sie besonders die körperliche Ausdrucksform der Ego-States wahrgenommen und mit ihnen entsprechend gearbeitet. In einem weiteren Schritt nutzte sie beide Herangehensweisen für ihre Arbeit mit chronischen Schmerzen (Phillips, 2007). Traumaheilung mit Ego-State-Therapie und Körperwissen beschreibt auch Silvia Zanotta (2018).

Auswirkungen traumatisierender Erfahrungen im Körper

Angst und Schrecken werden auf verschiedene Weise im Körper bewahrt. Gefahrensituationen, die das Verteidigungssystem aktivieren, führen dazu, dass Menschen im Wiedererleben des Entsetzens steckenbleiben, gefangen in Kampf- oder Fluchtverhalten, in Unterwerfung oder in der Freezing-Response (Van der Kolk, 1994, 2015; Levine, 1998; Hofmann, 2014). Intensive Emotionen zum Zeitpunkt des Traumas initiieren langandauernde Konditionierungen auf diese Erfahrungen. Angst und Schrecken werden körperlich in Form von Kraftlosigkeit, Verspannung und Schmerz und psychisch als Übersensibilität oder Vermeidung bewahrt.

Felitti et al. (1989) fanden mehrere Risikofaktoren für später im Leben auftretende körperliche Erkrankungen. Dazu gehörten u. a. schwerer emotionaler oder sexueller Missbrauch und Vernachlässigung vor dem 18. Lebensjahr sowie wiederholte körperliche Misshandlung und häusliche Gewalt gegen die Mutter. Auch chronische Depressivität eines Elternteils, psychische Erkrankung eines Haushaltsmitglieds oder Suizidalität waren ebenso belastbare Risikofaktoren wie der Tod eines Elternteils. Je schwerwiegender und früher diese Belastungen im menschlichen Leben auftraten, desto höher war die Wahrscheinlichkeit für das Auftreten von chronischen körperlichen und seelischen Erkrankungen Jahrzehnte später, und zwar kumulativ: Je mehr eine Person diesen Risikofaktoren ausgesetzt war, umso höher war die Wahrscheinlichkeit für Erkrankungen dieser Art. Schore (2001) spricht von stressanfälligeren inneren Strukturen, die durch traumatisierende Erfahrung entstünden.

Veränderungen der HPA-Achse (Hypothalamus-Hypophysen-Nebennierenrinden-Achse) werden mit einem erhöhten physiologischen Risiko für Erkrankungen in Verbindung gebracht. Insbesondere für die Posttraumatische Belastungsstörung sind Veränderungen der Stressachse gut belegt (Van der Kolk, 1994). Glaesmer und Brähler (2011) haben für die deutsche Kriegsgeneration gezeigt, dass sowohl traumatische Erfahrungen als auch eine akute posttraumatische Belastungsreaktion mit einer Erhöhung der Raten körperlicher Erkrankungen (z. B. kardiovaskuläre Risikofaktoren und Erkrankungen, Asthma, Schilddrüsenerkrankungen) einhergehen. Die Kriegstraumatisierungen finden die Autoren in den negativen Auswirkungen auf die körperliche Gesundheit wesentlich komplexer als dies üblicherweise angenommen werde (S. 348).

Heim, Mayberg, Mletzko, Nemeroff und Pruessner (2013) haben die kortikalen Veränderungen bei Frauen untersucht, die sexuelle Gewalt oder Vernachlässigung und Lieblosigkeit in ihrer Kindheit erlitten hatten. Von 51 an Depression erkrankten Klientinnen hatten 28 Klientinnen entweder sexuelle Gewalt oder Vernachlässigung erlebt. Die Befunde der Kernspintomographie zeigten, dass bei früh erlittener sexueller Gewalt das hirngewebliche Korrelat für das autobiografische Gedächtnis deutlich dünner war und eine geringere Zahl an Synapsen aufwies. Die somatosensorische Hirnrinde der Klientinnen, die sexuelle Gewalt erlebt hatten, war um ein Drittel bis ein Viertel dünner als die Hirnrinde der »nur« an Depression erkrankten Frauen. Die kortikalen Regionen, die mit Selbstwertgefühl und Selbsteinschätzung assoziiert sind, waren bei Frauen, die Vernachlässigung erlitten hatten, ebenfalls dünner. Die Forscher vermuten, dass diese strukturellen kortikalen »Anpassungsprozesse« noch Schlimmeres im menschlichen Organismus verhinderten – möglicherweise um den Preis später im Leben auftretender psychosomatischer Beschwerden.

Craig, Bialas und Hodson (1993) sowie Goldberg, Pachasoe und Keith (1999) verweisen auf den Zusammenhang zwischen emotionaler Deprivation in der Kindheit und chronischem Schmerz. Auch soziale Zurückweisung und Ausgrenzung in der Kindheit werden als Belastungsfaktoren mit somatoformen Störungen in Verbindung gebracht. Interessant ist an dieser Stelle die »social pain/physical pain overlap theory« von Eisenberger und Lieberman (2004), die besagt, dass sich die neuroyalen Schaltkreise, die der Verarbeitung von physischem und »sozialem« Schmerz zugrunde liegen, überlappen.

Die Frage der Differenzierung, ob körperliche Beschwerden mit belastenden Erfahrungen, dissoziierten traumatisierenden Ereignissen oder individuellen Regulations- und Anpassungsprozessen zu tun haben, ist kaum zu beantworten.

Die neurobiologisch nachweisbaren Folgen traumatisierender Erfahrungen sind bedeutsam, sollten aber nicht dazu führen, sie als ursächlich zu verstehen. »Zwischen neurophysiolgischen, subjektiven und sozialen Prozessen gibt es nur eine zirkuläre Kausalität, keine Gründung eines Prozesses in einem anderen«, schreibt

Geuter (2015, S. 133) und betont die Ebene subjektiver Prozesse von Erleben und Verhalten, auf die sich die Körperpsychotherapie beziehen soll – eine Auffassung, die wir teilen und die wir in diesem Buch ebenso für die Psychotherapie im Allgemeinen diskutieren.

Somatoforme Beschwerden – Bedeutung von Sprache und Körpersprache

Psychosomatische oder somatoforme Beschwerden und funktionelle Störungen sind Einschränkungen (oder Symptomatiken), die sich nicht hinreichend auf eine organische Erkrankung zurückführen lassen. Sie werden meist als ich-dyston erlebt. Betroffene können keinen Bezug herzustellen zu psychischen Belastungen oder implizit gespeicherten, belastenden Lebens- oder Beziehungserfahrungen. Wenn sie deswegen vom Hausarzt zur Psychotherapie überwiesen werden, verstehen sie oft nicht, was sie in einer Therapie sollen, es tue ihnen doch nur das Kreuz weh, und die Schlafstörungen, die hätten doch andere auch.

Vermutlich kann der Mensch keinen anderen Ausdruck für seine Erfahrungen finden und sich anderen und sich selbst auch nicht mitteilen. Und andere verstehen ihn daher auch nicht. Nichtverbalisierte Erfahrungen haben im Körper Spuren hinterlassen oder sind in ihm gespeichert und können erkundet und dadurch ganzheitlichem Erleben zugänglich gemacht werden.

Körperliche Beschwerden wie Fehlhaltungen, Verspannungen, Dysregulationen auf verschiedenen Ebenen können aber auch aus einer evolutionär-biologischen Perspektive betrachtet werden. Sie wirken demnach als archaische Reaktionsmuster, die in der Menschheitsgeschichte der Anpassung dienten und im aktuellen Lebensbezug eines Menschen parallel mitwirken: Nackenschmerzen könnten dann Ausdruck einer archaischen Geste der Unterwerfung und zugleich einer gewollten Selbstbehauptung sein (Jonas u. Jonas, 2008, S. 23). Körperliches und seelisches Erleben ist also immer ein ganzheitliches Geschehen, das sich biopsychosozial manifestiert (Cronauer, 2019).

Geuter (2015) greift eine Unterscheidung von Wiener (1994, zit. n. Geuter, 2015, S. 276) auf, der *body language* vom *body talk* unterscheidet. Mit Ersterem meint er die Körpersprache, die das Sprechen begleitet, z. B. die Gestik. Während diese durch die willkürliche Muskulatur erzeugt würde, seien die Körperbotschaften (body talk) eher eine vegetative Sprache, die der Betroffene selbst nicht verstehe: beispielsweise Klagen über Unwohlsein, undifferenzierte Schmerzen, Schwindel oder Kälte u. a. m. Es gehe also bei den Körperbotschaften nicht um eine somatische Sprache, sondern um die Sprache der Somatisierung. »Bei Körperbotschaften wird nicht psychisches Material mittels des Körpers symbolisiert. Vielmehr äußert sich eine innere Not in Form körperlicher Beschwerden« (Geuter, 2015, S. 277).

Lässt sich das wirklich so trennen? Eine unwillkürlich durchgeführte Geste kann, wenn der Mensch damit in Kontakt geht und sich dafür Zeit nimmt, Empfindungen und vielleicht auch Erinnerungen auslösen, die ihm zuvor nicht bewusst waren. Daraus folgt Verständnis, die Körpersprache wird zur Körperbotschaft. Und wenn undifferenzierte, unangenehme somatische Beschwerden gespürt und – auf langsame Weise – in ihrer Bedeutung verstanden werden, kann die Körperbotschaft neben neuen Erkenntnissen (Cronauer u. Leutner, 2020) auch zu einer Körperbewegung führen, die damit in Verbindung steht, aber aus gutem Grund nicht zuvor hatte ausgeführt werden können (Levine, 1998, 2013).

Traumabearbeitung und Körpertherapie

Die Auswirkungen traumatisierender Erfahrungen im Körper thematisierte allen voran van der Kolk mit seinem bahnbrechenden Artikel »The body keeps the score« (1994). Er bezog sich auf Janet, Freud und Kardiner, die bereits darauf verwiesen hatten, dass die Intensität traumatischer Erfahrungen deren Integration erschwere. Demzufolge führt die Intensität der traumatischen Erfahrung zu Veränderungen im Gedächtnis, erschwert Lernen und Behalten neuer Informationen. Es zeigt sich eine erhöhte Empfindlichkeit für Trauma-ähnliche Reize. Die Integration des Erlebten ist beeinträchtigt. Ohne Verarbeitung der Körperempfindung hält Van der Kolk die Auflösung des Traumas nicht für möglich (Van der Kolk, 2015). Dabei soll Überflutung vermieden werden und die Kontrolle der Patientinnen gewährleistet sein. Präfrontaler Cortex und limbisches System müssen verbunden werden. »Wenn wir erreichen wollen, dass sich unser Körper beruhigt, dass er heilt und sich weiterentwickelt, müssen wir viszeral ein Gefühl der Sicherheit erleben« (Van der Kolk, 2015, S. 97).

Levine (1998) entwickelte ausgehend von Gendlins Focusing das Somatic Experiencing (SE), um mit Traumata zu arbeiten. Levine beobachtete einen natürlichen Zyklus von Orientierungsreaktion, Mobilisierung von Überlebensenergie und Kampf-, Flucht oder Immobilitäts-, Erstarrungsreaktion und Abklingen der Erregung. Es gibt eine instinktive Abwehrreaktion auf Gefahr und Bedrohung bei Organismen. Störungen entstehen, wenn der natürliche Zyklus nicht durchlaufen werden kann. Die Unvollständigkeit der Handlung ist das Ergebnis einer neokortikalen Hemmung. Die bereitgestellte Überlebensenergie ist im Nervensystem durch Angst gebunden, die Immobilität wird aufrechterhalten. Der Kern der traumatischen Reaktion liegt in der physiologischen Ebene. Das heißt: Die körperliche Reaktion muss als ein eigenes Phänomen verstanden werden. Das schrittweise Aufspüren und Wiederbeleben der biologischen Abwehrkräfte bringt die Heilung. Dazu regt er Pendeln an zwischen Körperstellen, die sich ruhig, entspannt oder schmerzfrei anfühlen, und vom Trauma betroffenen Stellen. Durch Zunahme der angenehmen und Verarbeiten der unangenehmen Empfindung erfolgt die Auflösung des Traumas, der im Körper gebunden Energie. Dies geschieht über achtsame Bewegung und feine Dosierung der Belastung (»Titrieren«). Mithilfe des ganzheitlichen inneren Empfindens von Belastung und Ressourcen gelingen schrittweise die Transformation des Traumas und der Abschluss des natürlichen Zyklus: Das Nervensystem ist wieder reguliert.

Rothschild, Trauma- und Körpertherapeutin und beeinflusst von den Arbeiten Van der Kolks und Levines, entwickelte 2000 eine eigene praktische Arbeit, die ressourcen- und bewegungsorientiert ist und die Traumafolgen lindert. Sie problematisiert z. B. die Dynamik von Anspannung und Entspannung bei Trauma. Beides kann triggern, auch Entspannung. Ihre Ziele sind es, implizite und explizite Erinnerungen zu einem Narrativ zu vereinen unter Einschluss der Körperempfindungen, die Symptome der Übererregung des autonomen Nervensystems zu eliminieren und das traumatische Ereignis in die Vergangenheit einzugliedern (»Es ist vorbei«). Die Erinnerung des Körpers basiert auf traumassoziierten Verbindungen (sensations), Bewegungen und Emotionen. Heilsam ist die Beschäftigung mit den Körperbewegungen und den Interpretationen des Geistes (mind). Die Sprache ist die Brücke zwischen impliziten (body) und expliziten (mind) Erinnerungen. Die somatische Erinnerung wird zur persönlichen Geschichte, wenn die Wirkung des traumatischen Ereignisses abgeschwächt ist, sodass es in die Vergangenheit rücken kann.

Die Sensorimotor Therapy von Ogden, Minton und Pain (2006) entstand ebenfalls aus der klinischen Praxis und nutzt Achtsamkeit als Werkzeug für die Wiederherstellung der autonomen Stabilität. Das Gewahrsein des körperlichen Erlebens ist das zentrale Element. Dies bedeutet die gleichzeitige Konzentration auf den Körper und den Geist bzw. die Psyche (Ogden u. Fisher, 2011). Der Körper wird genutzt als Informationsquelle und als Ansatzpunkt für die Therapie. Die Selbstregulation körperlicher Erregungszustände führt zur Regulierung des Arousals durch achtsames Beobachten von Körperprozessen und den Beziehungen zum Narrativ. Anzeichen für kleinste Handlungsimpulse werden genutzt, um eingefrorene Reaktionen zu reorganisieren. Sensomotorische Reaktionen, wie beispielsweise Schmerz, Empfindungslosigkeit, Starre, die Unfähigkeit, Erregung zu beeinflussen, können dadurch schrittweise modifiziert werden. Wenn die körperlich gespürte Sicherheit in der Gegenwart stabil entwickelt wurde, können die Dimensionen des Fühlens und Denkens allmählich hinzugenommen und integriert werden.

Präverbale und nichtverbalisierte Erinnerungen

Wie können wir körperliche Phänomene im Modell der Ego-State-Therapie bezeichnen, wo es (noch) keine Verbindung zu einem inneren Anteil gibt? Automatisierte Bewegungen, etwa eine ausladende Armbewegung (Rießbeck, 2013), ein Schmerz, der nur in einem Körperteil persistiert? Wie in der Definition der Ego-

State-Therapie Arbeitsgemeinschaft Deutschland (2017, S. 66) enthalten, zeigt ein Ego-State auch charakteristische Muster in der Wahrnehmung, im körperlichen Ausdruck und im Beziehungsverhalten. Eine solche Armbewegung, oder ein lokaler Schmerz, ist per definitionem kein Ego-State, vielleicht eine reflexhafte Handlung im Sinne Janets, ein psychischer Automatismus (Rießbeck, 2013). Eine wichtige Idee, die erst auf ihre Plausibilität hin untersucht werden sollte. Hüten wir uns davor, Phänomene, die wir nicht erklären können, vorschnell zu konzeptualisieren. Hier von einem Ego-State zu sprechen und diesen vielleicht sogar als somatoformen Ego-State zu benennen, scheint uns undifferenziert und zuschreibend. Gar zu sagen, der Ego-State »mache die ausladende Armbewegung«, ist eine Aussage über ein menschliches Erleben, die »etwas« induziert, aber nichts erklärt. Nur gemeinsam können Therapeutin und Klient in einem experientiellen Prozess mögliche Verbindungen zu belastenden Erfahrungen aufspüren und das biopsychosoziale Sein des Menschen auf tieferer Ebene verstehen und dann validere Aussagen treffen.

Im Kontakt mit dem Klienten können Bewegungen oder Haltungen, Veränderungen der Stimmlage erkennbar werden, die nicht stimmig wirken, vielleicht einem anderen Alter als dem tatsächlichen des Klienten zugeordnet werden. Phillips (2000, S. 99) berichtet über eine Klientin, bei der zwei widersprüchliche Ego-States sich physisch so zeigten, dass die beiden Seiten des Körpers asymmetrisch wirkten. Hier hilft es, zunächst beide Ego-States auf der körperlichen Ebene zu externalisieren, indem die Klientin mit geschlossenen Augen erspürt, wie sich dieser Anteil im Körpergefühl zeigt und mit welchen sensorischen Erlebnissen dies einhergeht, vielleicht auch mit einer Körperbewegung assoziiert ist. Möglich ist auch, dass die Therapeutin die Klientin anleitet, eine dazugehörende Körperbewegung auszuführen, z. B. dass ein Ego-State eine Bewegung mit der rechten Hand machen kann und der andere mit der linken Hand. Nun werden die Bewegungen langsam ausgeführt und beobachtet, dann die aufgekommenen Eindrücke wahrgenommen. Das Ko-Bewusstsein, dass sich auf diese Weise zeigt, ist bereits eine wichtige Veränderung im inneren System, die Ego-States realisieren einander, Unterschiede werden bewusster repräsentiert.

Die Ego-State-Therapie als Methode für die Arbeit mit Persönlichkeitsanteilen fordert uns heraus, auf Körpererfahrungen zurückzugreifen. Innere Anteile entstehen in bestimmten Lebenssituationen, die mit bestimmten Körpererfahrungen verknüpft sind und die sich körperlich ausdrücken.

Nicht für jede Person und zu jeder Zeit müssen ihre Erlebensformen direkt körperaktivierend bearbeitet werden. Es gibt aber innere Anteile, für die der Körper der deutlichste Zugangsweg ist. Dies hängt damit zusammen, wann der Ego-State entstanden ist und welche Rolle dabei eine bestimmte Körpererfahrung spielt. Im Dialog mit dem Klienten kann beobachtet werden, ob sich beispielsweise die Körperhaltung oder Mimik und Gestik oder Stimmlage ändern. Mitunter treten unwillkürliche Bewegungen auf, die vielleicht »unpassend« wirken. Diese könnten möglicherweise einem jüngeren als dem eigentlich aktuellen Alter der Klientin zugehörig sein und weiter erforscht werden.

Positive Veränderungen im Körper entstehen auch, wenn Klienten beginnen, Empathie für verletzte oder kontrollierende Ego-States zu entwickeln: Der Körper wirkt leicht entspannter, die Gesichtszüge weicher, auch die Prosodie verändert sich, der Atem geht tiefer. Das innere Erleben von Ego-States modifiziert sich auf heilsame Art. Fisher (2017, S. 61) weist darauf hin, dass jede Intervention, die eine positive Wirkung auf den Körper hat, auf eine Art auch eine positive Wirkung auf jeden Anteil hat, denn der Körper sei ein geteiltes Ganzes.

Kernaussagen zu einer körperorientierten Traumatherapie mit Persönlichkeitsanteilen

- Körperorientierte Traumatherapie ist ein dialektischer Prozess zwischen dem konkreten Erleben und der gemeinsamen Reflexion dessen.
- Körperliches Erleben ist einzubetten in das biopsychosoziale Sein des Menschen und kann nur in diesem Kontext verstanden werden.
- Das Gewahrsein des körperlichen Erlebens ist zentrales Element, Ausgangspunkt und Quelle von Informationen.
- Die Bearbeitung körperlicher Symptomatik muss mit Ressourcenerleben einhergehen.
- Körperliche Ressourcen sind immer auffindbar: sei es als angenehm oder neutral erlebte Region im Körper, sei es durch Bewegungen, Körperhaltungen, Atmen.
- Die Übererregung des autonomen Nervensystems kann durch körperorientierte Traumatherapie abgebaut und wieder reguliert werden.
- Bei fragileren Klienten ist es besonders wichtig, die gefühlte körperliche Sicherheit in der Gegenwart durch kleinschrittiges Beobachten körperlicher Reaktionen zu entwickeln.
- Präverbale oder nichtverbalisierte Erfahrungen können durch körperorientiertes Vorgehen gewahr werden. Dies kann dazu führen, dass dissoziiertes oder verdrängtes Erleben ebenfalls erfahrbar wird. Oft sind Ego-States damit assoziiert.
- Achtsamer Umgang im gemeinsamen Prozess mit somatoformen Beschwerden und funktionellen Störungen kann zu Verbindungen mit psychischem Erleben führen. Auch hiermit sind oft Ego-States assoziiert.
- Jede Intervention, die eine positive Wirkung auf den Körper hat, ist heilsam, auch in ihrer Wirkung auf Persönlichkeitsanteile.

Perspektiven wechseln und vernetzen

Systemische Prämisse

Systemisch zu denken bedeutet z. B. verstehen, dass Integration von Anfang an angestrebt und unterstützt wird. Wir richten den Blick immer auf das ganze System, das Geflecht der Beziehungen der Anteile untereinander, auch, und je mehr mit einem einzelnen Ego-State gearbeitet wird.

Wir möchten dabei betonen, dass es unserer Ansicht nach gerade bei komplexen Traumafolgen nicht in erster Linie darum gehen kann, lediglich einzelne Anteile des Klienten zu einer Heilung zu begleiten. Denn wir gehen davon aus, dass der Leidensdruck, der von impliziten belastenden Erinnerungen mit hoher Affektladung ausgeht, darauf zurückzuführen ist, dass mehrere voneinander dissoziierte Ego-States Fragmente dieser Erfahrungen in sich tragen. Solange dies der Fall ist, wird die isolierte Erinnerung jedes Mal flashbackartig wie ein Airbag mit voller Wucht einfahren, wenn sie getriggert wird und als im Hier und Jetzt geschehend erlebt wird – Kennzeichen der Dissoziation. Es gilt, die Klienten ganz allmählich dahingehend anzuleiten und zu begleiten, diese Erinnerungsscherben wieder zusammenzusetzen und auf das Ziel hinzuarbeiten, dass die entsprechenden Ego-States in einen Dialog gebracht werden und Ko-Bewusstheit erlangen.

Es ist nicht geboten, mit einem Ego-State einsam und allein irgendein Wunder zu vollbringen – unsere Überzeugung ist vielmehr, dass das allein nichts nützt, nicht nachhaltig ist. Es ist, als wäre in einer Gruppe von zehn Leuten einer plötzlich komplett von irgendwas geheilt. Was löst das aus? Hat es Bestand? Wenn das dann nicht konstruktiv zurückfließt in die Gruppe, bringt es keine Integrationskraft. Es hilft der Familie von Ich-Zuständen mehr, wenn nicht der eine anscheinend zu 100 Prozent geheilt ist, sondern nur zu 20 Prozent und die restlichen 80 Prozent sich auf die Gruppe verteilen.

Wir arbeiten immer auf Integration in der Innenwelt hin. Wir schälen Ego-States in der Regel nur vorübergehend, wenn überhaupt, vertiefend heraus. Indem wir aus der Metaebene schauen und immer wieder den Alltagsbezug herstellen, ergibt sich die Kooperation, Integration und letztlich die Heilung. Das heißt, dass man vor lauter Ego-States nicht den Klienten als Ganzen aus dem Blick verliert.

Wenn wir die Stühle-Technik von Helen Watkins (Übung 1.5 Stühle-Technik, in Teil C) durchführen und sich dadurch zwei Ego-States neu zueinander positionieren, ist das für die ganze Person heilsam. Mehr als wenn mit einem Ego-State in dissoziiertem Zustand in seinem eigenen Inneren gearbeitet wird. Stress reduziert sich. Ruhe breitet sich aus. Auch hier handelt es sich nicht um absolute Wahrheiten. Die Gegensätze von vertiefter Arbeit im Einzelnen und dem systemischen Blick bilden eine dialektische Einheit. Wie in einem Tanz wechsle ich als Therapeutin mit der Klientin und ihren inneren Anteilen die Perspektive, komme vom systemischen Blick nach innen zur Begegnung im Außen, dann auf eine nächste Ebene, die Entwicklung geht weiter, neue Gegensätze entstehen, werden gelöst …

Systemisch denken heißt für uns auch, über den Rand des Systems hinauszugehen, die Perspektive zu wechseln, z. B. die mit dem Problem identifizierte (Innen-)Person nicht unhinterfragt als Verursacherin zu betrachten. Bei dieser Art des Denkens fällt mir immer mal wieder ein Kinderbuch ein, das mich (SL) als Kind begeistert hat. Ich habe das Buch noch mal aufgetrieben. Heute wirkt es auf mich altbacken und einzelne Geschichten sehe ich kritischer, nicht immer so eindeutig auf der Seite der Kinder angesiedelt, wie es mir damals vorkam. Ein »Fräulein Pudel-Dudel« übte sich in sogenannten »Wunderkuren«. »Unartige Kinder« wurden nicht umerzogen wie damals üblich, sondern in ihren Eigenarten ernst genommen. Aus heutiger Sicht arbeitet das Fräulein manchmal sehr wohl als heimliche Agentin der Eltern oder mit der Prämisse, dass der Zweck die Mittel heiligt. Einige Geschichten jedoch haben mir damals gezeigt: Veränderung geschieht, wo ich – wie Fräulein Pudel-Dudel – einen Begegnungsraum finde, indem ich die Perspektive wechsle und mich auf die Seite des Kindes stelle. Wo ich das, was das Kind tut, nicht bewerte, sondern als seine Lebensäußerung verstehe. Dann werden Interventionen plötzlich leicht. Veränderungen geschehen so im Kontakt und im Begegnungsraum zuerst von außen nach innen, dann wirken sie wieder nach außen. Wir verweisen auf Kapitel 3 (Resonanz und Reziprozität) und Kapitel 5 (Zone der nächsten Entwicklung): Wenn die Zone der nächsten Entwicklung durchschritten wird, geht die Veränderung von inter nach intra, d. h. von der Beziehung ins eigene Innere.

Wie ist das aufs Innensystem zu übertragen? Die Interaktion findet zuerst zwischen den Teilen des Systems statt, dann entsteht Neues, dadurch kann sich jeder Teil neu wahrnehmen. Die Veränderung ist zwar im Innensystem der ganzen Person, aber doch auch zwischen ihren Anteilen angesiedelt und geht dann sowohl wieder ins Innen der Anteile als auch ins Außen zu den anderen Menschen. Entwicklung findet nicht in einer Person allein und nicht in einer Innenperson allein statt. Der intersubjektive Austausch konstituiert die intrasubjektive Veränderung. Bei der Arbeit mit inneren Anteilen gibt es also eine Staffelung der Innen- und Außenwelten, von der Innenwelt der Anteile über die Innenwelt zwischen den Anteilen (die von den Anteilen als Außenwelt erlebt wird) in die Außenwelt mit anderen Menschen. Als Therapeutin kann ich nur aus der Außenwelt agieren. Die Zone der nächsten Entwicklung eines Innenanteils erreiche ich nur mittelbar.

Die Kunst der Begegnung

Jeder innere Anteil kann andere Übertragungs- und Gegenübertragungsphänomene auslösen. Bei genauerer gemeinsamer Exploration kann man z. B. herausfinden, warum ein innerer Persönlichkeitsanteil zu dem Zeitpunkt nicht mitarbeiten will.

Wenn wir auf der inneren Bühne arbeiten, wird auch die Gesamtperson oder die Erwachsene von heute angesprochen. Auf sie zu verzichten würde die Regression stärker fördern, mit allen Konsequenzen, die auftreten, wenn sich fragile Anteile in einer Umgebung bewegen, die sie nicht kennen und die ihnen daher bedrohlich erscheint.

Die wichtigste Folgerung aus diesen Überlegungen ist das Hinwirken auf die Ausbildung (oder Stärkung) eines Alltags-Ichs, das nach und nach auch koordinierende Funktion übernimmt. Um erste Schritte aus unverbundenen Mustern heraus tun zu können, in denen die Anteile der Klienten nebeneinander und widersprüchlich agieren, ist das Erarbeiten eines gemeinsamen Zielfokus ein probates Mittel. Denn in der Auseinandersetzung darüber im Rahmen einer Allianz kann auch die Erwachsenenpersönlichkeit wiederholt angesprochen und in die Verantwortung genommen werden. Dies wirkt sich insgesamt stärkend auf die Persönlichkeitsentwicklung aus.

Das therapeutische Geschehen wird so aus der Metaebene betrachtet, aus einer Beobachterposition, wodurch die Blickwinkel beider Beteiligten auf ein »gemeinsames Drittes« ausgerichtet werden können. Je mehr steuernde Initiative die Klientin übernimmt, desto stärker wirkt sich das dauerhaft auf ihre Selbstregulation aus. Dieses Vorgehen stellt ein *zunächst vorrangig strukturbezogenes* Handeln im Sinne der erwachsenen Person von heute dar (Reddemann, 2011). Es bahnt die weitere Arbeit an und ermöglicht im Verlauf im Sinne des Ego-State-Modells eine verbesserte innere Verständigung, Kooperation und Integration.

Für uns steht in diesem Kontext an erster Stelle Luise Reddemann als Modell. Ihr Denken und therapeutisches Handeln gehen über die Ego-State-Therapie hinaus, weil sie an die erste Stelle Mitgefühl und Würde setzt. Mitgefühl schließt tätiges Handeln ein und ist daher mehr als Empathie. Die Würde der Patientinnen zu achten, sie bei ihren Prozessen aufmerksam und genau zu begleiten und auch mit Einladungen, die Grenzen zu erweitern, herauszufordern – das ist das sehr Spezifische an Reddemanns Arbeit und an ihrem Konzept der Psychodynamisch Mitgefühlsbasierten Traumatherapie (Reddemann, 2020). Diese sei mehr als die Psychodynamisch Imaginative Traumatherapie (PITT), da ersterer Begriff besser zum Ausdruck bringe, worauf sie sich grundlegend schon seit jeher in ihrer Psychotherapie beziehe, wie etwa Heilung, Mitgefühl, Imagination und andere allgemeine Faktoren.

Reddemann ist immer konzeptgeleitet und dennoch nah an der Patientin und ihren kindlichen Anteilen. Sie tastet sich voran, um nachvollziehen zu können und auch für die Patientin selbst verständlich zu machen, was der Unterschied zwischen dem Dort und Damals und dem Hier und Jetzt ist. Für Reddemann ist ein wichtiger Schritt, dass der kindliche Anteil in die Gegenwart kommen kann, versteht, dass Zeit vergangen ist, und dass es die Erwachsene gibt, die sich um die jüngeren Ichs kümmert. Wenn die Erwachsene dazu noch nicht in der Lage ist, werden innere Helfer und hilfreiche Wesen zu Rate gezogen oder gemeinsam entwickelt. Erst danach erfolgt die Traumakonfrontation. Ihr wichtigstes Arbeitsmittel ist es, die Beobachtungsfähigkeit der Patientin zu schulen, ihr das Konzept des inneren Beobachters nahezubringen und damit die Selbstregulation zu fördern. Die Beobachtertechnik ist ihr Hauptwerkzeug für die Traumakonfrontation. Durch sie kann der Abstand zum vergangenen, aber in der Wahrnehmung der Patientin gegenwärtigen Geschehen vergrößert und passgenau hergestellt werden. Das Belastende wird in dualer Aufmerksamkeit angeschaut, die Therapeutin ist als helfende und unterstützende Person präsent, aber niemals dominant (Reddemann u. Rentsch, 2019).

Somit verfügt die PITT über ein eigenes spezifisches Herangehen für die Traumakonfrontation, die »eine detaillierte Auseinandersetzung mit einer traumatisierenden Erfahrung als eine wohldosierte Aktualisierung« darstellt (S. 166). Die Therapeutin arbeitet zunächst mit dem »Beobachter, ohne Deutung, ohne Interpretation oder empathische Kommentare, um eine Assoziation der Patientin mit erlebenden Anteilen zu vermeiden und die Distanzierung und Desidentifikation in dieser Phase zu unterstützen. Mitgefühl und Selbsteinbringung von Seiten der Therapeutin finden erst in der anschließenden Phase des Trostes statt« (S. 170).

Ein weiteres zentrales Konzept ist die »Erwachsene von heute« (Reddemann, 2011). Diese lernt, gemeinsam mit der Therapeutin, sich und die jüngeren Ichs zu versorgen und zu regulieren. Dies ist auch wichtig in der Phase des Trostes.

Reddemann wendet Techniken der Tranceinduktion und Hypnose in der Regel nicht an, weil sie zum einen findet, dass sie unnötig seien, da die komplex traumatisierten Menschen schon viel Zeit in Trance verbringen. Zum anderen seien sie auch nicht ratsam, weil sie Ideen der Therapeutin induzieren könnten, die nicht dem Erleben der Patientin entsprächen, und weil sie Hilflosigkeit und Abhängigkeit hervorrufen oder verstärken könnten. Etwas *für* die Patientin zu tun anstatt *gemeinsam mit ihr*, ist ihrer Auffassung nach schlicht falsch. Aus ähnlichen Gründen arbeitet Reddemann auch nicht mit Externalisierungen, z. B. in Form von Stühle-Arbeit. Bei ihr bleiben die Anteile im Inneren, auf einer Bühne oder in anderen imaginierten Räumen. Als Therapeutin unterstützt sie von außen, dass die Erwachsene mit den jüngeren Ichs arbeitet.

Die Kontrolle über den gesamten Prozess hat bei der Patientin zu bleiben, was in Theorie und Praxis konsequent verfolgt wird. Interventionen sind stets kleinstmöglich und erzielen gerade deshalb oft größtmögliche Wirkung.

Ein weiterer Unterschied zur Ego-State-Therapie sei hier beispielhaft erwähnt: Ausgehend von ähnlichen Prämissen, nämlich dass die Ich-Stärkung und Stabilisierung wichtig und vorrangig sind und dass nicht tief »gelitten« werden muss, damit Traumabearbeitung gelingt, hat Reddemann das Prinzip entwickelt, zunächst mit dem verletzten kindlichen Anteil Kontakt aufzunehmen und ihn/sie zu stärken. Dies ist zwar schon Arbeit mit dem Traumatisierten, aber noch nicht mit dem

Trauma. Das Stärken erfolgt nun aber auch nicht in der imaginierten, früheren belastenden Situation, sondern das jüngere Ich oder der kindliche Anteil wird in die Gegenwart geholt und hier versorgt. Die Vergangenheit ist vorbei. Sie existiert nur in unseren Köpfen/Körpern/Gefühlen/Gedanken. Dies wird fühlbar gemacht dadurch, dass der kindliche Anteil von nun an nur im Hier und Jetzt lebt, entweder bei der Erwachsenen von heute und/oder bei hilfreichen Wesen. Dies ist ein genialer Perspektivwechsel, weil er genau das enthält, was der traumatisierte Mensch braucht: die Bestätigung, dass »es« vorbei ist und jetzt die Bindung, das Füreinander-Dasein der Anteile lebendig werden kann. Hier trifft sich Reddemann mit Federn (1956) und Schwing (1940), die dafür die Metapher der Erweiterung der Ich-Grenzen gefunden haben, eines Vorgangs, der dazu führt, dass bisher fremd und als nicht zugehörig erlebte Gefühle oder Ereignisse nun als zugehörig und somit beeinflussbar wahrgenommen werden.

Reddemann arbeitet unaufgeregt, nüchtern, präzise, emotional präsent und pragmatisch. Das zeigt sich auch beispielhaft am Umgang mit »inneren Störenfrieden«. Sie werden ebenfalls in die Gegenwart geholt (siehe Übung 3.2, Arbeit mit inneren Störenfrieden, in Teil C). Neue Anregungen werden von ihr immer wieder ins Theoriegebäude aufgenommen. Auch lässt sie den Patientinnen Raum, gegen das Konzept »zu verstoßen«. Dann muss das Konzept oder der Umgang im konkreten Fall angepasst und abgeändert werden.

Hypnose

John und Helen Watkins haben Hypnose und Tranceprozesse als ihr wichtigstes Werkzeug betrachtet und zahlreiche hypnotische Interventionen entwickelt. Exemplarisch sei hier die »Affektbrücke« genannt, in der analytisches Denken und hypnotherapeutische Suggestionen in einer Altersregression zusammenkommen. Durch die Betrachtung eines Affekts, der aus der aktuellen Situation heraus nicht erklärlich ist, kann durch die geleitete Rückführung in die Vergangenheit eine zugrundeliegende Situation (Schlüsselsituation) aufgefunden werden (siehe Übung 3.5, Traumakonfrontation mit Ego-States, in Teil C).

Phillips und Frederick (2003) haben mit ihrem Handbuch der Hypnotherapie bei posttraumatischen und dissoziativen Störungen einen wesentlichen Beitrag für die Therapie mit Persönlichkeitsanteilen geleistet.

Hypnose ist ein veränderter Bewusstseinszustand, der, zusammengefasst von Revenstorf (2017, S. 15), durch folgende subjektive Merkmale gekennzeichnet ist: Absorption, Zeitlosigkeit, fokussierte Aufmerksamkeit, Dissoziation externer Reize, herabgesetzte gedankliche Spontaneität und erhöhte Suggestibilität. Im Zustand der Trance nimmt die Vorstellungsaktivität zu und kreative Suchprozesse, angeregt durch Suggestionen, fördern unbewusste Lösungen.

In der Ego-State-Therapie ist der durch Hypnose initiierte veränderte Bewusstseinszustand hilfreich, um den Zugang zu Persönlichkeitsanteilen zu finden oder zu erleichtern, die dem Bewusstsein nicht oder kaum zugänglich sind. Dadurch wird auch ihre Kommunikation untereinander initiiert und gefördert (Watkins u. Watkins, 1997; Phillips u. Frederick, 2003). Je undurchlässiger die Grenzen zwischen den einzelnen Ego-States sind, desto niedriger ist auch der Vernetzungsgrad zwischen ihnen.

Die in der Trance auftretende Logik der Gleichzeitigkeit von Erfahrungen und der Einheit von Gegensätzen hilft dabei, unterschiedliche, einander widersprechende Aspekte der eigenen Persönlichkeit zu kontaktieren, kennenzulernen und zu verstehen oder gar zu nutzen. Die unterschiedlichen psychischen Funktionsbereiche können miteinander verbunden (assoziiert), aber auch getrennt erlebbar (dissoziiert) werden. Für die Arbeit mit Traumatisierten bedeutet dies, dass Trance und Hypnose Assoziationsprozesse anregen können. Dies ist beispielsweise bei einem Klienten hilfreich, der sich zwar an einen Autounfall gut erinnern und ihn erzählen, die dazu gehörigen Gefühle dabei aber nicht empfinden kann. In der Trance kann der Unfall nochmals durchlaufen werden, wobei die dissoziierten Erlebnisaspekte, hier die Emotionen, wieder aufgefunden und zugeordnet werden.

Die verfrühte Anwendung von Hypnose, um beispielsweise Kontakt zu belastenden Erinnerungen zu explorieren oder Amnesien »aufzulösen«, kann zu einer Retraumatisierung der Klientin führen, der therapeutischen Beziehung Schaden zufügen, vielleicht sogar zum Therapieabbruch führen. Die Therapeutin sollte mit entsprechender Vorsicht, Sorgfalt und Expertise vorgehen und fundiert in klinischer Hypnose und in Traumatherapie aus- und weitergebildet sein.

Viele dissoziative Phänomene, unter denen die Klienten im Alltag leiden, gleichen den Phänomenen, die Menschen in Trance erleben. Ein Beispiel ist, das Gefühl zu haben, die untere Körperhälfte sei nicht spürbar oder man könne Gefühle in diesem Bereich überhaupt nicht abrufen. Spiegel, Hunt und Dondershine (1988) zeigten, dass Klienten mit dissoziativen Symptomatiken und Posttraumatischer Belastungsstörung hypnotisierbarer sind als die Normalbevölkerung und andere psychiatrische Subgruppen. Daraus kann man ableiten, dass Trancephänomene bei komplex traumatisierten Menschen unmittelbarer auftreten, auch ohne formale Hypnoseinduktion. Die Therapeutin kann davon ausgehen, dass die Klientin, auch wenn es im Begegnungsraum nicht immer spür- oder erkennbar ist, mehr oder weniger die zeitliche und räumliche Orientierung verlieren und in Trancezuständen kommen kann, in denen Erinnerungen verschwimmen oder wie real erlebt werden. Dass Klienten mit dissoziativen Symptomatiken, verglichen mit anderen Gruppen, hypnotisierbarer sind, bedeutet aber nicht, dass sie auch suggestibler sind. So konnten Vissia et al. 2016 zeigen, dass Menschen mit einer dissoziativen Identitätsstörung nicht suggestibler sind als Schauspieler, die diese Störung nur simulieren, oder Menschen, die unter PTBS leiden; ein wichtiges Argument gegen die False-Memory-Bewegung.

Die natürliche Erfahrung unwillkürlicher Reaktionen – ein Element von Hypnose – kann besonders bei dissoziativen Klienten wie eine Retraumatisierung erlebt werden, im Sinne von Kontrollverlust, etwas aufgezwungen bekommen, erneut ausgeliefert und willenlos zu sein. Es ist unabdingbar, bei Hypnoseanwendungen immer wieder darauf hinzuweisen, dass die Klientin jederzeit ihre Situation beeinflussen kann. Wenn die Klientin jedoch in einen Ego-State rutscht, der nicht steuern kann, willenlos ist, greift dieser Hinweis nicht mehr, ebenso wenig wenn ein blockierender Ego-State aktiviert wird. Deswegen ist der Aufbau ressourcenvoller Erfahrungen genauso wichtig wie die Entwicklung von Filtertechniken, um der Klientin helfen zu können, Vergangenes und Gegenwärtiges wieder trennen zu können.

Hypnose kann auch so eingesetzt werden, dass psychophysische Funktionen und mentale Prozesse (u. a. Wahrnehmung, Gefühle, Denken, Gedächtnis, Ich-Gefühl) voneinander getrennt werden. Demnach könne Hypnose auch als kontrollierte und gerichtete Dissoziation betrachtet werden (Peter u. Revenstorf, 2009, S. 113). An dieser Stelle ist Dissoziation deskriptiv auf die Aufmerksamkeit bezogen gemeint. Zum Beispiel kann einem Klienten in Trance suggeriert werden, dass er seinen linken Arm als nicht mehr zugehörig zu sich erlebt. Dies bedeutet, dass eine traumatische Situation von zugehörigem Körpererleben abgekoppelt werden kann, um beides dann dosiert wieder zusammenzuführen. Wichtig beim Vorgehen dieser Art ist, dass der Klient über genügend Ich-Stärke verfügt und seine äußere und innere Situation stabil sein muss. So können dann verlorengegangene Informationen zu einem Gesamtbild zusammengesetzt werden, während parallel dazu Ich-stärkende Selbstfürsorge, wie z. B. Trost für verletzte jüngere Anteile, gefördert werden. Dabei ist wichtig, die Vereinzelung oder Fragmentierung von inneren Anteilen nicht noch zu unterstützen (systemische Prämisse), sondern sie miteinander immer mehr zu vernetzen.

Interventionsstrategien, bei denen Hypnose eine Rolle spielt, ziehen sich durch das Buch und werden in Teil C in den Übungen 1.4, Beobachterübung; 3.1, Sicherer Ort für viele; 3.2, Arbeit mit inneren Störenfrieden; 3.3, Ego-States: Möglichkeiten näheren Kennenlernens; 3.4, Verschiedene hilfreiche Vorstellungen für innere Systeme; 6.4, Der Bergsee; 7.1, CARES – das Vorgehen; 7.4, Einbeziehen von Ego-States im Ablauf der acht Phasen des EMDR – Überblick verdeutlicht.

Kernaussagen zu Perspektive wechseln und vernetzen

Wir betonen eine systemische, vernetzende und entwicklungsorientierte Perspektive in Begegnung und Prozess mit der Klientin als Ganzer und ihren Persönlichkeitsanteilen.

Es ist unerlässlich, relationale Aspekte der therapeutischen Allianz zu studieren, eigene Stärken und Schwächen in Beziehung zur Klientin und zu ihren Anteilen zu setzen und in die Arbeitsbeziehung zurückzutragen.

Luise Reddemann (PITT) bietet hier mit der Mitgefühlsbasierung und der vorsichtigen Dosierung von Belastungen im Respekt vor der Patientin eine gute Grundlage, die auf Selbstregulation und Achtung der Würde setzt.

Hypnose ist nach John und Helen Watkins einer der drei Hauptbestandteile der Ego-State-Therapie und ihr wichtigstes Werkzeug. Das hypnotherapeutische Vorgehen und die klinische Hypnose betonen die Bedeutung von Ressourcen und Resilienzförderung.

Phillips und Frederick haben Hypnotherapie bei posttraumatischen und dissoziativen Symptomatiken weiterentwickelt

Die Anwendung von Hypnose in der Therapie mit Persönlichkeitsanteilen bedarf Vorsicht, Sorgfalt und Erfahrung.

Die Anwendung hypnotischer Interventionen sollte auf eine Weise erfolgen, dass dem Bedürfnis nach Kontrolle und Eigensteuerung der Klientin Rechnung getragen wird. Es ist wichtig, ausreichend Zeit zur Reorientierung einzuplanen.

3 Der Begegnungsraum

Elfie Cronauer

»Wenn du dir eine Perle wünschest, such sie nicht in einer Wasserlache. Denn wer Perlen finden will, muss bis zum Grund des Meeres tauchen.« (Rumi)

Ein wesentliches Merkmal, allen Formen der Psychotherapie gemeinsam, ist die Beziehung zwischen dem Therapeuten und dem Klienten, die idealerweise von Authentizität, Offenheit und Ehrlichkeit geprägt ist. Die Therapeutin ist einfühlsam, wertschätzend und akzeptierend (Frank, 1961/1997; Wampold u. Imel, 2015). Sie sucht und fördert auf vielfältige Weise Ressourcen in der therapeutischen Begegnung (Haley, 1988; Erickson u. Rossi, 1997; Grawe, 2004). Welche Komplexität diesen Merkmalen innewohnt, dürfen wir uns bewusst machen.

In diesem Kapitel beschreiben wir qualitative Aspekte, Prozesse und Phänomene der psychotherapeutischen Begegnung. Vielleicht möchten Sie die Illustration des Begegnungsraums in der Abbildung 6 ein wenig auf sich wirken lassen und beobachten, was auftaucht.

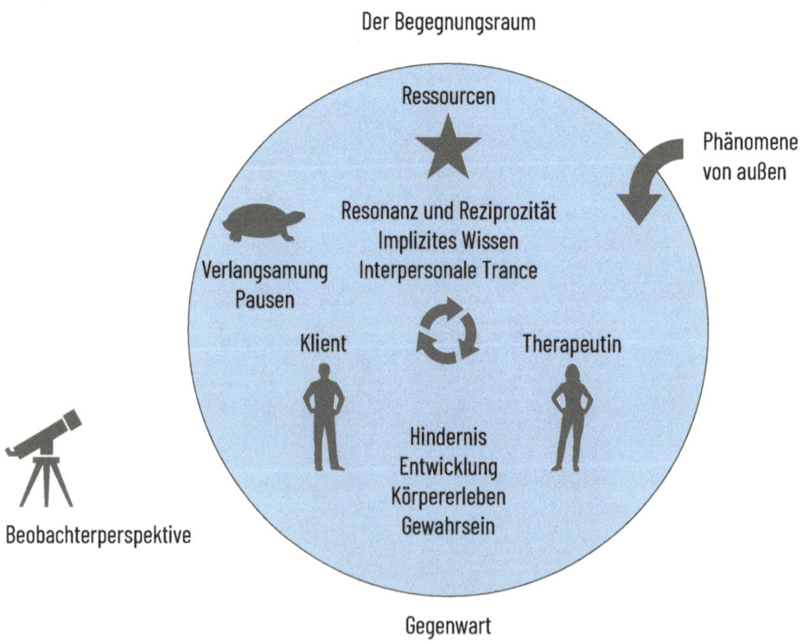

Abbildung 6: Illustration des Begegnungsraums: Unterschiedliche Aspekte und Phänomene

Görnitz und Görnitz (2016) verstehen Lebewesen als Systeme, die gemeinsam haben, dass sie sich fernab von einem stabilen Gleichgewicht befinden. *Alles fließt* ist ein Ausdruck von dem griechischen Philosophen Heraklit (um 520–460 v. Chr.). Heraklit verglich das Sein mit einem Fluss: »Wer in denselben Fluss steigt, dem fließt anderes und wieder anderes Wasser zu. Wir steigen in denselben Fluss und doch nicht in denselben, wir sind es und wir sind es nicht. Man kann nicht zweimal in denselben Fluss steigen.« In der Flusslehre liegt die primäre Welterfahrung in dem fortwährenden Stoff- und Formwechsel. Sie ist eine Metapher für die Prozessualität der Welt. Das Sein ist das Werden des Ganzen. Das Sein ist demnach nicht statisch, sondern als ewiger Wandel dynamisch zu erfassen. Doch hinter und zugleich in dem unaufhörlichen Fluss steht die Einheit: Einheit in der Vielheit und Vielheit in der Einheit (wikipedia.org/wiki/Panta_rhei). Wie Görnitz und Görnitz (2016) ausführen, gibt es bei allen Lebewesen ein instabiles Gleichgewicht. In diesem instabilen Gleichgewicht wirken auch ständig andere Einflüsse. Die Autoren nennen diese quantische Einflüsse. Dadurch ergeben sich immer wieder neue Möglichkeiten. »Eine solche Verwandlung von Möglichkeiten in Tatsachen geschieht in den halboffenen Systemen, die Lebewesen sind, immerfort und überall. Das geschieht in den Zellen und Organen, aber auch im Unbewussten und Bewusstsein« (S. 124).

Der Fluss hat das Flussbett, das ist sein Raum. Im Zwischenmenschlichen der Psychotherapie ist dieser Raum der Begegnungsraum, in dem diese fließenden Prozesse stattfinden. Der Begegnungsraum ist der implizite Kontext, das Fundament, das ermöglicht, worüber und wie tiefgründig in der Therapie gesprochen werden kann. Er umfasst den physischen Raum, den zeitlichen Raum, aber auch den gesellschaftlichen Raum zwischen der Therapeutin und dem Klienten und impliziert die in der Beziehung zwischen Therapeutin und Klient in der Sitzung bereitliegenden und entstehenden Möglichkeiten zur Begegnung, zur Entwicklung und zur Veränderung: Beobachtbare körperliche Phänomene, bewusste und nichtbewusste Vorgänge bei Therapeutin und Klient und von außen wirkende Einflüsse. Einflüsse, die in der therapeutischen Beziehung, am Ort der Begegnung bereits vorhanden sind, neu entstehen und wiederum Wirkung entfalten. Themen- oder Beziehungskontext und körperliche Zustände von Therapeutin und Klient verändern sich ebenso ständig wie das momentane Erleben oder die individuelle oder gemeinsame Einschätzung von Vorgängen. Die Therapeutin und der Klient sind Beobachtende und Teilnehmende und kreative Mitschöpfer des sich entwickelnden Geschehens. Die therapeutische Interaktion findet in einem Begegnungsraum statt, und die Erfahrungen und Wirkfaktoren aus dem, was im gemeinsamen Raum zwischen Therapeutin und Klient, aus beider Kontext, entsteht, gestalten diesen Raum und wirken darüber hinaus auf den Außenraum, den Lebenskontext, die sozialen und interaktionellen Beziehungen des Klienten zurück.

Wir beschreiben und gewichten Aspekte, Prozesse und Phänomene, die menschliche Begegnungen kennzeichnen, die explizit und implizit die therapeutischen Prozesse beeinflussen, und setzen diese zum wissenschaftlichen Diskurs in Beziehung. Vielleicht kann ein Nachspüren von Unklarem, gar ein Verweilen im Unklaren genutzt werden, um mögliche nichtbewusste, aber bedeutsame Erfahrungen ans Licht zu bringen. Und dadurch die therapeutischen Interventionen bestmöglich an den Klienten anzupassen, seinen nächsten Entwicklungsschritt mit ihm zu erarbeiten.

Allgemeine Wirkfaktoren – Common Factors

Gemeinsame Faktoren, Common Factors (engl.), werden als allgemeine Wirkkomponenten der Psychotherapie angesehen, die therapeutische Veränderungen beschreiben und erklären und über einzelne Therapieschulen hinweg bedeutsam sind, aber variieren. Ihre Wirksamkeit ist hoch und in vielen Studien belegt. Darunter fallen u. a. Variablen wie die therapeutische Beziehung, Ressourcenaktivierung, Wertschätzung oder Kongruenz/Echtheit und Empathie auf Seiten des Therapeuten sowie Allianz, die Zusammenarbeit zwischen Therapeut und dem Klient.

Rosenzweig hatte bereits 1936 vermutet, dass gemeinsame Faktoren gut etablierter Therapieschulen und nicht deren Unterschiede der Grund seien für die allgemeine Wirksamkeit der Psychotherapie (Wampold, Imel u. Flückiger, 2018, S. 62). Für die junge akademische Disziplin der Psychotherapie war es zunächst wichtig, die Behandlung psychisch kranker Menschen mit psychologischen Methoden unter Beweis zu stellen und die Psychotherapie im Gesundheitswesen nachhaltig zu verankern. Die Wirksamkeit der klinischen Psychologie und der Psychotherapie gegenüber der im Gesundheitswesen vorrangigen Psychopharmakatherapie psychisch kranker Menschen wurde durch eine Vielzahl von spezifischen Interventionsmethoden belegt (Ellenberger, 2005; Wampold et al., 2018). Eine Psychotherapie, die Verfahren und spezifische Methoden an deren Evidenz misst, verstellt jedoch den Blick auf die »weichen«, gemeinsamen Faktoren, die so bedeutungsvoll sind, aber oft nur hinter vorgehaltener Hand erzählt werden. Grawe brachte Mitte der 1990er Jahre einen Paradigmenwechsel in der Psychotherapie in die Diskussion. Er plädierte dafür, schulenübergreifend diejenigen psychotherapeutischen Vorgehensweisen zu nutzen, die empirisch belegt sind, und diese für den einzelnen Patienten maßzuschneidern (Grawe, 1998/2000; Grawe, Donati u. Bernauer, 2001). Inzwischen mehren sich die kritischen Stimmen gegenüber einer mehr und mehr störungsspezifischen Psychotherapie, die ihre Wurzeln verloren zu haben scheint. Wichtiger als die therapeutische Beziehung, die Kompetenz des Therapeuten, empathisch und wertschätzend einem Menschen mit seiner Problematik zu begegnen und ein gutes Arbeitsbündnis zu gestalten, scheint inzwischen zu sein, welcher Behandlungsansatz für welche Störung empfohlen wird (Strauß, 2019; Buchholz u. Kächele, 2019; Borst, 2019; Richter, 2019).

Beeinflusst ist diese jüngere Entwicklung auch von den Forschungen von Wampold und Imel (2001; 2015). Ihrer Auffassung nach wird eine störungsspezifische Psychotherapie, die Krankheiten definiere und Ursachenerklärungen der Krankheiten samt spezifischen Behandlungsmethoden daraus ableite, ihrer Natur, Menschen in ihrem sozialen Kontext mit ihren psychischen Leiden zu behandeln, nicht gerecht.

Wampold und Imel treffen bereits 2001 die Unterscheidung zwischen zwei Hintergrundmodellen (Buchholz u. Kächele, 2019) der Psychotherapie, dem medizinischen Metamodell und dem kontextuellen Metamodell. Metatheorien formulieren beispielsweise Grundannahmen über die Psychotherapie und deren Wirkung, woraus sich auch Implikationen für die Forschung ergeben. Während das medizinische Metamodell vor allem die Wirksamkeit spezifischer Behandlungsmethoden für die Anwendung bei Symptomkomplexen und Störungsbildern in den Mittelpunkt der Forschung stellt und die Common Factors vernachlässigt, betont das kontextuelle Metamodell gerade diese Wirkfaktoren, die am deutlichsten mit dem Therapieergebnis zusammenhängen, als wesentlich für die Psychotherapie und *nicht* die spezifischen Behandlungsmethoden (Wampold u. Imel, 2015).

Damit setzen die Autoren dem schon länger bestehenden medizinischen Metamodell eine *psychologische Alternative* entgegen. Sie verstehen ihr aktuelles kontextuelles Metamodell als ein beziehungsbasiertes Modell der Psychotherapie. Die sozialen Heilungsaspekte der Psychotherapie werden betont, indem sie der Beziehung zwischen dem Therapeuten und der Hilfe suchenden Person eine hohe Bedeutung einräumen und die soziokulturellen Gegebenheiten des Patienten mit berücksichtigen. Sie definieren Psychotherapie als »primär eine interpersonelle Behandlung, die a) auf der Grundlage psychologischer Prinzipien aufbaut; b) mindestens einen geschulten Therapeuten und einen Patienten umfasst; der Letztere sucht Hilfe zur Linderung einer psychischen Störung, eines Problems oder einer Beschwerde; c) einen Behandlungsrahmen mit dem Therapeuten aufweist, mit der Absicht, die Störung, das Problem oder die Beschwerden und den dadurch verursachten Leidensdruck zu lindern, und, d) dem jeweiligen Patienten und seiner Störung, seinem Problem oder seiner Beschwerde individuell angepasst wird« (Wampold et al., 2018, S. 68).

Unabhängig von der theoretischen Orientierung wird Psychotherapie als eine Heilmethode verstanden, in der sich eine Hilfe suchende Person mit einem guten Maß an Vertrauen an einen professionellen Psychotherapeuten wendet, im Glauben an die Psychotherapie, an die gesetzliche Schweigepflicht und die Unabhängigkeit des Therapeuten.

Wie können wir die längst bekannten gemeinsamen Wirkfaktoren von Psychotherapie für eine passgenaue und individualisierte Psychotherapie nutzen?

Die Person des Psychotherapeuten

Wir fassen unter dieser Überschrift verschiedene Aspekte zusammen, die von außen betrachtet den Begegnungsraum und die therapeutische Beziehung beeinflussen.

Die Person des Therapeuten trägt in hohem Maß zum Gelingen einer Psychotherapie bei und ist auch im Rahmen der quantitativen Psychotherapieforschung von großer Bedeutung (Strauß, 2019). Der Anteil der Variabilität der Therapieergebnisse, der auf den Therapeuten zurückgeht, liegt zwischen 5 und 7 Prozent (Wampold et al.; 2018; Heinonen, 2019). Dies ist ein relativ hoher Wert, verglichen mit den Therapieergebnissen, die auf verschiedene spezifische Behandlungsmethoden zurückgeführt werden können und insgesamt für höchstens 1 Prozent der Variabilität der Ergebnisse verantwortlich zu sein scheinen. Allerdings gibt es wenig praxisorientierte Forschung. Strauß (2013) fasst zur Person des Psychotherapeuten Befunde zusammen, die deutlich machen, dass objektive Merkmale wie das Alter, das Geschlecht, die ethnische Zugehörigkeit oder Merkmale der Ausbildung oder Selbsterfahrung des Therapeuten wenig spezifischen Einfluss haben. Interpersonale Charakteristika und der therapeutische Stil sind offenbar bedeutsamer. Diese sind im persönlichen Leben und in den Bindungserfahrungen der Therapeuten verwurzelt – wie Empathie, verbale und nonverbale Kommunikationsfähigkeiten, die Fähigkeit, eine Identität zu entwickeln und sich zu verwurzeln und Beziehungsabbrüche reparieren zu können (Strauß, 2013; Heinonen, 2019). Besonders gute Therapeuten scheinen zu 50 Prozent bessere Therapieergebnisse zu erreichen und sind mit deutlich weniger Therapieabbrüchen konfrontiert (Miller, Hubble u. Duncan, 2007). Schore (2014) spricht von einer »relationship of care« (Beziehung der Fürsorge im Sinne von Sorgfalt, Interesse, Anteilnahme für eine Person), die Therapeuten offerieren sollen.

In klinischen Studien wird die Effektivität der Therapeuten meistens daran gemessen, wie gut sie in der Anwendung der spezifischen Behandlungsmethoden sind. Die Effektivität des Therapeuten kann aber nur vom erzielten Therapieergebnis her bestimmt werden und nicht von seiner Kompetenz in der Durchführung der Therapie.

Okiishi, Lambert, Nielsen und Ogles (2003) untersuchten mehr als 1800 Studenten, die wegen unterschiedlicher Beschwerden psychotherapeutische Hilfe aufgesucht hatten. Die Autoren wollten wissen, ob es messbare Unterschiede zwischen den 91 behandelnden Psychotherapeuten gibt, die auf die Person des Therapeuten zurückgehen. Ihre Ergebnisse zeigen, dass dies der Fall ist.

Die Lösung kann aber nicht darin bestehen, diese erfolgreichen Therapeuten bei ihrer Arbeit zu beobachten und deren Verhalten zu kopieren. Miller (2014) regt vielmehr an, danach zu schauen, wie diese Fachleute ihren Berufsalltag verbringen. Was führte dazu, dass sie sich als Therapeuten so gut haben weiterentwickeln können und es immer noch tun?

Was also macht den guten Therapeuten aus? Therapeuten, die signifikant bessere Ergebnisse erzielten, repetierten im Durchschnitt acht Stunden in der Woche *außerhalb* des Therapieraums die Basics ihres Fachgebiets. Sie lasen erneut Grundlagentexte und übten die »Tonleitern« ihrer therapeutischen Fertigkeiten. Sie studierten ihre Sitzungsnotizen und identifizierten kleine Prozessfehler oder Stolpersteine in der Beziehungsgestaltung zum Klienten (»Was ist es, was ich nicht so gut mache?«). Noch dazu definierten sie ganz konkret, was sie in der nächsten Sitzung anders machen wollten und wie (Miller, Hubble u. Chow, 2020). In derselben Weise wie herausragende Künstler, Musiker und Sportler es angehen, arbeiten die Therapeuten am Rande ihrer Fähigkeiten, etwas außerhalb der Komfortzone. Miller (2014) identifiziert diesen Rand als den Ort, wo man einen Klienten als »im Widerstand« bezeichne. Gleichzeitig entspreche er der Zone der nächsten Entwicklung *des Therapeuten* (Vygotskij, 1987b; siehe Kapitel 5). Diese Zone gelte es zu identifizieren: Dazu solle man eine Sitzung, die wirklich gut gelaufen ist, genau protokollieren und dies für die Folgesitzung als Orientierung heranziehen. Erickson hat sehr viel Zeit darauf verwendet, seine Protokolle zu bearbeiten und auf eine Weise zu verdichten, dass die Essenz seiner Therapie sichtbar wurde (Zeig, 1999; Schmidt, 2019). Das war seine Form des intensiven Übens, und er war sich dadurch selbst der beste Lehrer. Er war von seiner Arbeit überzeugt.

Wampold et al. (2018) betrachten die Änderung in den Erwartungen des Klienten als Kern psychologischer Prozesse und als einen Wirkmechanismus der Therapie. Der Therapeut sollte die Erwartungen an die Psychotherapie durch seine Person, seine Erklärungen und sein Behandlungsvorgehen erzeugen. Diese sollten aber mit den individuellen Möglichkeiten und den soziokulturellen Überzeugungen des Klienten vereinbar sein und verweisen damit auf die Erkenntnisse von Vygotskij (1987a). »Der eigene Glaube an die Behandlung beeinflusst somit den therapeutischen Nutzen […] Offensichtlich ist die Aneignung der Überzeugung, dass die eigenen Bemühungen zur Verbesserung beitragen, von entscheidender Bedeutung« (Wampold et al., 2018, S. 264 f.). Der Klient, der aktiv Schritte zur Veränderung macht und Verbesserungen seines Befindens den eigenen Anstrengungen zuschreibt, wird sich als selbstwirksam erleben. Er kann etwas Heilsames für sich tun. Dies erweitert seine Fähigkeit, mit sich selbst auf gute Weise umzugehen, sich zu unterstützen, sich zu ermutigen, sich zu schätzen, vielleicht sogar sich zu lieben.

Wenn der Klient außerdem die Erwartung hat, dass der Therapeut tatsächlich hilfreich handelt, und der Therapeut der Wirksamkeit seines Vorgehens traut (allegiance) und die psychotherapeutische Behandlung als wirksam gestaltet, wird diese effektiver (Wampold u. Imel, 2015). Erickson betont diese Erwartungshaltung ebenso. Wenn der Klient therapeutische Veränderungen erwartet, hilft es ihm, die negativen Lebenserfahrungen und seine gelernten Beschränkungen außer Kraft zu setzen (Erickson u. Rossi, 1997, S. 15). Die Übereinstimmung von Therapeut und Klient hinsichtlich der Aufgabe und Zielsetzung der Psychotherapie, Klarheit über die beidseitigen Therapieerwartungen, positive Erwartungen in Bezug auf das Therapieergebnis auf Seiten des Klienten und des Therapeuten sind regelmäßig mit einem positiven Therapieergebnis assoziiert (Grawe, 1998/2000; 2004; Grawe, Donati u. Bernauer, 2001).

Wie dienlich sind allgemeine Beschreibungen von Therapeutenvariablen in der praktischen Arbeit? Vielleicht dienen sie dem Abgleich und der Gewichtung der eigenen Selbsteinschätzung der Ausprägung dieser Merkmale? Diese statischen Konzepte können die variierenden intra- und interpsychischen Prozesse, die sich im therapeutischen Geschehen zeigen, jedoch nicht abbilden. Und ob dies je möglich sein wird, sei dahingestellt. Wichtig scheint uns der Hinweis, dass das künstliche Separieren und das Erforschen dieser »Variablen« wichtige Erkenntnisse erbringen, diese jedoch im komplexen wechselseitigen Kontext einer Psychotherapie betrachtet werden sollten. Ein empathischer, wertschätzender Therapeut mag möglicherweise einen Menschen, der mit Autismus-Spektrum-Störung in die Therapie kommt, eher irritieren. Und das Wissen um die eigene Empathiefähigkeit hilft einer Therapeutin nur bedingt, wenn sie bei einem bestimmten Klienten bemerkt, dass sie sich als gleichgültig erlebt.

Menschenbild und Haltung

Wir haben Anregungen gefunden bei Rogers, Rudolf und Reddemann.

Carl Rogers (1973/2018; 1983) hat mit der Entwicklung seiner wissenschaftlichen personenzentrierten Therapie bedeutsame Erkenntnisse beschrieben. Die Einstellung der Therapeutin, die für Rogers mehr ist als eine Haltung, sei mitentscheidend für erfolgreiche psychotherapeutische Beratung und Behandlung. In einer Atmosphäre von Sicherheit und Wertschätzung, die die Therapeutin bereithält, könne eine Person durch die aufrichtige Begleitung der einfühlenden und nichtdirektiven Therapeutin mehr und mehr sich selbst explorieren und reflektieren, sich dadurch persönlich entwickeln und Lösungen für ihre Schwierigkeiten finden. Die Begegnung auf Augenhöhe ermögliche die geteilte Verantwortung für neue Erfahrungen.

Rogers plädiert dafür, den Menschen in seiner Einzigartigkeit und Ganzheit zu begreifen, seine Kompetenzen zu erkennen und ihm auch etwas zuzutrauen. Die Therapeutin solle Sicherheit vermitteln und Verlässlichkeit bieten und ihrem Gegenüber empathisch und wertschätzend begegnen (Rogers, 1973/2018). Dadurch werde der Mensch ermutigt und unterstützt, sich mit seinem Erleben Schritt für Schritt auseinanderzusetzen und seine Entscheidungsfreiheiten zu erweitern. »Meine Ansichten über die jedem Menschen innewohnenden grundlegenden Charakteristika haben sich durch meine Erfahrungen in der Psychotherapie gebildet […] Mir ist immer wieder aufgefallen, dass die Gattung Mensch über bestimmte inhärente Eigenschaften verfügt, die oft mit Begriffen wie positiv, sich weiterentwickelnd, konstruktiv, realistisch oder vertrauenswürdig beschrieben werden können« (Rogers, 1957, S. 199, zit. n. Trenkle, 2008, S. 135).

Gerd Rudolf (2010, S. 195 f.) skizziert Aspekte eines der Psychotherapie angemessenen Menschenbildes. Er führt aus, dass Menschen durch die Erfahrungen des Lebens, meist schon in ihrer Kindheit, versehrt würden. Dies zu akzeptieren und mit schmerzlichen Erfahrungen zu rechnen, sei eine Tatsache. Menschen könnten lernen, mit schwierigen Erfahrungen umzugehen, Hilfe anderer in Anspruch zu nehmen und auch anderen Hilfe zu gewähren. Sie könnten diese Erfahrungen aber auch verleugnen und Idealansprüche an sich und die Welt richten. Durch die Teilhabe an der menschlichen Kultur verbinde sich der Mensch mit den anderen Menschen. Er sei für sich verantwortlich, was impliziere, dass die sich entwickelnde Persönlichkeit in dieser Aufgabe helfen lasse, bis sie sich selbst beeltern und verantworten könne. Die strukturelle Entwicklung des Selbst, die sich durch mitmenschliche Bezogenheit entwickle, bedeute eine Verantwortung für das Eigene und die Mitverantwortung für die anderen. Unter der Voraussetzung der Selbstverantwortung und der sozialen Mitverantwortung sei der Einzelne frei zu entscheiden.

Für die Psychotherapie bedeutet dieses Menschenbild, dass Therapeutin und Klient gleichermaßen Subjekte sind, was sie als Menschen verbindet, dass die Therapeutin eine Haltung von Ernstnehmen, Zeugenschaft, Solidarität und Anteilnahme entwickelt und die Entwicklung des Klienten unter Berücksichtigung seiner kulturellen Herkunft fördert (Vygotskij, 1987b).

Luise Reddemann betont in ihrem aktuellen traumatherapeutischen Konzept ihre Vorstellung, dass Menschen über selbstregulative Kräfte verfügen und viel mehr seien als die Beschädigungen, die sie erlitten haben. Menschen vermögen viel, wenn es ihnen zugetraut würde. Das Wahrnehmen der Stärken einer Person ist eine ihrer wichtigsten Grundüberzeugungen. In der von ihr entwickelten Psychodynamisch Imaginativen Traumatherapie (PITT) umfassen Schutz und Achtung der Würde des Menschen und das Mitgefühl die grundlegende therapeutische Haltung (Reddemann, 2011; 2015). Jeder Mensch komme mit seiner individuellen Geschichte in die Therapie. Dazu gehöre auch, die Autonomie des Patienten zu respektieren, ihm nichts aufzudrängen, was er nicht möchte, oder gar seine Intimität durch bedrängende Fragen zu verletzen (Reddemann, 2015, S. 155). Beide, Therapeutin und Patient, entwickeln gemeinsam ein individuelles Behandlungsvorgehen, das sich am Entwicklungsprozess des Patienten orientieren und auch immer wieder neu justiert werden solle (Reddemann, 2015). Darin besteht auch eine gewisse Kunst: die heilenden Wirkungen der menschlichen Begegnung, die beiderseitigen Erwartungen an die Therapie und die Kompetenz der Therapeutin und die Anwendung der spezifischen Interventionsmethoden, von der die Therapeutin überzeugt ist, zusammenzufügen. Das ist im besten Fall Psychotherapie, die soziale Heilpraxis, von der Wampold et al. (2018) sprechen.

Ressourcenaktivierung

Jeder Mensch verfügt über Ressourcen, selbst bei schwer beeinträchtigten Menschen sind sie zu finden. Ressourcen sind Mittel, Gegebenheiten, auch Fähigkeiten, mit denen Menschen bestimmte Ziele verfolgen und auch erreichen können. Für unsere Gesundheit und unser Wohlbefinden ist die Wahrnehmung und die Entfaltung und Ausgestaltung von Ressourcen wichtig und entwicklungsförderlich. Menschen, die über gute persönliche und soziale Ressourcen verfügen, können die Anforderungen des Lebens aktiver und wirkungsvoller meistern und erfahren dadurch Wirksamkeit in ihren Handlungen. In diesem Fall begünstigen Ressourcen einander. Je nach Lebenssituation, Alter, Kontext, gesellschaftlichem und kulturellem Hintergrund werden die Bedeutungen von Ressourcen und deren Definition als solche differieren. Und es gibt Ressourcen, die überdauern und zeitlebens eine wichtige Funktion im menschlichen Leben einnehmen. Ressourcen gelten erst dann als solche definiert, wenn sie als hilfreich, nützlich oder sinnvoll eingeschätzt werden. Fragen nach guten Zeiten im Leben, nach schönen Erfahrungen, nach Fähigkeiten und Interessen, nach Stärken, kurzum, im Leben eines Menschen gibt es eine Fülle von Ressourcen.

Aktivierung von Anfang an

Menschen, die psychotherapeutische Hilfe suchen, finden meistens den Zugang zu ihren Ressourcen nicht mehr oder fassen ihre durchaus gegebenen Ressourcen nicht als solche auf. In der Interaktion zwischen der Therapeutin und dem Klienten kann die Therapeutin – von »außen« blickend und in Resonanz damit – Fähigkeiten und Fertigkeiten erkennen, zu denen dieser keine Verbindung mehr hat. Selbst scheinbar dysfunktionale Aspekte, die der Klient beschreibt, können auf ihre positive Funktion hin untersucht werden. So kann eine Phobie vor dem Autofahren davor schützen, sich mit den belastenden Stressoren am neuen Arbeitsplatz zu befassen und die Entscheidung über die Kündigung in der Probezeit zu vermeiden.

Ressourcenaktivierung ist Teil der fachlichen Kompetenz der Therapeutin und Haltung zugleich. Dabei geht es nicht um eine bloße Aufzählung von Ressourcen per se, sondern um die spürbar und erkennbar stärkende Erfahrung, die der Klient im Begegnungsraum erlebt. Diese sollte vertieft werden, indem sie bewusst gemacht, wiederholt und durch Hineinnahmen intensiviert wird. »Ich möchte Sie einladen, mit dieser Erfahrung in Kontakt zu gehen …« Manchmal meinen Klienten, sie müssten erst zu Hause üben, um das positive Erleben zu bemerken. Dies kann ein Hinweis sein, dass die vermeintlich ressourcenvolle Vorstellung viel zu weit in der Zukunft liegt oder von unangenehmen Empfindungen überlagert wird, die der Klient spürt, aber nicht mitteilen möchte oder kann. Eine kleine Bewegung, ein Duft, ein gesprochenes Wort, ein Impuls, all das kann im Hier und Jetzt eine große Kraft entfalten, weil vielleicht implizites Wissen adressiert wird. Und diese gemeinsame Erfahrung ist auch für die Therapeutin wichtig. Sie kann diese ressourcenvolle Erfahrung im Prozess der gemeinsamen Arbeit nutzen, um ihre Vorgehensweise bestmöglich am nächsten Entwicklungsschritt des Klienten zu orientieren und mit ihm abzustimmen.

Ressourcenvolle Erfahrungen sind mit einem positiven körperlichen Erleben verbunden, das deutlich anders ist als das körperliche Empfinden bei Problemen und Sorgen. Es lohnt sich, dies in einem kleinen Selbstversuch zu untersuchen. Erlauben Sie sich eine kleine Weile eine angenehme Vorstellung und nehmen Sie wahr, wie sich diese in Ihnen anfühlt. In welcher Körperregion spüren Sie sie am intensivsten? Nehmen Sie einen bewussten Atemzug und beobachten Sie, wie sich diese Empfindung vielleicht vertieft und erweitert. Nach einer kleinen Weile stellen Sie sich etwas Unangenehmes vor. Spüren Sie nach, wie sich das anfühlt. Achten Sie auf den Unterschied. Es ist sicher angenehmer, sich nun wieder eine gute Vorstellung zu vergegenwärtigen. Diese kleine Pendelübung verdeutlicht die positive somatopsychische Erfahrung von etwas Angenehmem. Wenn Ressourcen dergestalt ihre Wirkung »belegen«, zeigt sich ganzheitliches Erleben, das für weitere Entwicklungen hilfreich und bedeutsam ist. Natürlich sollte hierbei feinfühlig und dosiert vorgegangen werden. Eine ressourcenaktivierende Haltung bedeutet, achtsam und passend, nonverbal oder verbal, etwas Unterstützendes aufzufinden und einzuweben. Die Therapeutin sollte sich auf das Tempo des Klienten einstellen. Dieser soll sich ernst genommen fühlen und zusammen mit der Therapeutin die Erfahrung machen können, dass er die Fähigkeit hat, zu spüren, zu fühlen, zu sprechen, sich Zeit und Raum zu geben. Ein kleiner Schritt, auf den der nächste folgt, im Hier und Jetzt eine gute oder mindestens neutrale körperliche und seelisch stärkende Erfahrung zu machen, darum geht es. Dies stärkt das Vertrauen in die therapeutische Beziehung und festigt auf beiden Seiten die Erwartung, dass der eingeschlagene Weg zu deutlichen Verbesserungen der Beschwerden führt.

In diesem Zusammenhang rufen wir die Forschungen von Klaus Grawe (2004, S. 386 f.) in Erinnerung: Grawe und seine Mitarbeiter interessierte die Frage, worin sich erfolgreichere Therapieergebnisse von weniger erfolgreichen unterschieden. Sie operationalisierten Therapieerfolg beispielsweise über Stundenfragebögen. Das Therapiegeschehen ließen sie außerdem abschnittsweise von geschulten Beratern einschätzen, und zwar zu dem Ausmaß, in dem die Patienten positive Bewältigungs-, Klärungs- und Selbstwirksamkeitserfahrungen machten. Die Berater wussten nicht, um welche Art von Therapiesitzungen es sich handelt (Blindverfahren). Aus über

8000 Therapiesitzungen wurden dreißig Sitzungen mit einem sehr guten Therapieergebnis und dreißig Sitzungen mit einem besonders schlechten Therapieergebnis ausgewählt. Die Sitzungen wurden über die zuvor beschriebenen Daten miteinander verglichen. In erfolgreichen Therapiesitzungen hatten die Patienten durch die gemeinsame Arbeit mit den Therapeuten das Gefühl von mehr Kontrolle über ihre Probleme, und sie gaben positivere Erfahrungen bezüglich ihres Selbstwerts an.

Die therapeutische Tätigkeit, die darauf ausgerichtet ist, die gegebenen Möglichkeiten und Merkmale des Patienten als Ressource zu nutzen und positiv herauszustellen, bezeichnete Grawe als *Ressourcenaktivierung.* In Sitzungen mit positivem Therapieergebnis überwog das Ausmaß der Ressourcenaktivierung die Problemaktivierung. Die Aktivierung von Ressourcen *zu Beginn und am Ende der Stunde* führte zu den besten Ergebnissen (Grawe, 2004, S. 393). Eine Ressourcenaktivierung am Ende der Stunde konnte die Belastungen aus der Sitzung allein nicht kompensieren. »Offenbar ist es in der Psychotherapie sehr wichtig, daß die Belastung durch die Behandlung der Probleme immer ausgeglichen wird durch genügend intensive positive bedürfnisbefriedigende Erfahrungen, die der Patient gleichzeitig macht. Diese Erfahrungen kommen nicht von selbst, sie müssen vom Therapeuten aktiv herbeigeführt, unterstützt und gefördert werden« (2004, S. 401).

Diese Ergebnisse verdeutlichen auch statistisch die Wirksamkeit einer ressourcenaktivierenden Haltung in der Therapie von Anfang an. Lange bevor die Psychotherapieforschung mit ihren Methoden die Wirksamkeit von Psychotherapie und spezifischen Methoden belegte, haben sicherlich viele gute Therapeuten ressourcenaktivierend gearbeitet.

Wegbereiter und Vater der modernen Hypnosetherapie (Hypnotherapie) ist zweifellos Milton Erickson, USA, der die klinische Hypnose nach ihrem Bedeutungsverlust im ersten Drittel des 20. Jahrhunderts »wieder« entdeckt hat. Er gilt weltweit als einer der wichtigsten und verdienstvollen Pioniere einer ressourcenorientierten Psychotherapie- und Beratungsarbeit (Schmidt, 2019, S. 159). Sein hervorragender Beitrag für die Psychotherapie hat viele Kollegen seiner Zeit beeinflusst und neue Ansätze in der Psychotherapie initiiert. Klinische Hypnose und Hypnotherapie sind wesentliche Elemente unseres therapeutischen Wirkens.

Erickson war in seinem Leben mit viel persönlichem Leid konfrontiert: Er hatte Kinderlähmung im Alter von 17 Jahren überlebt, kämpfte mit gravierenden Beeinträchtigungen seiner Muskelfunktionen, litt in späteren Jahren am seltenen Post-Polio-Syndrom. Schmerzen und viele andere Beeinträchtigungen prägten seinen Alltag. Die konsequente Ausrichtung der Aufmerksamkeit auf das gewünschte Leben in der Zukunft war ein zentrales Prinzip seiner Arbeit (Schmidt, 2019, S. 160). Erickson war zutiefst davon überzeugt, dass Menschen über unbewusste Selbstheilungskräfte und Ressourcen verfügen, die für ihre Entwicklung utilisiert, also nutzbar gemacht werden können (Erickson u. Rossi, 1994, 1997; Haley, 1988; Gilligan, 1995; Schmidt, 2019).

Ein Grundkonzept Erickson'scher Hypnotherapie ist die Utilisation und bedeutet, dass jedwedes Phänomen, das beobachtet, berichtet oder erschlossen werden kann, genutzt werden kann, um Ziele zu erreichen und Bedürfnisse zu befriedigen. Erickson konzipierte das »Unbewusste« als eigenständige weise, kluge und wohlwollende Instanz im Menschen (Peter, 2009), unterstützend und gesundheitsfördernd und unabhängig vom »Wach-Bewusstsein«. Erickson ging davon aus, dass Menschen auf unwillkürliche und unbewusste Art lernen können. Er richtete seine Aufmerksamkeit auf das gewünschte Erleben in der Zukunft »auf den Raum potenzieller, zunächst womöglich noch unsichtbarer Kompetenzen und darauf, Veränderungen durch Ausrichtung auf kleine Schritte der Unterschiedsbildung zu lenken, da diese leichter anzuregen sind« (Zeig et al. in Schmidt, 2019, S. 162). Die Einzigartigkeit des Individuums und dessen Bedürfnisse standen für ihn im Mittelpunkt. Vorrangig war ihm, dass Menschen in ihrer sozialen Welt zurechtkommen, und nicht die Behandlung von psychischen Störungen. Wir sehen hier einen Anklang an Federn (1956).

Erickson verstand und entwickelte Hypnose als besondere Art der Interaktion zwischen Menschen als einen Prozess der Kommunikation zwischen zwei Personen (Haley, 1988), in dem die vorhandenen Potenziale eines Menschen geweckt werden. Statt Defizite zu fokussieren, suchte er vielmehr nach Ressourcen im Leben der Klienten. Er entdeckte in Störungen Kompetenzen, die er Schritt für Schritt für den Klienten utilisierte. Dadurch förderte er die individuelle Entwicklung. Schmidt (2019) würdigt in seinem Artikel über den »Hexer« Milton Erickson unter vielen anderen wichtigen Punkten dessen Menschenbild und dessen Menschlichkeit, der wir uns auch verpflichtet fühlen: Menschen in ihrer Einzigartigkeit zu sehen, mit Respekt vor ihrer Lebensbewältigung und Neugier auf die Lösungen, die sie in der Therapie entwickeln.

Wir plädieren mit Gunther Schmidt dafür, das Unbewusste und Unwillkürliche nicht als ein Mysterium oder etwas insgeheim Wirkendes und Kluges anzusehen, von dem der bewusste Verstand nichts zu wissen braucht, sondern klären unsere Klientinnen über die Bedeutsamkeit dieser ihrer inneren Kraft auf und geben ihnen dadurch die Möglichkeit der Kontrolle und der Steuerung. Klienten können sich dadurch mehr auf Aspekte des gewünschten Erlebens hin orientieren und das Zutrauen in die Entwicklung ihrer Fähigkeiten stärken. Deswegen ist es sinnvoll, die Wechselwirkung zwischen dem Unbewussten und dem willentlich Bewussten transparent zu machen. Die Bedeutung des Zusammenspiels von Unbewusstem und Bewusstem sollte so aufbereitet werden, dass der Klient Kompetenzerfahrungen macht, diese bewusst realisiert und körperlich spürt. Dies wirkt sich auf seine Motivation für die weitere Zusammenarbeit ebenso aus, wie es den Glauben an die gemeinsame therapeutische Arbeit stärkt. Der Klient kann positive Veränderungen seiner inneren Kraft und seinem Unbewussten zuschreiben und mit seinen bewussten Erfahrungen verbinden und ausbauen (Wampold et al., 2018; Schmidt 2019).

Wiederholung – Bahnung – Verortung im Raum

Damit Ressourcenerfahrungen neurobiologisch gut gebahnt werden, ist es wichtig, positive Erfahrungen über längere Zeit wieder und wieder zu fokussieren und zu spüren. »Use it or lose it«, die Hebb'sche Lernregel von 1949 ist fast schon Allgemeinwissen. Unser Gehirn baut demzufolge die Bahnungen verstärkt aus, die oft benutzt werden. Die synaptischen Verbindungen werden komplexer, und die Wahrscheinlichkeit, dass gute Erinnerungen, Kompetenzerfahrungen oder stärkende menschliche Begegnungen im Alltag auf unbewusster Ebene aktiviert und unmittelbarer erfahrbar werden, steigt. Es ist für Therapeutin und Klient wohltuend und stärkend, ressourcenvolle Erfahrungen bewusst zu machen und spürbar zu vertiefen. Mit der Zeit wird das Schwere leichter, weil positives Erleben gewichtiger wird und die innere Balance fördert.

Für die Therapeutin ist natürlich ebenso wichtig, dass sie ihre vielfältigen Ressourcen kennt und diese gut aktivieren kann. Welche ressourcenvolle Erfahrung ist besonders intensiv und stärkend? Ist es eher ein Gedanke oder eine Vorstellung, ein Gefühl oder ein körperliches Empfinden? Ist die Ressource vielleicht der Ego-State der erfahrenen Therapeutin, abgegrenzt, mit sich im guten Kontakt, zuversichtlich und gestärkt durch Beziehungsfähigkeit und fachliches Wissen?

Aus unserer langjährigen Erfahrung ist uns bewusst, dass im Beziehungsgeschehen der Kontakt zu den eigenen Ressourcen verloren gehen kann. Ein bewusst durchgeführter Atemzug und eine Veränderung der Sitzposition können bereits einen Unterschied bewirken. Viele weitere Hinweise, die eigenen Ressourcen wiederzufinden, zu erweitern, sich dadurch zu stärken, werden Sie in diesem Buch finden (siehe Übung 1.1, Einer Ressource begegnen, in Teil C). Ebenfalls hilfreich ist die Rückversicherung im Prozessmodell, um zu erkennen, an welcher Stelle der Ressourcenentwicklung und des Therapieverlaufs die Therapeutin mit der Klientin steht (vgl. Kapitel 4).

Ressourcen im Außen verdienen mehr Beachtung in ihrer Bedeutung für Klient und Therapeutin: Gegenstände im Therapieraum, der Blick nach draußen, die Natur oder die Stadt, es gibt so viel Stärkendes in der Umgebung, das einbezogen werden kann. Alman, Hypnotherapeut in San Diego, USA, arbeitet im Freien mit unmittelbarem Blick auf den Pazifik (mündliche Mitteilung). Welche Kräfte dadurch mobilisiert werden können, ist dem Mitteleuropäer an trüben Wintertagen unmittelbar deutlich.

Brisch, damaliger Leiter im Dr. von Haunerschen Kinderspital der Ludwig-Maximilian-Universität München, berichtete in seinem Vortrag beim EMDRIA-Tag 2015 in Köln, dass er beim Erstkontakt danach frage, ob der Patient sich sicher fühle in seinem Therapieraum und wodurch dies zustande komme. Er frage auch danach, was vielleicht (im Hier und Jetzt) besonders interessant oder gut/schön sei.

Ein Junge habe seine (Brischs) Krawatte besonders schön gefunden und sei beim nächsten Kontakt selbst mit Krawatte gekommen. Die therapeutische Beziehung war von Anfang an gelungen.

Leutner hat 2008 ein EMDR-Protokoll entwickelt (RIT), das die Verankerung ressourcenvoller Erfahrungen im Therapieraum für die bestmöglich abgestimmte Traumaverarbeitung nutzt. Ich (EC) frage die Klienten auch danach, was ihnen in meinem Therapieraum gefällt, worauf sie vielleicht blicken möchten, um sich auszuruhen oder eine Pause zu machen. Geprägt durch das Nebenfach Umweltpsychologie, das ich ab 1980 an der Universität Heidelberg belegt hatte, ist die Wechselwirkung von Raum und Umwelt ein wichtiger Bestandteil meiner therapeutischen Entwicklung, den ich sehr oft einbeziehe.

Sicherheit, Schutz und Gesehenwerden betrifft auch die Frage nach der Wahl des Platzes im Therapieraum und dem Abstand zur Therapeutin. Es kann sinnvoll sein, den Klienten auf etwas Angenehmes im Raum hin zu orientieren. Das kann ein Bild sein, ein Blumenstrauß, ein Objekt oder der Blick aus dem Fenster. Die Therapeutin lädt den Klienten dann ein, in Kontakt mit dieser positiven Erfahrung zu gehen und zu spüren, wie sich das anfühlt. Die Ich-stärkende Erfahrung im Hier und Jetzt wird gebahnt.

Wenn die Klienten ihre Ressourcen nicht als solche einschätzen oder gar spüren, bewirkt das Gewahrwerden einer äußeren Ressource und deren Bewusstmachung direkt einen kleinen Unterschied im Erleben, aus dem wiederum geschöpft werden kann. Mit dem Einweben der gefundenen Ressource im Raum können Belastungen reguliert werden.

Resonanz und Beziehung

Resonanz und Reziprozität

Resonanz und Reziprozität sind der Anfang unseres Menschseins. Resonanz und Reziprozität sind bedeutsame Aspekte menschlicher Beziehung, die wir in der eigenen Entwicklung erfahren haben, ohne diese bewusst zu erinnern. Um überleben zu können, ist der kleine Mensch nach seiner Geburt auf ein Mindestmaß an Resonanz und Reziprozität angewiesen. Seine Bedürfnisse sollten gut beantwortet werden, er sollte auf eine Weise gehalten werden, die ihm Orientierung im Raum gibt und Wohlbefinden verschafft, er sollte in ausreichendem Maß Rhythmen erleben, z. B. Phasen von Ruhe und Anregung, erleben, dass er umgeben ist von primären Bezugspersonen, die sich an ihm freuen und alles tun möchten, damit es ihm gut geht. Man kann das auch Liebe nennen.

Ergebnisse aus den Neurowissenschaften und der Entwicklungspsychologie zeigen, dass der Säugling bereits vorgeburtlich so ausgestattet ist, dass er nach einem Gegenüber sucht. Trevarthen et al. (1998, zit. n. Jantzen, 2019) nennt dies ein intrinsisches Motivsystem (IMF): »Das IMF zielt nachgeburtlich auf einen friendly companion, einen freundlichen Begleiter im Sinne der Bindungstheorien. Es verknüpft sich mit dem emotional-motorischen System (EMS) der Gesichtsmuskulatur, über welche das Neugeborene seine Gefühle am unmittelbarsten ausdrückt. Dazu kommt die Annahme einer rhythmischen Zeitgeberstruktur beim Baby« (Jantzen, 2019, S. 153).

Lebensprozesse scheinen auf inneren Zeitgeberstrukturen zu beruhen, durch die, vereinfacht ausgedrückt, Erwartungen und Bewertungen erzeugt und Modelle für zukünftiges Geschehen konstruiert werden. Diese *zeitlichen Schrittmacher* (Jantzen, 2019) sorgen für die Kopplung zwischen emotionalen Systemen, zwischen dem subjektiven Erleben im Augenblick und dem, was durch die Umwelt gerade vermittelt wird.

Stern (2005) definiert mit seinem Begriff des Gegenwartsmoments die Zeiteinheit, die Menschen benötigen, um die Reize, die von anderen Menschen ausgehen, zu erfassen und zusammenzusetzen, um dann dazu eigene Verhaltensweisen zu »komponieren« und diese bewusst werden zu lassen. Diese Zeiteinheit liegt seiner Auffassung nach zwischen drei und zehn Sekunden, was nicht bedeutet, dass es nicht größere Zeiteinheiten gibt, die er als gebündelte Gegenwartsmomente versteht. Vermutlich beruhen diese Zeiteinheiten auf Erregungszyklen des Nervensystems (Stern, 2005; Fogel, 2013; Jantzen, 2019). Diese zeitlichen Prozesse des eigenen Körpers und jenen der anderen sind »das A und O jeglicher Entwicklung, die ältesten und zugleich modernsten Mechanismen des menschlichen Gehirns, so Vygotskij: sie öffnen und schließen das Gehirn und sie sind die zentrale Grundlage jeglichen sozialen Verkehrs« (zit. n. Jantzen, 2019, S. 152). Diese Aussage geht auf den sowjetischen Psychologen Vygotskij zurück, Jahrzehnte bevor die Neurowissenschaften und die Entwicklungspsychologie diese Aussagen mit ihren Forschungsergebnissen belegen konnten (Schore, 2001, 2014; Dornes, 1993).

Die wechselseitigen Reaktionen von Säugling und primären Bezugspersonen müssen in einem bestimmten Moment erfolgen, damit sich daraus Strukturen und Erwartungen bilden können. Dies zusammen scheinen die Grundlagen früher Intersubjektivität zu sein. Die Beziehung eines Menschen zu sich selbst kann demnach nur durch intersubjektive Begegnung und Erfahrung entstehen. Die Erfahrung von Verbundenheit ist das Ergebnis dieser ineinandergreifenden Prozesse und vermittelt Gefühle von Sicherheit und Gesehenwerden.

All diese Prozesse und Phänomene wirken in uns, in unseren Klienten und in der therapeutischen Interaktion. Selbstverständlich, unbemerkt. Wenn es Unterbrechungen in diesen wechselseitigen Reaktionen gibt, kleinste Unterschiede, ist es hilfreich aus der Beobachterperspektive darauf zu blicken. Vielleicht sind es Beziehungsbotschaften von Persönlichkeitsanteilen, vielleicht äußere Einflüsse, vielleicht »etwas«, das bislang nicht thematisiert wurde.

Wie entwickelt sich Resonanz, welche Bedeutung geben wir ihr im menschlichen Austausch? Im Alltag gibt es viele Beispiele für physikalische Resonanz: die volle Kaffeetasse, die wir in einen anderen Raum tragen, oder die Kinderschaukel, die wir dann anschubsen, wenn sie nach vorne schwingt. In feiner, nichtbewusster Abstimmung der Bewegungen versuchen wir, das Überschwappen des Kaffees zu verhindern oder den Rhythmus der schwingenden Kinderschaukel der Lust und Sicherheit des Kindes anzupassen. Demzufolge ist die Mitschwingung immer schon eine Antwort auf die Eigenschwingung des anderen: Es geht um ein wechselseitiges, zeitlich gut abgestimmtes Mitschwingen in der Begegnung.

Der Begriff der Resonanz kommt ursprünglich aus der Physik und meint die Beziehung zwischen zwei schwingungsfähigen Körpern, wobei der eine die Eigenschwingung des anderen mit anregt. Die zeitliche Einwirkung (Reziprozität), wie zuvor beschrieben, spielt eine wesentliche Rolle bei der Bildung von Resonanz und bei Resonanzprozessen.

Nach Scagnelli (1980) beschreibe John Watkins 1978 in seinem Buch »The Therapeutic Self« ein Konzept von tiefgreifender Resonanz. Darin sehe er die »therapeutische Persönlichkeit« als wesentliche Variable des therapeutischen Geschehens. Der Therapeut sei mehr als seine theoretische Ausrichtung oder seine angewandten Methoden. Watkins präge den Begriff des »therapeutic self« (das therapeutische Selbst). Damit bezeichne er das Individuum, das fähig sei, in Resonanz zu gehen: die Fähigkeit, mit dem anderen zu fühlen, ebenso die Fähigkeit, die eigenen, damit verbundenen Gefühle zu erkennen, die empathische Identifikation mit dem anderen wahrzunehmen und zu beantworten. Der Therapeut erlebe sowohl bewusst als auch unbewusst die Realität des Klienten mit. Er werde für eine gewisse Zeit zum Klienten, in dem die beiden Persönlichkeiten in so etwas wie einem einzigen Energiefeld zu existieren scheinen. Der Therapeut müsse aber neben der subjektiven Erfahrung des anderen auch die objektiven Kriterien des Klienten untersuchen. Das therapeutische Selbst sei, Watkins zufolge, in der Lage, den Klienten sowohl aus einer objektiven Sicht als auch in der Resonanz zu verstehen.

Auch könne in der tiefergehenden Interaktion der Klient Ich-Stärke vom Therapeuten gewinnen. Nach Frederick (2007, S. 55) spreche Watkins (1978) von einer Ich-Leihgabe, die an den Klienten gehe. Das Konzept der Resonanz in der Psychotherapie sei für ihn fundamental. Er bestand darauf, dass das Verstehen eines der Ziele der Resonanz sei. Entscheidend sei die tiefergehende unbewusste Interaktion zwischen Therapeut und Klient.

Schore (2014) beschreibt unserer Auffassung nach gut dreißig Jahre später auch Resonanzprozesse, wenn er die intersubjektive Begegnung in der therapeutischen Allianz betont, in der die Therapeutin sich psychobiologisch gut einstimmt auf den Patienten, nicht nur auf das achtet, was gesagt wird, sondern auch, wie es gesagt wird. Indem sie die Prosodie, die nonverbalen, von Augenblick zu Augenblick sich zeigenden, rhythmischen Strukturen innerer Zustände des Patienten wahrnimmt und flexibel und fein ihr eigenes Verhalten darauf abstimmt (Schore, 2001, S. 390). Dies gelingt insbesondere, wenn sie sich authentisch und gut einstimmt, auf die nonverbalen, impliziten »Eigenschwingungen« des Patienten mit ihrer eigenen Schwingung antwortet und dessen Eigenschwingung mit anregt. Dadurch schaffen Klient und Therapeutin einen wachstumsfördernden Beziehungskontext, in dem implizite, nichtbewusste körperliche und affektive Botschaften adressiert, bewusst gemacht und gemeinsam begriffen werden können. Das ist eine wichtige Grundlage, um in der weiteren psychotherapeutischen Arbeit nicht zugängliche, verdrängte oder dissoziierte Erfahrungen, Persönlichkeitsanteile oder Selbstüberzeugungen in das Selbst zu integrieren. Durch die Beziehung zum anderen kommt der Mensch mehr in Einklang mit sich und der Welt, und korrigierende und integrierende Erfahrungen werden möglich.

Beziehungen – Ausdruck schöpferischer Prozesse

»Muss ich mir von mir selbst denn alles gefallen lassen?« Ich (EC) hatte den bekannten Satz von Viktor Frankl »Man muss sich von sich selbst nicht alles gefallen lassen« nicht richtig erinnert und als Frage an einen Klienten gerichtet.

Muss man sich denn von sich selbst alles gefallen lassen?

Der 56-jährige Klient litt unter Ängsten und Insuffizienzgefühlen, quälte sich oft mit Selbstabwertungen, hielt sich selbst für depressiv. Er war erfolgreich im Beruf, hatte Frau und drei Kinder, gute Freunde, spürte jedoch keine Lebensfreude mehr. Seine Eltern waren beide kriegstraumatisiert. Der Vater wurde als streng und mächtig, einschüchternd und beschämend beschrieben. Vater und Sohn sammelten beide Briefmarken, ein Hobby, das auch zu positiven Erlebnissen miteinander führte. Als der alte verwitwete Vater hilfloser und gebrechlicher wurde, wehrte er, der Vater, seine Ängste in gewohnter Manier ab, indem er seinen Sohn herabsetzte und schmähte. Demzufolge wurde der Klient von seiner jahrzehntelang gut kompensierten Verletzlichkeit und Angst überwältigt. In der Psychotherapie begriff er mehr und mehr seine biografischen Erfahrungen, dissoziierte Erinnerungen konnte er zunehmend integrieren. Er lernte, seine verletzten und beschämten inneren Anteile (Ego-States) zu versorgen. Was sich nicht veränderte, war seine Selbstabwertung, ein introjizierter verletzender Ego-State. Wenn der Klient einen Film sah, in dem ein Mensch sich vertrauensvoll einem anderen öffnen konnte, rührte ihn dies zu Tränen, weil er dies in seiner Kindheit und Jugend so gut wie nie erfahren hatte. Zugleich schalt er sich, dass er noch immer mit seiner Kindheit haderte und offenbar ein Versager sei. Der Gedanke, diese abwertende, als vernichtend empfunden Seite mehr zu explorieren, nahm im therapeutischen Prozess immer wieder Raum ein. Der Klient hatte zu viel Angst, sich diesem Ego-State anzunähern – und vermutlich auch viel Angst, diesen kraftvollen Teil durch Kontaktaufnahme unbewusst verlieren zu können –, hatte er doch dadurch gegen den mächtigen Vater etwas in der Hand: Indem er die Möglichkeit hatte, sich selbst zu vernichten, konnte dies mitnichten der Vater. Ich verstand diese Dynamik auf einer tieferen Ebene, nachdem mir spontan Frankls Bemerkung eingefallen war: Muss man sich denn von sich selbst alles gefallen lassen? Wie auch immer, der Klient lachte laut auf bei diesem Satz, er blühte regelrecht auf, sein Ausdruck veränderte sich völlig. Er schien endlich etwas gegen diese Seite in sich in der Hand zu haben. Er schrieb sich den Satz auf und nahm den Zettel lachend und vor Freude strahlend mit. Es war das erste Mal, dass der Klient bei diesem Thema eine andere Sichtweise einnehmen konnte. Es schien so, als habe der Erwachsene in ihm einen Weg gefunden, machtvoller und erstmals humorvoll mit seiner inneren mächtig abwertenden Seite umzugehen.

Dieses Beispiel verdeutlicht einen Moment, der in den vergangenen Monaten vorbereitet wurde: Therapeutin und Klient wussten beide um die Wucht des selbstabwertenden Persönlichkeitsanteils. Beide hatten in vielfältiger Weise versucht, das beiderseitige Erleben nachzuspüren, zu verstehen und Lösungen auf den Weg zu bringen. Das Auftauchen der Frage »Muss ich mir von mir selbst denn alles gefallen lassen?« geschah spontan, war nicht geplant und auch nicht vorhersehbar. Es entstand im Beziehungskontext zwischen der Therapeutin und dem Klienten und ermöglichte eine unerwartete Richtungsänderung hin zu positiven, vitalisierenden Gefühlen bei beiden. Wie der Einfall zustande kam, ist nicht unmittelbar fassbar, es schien sich einfach zu ereignen, mühelos und unwillkürlich, ein schöpferischer Prozess, der sich in und durch die Beziehung ausdrückte.

Wir Menschen sind durch und durch sozial. Wir interagieren ständig in der Wirklichkeit und in der Fantasie, im Traum, in Gedanken und Vorstellungen und auch in Körperhaltungen mit anderen und auch mit uns selbst.

Erfahrungen werden auf unterschiedliche Weise kommuniziert und geteilt, vermittelt durch die Sprache, die aus den Erfahrungen kommt und durch die Phänomene, die in der inneren Welt der Therapeutin und des Klienten gleichzeitig implizit vorliegen: Empfindungen, Ideen, Körpersensationen, Imaginationen, Gefühle, Handlungsimpulse. Manchmal ist es leichter, sich mehr auf das gesprochene Wort zu einigen, um Prozesse anzustoßen, manchmal ist es einfacher, Eindrücke in einem bestimmten Moment wahrzunehmen und zu nutzen, um Entwicklung zu fördern.

Evolutionär sind wir offensichtlich so ausgestattet, dass wir andere Menschen »lesen« können. Die Entdeckung und Erforschung der Spiegelneurone wird gern herangezogen, um unsere neuronale Ausstattung für Resonanzphänomene, Empathie, emotionale Ansteckung zu begründen. Die Begeisterung, die die Entdeckung der Spiegelneurone ausgelöst hat, relativiert sich inzwischen. Wir handeln nicht empathisch, weil wir Spiegelneurone haben, vielmehr ist unsere Fähigkeit, anderen zu begegnen, sie einzuschätzen, in Beziehung zu gehen, ein hochkomplexer Vorgang, der sich wie zuvor beschrieben, aus der gesamten biopsychosozialen Erfahrung des Menschen im Bezug zum Gegenüber entwickelt hat. Die Tatsache, dass wir ein Herz haben, heißt auch nicht, dass wir jeden Menschen von Herzen lieben.

Interessant ist, dass das System der Spiegelneurone besonders sensibel auf zielgerichtete Vorgänge beim Gegenüber zu reagieren scheint (Bauer, 2006; Stern, 2005). Zielgerichtetheit scheint in Säugetieren angelegt zu sein. Jedenfalls vertritt Jaak Panksepp diese These (1998/2005, S. 144 f.). Panksepp, estnisch-amerikanischer Psychologe, begründete den Begriff der affektiven Neurowissenschaft (affective neuroscience). Ihn interessierte die Frage, ob es primäre Basisgefühle bei Säugetieren gibt und, falls ja, welche es sind und wie diese anatomisch und neurochemisch im Gehirn repräsentiert sind. In seinen Studien an Säugetieren identifizierte er vier primäre emotionale Motivationssysteme mit neuronaler Grundlage (basic emotional and motivational processes), die seiner Meinung nach allen Säugetieren, also auch uns Menschen, als evolutionäre Werkzeuge dem Überleben dienen und miteinander in Verbindung stehen. Zu diesen zählt er SEEKING (Suchen), FEAR (Angst), RAGE (Zorn) und PANIC (Panik). Zusätzlich benennt Panksepp drei soziale Emotionen: CARE (Fürsorge, Versorgung), LUST (Sexualität), PLAY (Spiel, Freude, soziale Beziehungen), die soziale Interaktionen steuern, neurowissenschaftlich allerdings bisher weniger verstanden sind (Liebel-Fryszer, 2014, S. 2).

Für uns ist im vorgenannten Zusammenhang SEEKING interessant, das »Such-System«. Dazu gehören Aspekte wie engagiertes Ausgerichtetsein, nach Ressourcen suchen, positiv gespannte Erwartungshaltung, Neugierde, Lebensfreude, Explorationsverhalten. Wenn Ausgerichtetsein in Richtung von etwas Positivem evolutionär und neuroanatomisch im Gehirn »abgebildet« wird, ist vermutlich die Verbindung zur Bedeutungsgebung nicht weit. Der Mensch, der den anderen beobachtet, stellt wohl implizit Mutmaßungen über dessen Handlungsabsichten an. Dadurch nimmt er Einschätzungen vor, mit denen er sich dazu positionieren oder ausrichten kann. Es gibt sehr viele Hinweise, dass wir evolutionär darauf angelegt sind, der Welt und den belebten und nichtbelebten »Objekten« Bedeutung zu geben, um uns in dieser Welt zu orientieren und auf das Zukünftige auszurichten (Jantzen, 2019), quasi eine intuitive Matrix, die für uns Menschen in dieser Welt, in unserer sozialen Bezogenheit von grundlegender Bedeutung ist und uns auf Zukünftiges hin orientiert.

Bereits beim Kleinkind, das noch nicht sprechen kann, sind die Wahrnehmung und das Erschließen von Handlungsabsichten und Bedeutungsgebung schön zu beobachten: Das Kind beobachtet einen Versuchsleiter, der so tut, als ob er einen ergriffenen Gegenstand in einen Behälter zu stecken versucht. Er lässt den Gegenstand unterwegs fallen, sodass das beabsichtigte Ziel nicht erreicht wird. Das Kind, das später erneut in die gleiche Szene versetzt wird, nimmt den Gegenstand und legt diesen in den Behälter. Es führt also die vom Versuchsleiter beabsichtigte Handlung durch. Es imitiert nicht das Geschehen, das es wahrgenommen hat, sondern vollendet, was der Versuchsleiter mutmaßlich beabsichtigt hatte. Offenbar erschließen schon kleine Kinder Handlungsabsichten.

Unsere Gedanken und Gefühle werden durch die Gedanken und Gefühle anderer geprägt und beeinflusst, sodass oft nicht mehr unterschieden werden kann, was zu wem gehört. Zwar sind die Grenzen zwischen dem Selbst und dem anderen gegeben. Wir leben jedoch mit unseren Gefühlen, unseren Gedanken, unseren Absichten umgeben von den Gefühlen, Gedanken und Absichten der anderen, die mit unseren in Wechselwirkung treten und sich in ihrer Intersubjektivität formen (Stern, 2005, S. 90). Und dieses Zusammenspiel wirkt wiederum auf beide ein und schafft Neues – auch und gerade in der Therapie. (Wir haben in diesem Kontext in unseren Ausführungen bewusst nicht den Begriff »Behandlung« gewählt, weil er diese Wechselwirkungen und Einflüsse, aus denen die gemeinsame Arbeit entsteht, nicht abbildet.)

Gute beiderseitige Einstimmung zeigt sich beispielsweise auch in der Synchronisation zwischen zwei Menschen. Die Bewegungsabfolgen muten an wie ein feiner Tanz auf kleinem Raum. Synchronie ist im Alltag häufig zu beobachten: Wenn Menschen einen gemeinsamen Spaziergang machen, passen sie unbewusst ihre Schrittfrequenzen an, wenn Menschen applaudieren, wenn gelacht wird, finden wir Phänomene der Synchronisation. Bei Tieren mit Schwarmverhalten (Fisch- und Vogelarten, Insekten) lässt uns die Synchronie der neu entstehen Formationen staunen.

Synchronie entwickelt sich ganz früh in der menschlichen Entwicklung über stimmliche und haptische Stimulation, dadurch, dass beständig und kontingent subjektive Erfahrungen geteilt werden. Dabei ist die zeitliche Kopplung wichtig. Bei guter dyadischer Passung vermittelt die synchrone Interaktion zwischen Säugling und Mutter beim Kind emotionale Sicherheit und in der Folge die Fähigkeit, Stress zu regulieren. Auch hier scheint die rhythmische Zeitgeberstruktur eine Rolle zu spielen, der Säugling gestaltet die Bindungsperson aktiv suchend mit. Diese frühen Erfahrungen von Synchronie hängen zusammen mit Aufmerksamkeit, Erregung und emotionalen Zuständen. Darin liegt auch eine therapeutische Einflussmöglichkeit der Regulation schmerzlicher Affekte oder von Übererregung.

Nichtbewusste Synchronie in Bewegungsabläufen, Atmung und Stimmlage im therapeutischen Geschehen ist ein deutlicher Hinweis dafür, dass sich die Bewegungs- oder Atemmuster und die Vokalisation zwischen der Therapeutin und dem Klienten aufeinander einschwingen, sich also neu organisieren (Paulick, 2018). Pérez, Carreiras und Dunabeitia (2017) konnten zeigen, dass mit dem EEG gemessene Gehirnwellen von miteinander sprechenden Menschen synchronisieren, also auf einer Wellenlänge sind, wenn die Gesprächspartner ihrem Gegenüber genau zuhören und aufeinander eingehen. Dazu unterhielten sich jeweils zwei Frauen und zwei Männer durch einen Sichtschutz voneinander getrennt. Die Autoren konnten zeigen, dass sich bei allen vier die Gehirnwellen in allen Frequenzbereichen anglichen. Auch dieses Ergebnis zeigt, dass sich schöpferische Prozesse in der Beziehung zielgerichtet generieren, wenn Resonanz, Zugehörigkeit und Bindung gegeben sind. Humor und Lachen sind dann nicht weit und entfalten ihre Wirkung.

In Kunst und Kultur können wir die schöpferischen Prozesse, die mit und durch Beziehungen ausgelöst und entwickelt werden, gut beobachten. Die Zielgerichtetheit und das Aufeinander-bezogen-Sein, wenn Menschen ihre Aufmerksamkeit einem gemeinsamen Projekt widmen. Beispielhaft ist der vielfach prämierte deutsche Dokumentarfilm »Rhythm is it!« aus dem Jahr 2004. Die Berliner Philharmoniker unter ihrem damaligen Dirigenten Sir Simon Rattle und der Choreograf und Tanzpädagoge Royston Maldoom und sein Team erarbeiteten innerhalb von sechs Wochen mit 250 Kindern und Jugendlichen aus mehr als zwanzig Nationen die Aufführung von Strawinskys »Le sacre du printemps«. Der Film dokumentiert die persönliche Entwicklung und Reifung der Kinder und Jugendlichen im Laufe der Proben, zeigt krisenhafte Momente einzelner junger Menschen ebenso wie Bedenken ob derer Überforderung und Zweifel an der Realisierung, aber auch Meisterschaft und Triumph. Hier zeigt sich beispielhaft, dass das Ganze mehr ist als die Summe seiner Teile und dass Entwicklung in Widersprüchen verläuft. Darauf werden wir in Kapitel 5 näher eingehen.

Implizites Wissen im Begegnungsraum

Implizites Wissen ist der Begriff für das Wissen, das der Mensch in sich trägt, ohne zu wissen, woher er es hat. Das Wissen steckt schon im Können, und das Können hat sich entwickelt aus dem Handeln. Woher weiß ich, wie ich einen fliegenden Frisbee fange? Wenn ich darüber nachdenke, in welcher Flugbahn der Frisbee auf mich zukommt, und mir überlege, ob die Windverhältnisse eine Rolle spielen, und wie schnell er fliegt, werde ich ihn vermutlich nicht fangen. Die Berücksichtigung all dieser berechenbaren Faktoren verschlechtert mein Ergebnis. Vielmehr habe ich gelernt, den Frisbee zu fixieren, und meine Laufgeschwindigkeit so anzupassen, dass der Blickwinkel zum hoch in der Luft fliegenden Frisbee konstant bleibt (Gigerenzer, 2007).

Es gibt also eine einfache Regel, die intuitiv erfasst wird und der zahlreiche Fangübungen in Kindheit und Jugend vorausgegangen sind. Alle nonverbalen Erfahrungen, die Säuglinge und Kleinkinder vor dem Sprechen machen, werden von bestimmten Gedächtnisstrukturen verarbeitet, die bereits zum Zeitpunkt der Geburt funktionsfähig sind (Siegel, 2006). Der Säugling lernt beispielsweise Ähnlichkeiten und Unterschiede wahrzunehmen, affektive Tönungen zu registrieren, Verhaltensweisen wahrzunehmen, ohne dass er sich bewusst daran erinnert. Auf diese Weise entwickeln sich vermutlich mentale Modelle oder Schemata (Siegel, 2006, S. 44), die es ermöglichen, Situationen schneller einschätzen zu können oder Erwartungen aufzubauen. Die Erfahrungen mit den primären Bezugspersonen der Vergangenheit bilden die Modelle für den Umgang mit Menschen der Gegenwart. Der Mensch lernt zu antizipieren, ohne dass er sich dessen bewusst ist. Dazu zählen Körperbewegungen, Bewegungsabläufe, wie beispielsweise Greifen oder Wegwerfen, die intuitive Erfassung von Gestik und Mimik, von Stimmlagen, von alltäglichen Abläufen und Rhythmen, vom Zusammensein mit anderen, wie sich Kontakte gestalten lassen und was er von anderen Menschen zu erwarten hat, um nur einiges zu nennen. Das implizite Wissen umfasst ein gewaltiges Repertoire an Fähigkeiten, die wir durch viel Übung und Handlung erworben haben und in Bruchteilen von Sekunden zur Lösung unvermittelt auftretender Ereignisse einsetzen können.

Implizite Erinnerungen sind im psychotherapeutischen Geschehen allgegenwärtig. Therapeutin und Klient begegnen sich weitgehend intuitiv, versuchen sich wechselseitig zu ergründen, Mutmaßungen anzustellen, welche Reaktionen oder Äußerungen vielleicht zu erwarten sind, wie offen gesprochen werden kann – um Beispiele zu nennen. Das implizite Wissen generiert wechselseitig etwas Drittes und befruchtet den Begegnungsraum. Therapeutin und Klient dürfen dem impliziten Wissen trauen und sie sollten es bemerken, mindestens die Therapeutin. Sie kann etwas aufgreifen, was in ihr entstanden ist, darf abweichen vom Denken, darf Eindrücke und Stimmungen wahrnehmen, vielleicht auf Ideen und Impulse achten und diese zur Verfügung stellen: »Mir kommt gerade das Bild in den Sinn … Möchten Sie das mal auf sich wirken lassen?« Oder eine Konversation zu führen, ohne reden zu müssen, den Klienten freundlich anblicken, mit dem Zutrauen, dass dieser viel mehr ist als sein Problem. »Ich sehe, dass Ihnen das unangenehm scheint, wenn ich Sie freundlich anblicke. Was meinen Sie dazu?« Die meisten Therapeuten werden die Bedeutsamkeit des impliziten Wissens anerkennen und es vermutlich nutzen. Es scheint banal, darauf hinzuweisen. Aber es ist nötig, denn in der Entwicklung der Psychotherapie in den letzten 25 Jahren geht es zu viel darum zu belegen, welche spezifischen Interventionsverfahren, also äußerlich sichtbare und strukturierte Anwendungen, messbar sind. Damit allein wird die Wirksamkeit belegt. Das implizite Wissen, die unausgesprochene gemeinsame Weisheit, die vielleicht schwerer zu messen ist, wird dann übersehen.

Wir möchten mit der Argumentation von Schore (2014) unterstreichen, wie wichtig implizites Wissen im Begegnungsraum ist. Er bezeichnet die rechte Gehirnhälfte als die wesentliche in der Psychotherapie. Mit der rechten Gehirnhälfte würde die Verarbeitung impliziter, nonverbaler, holistischer und intuitiver Informationen über Gefühle und soziale Interaktionen assoziiert. Die Entwicklung der rechten

Gehirnhälfte gehe neurobiologisch der Entwicklung der linken Gehirnhälfte voraus. Die ersten Erfahrungen an affektiver Einstimmung, an Bindung, an Affektregulierung, an emotionaler Kommunikation schlagen sich dort nieder (Schore, 2014, S. 388 f.). Schores Auffassung zufolge werden diese frühen, nonverbalen Eindrücke in der psychotherapeutischen Beziehung wiederbelebt und sollten im gegenseitigen Geschehen aufgegriffen und bewusst gemacht werden. Darin sieht er die bedeutsame wichtige Veränderungsmöglichkeit in der Psychotherapie. Schore hat die Bezeichnungen »safe-learning« und »face-learning« geprägt. Der Säugling lernt implizit: Wenn er hinreichend gut aufwächst, ist es für ihn sicher (safe), Neues zu lernen, denn er kann sich der Zuwendung, Unterstützung und Regulierung seiner primären Bezugspersonen sicher sein. Wenn ein Säugling hingegen Haltlosigkeit, widersprüchliche Beziehungserfahrungen und emotionale Not erlebt hat, hat er vorrangig gelernt, die Gesichtszüge und Haltungen des Gegenübers einzuschätzen (face-learning) und sich in seinen Reaktionen danach so auszurichten, dass er überlebt.

Inwiefern sich diese Eindrücke unbewusst im Interaktionsverhalten zeigen, ist eine interessante Frage, denn diese affektiven Ausdrücke beeinflussen auch das unbewusste Erleben und Reagieren des Gegenübers: Kirsch, Brunnhuber und Breuning (2004) fanden in Detailanalysen des nonverbalen, mimisch-affektiven Verhaltens von 15 Klienten mit PTBS-Diagnose einen signifikant höheren Ärgerausdruck. Da es die Diagnose der komplexen PTBS im internationalen Klassifikationssystem ICD-10 nicht gibt, wäre es interessant zu wissen, ob diese Klienten eine komplexe posttraumatische Belastungsstörung aufwiesen. Dann wäre der Ausdruck von Zorn, Ärger und Wut auch mit den Forschungen von Panksepp (1998/2005) sowie Solms und Panksepp (2012) erklärbar, die von sieben »Survival tools« RAGE als das älteste emotionale Überlebenswerkzeug ansehen. Der Ausdruck von Zorn/Ärger/Wut an ein Gegenüber gerichtet, wäre dann ein primärer Ausdruck einer Reaktion auf ein bedrohliches Gegenüber (face-learning, Schore, 2014). »Traumatisierten Patienten fehlt jene Regulierungsmöglichkeit […] die Patienten attribuieren ihre eigene Erlebniswelt auch auf den Arzt/Therapeuten und werden dadurch in ihrem Erleben, gleich einem Circulus vitiosus, bestätigt und verstärkt« (Kirsch et al., 2004, S. 72). Die Therapeutin wird möglicherweise, ohne sich dessen zunächst bewusst zu sein, auf den Ärgerausdruck eines Klienten mit weniger Empathie oder mit Abweisung reagieren.

Implizites Wissen zu nutzen bedeutet im Begegnungsraum, vielen unbewussten wechselseitigen Prozessen, die zwischen Therapeutin und Klient ablaufen, zu vertrauen. Das explizite Wissen um diese impliziten Geschehnisse – auch im Rückgriff auf das Prozessmodell – ist jedoch wesentlich, um als Therapeutin offen, wertschätzend und hilfreich bleiben zu können. Dies geschieht vor allem dadurch, dass implizites Wissen explizit und erfahrbar gemacht wird, dass die Therapeutin dazu in Beziehung geht und dieses Wissen für sich umformen kann (Laliotis, 2019). Sie kann dann dem Klienten auf gute Weise Informationen über seinen Ausdruck, wie z. B. Ärger, zur Verfügung stellen und dies mit ihm besprechen.

Wechselseitige Beziehungsbotschaften

Der Begriff der wechselseitigen Beziehungsbotschaften beschreibt das dynamische Beziehungsgeschehen, das sich auf unterschiedlichen Kommunikationsebenen zwischen der Therapeutin und dem Klienten im Begegnungsraum zeigt und entwickelt. Schore (2014) spricht von gegenseitiger, nicht bewusster Kommunikation von Therapeutin und Klient, durch die sich unbewusste, unverbundene oder dissoziierte Empfindungen und Affekte in der Beziehung zeigen können und dürfen und die durch die Beziehung reguliert und repariert werden können.

Der Begegnungsraum ist der Ort, wo Phänomene und Prozesse, seien sie unbewusst oder ungedacht, in der therapeutischen Interaktion zu Tage treten. Dazu zählen Unausgesprochenes, Atmosphärisches ebenso wie Veränderungen in der Haltung und im Ausdruck, im Wechsel der Aufmerksamkeit, im Sprechen. Die Therapeutin sollte also die wechselseitigen Beziehungsbotschaften im Begegnungsraum immer wieder bewusst reflektieren, um die für die Entwicklung des Klienten wichtigen, immanenten Botschaften zu bergen, wesentliche Botschaften explizit zu erfassen und ins Gespräch zu bringen.

Wenn wir die Interaktionen aus einer Figur-Grund-Perspektive betrachten und den Grund als wechselseitige Beziehungsgestaltung ansehen, können wir als Figuren die Übertragung und die Gegenübertragung erkennen und untersuchen. Wir separieren dadurch vorübergehend und auch künstlich Aspekte wechselseitiger Beziehungsbotschaften, um uns im komplexen Geschehen zu orientieren.

Freud definierte als Erster die beiden Begriffe *Übertragung* und *Gegenübertragung* Anfang des 20. Jahrhunderts. Mit dem Begriff der Gegenübertragung sind die unbewussten und die bewussten Aktionen und Reaktionen der Therapeutin gegenüber den Patienten gemeint. Dabei sprechen wir von objektiver Gegenübertragung, wenn die Therapeutin angesichts der Äußerungen des Patienten angemessen reagiert. Wenn die Therapeutin unangemessen reagiert oder handelt, beispielsweise Mitteilungen des Patienten abwertet oder bedeutsame Themen abblockt, sprechen wir von subjektiver Gegenübertragung, die aus ungelösten Themen in der Vergangenheit der Therapeutin hervorgehen kann.

Mit dem Begriff der Übertragung sind die unbewussten Aktionen und Reaktionen des Klienten auf die Therapeutin gemeint. Sie gehen in erster Linie auf die Beziehungserfahrungen und Handlungen mit primären Bezugspersonen in der Kindheit zurück, können Handlungen, Gefühle, Mutmaßungen, Wünsche, Fantasien und anderes mehr betreffen oder auch die Abwehr gegen diese Aspekte.

Wenn sich die Leserin die Ausführungen zuvor vergegenwärtigt, wird deutlich, dass es sich bei diesen Phänomenen um die Auswirkung früher Erfahrungen handelt, die in jedem menschlichen Kontakt auftreten. Stern (2005, S. 126) sieht sogar einen Großteil der Übertragung in der Kategorie des impliziten Wissens, wenn er konstatiert, dass der Löwenanteil des deskriptiv nichtbewussten Materials nichts mit Widerstand zu tun habe, sondern auf implizite Erinnerungen zurückgehe, mit denen wir unsere Reaktionen unbewusst auf Aspekte unserer Umwelt abstimmen. Geuter (2015) sieht das implizite Beziehungswissen weitgehend über körperliche Zeichen kommuniziert, die in Bruchteilen von Sekunden erfolgen. Wir fühlen, wir handeln und entwickeln demzufolge andauernd Vorstellungen über den anderen, über unsere Reaktionen und Aktionen dazu. Übertragung findet offenbar ständig statt (Siegel, 2006; Stern 2005).

Doering (2016, S. 38) meint, in Anlehnung an Watzlawick, »Man kann nicht nicht übertragen«. Es ist gerade deswegen wertvoll, Gegenübertragungs- und Übertragungsphänomene genauer zu betrachten. In bestimmten Kontexten des Therapieprozesses können implizite Erinnerungen auftauchen, die insbesondere und notwendigerweise mit den Konzepten von Übertragung und Gegenübertragung verstanden und dadurch mit dem Klienten bearbeitet werden sollten. Dies ist beispielsweise dann der Fall, wenn es um affektiv belastende Erinnerungen geht oder wenn sich Reaktionen des Klienten zeigen, die mit dem aktuellen Therapiegeschehen nicht in Verbindung zu bringen sind; wenn beispielsweise der Klient durch eine Bemerkung der Therapeutin erstarrt und verstummt, weil ein Wort oder eine Geste der Therapeutin nichtbewusste Erinnerungen hervorrufen, die mit frühen Beziehungserfahrungen in Verbindung stehen. Die mutmaßliche Unterwerfungsgeste wird zum Abbild eines früheren Reaktionsmusters. Vielleicht konnte der Klient als Kind oder Jugendlicher durch sein Verstummen die feindselige Atmosphäre besser regulieren. Diese Erinnerungen, Verhaltensmuster und affektiven Reaktionen sind implizit und dissoziiert. Traumatische Übertragungen zeigen sich häufig auf diese Weise. Sie entstammen dem Kontext früherer, überwältigender Erfahrungen und äußern sich, werden erlebt und vermittelt, als seien sie heute real.

Ihre Gegenübertragung hilft also der Therapeutin, die innere Welt des Klienten besser zu verstehen. Paula Heimann, Psychoanalytikerin, erweiterte das Konzept der Gegenübertragung von Freud mit ihrem wichtigen Beitrag 1949 (Doering, 2016; Piedfort-Marin, 2019). Sie sah in der Gegenübertragung ein wichtiges Mittel, das Unbewusste des Patienten zu erforschen. Heimann verstand die emotionale Beziehung zwischen Therapeutin und Patient als das Medium, in dem die therapeutische Arbeit geschieht. Spontane Bemerkungen und natürliches Verhalten der Therapeutin dem Patienten gegenüber waren Paula Heimann dabei wichtiger als Deutungen. Die Therapeutin greift die nonverbalen körperlichen und affektiven Äußerungen des Klienten, die sich beispielsweise im Blick, in der Stimmlage, in der Haltung zeigen, auf und beobachtet, was in ihr selbst dazu gerade stattfindet. Dadurch kann sie dem Klienten helfen, dessen implizite, nichtsprachliche Botschaften bewusst werden zu lassen. Diese Idee wurde auch von Piedfort-Marin (2019) beschrieben.

In einem weiteren Schritt, und meist nicht unmittelbar in der Sitzung möglich, geht es um die Überlegung, wie sehr die Übertragungs- und Gegenübertragungsphänomene mit eigenen lebensgeschichtlichen Erfahrungen der Therapeutin in Verbindung stehen. Für den Klienten ist es von großer Bedeutung, wie ihre Antworten zu seiner Übertragung ausfallen. Wenn die Therapeutin beispielsweise die Äußerungen des Klienten eher als Ausdruck seiner fehlenden Selbstregulierungsfähigkeit einordnet denn beispielsweise als Ausdruck seiner Geringschätzung ihr gegenüber, kann sie ihre Wertschätzung des Klienten aufrechterhalten oder gar zurückgewinnen, wenn diese für ihn nicht mehr spürbar war. Dadurch, dass sie das Befinden des Klienten ganzheitlich in sich selbst wahrnimmt und »dechiffriert«, kann der Klient durch ihre hilfreiche, akzeptierende Einordnung lernen, dass es andere Erfahrungsmöglichkeiten für ihn geben kann.

Herausforderungen für die Beziehungsgestaltung

In Supervisionen berichten Kolleginnen mitunter von heftigen Reaktionen einem Klienten gegenüber, die sie sonst bei sich so nicht kennen. Wenn die Therapeutin starken inneren Druck erlebt, das Problem für den Klienten lösen zu müssen, oder verwirrende Gefühle von beispielsweise Inkompetenz, Ohnmacht, Scham und Schuld in Bezug auf ihn berichtet, reagiert die Therapeutin möglicherweise auf die projektive Identifikation des Klienten und zeigt, ohne es bewusst zu bemerken, die auf sie projizierten Gedanken, Gefühle oder wahrgenommenen Körperphänomene. Der Klient kann sich noch nicht anders ausdrücken, als das, was in ihm ist, auf die Therapeutin zu projizieren. Für die Therapeutin bedeutet dies, die Gefühle und Stimmungen in sich wahrzunehmen, zu halten und für sich zu benennen. Der Begriff des Containment geht auf Bion (1970, zit. n. Wöller, 2013) zurück und beschreibt, dass der Patient seine noch nicht anders kommunizierbaren Eindrücke im Gegenüber wie ein einem Container deponiere. Dadurch, dass sie ihre Psyche als dynamischen Behälter (Container) zur Verfügung stelle, helfe die Therapeutin dem Patienten, unerträgliche Affekte auszuhalten und verdauen zu können (Crepaldi, 2018). Wöller (2020) findet die eingängige Metaphorik des Deponierens zwar nützlich, in ihrem Erklärungsanspruch aber wenig überzeugend. Vielmehr sei davon auszugehen, dass unerträgliche Affektzustände und Selbstanteile, die zum Schutz vor emotionaler Überflutung dem bewussten Erleben mittels dissoziativer Techniken ganz oder teilweise entzogen würden, über Kanäle nonverbaler Kommunikation an die Interaktionspartner gelangen und dort ihre Wirkung im emotionalen Erleben entfalten (Wöller, 2020, S. 62).

Die Therapeutin, die die Kommunikationsbotschaften des Klienten als Ausdruck seiner inneren Not versteht, kann möglicherweise reflexhaft auftretende, abwertende oder zurückweisende Antworten auf die Mitteilungen des Klienten vermeiden. Bei Menschen, die an schweren Traumafolgestörungen leiden, wie dissoziativen Störungen oder komplexen posttraumatischen Belastungsstörungen, wird *allein die Tatsache der Traumatisierung* die Gegenübertragungsreaktionen der Therapeutin stark beeinflussen und intensive Emotionen hervorrufen (Wöller, 2013). Die Therapeutin nimmt einerseits die Schwere des Erlebens in sich wahr, was schon eine große Herausforderung bedeutet, und andererseits braucht sie eine reflektierte Haltung, um ihr haltgebendes und wertschätzend-beruhigendes Beziehungsangebot wahren zu können. Jede Reaktion des Therapeuten kann der Klient als Abwendung oder Verlassenwerden erleben. In Kapitel 6 gehen wir im Zusammenhang mit dem Thema der Dissoziation weiter darauf ein.

Supervision, Eigentherapie oder Selbsterfahrung helfen Therapeutinnen, die eigenen lebensgeschichtlichen Erfahrungen bei herausfordernden Klienten zu erkennen und die eigene Selbstentwicklung durch integrierende Erkenntnisse zu fördern. Es ist ein Wunschtraum, »alles abgearbeitet zu haben«, und eine Überforderung zugleich. Viel wichtiger ist das Wissen, bei welchen Themen oder mit welchen Menschen Belastungen auftreten, und damit einen selbststärkenden Weg zu finden (Kastenberger u. Wagner, 2015).

Übertragung und Gegenübertragung sind ein komplexes, wechselseitiges, nicht bewusstes, nonverbales Geschehen zwischen Patient und Therapeutin (Stern, 2005; Schore, 2014; Doering, 2016; Wöller, 2013). Diese impliziten Prozesse explizit zu nutzen und hilfreich zur Verfügung zu stellen, ermöglicht dem Klienten weitere Selbstentwicklung und korrigierende Beziehungserfahrungen.

Interaktive Tranceprozesse im Begegnungsraum

Wenn Therapeutin und Klient bemerken, dass sich in den wechselseitigen Beziehungsbotschaften atmosphärisch etwas verändert hat, dies aber noch nicht erfasst werden kann, ist es wichtig, diese Momente wirken zu lassen. Die Therapeutin schafft den Raum dafür, vermittelt Sicherheit und Vertrauen, dass »es« weitergeht: Sie verweilt, gemeinsam mit dem Klienten im scheinbar Unklaren. Beide sind aufeinander bezogen und ausgerichtet in der Erwartung, unbewusste Prozesse zu fördern und neue Erkenntnisse zu gewinnen. Dies kann auch etwas mehr Zeit benötigen, Zeit, in der der Klient sich gehalten und sicher gebunden fühlt, spürt, dass die Therapeutin den Prozess mitgestaltet.

Diese interpersonalen Tranceprozesse erlauben, sich auf den Klienten einzustimmen und zugleich mit der eigenen Kreativität verbunden zu sein (»Teil-und-doch-getrennt-sein-von«, Gilligan, 1995, S. 104). Erickson war davon überzeugt, dass

»das Unbewußte eines Individuums besser in der Lage ist, das Unbewußte eines anderen zu verstehen, als die bewußten Persönlichkeitsanteile beider dies können« (Erickson u. Kubie, 1940, zit. n. Phillips u. Frederick, 2003, S. 273).

Für den Fall, dass die Therapeutin Zweifel hat, ob sie die richtigen Dinge erkennt, kann sie selbst in eine Trance gehen, wie dies Erickson mit einem außenorientierten interpersonalen Trancezustand vorgeschlagen hat. Interpersonale Tranceprozesse entstehen, wenn die Therapeutin ihr ganzes Bewusstsein auf die aktuellen Verhaltensäußerungen des Klienten richtet. Die interpersonale Trancearbeit ist ein Teil der therapeutischen Interaktion, eingebettet in bewusste Prozesse der Kommunikation zu Beginn und zum Abschluss der psychotherapeutischen Sitzung.

Für die Entwicklung eines außenorientierten Trancezustands gibt Gilligan folgende Hinweise:

1. Sorgen Sie für eine bequeme Sitzhaltung. Therapeutin und Klient sollen bequem einander gegenübersitzen.
2. Gehen Sie einen Augenblick nach innen und bringen Sie körperliche oder emotionale Spannungszustände zur Entspannung.
3. Konzentrieren Sie sich aufmerksam auf den Klienten. Achten Sie auf Körperhaltung, Atemrhythmus, Muskelspannung, emotionale Verfassung usw.
4. Atmen Sie so, wie es Ihnen angenehm ist; atmen Sie leicht. Synchronisieren Sie Ihre Atmung mit der des Klienten.
5. Stellen Sie Augenkontakt her. Halten Sie diesen so lange wie möglich aufrecht. Daraus entsteht ein veränderter Zustand, wodurch die außenorientierte Trance ermöglicht wird.
6. Lassen Sie mühelos geistige Prozesse zu. Lassen Sie alle Gedanken oder Bilder durch ihr Bewusstsein »strömen«.
7. Erlauben Sie sich, frei und leicht zu sprechen (Gilligan, 1995, S. 102 f.).

Phillips und Frederick (2003) und Frederick (2007) haben die Bedeutsamkeit der interpersonalen Trance für die Ego-State-Therapie ausgearbeitet. Gerade bei dissoziativen Klienten ist es hilfreich, die oft verwirrenden Gefühle, die in wechselseitigen Beziehungsbotschaften auftauchen, durch eine positive Gegenübertragungstrance zu balancieren. Phillips hat 1994 das Konzept der positiven Gegenübertragungstrance auf der Jahrestagung der Amerikanischen Gesellschaft für klinische Hypnose (ASCH) vorgestellt. In Teil B finden Sie dazu weitere Ausführungen (siehe Übung 9.4, Positive Gegenübertragungstrance, in Teil C).

Im Körper wird es wahr

Es gibt ein zunächst vages Wissen, das Zeit braucht, um ins Bewusstsein zu kommen. Wenn wir Entwicklungsschritte im Begegnungsraum besser begreifen, begleiten und ermöglichen wollen, sollten wir dem Erleben im Hier und Jetzt Aufmerksamkeit schenken. Wir möchten Therapeuten sensibilisieren und ermutigen, vage und unklare Momente, die in Therapien stattfinden zu nutzen. Beispielsweise den Klienten anregen, sich einen Moment Zeit zu lassen und zu spüren, was zu einem Thema innerlich auftaucht. Die körperliche Resonanz wird gefördert, der Raum geschaffen für Erlebnisinhalte. Hilfreich dabei ist das *focusing* von Gendlin und der als ganzheitlich gespürte *felt sense* als Zugang zu einem Thema (Gendlin, 1981, 1987; Weiser Cornell, 1997/2019; Wiltschko, 2011), auch für die Therapeutin. Oder sie nimmt etwas wahr, das sie nicht als zu sich gehörig erlebt. Vielleicht reagiert sie auf ein Empfinden, das der Klient nicht spüren kann, weil er damit nicht in Verbindung ist.

Vielleicht ist es zunächst etwas schwierig, sich Zeit zu nehmen für das verschwommene Etwas von innerer Empfindung, sind wir doch geprägt, klar zu denken und rasch zu antworten. Warum nicht einmal zum Spüren hinleiten? Denn dadurch wird der Raum gehalten, am Rande des Denkens, da, wo der Klient etwas Neues entdecken kann. An diesem Ort fühlt sich der Mensch fragil, verletzlich, unsicher. Die Therapeutin sollte helfen in diesen Momenten langsam zu bleiben, anstatt auf schon bekannte Denkmuster zurückgreifen zu müssen. Ist die Therapeutin in guter Resonanz, bemerkt sie, unbewusst oder auch bewusst, eine Abweichung vom bisher fokussierten Thema. Eine Möglichkeit ist, dies als Einladung dem Klienten direkt anzubieten. »Ich habe den Eindruck, dass gerade noch etwas anderes aufgetaucht ist. Spüren Sie das auch?« Der Klient wird durch den Begriff »spüren« auf sein Körperempfinden hingewiesen und dann mag ein Verweilen und achtsames Begleiten des Auftauchenden hilfreich sein für die nächsten Schritte, die auch gemeinsam reflektiert werden müssen.

Wenn es für den Klienten sicher genug ist, kann zu jedem Thema das innere Empfinden im Körper gefunden werden. Und besonders wichtig: Die gefühlte Stimmig- oder Unstimmigkeit bei erarbeiteten Lösungen hilft der Therapeutin und vor allem dem Klienten zu validieren, ob »sich das richtig anfühlt«. Beispielsweise können Lösungen immer wieder darauf geprüft werden, ob sie sich für die Erwachsene oder im Kontakt mit noch wenig bekannten inneren Anteilen richtig anfühlen: Eine Klientin hatte eine innere Begegnung mit einer verletzten jüngeren Seite, die sie in der Gegenwart in Sicherheit bringen wollte. Sie nahm sich vor, diese Vorstellung zu Hause zu üben, aber ihr ganzes Sein wirkte bei dieser Ankündigung inkohärent und nicht stimmig. Als ich sie fragte, wie sich diese Überlegung denn anfühle, wertete sie sich zunächst ab mit den Worten, dafür brauche sie noch etwas mehr Übung. Ermutigt, sich Zeit mit der Vorstellung zu lassen und nachzuspüren, konnte sie sagen, dass diese Idee nicht möglich war: Sie lehnte diese jüngere Seite zutiefst ab und gab ihr die Schuld, dass sie nicht als kleines Mädchen von zu Hause weggelaufen sei.

Sich selbst im Körper spüren – den Körper spüren

Wir verstehen den Menschen als erlebendes und handelndes Subjekt in seinen sozialen Bezügen und in seinem Bezug zur Umwelt und zum eigenen Körper (Cronauer, 2019; Cronauer u. Leutner, 2020). Köper, Erleben und Geist sind untrennbar miteinander verbunden, ein Ganzes. Wir können je nach Perspektive mehr auf den Geist fokussieren, auf das Erleben, auf den Körper, und dann sprechen wir von Unterschieden und möglichen Wechselwirkungen. Wenn wir Aspekte des Ganzen separieren, dann um zu differenzieren, um uns im Komplexen zu orientieren. »Erkenntnis ist mehr als Wissen, und sie nutzt nicht so sehr die Zergliederung in Teile, sondern die Sicht des Ganzen« (Revenstorf, 2006).

Es ist erfreulich, dass seit nunmehr zwanzig Jahren zunehmend »der Körper« in den unterschiedlichen therapeutischen Schulen bedeutsamer wird und die Selbstverständlichkeit, dass kein Geist und keine Psyche ohne den Körper existieren, in die allgemeine Psychotherapie einfließt (Geuter, 2015; Marlock u. Weiss, 2006) und in Soziologie und Sozialwissenschaften als gesellschaftliches Phänomen thematisiert und untersucht wird (Gugutzer, 2015). Neben den individuellen Erfahrungen sehen sich Psychotherapeutinnen seit vielen Jahren auch mit den gesellschaftlichen Entwicklungen der Selbstoptimierung konfrontiert. Der Körper wird zum Objekt, dient der Selbstobjektivierung (Geuter, 2015). Er soll die Antwort geben, wer der Mensch ist, der ihn »hat«. Jeder psychotherapeutische Ansatz sollte körperliche Prozesse und körperliches Erleben mit einbeziehen. »Alles Lebendige kommuniziert, Körper sind Körper in Interaktion« (Geuter, 2015, S. 272).

Die Entwicklungspsychologie hat gezeigt, dass der Mensch lange vor seiner Geburt die Fähigkeit besitzt, sein inneres Körpergeschehen zu erfassen (Interozeption) und sich in einem gewissen Maß selbst regulieren kann. Grunwald (2017) erwähnt beispielsweise, dass die Gesichtsberührung eines Fötus umso mehr zunimmt, je stärker seine Mutter gestresst ist. Die Entwicklung des Selbst geschieht unzweifelhaft durch und in menschlichen Beziehungen (Dornes, 1993; Kern, 2014; Fogel, 2013).

Das Körperschema, das die Bewegung und Koordination zwischen verschiedenen Körperteilen regelt, ist intrauterin auch schon angelegt. Das (präreflexive) Selbstempfinden beginnt bereits in sehr frühen Entwicklungsphasen, lange bevor es Sprache gibt (Solms u. Panksepp, 2012).

Ist die Therapeutin bereit, sich gemeinsam mit dem Klienten in das unbekannte Land körperlicher Prozesse zu begeben, kann sie vieles entdecken, was für sie und den Klienten hilfreich ist. Ihrer klinischen Expertise bleibt überlassen, wann sie sich einlässt auf den sich entwickelnden körpersprachlichen Dialog. Zeitweiliges

Verzichten auf Sprechen bedeutet, andere Formen der Kommunikation zu fokussieren. So kann die Angleichung des Atemrhythmus oder ein anderer Blick zu Entdeckungen führen, die dem Heilungsprozess des Klienten nutzen. Körperliche Phänomene und körperlicher Ausdruck können viele Bedeutungen haben. Der mögliche Sinn für den Menschen erschließt sich nur aus dem Kontext.

Mitunter »sieht« die Therapeutin beim Klienten auftauchende Veränderungen durch feine Bewegungen in Gestik und Mimik, die sie unterstützen kann. Die Bewegungen können zu größeren Bewegungen und Handlungen werden und »wie in einem Experiment« gespürt und gemeinsam verstanden werden.

Wenn dies nicht möglich ist, kann die Beobachtung unwillkürlicher Bewegungen beim Klienten eine Möglichkeit sein, unbewusste kraftvolle oder beruhigende kleine oder größte Bewegungen bewusst zu machen und zur Ich-Stärkung zu nutzen. Beispielsweise legen viele Klienten unwillkürlich die Hand auf die Brust, wippen leicht mit einem Bein oder nehmen einen tieferen Atemzug. Wenn der Klient zustimmt, kann er diese unwillkürliche Bewegung bewusst wahrnehmen und die Erfahrung im Moment erleben. Dieser Moment ist wichtig, denn die unwillkürliche Körperbewegung, die sich dadurch entfaltet, gelangt ins Gewahrsein und kann vom Klienten in seinen Alltag integriert werden. Ich bin immer wieder erstaunt, obgleich ich darum weiß, wenn ich in der Sitzung sehe, oder wenn Klienten berichten, wie sie sich mit der bewusst gewordenen ressourcenvollen Erfahrung selbst beruhigen können.

Patienten, die frühe Bindungsabbrüche durch Krankenhausaufenthalte oder den Verlust von Bindungspersonen erfahren haben, entwickeln oft einen anderen Blick, wenn dem Körpererleben Raum gegeben wird. Er mutet an wie der Blick aus einer anderen Zeit, orientierend und suchend und länger andauernd. Es ist förderlich und integrierend, wenn die Therapeutin diesem intensiven Blick freundlich begegnen kann und diesen nicht »zerredet«. Dieser besondere Blick endet von allein. Das ist ein Gegenwartsmoment (Stern, 2005) in dem der Patient integrierende Entwicklungsschritte und korrigierende Erfahrungen macht.

Plädoyer für Verlangsamung und Pausen

Langsam. Zeit haben, nachzuspüren, dem »Bauchgefühl« Raum geben. Sein dürfen, statt machen. Eine Pause tut gut. Langsames Vorgehen und Pausen sind in der therapeutischen Arbeit wichtig. Wir Menschen brauchen Entschleunigung und Pausen, um wieder in die Homöostase zu kommen, die genuin in uns angelegt ist.

Fogel (2015) plädiert für die Wiederentdeckung des (guten) Körpergefühls, das seiner Meinung nach den Menschen meist abhandengekommen sei. Mit Verlangsamung meint er, die Überholspur des Denkens zu verlassen und zu erlernen, länger im subjektiv-emotionalen Moment zu verweilen. Für den Autor ist die Verlangsamung ein Grundprinzip vieler körpertherapeutischer Ansätze (Fogel, 2013,

S. 21). Im subjektiv-emotionalen Augenblick kann sich der menschliche Geist erholen, Kreativität und Inspiration entfalten sich. Der Mensch erlebt sich präsenter und freier in der Wahl seiner Handlungen.

Wenn der Klient eine Erfahrung in sich wirken lässt, wie beispielsweise einen guten Atemzug, und zu erspüren sucht, wie sich dies anfühlt und auswirkt, benötigt er Zeit, dies zu erfassen und auch mitzuteilen. Das hat damit zu tun, dass die Wahrnehmung innerer Körperprozesse (Interozeption) über andere anatomische Wege verläuft als die Wahrnehmung äußerer Reize. Sogenannte C-Fasern, die nicht myelinisiert sind, leiten die Informationen aus dem Körperinneren langsamer weiter. Die Informationen dieser C-Fasern werden mit Regionen des Hirnstamms verknüpft, die insbesondere für die Regulation der Homöostaste stehen (Fogel, 2013). Von diesen Zentren des Hirnstamms ausgehend, verlaufen Nervenbahnen zum Körper zurück, die beispielsweise Blutfluss, Verdauung, Atmung regulieren. Dies ist nur ein Aspekt eines hochkomplexen Geschehens von Selbstwahrnehmung. Und dieses braucht Zeit.

Auch Pausen erleichtern das ganzheitliche Begreifen und Erfassen im Hier und Jetzt und unterstützen Lernen und damit Integration. Pause im Begegnungsraum bedeutet innezuhalten, ohne zu intervenieren. Erholung, Ruhe und Verweilen im subjektiv-emotionalen Moment dienen der Förderung der Gesundheit.

Kleiner Exkurs zum Gähnen

Am Herzen liegen mir (EC) noch einige Bemerkungen zum Gähnen. Die Erfahrung mit einer Klientin hat dazu geführt, mich intensiver damit zu befassen.

Die 48-jährige Klientin kam in die Therapie, weil sie unter ständigem Stress litt und sich nicht mehr entspannen konnte. Sorge bereiteten ihr auch ihre sich verschlechternden Nierenwerte. Ihr älterer Bruder war seit Jahren auf Dialyse angewiesen. Nach der Geburt einer Tochter schwebte sie infolge einer Schwangerschaftsvergiftung mehrere Tage in Lebensgefahr. Sie hatte Erinnerungsfragmente an diese Zeit, die zehn Jahre zurücklag. Seitdem habe sie nicht mehr weinen können. Bei auftretenden Erkrankungen in der Familie konnte sie die starken Ängste und Panikgefühle kaum regulieren. Die Klientin hatte zugestimmt, die immer wieder auftretenden Erinnerungen an diese Zeit mit EMDR zu prozessieren. Nach jedem Set bilateraler Stimulation gähnte sie, zunächst ansatzweise, dann tief. Sie konnte kaum sprechen, weil sie unaufhörlich gähnen musste. Am darauffolgenden Tag liefen ihr morgens unter der Dusche »ohne Anlass« Tränen über das Gesicht. Auch in der Fortführung der Therapie reagierte sie nach jeder Sequenz bilateraler Stimulation mit Gähnen, dessen Intensität allmählich zurückging.

Da Gähnen in unserer Kultur mit Langeweile oder Müdigkeit assoziiert ist, wird es oft unterdrückt oder entschuldigend abgewehrt. Dabei ist es so gesund! Unsere Chorprobe beginnt nach einem Arbeitstag mit Dehnungs- und Bewegungsübungen und innerhalb kurzer Zeit fängt die Erste an zu gähnen. Die meisten Sängerinnen lassen sich anstecken. Das Gähnen fühlt sich an, als ob der ganze Mensch umschaltet, sich bereit macht für das Kreative, die Stimmübungen, den Gesang. Der Kopf ist innerhalb weniger Minuten frei. Ansteckendes Gähnen, das sich in einer Gruppe fortpflanzt, sorge für viele physiologische und emotionale Veränderungen und mache die Gruppe zu einem Superorganismus, meint Provine (2014).

Fogel (2013, S. 57 f.) weist in seinen Ausführungen zum Gähnen darauf hin, dass es den Körper zu sich selbst aufweckt, wie der Neustart des »inneren Computers«, so als ob die Physiologie durch einen – bei den meisten Wirbeltieren zu beobachtenden – Mechanismus zu sich selbst zurückgeführt wird. Durch das Gähnen und seine vielfältigen Wirkungen fühlt sich der Mensch besser, stimulierter und präsenter im Körper. Provine (2014) sieht im Gähnen im phylogenetischen Sinn uralte, unbewusste Prozesse am Werk, mit unterschiedlichen Funktionen bei verschiedenen biologischen Arten. »Gähnen ist eine Reaktion auf Veränderungen von Verhalten oder physiologischem Zustand und unterstützt sie.« Für die meisten Menschen fühle es sich gut an, nehme auf einer Lustskala von 1 (sehr schlecht) bis 10 (sehr gut) einen Wert von 8,5 ein (S. 51).

Julie Henderson hat 2001 das Buch »Embodying Well-Being« veröffentlicht, eine Einführung in Zapchen Somatics. Sie beschreibt darin 33 kleine Körperübungen zum körperlichen, energetischen und mentalen Wohlbefinden. Ihre Methode ist eine Verbindung aus den Disziplinen Somatics und Psychosomatik und den Traditionen des Tibetanischen Vajrayana-Buddhismus. Sie nannte ihre Methode Zapchen. Die erste Übung in Hendersons Buch (2001) betrifft das »Gähnen«: Gähnen ist eines der leichtesten und besten Dinge, die Sie für sich tun können. Es entspannt nämlich Rachen, Gaumen, oberen Nacken und Hirnbasis. Es hilft, den Fluss der Hirn- und Rückenmarksflüssigkeit ins Gleichgewicht zu bringen, was dazu beiträgt, Gehirn und Wirbelsäule klar und flexibel zu erhalten. Es hilft dabei »runterzukommen, aus dem Kopf«. Die Speichelbildung wird angeregt und verbessert so die Verdauung und verstärkt den Geschmackssinn. Gähnen vermehrt den Flüssigkeitszufluss in den Augen, wodurch diese gereinigt und beruhigt werden. Es steigert die Serotoninproduktion im Gehirn – ein neuerdings »modischer« Neurotransmitter, der stimmungsausgleichend wirkt: Er beruhigt bei Hyperaktivität und heitert auf bei Niedergeschlagenheit. Die erhöhte Serotoninausschüttung beim Gähnen trägt dazu bei, einschlafen zu können, auch bei Schwierigkeiten, zur Ruhe zu kommen. Grund genug, es mit dem Gähnen zu versuchen (Henderson, 2001, S. 27).

Interessanterweise gibt es bis heute wenig gesicherte Erkenntnisse über das Gähnen, außer dass es ansteckend ist und morgens und abends häufiger auftritt.

In der Psychotherapie tritt nach intensiver Arbeit häufig ein Gähnimpuls auf. Insofern scheint die Idee von Fogel (2013), den Körper zu justieren und damit die verkörperte Selbstwahrnehmung zu stärken, sehr nützlich.

Gähnen im Begegnungsraum zeigt biopsychologische Veränderungen an. Wenn Klienten gute Erklärungen zum Gähnen erhalten und gemeinsames Gähnen als Übung möglich ist, nutzt die Therapeutin die Physiologie, die dem Klienten hilft, ins Gleichgewicht zu kommen.

Hindernis als Lernerfahrung

Wir dürfen uns erlauben, nicht weiterzuwissen. Nicht-Wissen ist eine Quelle der Veränderung (Weiser Cornell, 1997/2019; Wiltschko, 2017). Menschen wachsen an Hindernissen. Der Punkt, an dem es in der Therapie nicht weitergeht, birgt zugleich alle Möglichkeiten der Veränderung. Die Therapeutin sollte innehalten, sich Zeit lassen, diesen Moment auf sich wirken lassen, diesen Moment der Begegnung, wo alles offen ist. Dieser Moment ist nicht vorhersehbar, er entsteht. Die Therapeutin ist in Resonanz, alles ist gleichzeitig da, aber noch nicht geformt in Worte oder Handlungen. Auch im Nicht-Wissen liegt eine Vorwärtsbewegung (Gendlin, 1981; Gendlin u. Hendricks-Gendlin, 2006; Wiltschko, 2011). Von außen betrachtet bedeutet dies auch, auf die eigene Intuition zu hören und das Richtige zu tun. In diesem Bereich, am Rand des Denkens (Gendlin, 1981: »Edge of Thinking«), wirken auch zahllose Mikroentscheidungen, die mit der beruflichen und menschlichen Erfahrung der Therapeutin und dem Fachwissen zusammenhängen, die alle gleichzeitig da sind, aber nicht gleichzeitig bewusst sind.

Im Begegnungsraum wird der Moment zum Impulsgeber. Dort kann er als Raum zur Selbstentwicklung von Therapeutin und Klient aufgefasst werden, wo es darum geht, an einem Hindernis zu wachsen. Der Punkt, an dem es nicht weitergeht, verlangt danach, einen gemeinsamen experientiellen Raum zu öffnen, ein Gehaltensein, in dem sensorische, emotionale, und gedankliche Prozesse entstehen, woraus wiederum neue Ideen und Impulse zur Genese hervorgehen.

Der Punkt, an dem es nicht weitergeht

Ist der Klient seelisch hinreichend stabil, kann eine ehrliche Rückmeldung der Therapeutin zum Punkt, an dem es nicht weitergeht, die therapeutische Beziehung mehr fördern als eine scheinbar stützende, empathische Intervention, die sich aber an dieser Stelle nicht stimmig anfühlt. Mitunter begegnet der Therapeutin ein Klient, der trotz seiner Veränderungswilligkeit und Motivation nicht veränderungsfähig ist. Da ist es wichtig, sich zu fragen: Was will der Klient eigentlich? Wer ist er als

Mensch? Wie begreife ich ihn? Wie ist sein sozialer Kontext, wie haben ihn seine interaktionellen Erfahrungen geprägt und reifen lassen? Er unterscheidet sich von der Therapeutin, die andere Sichtweisen hat, ihm ihre Erkenntnisse zur Verfügung stellt, aber die freie Wahl lässt, daraus selbst was zu machen, den eigenen Weg zu finden. Es geht um mehr als nur Ziel- und Auftragsklärung. Hier zuzulassen, dass es Verschiedenheit gibt, ist schon ein Teil des Prozesses. Dabei ist es wichtig, nicht zu urteilen oder zu beschämen. Lassen Sie es uns als Information nehmen, dass es jetzt (noch) so ist, schlägt Phillips (2008) vor.

Die Ideen der Therapeutin über die Entwicklung eines Menschen sind möglicherweise ganz andere als diejenigen, die ihr Gegenüber von sich selbst hat. Der Auftrag und die Vereinbarung der erreichbaren Ziele sind in dem Fall nicht passgenau. Diese Unterschiede zu bemerken und zu benennen ist Ausdruck von Respekt. Die Authentizität der Therapeutin und die Wieder-Erkennung des anderen in seinem biopsychosozialen Sein vertiefen die therapeutische Beziehung dergestalt, dass beide offen und respektvoll, mit Mut und Ehrlichkeit, auf Augenhöhe darüber sprechen können, ob und wie es weitergehen kann. Hier findet Lernen statt, nicht nur beim Klienten, sondern auch bei der Therapeutin, die sich sowohl als Fachperson als auch als Individuum auf den zwischenmenschlichen Wachstumsprozess einlässt.

Im Innehalten kann die Therapeutin sich den Menschen vergegenwärtigen, der ihr gegenübersitzt, und ihre Vorstellungen loslassen, welche »störungsspezifische Intervention« sinnvoll sein könnte. Spezifische Interventionsmethoden machen den Anschein, dass die »Behandlung« einfach sei, wenn man diese richtig anwende. Darüber geht oft der Blick auf die Person verloren, die Hilfe und Begleitung auf den eigenen Wegen sucht.

Eine Diagnose bezeichnet lediglich ein Bündel von Symptomen (Syndrom) und sagt wenig über das individuelle Erleben aus. Was denn nun Depression wirklich sei, fragte mich (EC) einmal ein Klient. In seiner stationären Rehamaßnahme hätten die meisten diese Diagnose gehabt. Aber jeder habe doch ein anderes Leid berichtet, eine andere Geschichte erzählt!

Der Punkt, an dem der Prozess stockt, kann auch bedeuten, dass innere Anteile in der Person sich widersprechen und das Ziel nicht realisierbar erscheint. Hier kann die Arbeit mit inneren Persönlichkeitsanteilen hilfreiche Lösungen zu Tage fördern. Wenn exploriert werden kann, was in der inneren Welt eines Menschen überhaupt »los« ist, wird das Zähe, das Widersprüchliche oft schon dadurch geringer, weil »es« sein darf.

Die Erlaubnis, nicht weiterzuwissen

Die vierzigjährige Klientin suchte wegen Depressionen psychotherapeutische Hilfe. Als Beamtin konnte sie ihr Arbeitsaufkommen zwar reduzieren, was ihren inneren Druck reduzierte, sie konnte jedoch mit der freien Zeit nichts anfangen. Morgens kam sie kaum aus dem Bett, sie verbrachte viel Zeit vor dem Fernsehen und konnte sich schwerlich aktivieren. Ihre Denkmuster waren verallgemeinernd. Sie grübelte viel. Das Sprechen in den psychotherapeutischen Sitzungen entlastete sie kurzfristig, aber nicht nachhaltig. Sie wirkte wie ein kleines Kind, das versorgt werden wollte. Wir konnten herausarbeiten, dass sie sich möglichst unauffällig und angepasst verhielt, um keinen Anhalt für mögliche Konflikte zu bieten. Ihre Mutter hatte in ihrer Erinnerung zeitlebens mit »links liegen lassen« auf die Tochter reagiert, wenn sie gereizt oder frustriert war. Tagelang ließ sie die Klientin schon als kleines Mädchen im Unklaren, wann sie »wieder gut« wäre.

Es war schwierig, das kleine Mädchen im Inneren zu versorgen. Schließlich gelang dies über eine spürbar stimmige Imagination. Die Klientin wandte diese Imagination aber für sich nicht an. Auch weitere gemeinsam entwickelte Überlegungen verliefen im Sand … »Ach, ja, das hatte ich ganz vergessen, dass wir darüber gesprochen haben.«
Im Lauf einer Sitzung der Therapie kam ich an einen Punkt, an dem ich weder Ideen noch Empfindungen spürte. Ich war an einem Punkt, an dem ich nicht weiterwusste, leer im Kopf, es kamen auch keine Worte. Es entstand eine Pause, ein Warten. »Ich habe bemerkt, dass ich nicht weiterweiß«, sagte ich zur Klientin. Diese blickte mich anders an als sonst üblich. Die Kommunikation verlief anders, eine Art Musterunterbrechung, die nicht absichtlich induziert war. »Wie erleben Sie das, wenn ich sage, dass ich nicht weiterweiß?«

Die Klientin sagte, dass sie froh sei, dass ich das sage, es treffe genau den Punkt. Sie mache mir etwas vor, aber vor allem mache sie sich etwas vor. Zwar sei es gut zu kommen, aber nach der Stunde sei alles beim Alten. Sie würde abwarten und verharren. Es konnte gemeinsam verstanden werden, dass sie wartete und abwartete, sich auch noch als Erwachsene, vor allem in der Beziehung zu Frauen, unauffällig verhielt und »in Deckung lebte«, als könnte sie dadurch die Angst ihrer kindlichen Seite vor den antizipierten Bindungsabbrüchen der Mutter verhindern.

Das Bewusstmachen und -werden dieser unbewussten Beziehungsmuster bestärkten die Klientin in ihrem Willen, eine Veränderung auf den Weg zu bringen. Ich regte an, irgendeine Veränderung im Alltag vorzunehmen. »… einen kleinen Schritt, der über das hinausgeht, was Sie sonst in Ihrem Alltag tun«. Sie wollte in der nächsten Sitzung antworten.

Eine Woche später kam die Klientin. Meine Anregung hatte sie »ganz schön« genervt. Sie habe hin und her überlegt, einige Tage habe sie gebraucht, um etwas zu finden. Dann sei ihr gekommen, dass sie nicht mehr so viel Brot essen, sich gesund ernähren und öfter kochen wolle. Es war ein wichtiger Schritt, dass die Klientin aus ihrer Deckung herausgekommen war und mir gegenüber ihre Frustration geäußert hatte. Sie hatte eine neue Beziehungserfahrung riskiert. Sie wurde klarer und direkter in ihren Rückmeldungen. Wir lachten oft gemeinsam und konnten uns mitunter »die Bälle zuspielen«.

Im Laufe der Therapie ging es ihr besser, sie konnte wieder mehr differenzieren und Freude empfinden. Die Stimmungsschwankungen wurden weniger, die Abstände größer. Sie hatte erkannt, dass sie die Verantwortung trägt für Ihr Leben.

Offen sein für auftauchende Phänomene im Außen

»Horch, was kommt von draußen rein ...?« – Die Einstimmung durch diese Liedzeile hat durch die Coronapandemie, die uns während des Schreibens im März/April 2020 ereilte, ihre Leichtigkeit verloren und wirkt unpassend. Stärker kann der Kontrast nicht sein, und gerade deswegen lassen wir sie stehen. Weil sie verdeutlicht, wie fragil unsere Existenz ist. Fragen aufwirft, nach der Art und Weise, wie wir leben möchten, welchen Sinn wir unserem Leben geben, wie die Mitverantwortung des Einzelnen für die Gesellschaft und das Gemeinwohl die individuelle Freiheit einschränkt.

Wie sehr ein hochansteckendes Virus unser Leben verändert, ist beispiellos. Die längerfristigen Auswirkungen auf unser Erleben und Verhalten sind unklar. Unsere Kontakte zu Familie und Freunden erfordern körperlichen Abstand. Im Begegnungsraum verändern die Hygiene- und Abstandsregeln implizite Abläufe. Selbstverständliche Gesten der Kontaktaufnahme wie Händeschütteln sind aufzugeben. Die räumliche Nähe zum Klienten weicht einer räumlichen Distanz. Videosprechstunden gelingen mit mehr oder weniger Resonanz, auch abhängig von äußeren Faktoren wie der Kapazität der Datenübertragungsmengen. Therapeutin und Klient sind gleichzeitig auch Betroffene dieser Pandemie. Auch scheint der Zugang zu Psychotherapie durch die zahlreichen Einschränkungen der Bewegungsfreiheit für manche Menschen derzeit gar nicht erwägbar. Einige Klienten erlebten es zu Anfang positiv, dass die meisten Aktivitäten wegfallen, schätzten die Besinnung auf das Wesentliche und engagierten sich auf kreative Weise für ihre Mitmenschen, während andere ihre Einsamkeit noch stärker spüren, sich kaum lösen können von Informationen und sich das Schlimmste vorstellen.

Diese Pandemie wird vorbeigehen. Wir werden lernen (müssen), mit den Auswirkungen zu leben und umzugehen. Lassen Sie uns »weitermachen« ...

Mitunter geschehen Dinge, die nichts mit dem aktuellen Thema des Klienten zu tun haben. Es klingelt Sturm, im Nachbarhaus wird renoviert, das Martinshorn ist deutlich zu hören.

Die Taube und die Eule

Ich erinnere mich an die Geschichte als sich eine hellgraue Wildtaube auf die Fensterbank meines Praxiszimmers setzte und die Klientin und mich anblickend mehrere ruhige Flügelschläge machte, um dann wieder wegzufliegen. Ein besonderer Moment. In gut 25 Jahren war das nicht vorgekommen. Die Klientin und ich waren seltsam berührt. Ich überlegte kurz, ob diese Begegnung für mich etwas bedeuten könnte, und wandte mich der Klientin zu. Sie erinnerte sich, dass sie einen Tag zuvor eine Eule in ihr Dachfenster habe blicken sehen. Sie lag noch mit ihrem Mann im Bett und beide waren berührt von dieser

Begegnung. Eine Eule zu sehen, war für beide etwas Besonderes. Die Klientin fühlte sich beschenkt durch die Anwesenheit der Eule, mit der sie Weisheit assoziierte. Sie empfand diesen Moment mit ihrem Mann als besonders innig. Das Erlebnis fiel in eine Zeit, in der sich beide gegenseitig einen Eheratgeber vorlasen. Durch diese Begegnung mit der Eule fühlten sich beide auf einem guten Weg. Die Taube vor meinem Praxisfenster erinnerte die Klientin wieder an das einen Tag zurückliegende Ereignis, das sie nicht erzählt hatte, weil sie sich mit ihrer Interpretation schämte und sich nicht hervortun wollte. Wir konnten ihre Hemmung, mit mir über dieses Erlebnis zu sprechen, mit Blick auf ihre Biografie verstehen. Die Klientin realisierte wieder einmal, wie sehr sie sich zurücknahm, obgleich sie so viele innere Schätze hatte (EC).

Das Offensein für das Generische im Begegnungsraum darf auch Grenzphänomene implizieren. C. G. Jung (1875–1961) befasste sich gern mit solchen Phänomenen (Stein, 2018). In seinem ganzheitlichen System strebte er an, Geist und Materie zu vereinen. Mit Synchronizität bezeichnete er ein zeitliches Zusammentreffen einer lebhaften inneren Ahnung, eines Traums oder Einfalls und äußerer Ereignisse, also von Phänomenen, die zeitlich korrelieren, aber nicht kausal miteinander verbunden sind. Sie werden jedoch wahrgenommen und gedeutet, als seien sie aufeinander bezogen. Jung hatte langjährigen Kontakt zu Pauli, dem Physiker und Nobelpreisträger, der bei ihm in Analyse war. Bei Pauli selbst gab es den Effekt, dass in seiner Anwesenheit häufig technische Geräte ausfielen oder kaputt gingen. Pauli selbst glaubte daran, dass er dies bewirken würde. Das Synchronizitätsprinzip von Jung kam ihm zu Hilfe, weil es besagte, dass aufgestaute psychische Energie direkt auf der physischen Welt wirke.

Unabhängig davon, ob es sich um Synchronizität, um Einbildungskraft oder magisches Denken handelt, der pragmatische Umgang damit ist, dass mögliche Symbolik im therapeutischen Kontext konstruktiv für den Therapieprozess genutzt werden kann. Wir sollten offen sein, wenn Klienten davon erzählen, und die Bedeutung ihrer Erlebnisse für ihre Entwicklung nutzen. Wir dürfen uns bewusst machen, und das ist auch entlastend, dass der Alltag der Klienten einen viel größeren Einfluss auf ihr Leben hat als die Psychotherapie.

Reparieren und Fehlbarkeit

Es kommt zwangsläufig und unausweichlich immer wieder zu Missverständnissen in der therapeutischen Beziehung, die aus den wechselseitigen Beziehungsbotschaften resultieren. Die Therapeutin versteht nicht in Gänze die Bedeutungen, die der Klient ihr mitteilt, sie reagiert vielleicht unangemessen und unreflektiert auf Bemerkungen oder Körpersignale des Klienten. Nicht die Vermeidung von Missverständnissen sollte das Ziel sein, sondern das offene Ansprechen und Klären derselben. Das ist es, was es ermöglicht, Vertrauen aufzubauen. Es geht in der Therapie auch immer um die Frage, was es bedeutet, ein Mensch zu sein. Eine Haltung der Fehlbarkeit ist ein wesentliches Merkmal der therapeutischen Beziehung (Bachhofen, 2012).

Damit die gemeinsame Arbeit zu einem ineinandergreifenden Ganzen werden kann, ist die Fähigkeit der Therapeutin, eine sichere und vertrauensvolle Beziehung herzustellen, eine wichtige Voraussetzung. Sie trägt Mitverantwortung für den therapeutischen Prozess und sollte fähig sein, ihre Botschaften dem Patienten gegenüber (Bemerkungen, Gefühle, körperliche Reaktionen) wahrzunehmen und bei Irritationen auf der Basis ihres Wissens und ihrer Erfahrungen zu reflektieren. Die Therapeutin soll dem Patienten gegenüber offen und transparent ansprechen, wenn sie Missstimmungen spürt. Es ist wichtig und sollte selbstverständlich sein, dass sie sich bei unpassenden Reaktionen ihrerseits auch entschuldigt, vielleicht gleich zu Beginn der Stunde, wenn aus der vergangenen Sitzung etwas »hängen geblieben« ist. Die therapeutische Beziehung gewinnt dadurch wieder an Vertrauen (Bachhofen, 2012).

Mitunter kann die Adhärenz der Therapeutin für eine Methode so umfassend sein, dass sie angewandt wird, obwohl die äußere und innere Sicherheit des Klienten dafür noch nicht gegeben ist, das weitere Vorgehen nicht hinreichend erklärt und seine Zustimmung nicht explizit eingeholt wurde. Solches Geschehen ist menschlich und verzeihlich.

Sich entschuldigen

Ich (EC) erinnere mich an eine Klientin mit gravierenden Belastungen in Kindheit und Jugend. Sie erlitt über viele Jahre sexuelle Gewalt durch nahestehende familiäre Bezugspersonen. Als uneheliches Kind geboren, wollte sie ihrer Mutter in dem Dorf, in dem sie aufgewachsen war, keine Schande machen. Erst als ihre Peiniger alle auf dem Friedhof lagen, die Klientin war damals schon fünfzig, berichtete sie ihrer Mutter und dem Stiefvater von ihren schlimmen Erfahrungen. Die Klientin fühlte sich ihrer Perfektion ausgeliefert, immer alles richtig zu machen und um keinen Preis eigene Bedürfnissen nach Ruhe und Abgrenzung wahrzunehmen. Sie bereitete beispielsweise in der Nacht vor Heiligabend mit knapp sechzig Jahren das perfekte Weihnachtsfest für die Familie vor. Seit Jahren litt sie allerdings an einer schwerwiegenden Autoimmunerkrankung. Ihre Absicht, sich mehr Pausen zu gönnen, konnte sie nicht verwirklichen, immer wieder verfiel sie in die alten Automatismen, mit denen sie unbewusst ihre vermeintliche Schande abzuwenden glaubte. Die Klientin willigte in meinen Vorschlag ein, mit inneren Persönlichkeitsanteilen zu arbeiten. Irgendwann realisierte ich, dass meine Ideen völlig an ihr vorbeigingen. Sie lachte etwas skeptisch und verdrehte leicht die Augen. In meiner Begeisterung für die Ego-State-Therapie hatte ich nicht bemerkt, dass sie es mir recht machen wollte. Ich habe mich bei ihr entschuldigt dafür, dass ich ihre widersprüchlichen Signale zur Arbeit mit Persönlichkeitsanteilen übersehen hatte. Die Klientin empfand meine Entschuldigung gepaart mit meiner Erklärung als etwas Besonderes. Sie fühlte sich als Mensch gesehen.

Kernaussagen zum Begegnungsraum

Wir haben mit dem Modell des Begegnungsraums Phänomene und Prozesse des psychotherapeutischen Geschehens wie unter einer Lupe betrachtet, »gezoomt«, und wissenschaftliche Erkenntnisse mit unseren subjektiven Erfahrungen als Therapeutinnen verbunden.

Im Begegnungsraum können wir die allgemeinen Wirkfaktoren verorten, die erfolgreiche Psychotherapie ausmachen, wie beispielsweise die Person des Psychotherapeuten, Ressourcenaktivierung, Wertschätzung und Empathie oder die Gestaltung des Arbeitsbündnisses.

Resonanz und Gewahrsein, implizites Wissen, das wiederum explizit in die Beziehung eingebracht wird, unterstützen ebenso wie Verlangsamen und Innehalten Entwicklung und Veränderung bei Klient und Therapeutin.

Vielleicht möchten Sie die Gedanken und Ideen aus diesem Kapitel jetzt auf sich wirken lassen und spüren, was auftaucht, und dies vielleicht weiter untersuchen.

4 Das Prozessmodell

Susanne Leutner

»Wege des Lebens. Plötzlich sind es die Flüge, die uns erheben über das mühsame Land. Da wir noch weinen um die zerschlagenen Krüge, springt uns der Quell in die eben noch leereste Hand«.
(R. M. Rilke, 1979, S. 121)

In Kapitel 1 haben wir erläutert, was wir unter Traumaverarbeitung verstehen und dass dabei die Aktivierung und Bereitstellung von Ressourcen einen wichtigen Stellenwert haben. Nach der Etablierung der Phasenmodelle herrschte zunächst der Gedanke vor, man könne helfen, dass Klientinnen irgendwann stabil genug seien, um schließlich eine Traumaverarbeitung mit allen Risiken verkraften zu können. Es stellte sich bald heraus, dass dies praxisfern war, denn Klientinnen brauchen zum einen oft schon Entlastung durch Traumakonfrontation, bevor sie in allen Aspekten stabil sind, zum anderen ist eine gut eingebettete Stabilisierung, Ich-Stärkung und Ressourcenaktivierung bereits traumabearbeitend in ihrer Wirkung.

Daher entwickeln wir aus den Elementen Begegnungsraum, Prozess und Entwicklungsdialektik ein genau dosiertes Vorgehen. Im Begegnungsraum wird es gelebt in Resonanz und Beziehung, im Prozessmodell wird es verortet aus der Beobachterperspektive heraus und in der Entwicklung und Selbstentwicklung konstituiert es sich für das Individuum immer wieder neu.

In diesem Kapitel erläutere ich, wie ich das Prozessmodell als Hilfsmittel für die passgenaue Dosierung verwende und wie zu jeder Zeit die unterschiedlichen Bestandteile so aufgefunden und eingeordnet werden, dass sie für jede Klientin genau passen. Diese Elemente beziehen sich auf das Spannungsverhältnis, Ressourcen wahrzunehmen und zu aktivieren, sowie auf den Grad der Belastung und der Dissoziation.

Als praktische Anhaltspunkte haben wir aus diesem Verhältnis die Orientierungspunkte entwickelt, die sich durch das ganze Buch ziehen und mit deren Hilfe wir feststellen können, wo wir uns mit der Klientin gerade befinden: Ressourcenaktivierung, Kontaktaufnahme mit der Belastung und Pendeln, Traumakonfrontation, dissoziative Symptomatiken, Dissoziation strukturell betrachtet und Integration. Warum dies keine Phasen sind, erläutere ich in diesem Kapitel.

Wegweisende Inspirationen dafür erhielt ich bereits in meinen frühen Aus- und Weiterbildungen. Jürg Hartmann, der damals die Personzentrierte Psychotherapie – auch als Gesprächspsychotherapie bezeichnet – unterrichtete, lehrte uns, genau hinzuschauen und in den von Klienten geäußerten Symptomen und Phänomenen nicht nur das Leidvolle zu sehen, sondern auch das, was an innerer Stärke und

Selbstentwicklungspotenzial diese Menschen ausmacht. Er nannte das einmal: zu erforschen, wie der Klient »seine Liebe in die Welt bringt«. Geschult haben wir uns darin, indem wir füreinander oder für Klienten Koans formulierten.

Koans sind Sentenzen, also Aussprüche, Fragen und Antworten der Meister, selten auch der Schüler, die der Vernunft und dem Verstand unzugänglich sind und paradox oder sinnlos wirken können. Ein Beispiel zum Umgang mit Kritik wäre: »Der furchtlose Held ist ein liebendes Kind.« Das Ziel der sehr differenzierten und komplexen Koan-Praxis im Buddhismus ist, grob gesagt, die Erkenntnis der »Nichtzweiheit«. Das bedeutet, dass nichts getrennt ist, sondern auf einer höheren Ebene als eins gesehen werden kann, und dass jedes Element auch immer seinen Gegensatz enthält. Auch Luise Reddemann lehrt diese Fähigkeit, genau hinzuschauen und immer wieder nach Ganzheit zu suchen. Für sie ist z. B. das Tao eine Praxis, die hilft, dafür den Geist zu schulen.

Es geht also nicht nur darum, in jedem Menschen das Ressourcenvolle zu sehen, sondern eine Dynamik herzustellen, in der jeder selbst spüren kann, dass in ihm eine Einheit der Gegensätze existiert, der er sich nach und nach annähern kann über den Wechsel zwischen den Gegensätzen im Denken, Fühlen und Handeln.

Wolfgang Jantzens Beitrag zu dieser Thematik vor dem Hintergrund der Dialektik und der Kulturhistorischen Theorie erläutere ich ausführlich im nächsten Kapitel. Er erforscht Fragen der persönlichen Entwicklung und wie man sie als wechselseitigen biopsychosozialen Prozess im Individuum und zwischen Individuen beschreiben kann.

Diese Denkansätze aufgreifend, habe ich eine systematisierte EMDR-Vorgehensweise entwickelt, die dabei hilft, Belastungen *während* der Verarbeitung zu reduzieren: Das *RIT (Ressourcenintegrierende Therapie;* Leutner, 2008). Es erleichtert das Prozessieren, indem es eine ressourcenvolle Erinnerung schon vor Beginn der Verarbeitung bereithält und an einer anderen Stelle des Raums lokalisiert als die Traumaerinnerung. Dieser Gedankengang war also die Keimzelle des Prozessmodells. Er ist in dieser Zeit bei verschiedenen Autoren aus den USA in unterschiedlicher Umsetzung zu finden (Fine, 2010; Forgash, 2010; Knipe, 2010; Paulsen, 2008, 2009; Phillips, 2008).

Parallel zum damals in den USA stattfindenden Diskurs erstellte Martin Sack (2010) einen Überblick über eine »Schonende Traumatherapie«, welche von dem Prinzip ausgeht, möglichst keinen Schaden durch Retraumatisierung zu riskieren und Nebenwirkungen zu vermeiden, aber trotzdem eine traumaspezifische Behandlung zügig durchzuführen. Er stellt das in den Mittelpunkt der Bearbeitung, was als Folge einer Traumatisierung in Alltag und Gegenwart hinderlich ist. Verschiedene Traumafolgestörungen können diagnostiziert sein.

Traumatherapie sei dabei nicht die Bearbeitung von Erinnerungen der Vergangenheit als Selbstzweck, sondern richte sich auf die in der Gegenwart bestehende Symptomatik. Werde ein eingeprägter Gedächtnisinhalt aktiviert, gerate die Erinnerung in einen labilen Zustand. Normalerweise werde die Erinnerung dann in unveränderter Weise wieder abgespeichert (Rekonsolidierung). Dieser Prozess könne jedoch im positiven Sinn gestört werden, indem eine neue Information zu der bestehenden Erinnerung assoziiert werde. Dadurch könnten sich neue neuronale Verknüpfungen bilden. So arbeite man anhand der Symptome, die als Folge von Traumatisierung entstanden seien, und im Zusammenhang damit werde das traumatische Material selbst durchgearbeitet. Dabei sei aber zu beachten, dass bei der Bearbeitung zum einen neue Informationen zur Verfügung stünden und diese auch integrierbar seien, zum anderen der Stress dosiert werde und Ressourcen bereitgehalten würden. Neuronale Netzwerke, die Erfahrungen von Ressourcen oder Bewältigung repräsentieren, sollten deutlich stärker aktiviert sein als traumaassozierte Netzwerke.

Konfrontative Behandlungstechniken sollten seines Erachtens so frühzeitig wie möglich angewendet werden, da Symptome dadurch am effektivsten reduziert werden könnten. Stabilisieren und Durcharbeiten bildeten eine Einheit. Sack präsentiert ein umfassendes Behandlungsmodell, das uns sehr sinnvoll erscheint. Er bietet reichhaltige Orientierung und Anleitung, einen Fundus von traumatherapeutischen Elementen, die in eine gut nachvollziehbare Struktur des Vorgehens eingebettet sind.

Unsere Perspektive kommt dabei quasi von der anderen Seite. Wir gehen vom Kontakt, der Beziehung und der therapeutischen Allianz aus und fragen, wie genau der Standort von uns und von der Klientin im gemeinsamen therapeutischen Prozess zu ermitteln ist, um daraus die jeweils nächsten Schritte ableiten zu können.

Ausdrücklich sprechen wir daher selten von »Behandlung« als viel mehr von der Gestaltung eines gemeinsamen Entwicklungsprozesses, bei der die Therapeutin Überblick und Zielrichtung im Auge behält. Sie weiß manches besser, sie verfügt über allgemeines Wissen und spezifische Erfahrung, aber über ihr eigenes So-Sein weiß am besten die Klientin Bescheid.

Wir führen dafür also die dialektische Betrachtungsweise ein und möchten verständlich machen, wie sich Elemente von Stärkung und Durcharbeiten, von Erinnerungen, die angenehm und belastend sein können, in jedem Moment zueinander in Beziehung setzen. Dies geschieht nicht nacheinander oder additiv, es ist keine Wenn-dann-Beziehung, sondern ein eher zirkuläres Sowohl-als-auch. In den einzelnen Elementen ist jeweils auch ihr Gegensatz enthalten. Um mit dieser Einheit der Gegensätze in ihrer Entwicklungslogik arbeiten zu können und die innewohnenden Wechselwirkungen zu nutzen, haben wir das Prozessmodell und seinen Begegnungsraum entwickelt.

Ressource und Belastung: Zwei Seiten einer Medaille

Das Bereitstellen ressourcenvoller Bilder, Körperwahrnehmungen oder Gedanken vor dem Prozessieren, parallel und abwechselnd dazu, ist eine inzwischen gut eingeführte Herangehensweise, vor allem, aber nicht ausschließlich, für fragilere Klientinnen, bei denen dissoziative Symptome auftreten. Viele Autorinnen und Autoren suchten beispielsweise nach Möglichkeiten, auch mit diesen Klientinnen EMDR und bilaterale Stimulation (BLS) zu machen. Ausführlich haben wir das in Kapitel 1 erläutert; in Teil B stellen wir es dar im Rahmen der praktischen Arbeit.

Im Zusammenhang mit der Entstehung des Prozessmodells ist hier folgende Idee zentral: das Verwenden von Pendeltechniken zum Ausbalancieren von Belastungserleben. In Supervision und Weiterbildung von Helga Mattheß seit 2005 übten wir uns darin, mit dieser Sichtweise auf unsere fragileren Klientinnen zu schauen, um ein Vorgehen zu finden, das Belastungen und Ressource oder innere Stärke gegeneinander austariert. Bei gewachsener Affekttoleranz wird eine Vorgehensweise möglich, bei der sich ressourcenvolle Erfahrungen und Traumabegegnung abwechseln, dadurch vergrößert sich die Affekttoleranz weiter. Mehr oder weniger Kontakt mit der Ressource oder der Belastung bewirkt Dosierung. Eine Ressource kann sein, dass Klientinnen lernen, sich in der Gegenwart zu orientieren, z. B. beim »CIPOS Protokoll« (Knipe, 2010). Die Abkürzung »CIPOS« steht für »Constant Installation of Positive Orientation and Safety«. Beim »Wreathing Protocol« (Fine, 2010) wird zusätzlich zum Betrachten der belastenden Erinnerung etwas Ressourcenvolles aufgerufen.

Dabei findet die BLS und somit das Verarbeiten in der Erinnerung an die Belastung statt. Diese wird nur unterbrochen durch das Erinnern oder Erspüren der Ressource – ohne BLS. Bei Knipe (2010) ist es umgekehrt. Er arbeitet mit der Klientin an etwas Ressourcenvollem, verstärkt dies durch BLS und geht von da aus nur kurz in Kontakt mit Belastendem.

Mir wurde klar, dass ich dies zusammen in ein Modell fassen kann, als zwei Seiten der Medaille (Abbildung 7). Diese Überlegungen probierte ich selbst aus, denn ich hätte es bedauerlich gefunden, wenn man EMDR erst benutzen könnte, wenn eine Klientin vollständig stabil ist. Abgesehen davon ist die Annäherung an einen Zustand von Stabilität für jeden Menschen ein andauernder Prozess und instabile Phasen innerhalb erträglicher Grenzen haben ihre Bedeutung, sie regen Menschen an, neue Lernerfahrungen zu suchen.

Ich ließ daher für kurze Momente Belastungen einfließen, wenn ich mit Klientinnen an Ressourcen arbeitete, oder fragte mich, wie wir Ressourcen mit einbeziehen könnten, wenn ich mit Klientinnen an Belastendem arbeitete. Wie eine Ressource definiert wird, ist bei Grawe (2004) dargelegt. Sie sollte allerdings darüber hinaus im Körper spürbar und über den Körper aktivierbar sein, wie zuvor beschrieben. Eine Ressource ist eine biopsychosoziale Einheit im Dasein des Menschen.

Weil Fine (2010) bei der Ressourcenarbeit auf BLS verzichtete, Knipe (2010) dagegen bei der Belastung, wurde mir klar, dass ich zwei Stellschrauben gefunden hatte, mit denen ich gemeinsam mit den Klientinnen die Traumabearbeitung bestmöglich abgestimmt regulieren konnte. Ja, sie konnten das in Grenzen sogar selbst zu Hause anwenden. Diese zwei Möglichkeiten sind: die Belastungen in der Vorstellung distanzieren und filtern oder die innere Sicherheit erhöhen und die Ressourcen verstärken.

So können, eingebettet in die Analyse und Veränderbarkeit des Status quo, unterschiedliche Interventionen zur Anwendung kommen. Auf die Art erweitert sich das Toleranzfenster der Klientin und wir können uns, wo es erwünscht ist, immer mehr der »reinen Traumakonfrontation« annähern, z. B. mit EMDR oder mit anderen Interventionsmethoden und Techniken aus Teilearbeit und Hypnotherapie. Das Beste dabei: Schon auf dem Weg dorthin werden sogar schwere, wiederkehrende Kindheitstraumata bearbeitbar.

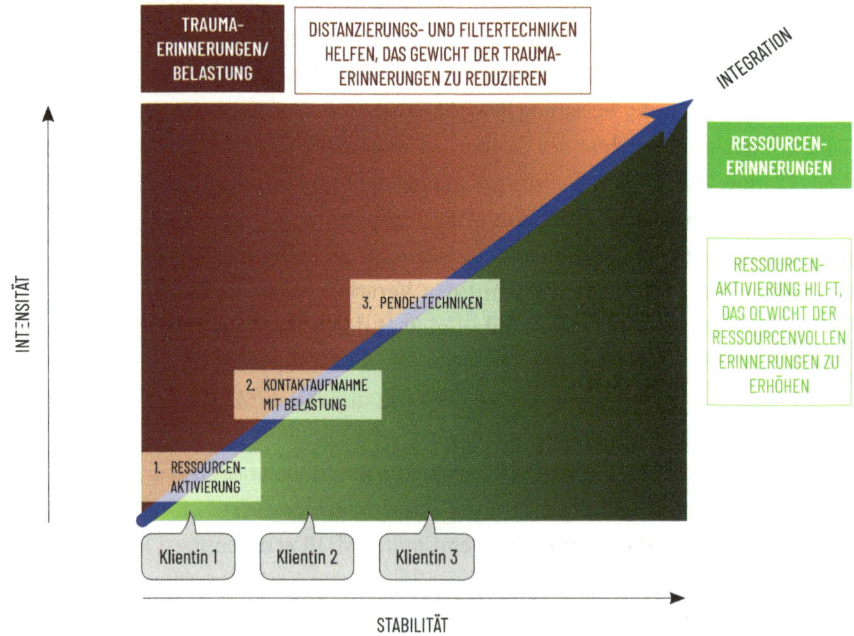

Abbildung 7: Prozessmodell, Standort von drei Klientinnen. Prozessmodell: Ressourcen (grünes Dreieck rechts) und Belastung (rotes Dreieck links); blaue Diagonale: integrative Kapazität von Beginn an
Klientin 1: wenig Ressourcen, hohe Belastung
Klientin 2: etwas mehr Ressourcen, Belastung stärker als Ressource
Klientin 3: etwa gleich viel Belastung und Ressourcen

In Abbildung 7 sehen wir zwei Dimensionen: Intensität auf der senkrechten (y-)Achse und Stabilität auf der waagerechten (x-)Achse. Die Diagonale stellt die Möglichkeit der Integration dar. Belastungen sind rot dargestellt, Ressourcen grün. Ganz links ist die Intensität der Belastung (z. B. Traumaerinnerungen) hoch. Ganz rechts ist die Intensität der Ressourcen hoch (d. h., es sind viele Ressourcen vorhanden).

Die beiden Dimensionen sind voneinander abhängig: Je weniger Ressourcen aktivierbar sind, desto schwerer wiegt die Belastung, desto instabiler ist die Klientin. Je mehr Ressourcen aktivierbar sind, desto weniger wiegt die Belastung, desto stabiler ist die Klientin. Dies kann am Ende einer Therapie der Fall sein oder aus anderen Gründen.

Wir sehen drei Klientinnen an unterschiedlichen Stellen.

Klientin 1 hat intensive Traumaerinnerungen (tiefrot) und einige wenige Ressourcen (grün). Wenn jemand dort positioniert ist, ist es sinnvoll, fast ausschließlich Ressourcenarbeit zu machen (siehe Übungen 1.1, Einer Ressource begegnen; 1.4, Beobachterübung; 1.6, Der inneren Stärke begegnen; 1.8, Einem inneren Helfer begegnen; 2.7, Altersprogression: Die Frau aus der (nahen) Zukunft; 3.1, Sicherer Ort für viele; 6.1, Das ideale Selbst; 6.4, Der Bergsee; 8.3, Aufbau einer Körperressource, in Teil C).

Wenn also die eher instabile Klientin 1 erst am Beginn der Arbeit an ihren Belastungen steht, ist es sinnvoll, zunächst hauptsächlich anzuregen, dass sie stärkende Dinge tut, sich in ihren Beziehungen wohlmeinenden Menschen zuwendet und sich in der Therapie oder den Übungen zu Hause mit stärkendem, ressourcenvollem Denken, Fühlen und Handeln beschäftigt. Dies ist oft gar nicht leicht und es kann eine Weile dauern, bis dieser Paradigmenwechsel, weg vom Blick auf das, was nicht gelingt und was belastet, hin zu dem, was gelingt und stärkt, zumindest ansatzweise möglich wird. Es ist auch darauf zu achten, dass erlebtes Leid gewürdigt wird. Ressourcenorientierung darf nicht heißen Ressourcenzwang.

Auch diese Arbeit enthält also schon Momente und Vorläufer von Traumakonfrontation. Jede Stärkung ermöglicht es uns in der Therapie, aber auch der Klientin in ihrem Alltag, sich besser gerüstet für kurze Momente dem Leidvollen zuzuwenden.

ORIENTIERUNG **KONTAKT VON RESSOURCE ZU BELASTUNG UND PENDELN**

Kontakt zur Belastung

Im weiteren Verlauf wird es dann möglich sein, kurz mit der Belastung in Kontakt zu gehen (siehe Übungen 1.2, Kontaktaufnahme mit einem ressourcenvollen Ego-State; 2.2, Beispiel für Tranceinduktion zur Begegnung mit inneren Anteilen; 3.1, Sicherer Ort für viele, in Teil C). Die Klientin 2 in Abbildung 7 ist an dieser Stelle.

Der kurze Kontakt mit der belastenden Erinnerung ist wie ein vorsichtiges Eintauchen mit dem großen Zeh, um die Wassertemperatur zu überprüfen.

Indem auf diese Weise experimentiert wird, bekommen Psychotherapeutin und Klientin gemeinsam ein Auge dafür, welches Herangehen zum jeweiligen Zeitpunkt passt, wie genau die Dosierung sein kann. Es ist ein selbstwirksames Experimentieren mit dem Ergebnis ermutigender Erfolgserlebnisse. Merke: Jede abgeschlossene Handlung, und sei sie auch noch so klein, erhöht die mentale Stärke (Van der Hart et al., 2008). Dieser Gedanke stammt von Janet. Ein Gefühl von Triumph stelle sich ein (Rießbeck, 2013, S. 74).

Beispiele für das Verdünnen der Belastung mittels Distanzierungs- und Filtertechniken:

- Beobachten: Man geht imaginativ weiter weg oder distanziert das belastende Ereignis in die Ferne.
- Perspektivwechsel auf dem Zeitstrahl: Aus der Zukunft ins Hier und Jetzt oder vom Hier und Jetzt ins Vergangene schauen usw.
- Bildschirm: Man stellt sich das Geschehen auf einer Leinwand vor.
- Gefühlsanteil reduzieren: Wenn 100 Prozent der Gefühle zu viel sind, nimmt man nur 50 Prozent oder nur 10 Prozent davon wahr. Das hört sich vielleicht schwierig an, wird aber von den Klienten meist sofort verstanden und genutzt, wenn sie es brauchen! Sie können in ihrer Vorstellung eine Fernbedienung imaginieren und mithilfe dieser Steuerung die Gefühlslast der Erinnerung, auf der Leinwand verringern, ähnlich wie die Lautstärke (Reddemann, 2001/2016).
- Zeit reduzieren, die man einsetzt, um sich mit dem Belastenden zu beschäftigen.

Beispiele für das Erhöhen des Gewichts der Ressourcenerfahrungen:

- Übungen zur inneren Stärke (siehe Übungen 1.6, Der inneren Stärke begegnen; 1.7, Konfliktfreies Bild; 1.8, Einem inneren Helfer begegnen; 1.9, Wichtige nährende Bezugspersonen; 2.7, Altersprogression: Die Frau aus der (nahen) Zukunft, in Teil C).
- Anreichern erlebter angenehmer Situationen mit imaginativen und hypnotherapeutischen Techniken.
- Imaginieren einer Zukunft, in der wichtige Ziele erreicht sind.
- Ressourcenvolle Ego-States auffinden und aktivieren.
- Jegliche Ressourcen-, Selbstwirksamkeits-, Stärkungsübungen.
- Mehr Zeit mit stärkendem Handeln verbringen.

Beides gilt sowohl für traumatische als auch andere biografische Belastungen. So stellt man immer nur die Art von Belastung ein, die im Moment aushaltbar ist, und nimmt die Ressourcen dazu, die für die Klientin am hilfreichsten ist, die sie auch zu Hause am leichtesten anwenden kann. Alle diese Dosierungen können im Lauf der Zeit weiter erhöht und gesteigert werden mit wachsender Toleranz der Klientin. Der Übergang zur situativen Traumakonfrontation gestaltet sich auf diese Art fließend. Der nächste Schritt ist das Pendeln. Beim EMDR spielen die Augenbewegungen oder andere bilaterale Stimulationen (BLS) ebenfalls eine Rolle für das Filtern (Kapitel 2 und Teil B).

Pendeln

Klientin 3 ist an einem Punkt, an dem sie am besten von Pendeltechniken profitiert. Das heißt, sie kann, ausgehend von einer ressourcenvollen Erfahrung, bereits eine gewisse Menge belastender Erinnerungen tolerieren. Sie kann auch schon längere Zeit in Kontakt sein mit der Belastung und sich dann von dort aus zur Entlastung einer Ressource zuwenden. Aus dem pendelnden Wechsel zwischen Ressource und Erinnerung erwächst eine eigene Bearbeitungsform (siehe Übungen 2.2, Beispiel für Tranceinduktion zur Begegnung mit inneren Anteilen; 2.6, Geteilter Bildschirm – Variante der »Split-Screen-Technique«; 4.3, Blending mit zwei Anteilen; 6.3, Maibaum – Verbundenheit mit anderen Menschen und inneren Anteilen; 7.1, CARES – das Vorgehen; 8.4 Kontakt zu somatischen Beschwerden und Pendeln, in Teil C).

Ein ähnlich austariertes Vorgehen beschreibt Maggie Phillips (2000): Sie verwendet Pendeltechniken, die zum Teil aus dem Somatic Experiencing nach Levine (1998) stammen, einem körperfokussierten Traumatherapiekonzept. Phillips setzte sie zudem in der Arbeit mit emotionalen und kognitiven Themen ein. Es wird dabei zum einen sehr fein die Belastung »titriert«, zum anderen wird innerhalb der Körperwahrnehmung immer wieder auf etwas Angenehmes fokussiert. In Teil B erläutern wir unsere Weiterentwicklung dieser Arbeit.

Ein praktisch-therapeutisches Konzept, das ebenfalls passgenau traumatische Belastungen reduziert, ist TRIMB nach Olbricht (2002), einer Pionierin in einer der ersten Kliniken für Traumatherapie. TRIMB bedeutet »Trauma Recapitulation with Imagination, Motion and Breath«. Ellen Spangenberg (2019) hat es aufgenommen und weiterentwickelt. Hier wird, wie in einer Pendeltechnik, jeweils in reduzierter, vorsichtiger Form mit dem Traumainhalt Kontakt aufgenommen und dann davon weggeführt zu einem ressourcenvollen Erleben. Über den Atem wird der Körper einbezogen.

Belastung reduzieren, aber auch steigern!

Ich probierte ein ressourcenvolles, gleichzeitig bearbeitendes Pendeln mit einer Klientin vorsichtig aus und wir lernten gemeinsam, worauf es ankam: Die damals 28-jährige mit

DIS diagnostizierte Klientin war als Kind im Rahmen organisierter Kriminalität vom Stiefvater zur Prostitution gezwungen worden. Mit 16 Jahren gelang ihr die äußere Flucht. An der inneren arbeiteten wir sehr lange. Sie hatte große Resilienz und ein Lebensziel: »Ich möchte eine Familie gründen und in Ruhe leben.« Heute ist die Klientin übrigens 38 Jahre alt und hat das Ziel erreicht. Sie kommt noch in die Therapie, denn vieles muss sie von Grund auf neu lernen.

Ich ging aus von der Grundidee, dass man auch mit hochdissoziativen Menschen EMDR machen kann, wenn man sich auf die Ressourcen konzentriert. Wir wählten ein Vorgehen ähnlich dem von Knipe (2010). Wir einigten uns kurz auf die Belastung, um die es gehen sollte. Diese wurde über mehrere Sitzungen ganz allmählich abgebaut.

Wir vereinbarten die Anzahl der Sekunden, in denen sie auf diese Situation schauen wollte, und die Gefühlsintensität zwischen 10 und 100 Prozent, mit der sie die Situation betrachtete. Diese Idee der Gefühlsregulation hatte ich von Luise Reddemann.

Wir nutzten für die BLS den Butterfly Hug, eine spezielle Selbstberührungstechnik. Sie wurde bei einem humanitären Einsatz nach einer Naturkatastrophe in Mexiko schon 1997 zum ersten Mal angewandt. Man kreuzt die Arme vor dem Oberkörper und tippt sich abwechselnd rechts und links auf die Schultern. Die Idee dazu hatte Lucina Artigas (Jarero, Artigas, Montero u. Lopez, 2008). So konnte sie mit Gruppen von Kindern arbeiten, denn der Bedarf nach Traumaverarbeitung war sehr groß und es gab nur wenige Therapeutinnen. Für meine Klientin war das an der Stelle das Richtige, denn sie hatte ein sehr großes Bedürfnis nach Autonomie.

Man kann aber auch mit anderen Formen der BLS arbeiten. Wenn z. B. jemand mehr Nähe und Bindungsrepräsentanz benötigt, kann man Augenbewegungen anleiten oder Tapping. Letzteres bedeutet, dass die Therapeutin auf Hände, Unterarme, Schultern oder Oberschenkel der Klientin tippt.

Die Klientin rief dann also eine ressourcenvolle Situation in sich wach und machte mit dem Butterfly Hug so lange bilaterale Stimulation, bis sie voll auf die Ressource konzentriert war und dies an ihrem (Körper-)Ausdruck zu erkennen war. Ich sagte: »Jetzt in das Belastende wechseln«. Sie wechselte in die belastende Situation für die vorher vereinbarte Anzahl von Sekunden und machte dabei selbst schnelle BLS. Nach der Zeit (z. B. 10 Sekunden) gab ich ihr wieder Bescheid (»Jetzt zurück ins Angenehme«) und sie ging wieder zurück in den Kontakt mit der Ressource.

Dieses Vorgehen war sehr langwierig. Es zog sich über Wochen hin. Daher brachte ich es bei Nijenhuis in die Supervision, weil ich das Gefühl hatte, nicht vorwärtszukommen. Er hatte die Idee, die Belastung sukzessive zu erhöhen. (Klar!! Wieso bin ich nicht selbst drauf gekommen?)

Die Klientin und ich besprachen also, dass wir nach und nach die Sekundenzahl für die Belastung erhöhen und nach und nach den Gefühlsfilter reduzieren würden.

Es bildete sich ein Vorgehen heraus, bei dem wir in der Regel drei Durchgänge machten. Es dauerte insgesamt jeweils 10 Minuten. In dieser Zeit konnte manchmal die Belastung nicht erhöht werden, oft aber doch. So konnte z. B. der Gefühlsanteil von 20 auf 25 gesteigert werden und/oder die Sekundenzahl von 10 auf 20. Am Anfang waren die Schritte sehr klein, nach einigen solcher Sitzungen ging es meist in größeren Schritten vorwärts.

Immer wenn wir nach längerer Zeit bei 100 Prozent Gefühlswahrnehmung und 30 Sekunden waren, war die Belastung auf null! Dieser Effekt war stabil. Eine neue Stufe der Entwicklung war erreicht.

Von da an nutzte sie das Pendeln und den Butterfly Hug auch zu Hause. Aber nur, um sich zu beruhigen. Ihre Ressourcen waren stets: Ihr Zukunftsbild von einer eigenen Familie und die Erinnerung an zwei andere Jugendliche, die sie auf ihrer Flucht getroffen hatte. Sie waren die Ersten gewesen, die ihr geglaubt hatten.

Eine Ressource kann verkörpert sein als Ego-State, z. B. entwickelt sich dann aus dem Erleben von Zugehörigkeit ein immer wieder auftretender Zustand von Wohlbefinden in Gesellschaft anderer Menschen. Oder tröstliche Kindheitserfahrungen von Naturerleben werden so überdauernd, dass sie als Ego-State repräsentiert sind, der auch in schwierigen Zeiten in der Natur auftankt. Auch die Belastung kann sich, wie bereits an vielen Beispielen erläutert, in Form eines Ego-States manifestieren. Zwischen diesen beiden wird gependelt, indem sich jeweils abwechselnd die Aufmerksamkeit auf sie richtet.

Eine weitere Form des Pendelns besteht darin, aus der Beobachterperspektive auf einen verletzten Ego-State zu blicken, mit diesem kurz in Kontakt zu gehen und diesen aus seiner misslichen Situation zu befreien (siehe Übung 1.4, Beobachterübung, in Teil C).

Eine Variation dazu ist, dass die Erwachsene von heute sich um den Ego-State kümmert und jeweils die Auswirkungen bei diesem einfühlsam erspürt. Auch damit wird ein Pendeln zwischen zwei Perspektiven, dem Damals und Heute erreicht.

Traumakonfrontation

Abbildung 8 verdeutlicht, wie dieser Prozess weitergeht: Klientin 4 hat viele Ressourcen und die Belastung ist verhältnismäßig gering. Das kann entstanden sein im Lauf der Therapie, aber es gibt natürlich auch Menschen, die so ausgestattet eine Therapie beginnen. Wenn also eine recht stabile Klientin in die Therapie kommt und bald ihre Belastungen bearbeiten will, reicht es oft, in der Vorbereitung ihre Stärken in Erinnerung zu rufen, kleine Übungen anzuregen und dann zum Pendeln überzugehen, um schon bald traumakonfrontativ zu arbeiten.

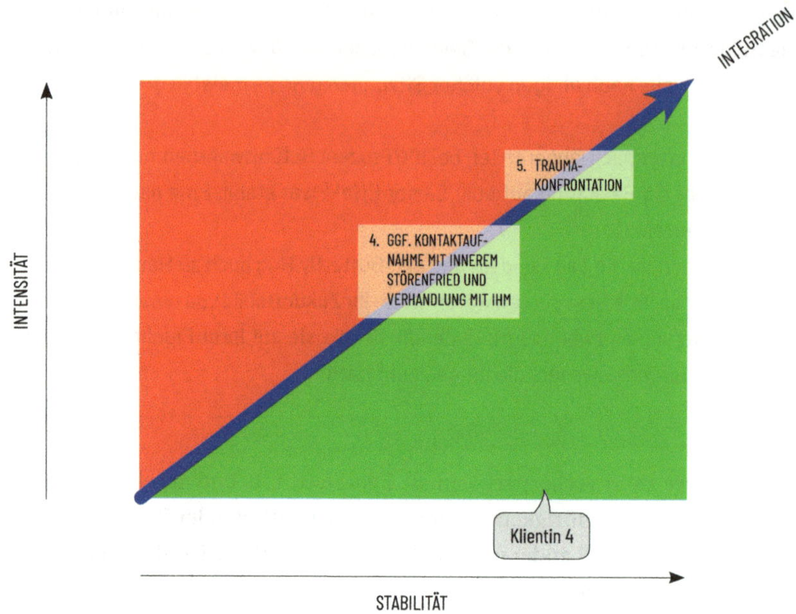

Abbildung 8: Prozessmodell, Standort der Klientin 4
Prozessmodell: Ressourcen (Dreieck rechts) und Belastung (Dreieck links)
Klientin 4: viele Ressourcen, geringe Belastung

So wird es z. B. gehandhabt mit Klientinnen, die gelernt haben, ihre inneren kindlichen Anteile, wütende wie kreativ-inspirierende, zu verstehen und innerlich besser miteinander zu verbinden. Auch sie können Belastendes erlebt haben, das mit Ressourcen- und Pendeltechniken vorbereitet und anschließend traumakonfrontativ bearbeitet wurde. Eine Klientin nahm beispielsweise gern Kontakt auf mit ressourcenvollen gegenwärtigen und kindlichen Anteilen (Tanzen, Musizieren, sich als Kind als Prinzessin verkleidet zu haben), versorgte die kindlichen Anteile, die bedürftig waren (Angst um die Mutter), erklärte ihnen, dass sie nun alles bekommen würden, was sie benötigten, organisierte sich im Alltag entsprechende Erfahrungen und machte zu Hause gewisse Übungen. Dann war sie in der Lage, auch in belastenden Situationen zu erkennen, welche kindlichen Anteile Zuwendung benötigten und welche inspirierenden Erlebnisse in Gegenwart und Vergangenheit dabei hilfreich sein konnten. Das entspricht dem Pendeln.

Schließlich kommt man bei diesem Vorgehen an den Punkt, der in Abbildung 8 dargestellt ist.

In Abbildung 9 wird verdeutlicht, dass auch die Therapeutin Teil des Bearbeitungsprozesses ist. Außerdem soll hier noch einmal das Augenmerk darauf gelenkt werden, dass eventuell die Arbeit mit einem Störenfried in die Traumabearbeitung aufgenommen werden muss (siehe Übung 3.2, Arbeit mit inneren Störenfrieden, in Teil C).

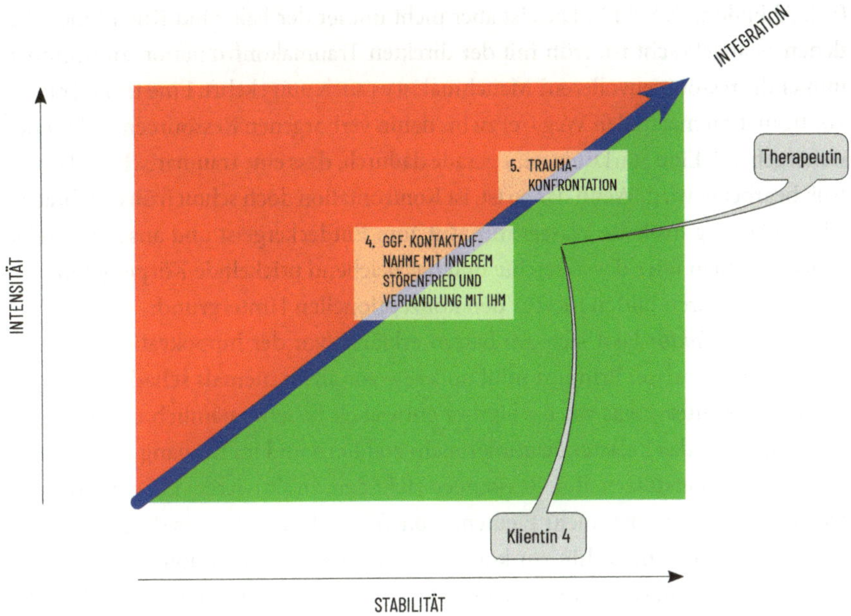

Abbildung 9: Prozessmodell, Standort der Klientin 4
Prozessmodell: Ressourcen (Dreieck rechts) und Belastung (Dreieck links)
Klientin: viele Ressourcen, geringe Belastung
Therapeutin geht in Kontakt

Die Genese der Störenfriede, kontrollierender oder destruktiv wirkender Anteile haben wir in Kapitel 1 und 2 erläutert. Der Umgang mit ihnen nimmt im Prozessmodell einen wichtigen Platz ein, denn hier wird am meisten die eigene Befindlichkeit der Therapeutin herausgefordert, hier kommen am ehesten Zweifel auf, ob die Arbeit noch vorangeht. Das Prozessmodell ist hilfreich, weil wir sehen können, wie viel schon erreicht wurde, ob wir eventuell noch mal an andere Punkte zurückgehen müssen, ob wir feststecken und an der gemeinsamen Selbstentwicklung arbeiten wollen (Kapitel 5).

ORIENTIERUNG **TRAUMAKONFRONTATION**

Kraft wächst aus Leid: Traumabearbeitung als Ressourcenaktivierung

Immer wieder kommt es vor, dass Klientinnen in der Lage sind, schon früh ihre traumatischen Erfahrungen zu bearbeiten. Man könnte es so einschätzen, dass sie trotz vieler Belastungen auch über viele Ressourcen verfügen und innerhalb des Prozessmodells an einem Punkt stehen, wo zunächst nur Pendeltechniken angebracht sind (vgl. Abbildung 7, S. 142). Dies ist aber nicht immer der Fall. Sind Klientinnen, bei denen es angebracht ist, früh mit der direkten Traumakonfrontation zu beginnen, immer die ressourcenvolleren? Manchmal ist es auch umgekehrt: Eine frühe Traumakonfrontation macht den Weg frei zu bis dahin verborgenen Ressourcen. Oder noch weitergehend: Eine Stärke entsteht gerade dadurch, dass eine traumatische Belastung früh bearbeitet wird. Wenn das so ist, ist Konfrontation doch schon früh angebracht – wie ein Sprung ins kalte Wasser mit Mut zum Entdeckergeist und anschließenden Glücksgefühlen über das Erreichte und das belebend prickelnde Körpergefühl.

Zwei Faktoren bilden hierfür den konzeptionellen Hintergrund:

Der *eine Faktor* lässt sich am besten erklären vor der hippokratischen, therapeutischen Prämisse: Primum nihil nocere – vor allem niemals schaden. Nicht zu schaden bedeutet – was wir bis hierher entwickelt haben – nämlich mit der Klientin gemeinsam das Belastende immer mehr zu filtern und im Umgang abzumildern sowie sie zu unterstützen, ihre Ressourcen zu finden, zu aktivieren und gut dosiert, in kleinen Schritten immer mehr Elemente von Traumabearbeitung in die gemeinsame Arbeit einzuflechten, bis hin zur kompletten Traumakonfrontation.

Zu schaden hieße somit, *zu früh und zu unbedacht zu handeln.* Die Klientin muss die Konfrontation verarbeiten und integrieren können: »Es geht vor allem um die Fähigkeit, schmerzhafte Emotionen, Affekte und Körpererinnerungen so zu ertragen, dass eine Dissoziation und andere traumakompensatorische, eher selbstschädigende Manöver nicht erforderlich werden« (Reddemann, Liebermann, Söllner u. Lampe, 2019).

Dies ist der *zweite Faktor:* Schaden kann auch entstehen durch *Unterlassen.* Es gibt Formen des Leids, die nicht adäquat erfasst werden in der Gegenüberstellung zu dem Ressourcenvollen, über das die Klientin verfügt. Die Kraft entsteht im Frankl'schen Sinne in der inneren Würdigung und Anerkennung des Leids. So kann es sein, dass einer Klientin tatsächlich am besten geholfen ist, zügig mit der Bearbeitung des Belastenden zu beginnen. Danach findet sie wieder zu ihrer Kraft. Auch in der inneren Bewertung des Belastenden sind ein eigener Sinn und eine eigene Bedeutung aufgehoben. Die Zone der nächsten Entwicklung ist also in dem Fall das gemeinsame therapeutische Angehen des Schreckens oder der Belastung wie Abbildung 10 zeigt.

Wir müssen genau hinschauen, was als Ressource oder innere Kraft angesehen wird. Im Prozessmodell füge ich also in die Seite der Belastung kleine Inseln der Kraft und Stärke ein. Diese sind die ungehobenen Schätze des bewältigten und überwundenen Leids. Es sind aber auch die Kräfte, die durch das Leiden selbst entstehen. Ich kann mein Schicksal und mein Leid als eine Bürde betrachten, ich kann aber auch erkennen, an welchen Stellen es mich stark gemacht hat. Das ist ein Beispiel für die Einheit der Gegensätze, auf die ich im nächsten Abschnitt zur Selbstentwicklung eingehe (siehe Übungen 7.3, Traumakonfrontation mit Ego-States plus

EMDR, und 8.5, Kontakt zwischen somatischen Beschwerden und Persönlichkeitsanteilen fördern, in Teil C).

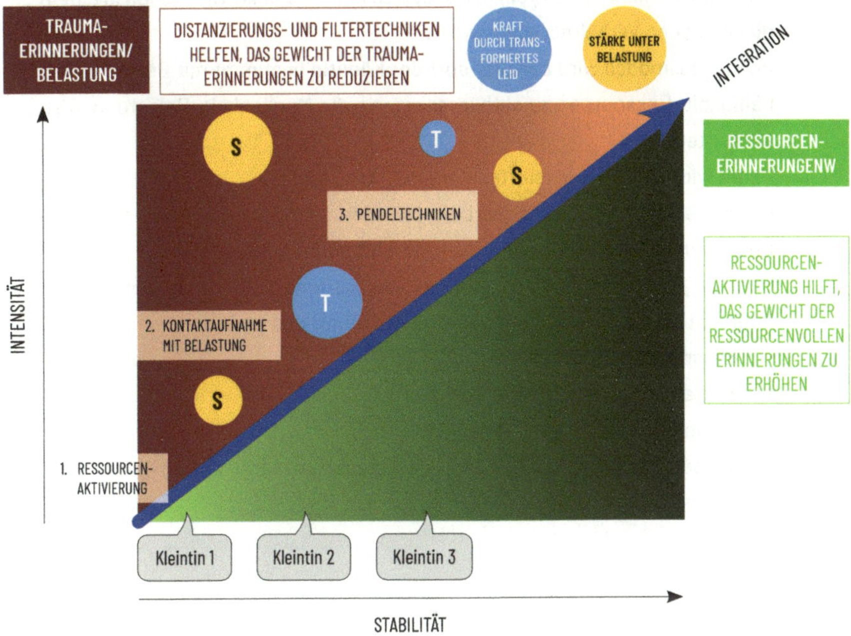

Abbildung 10: Prozessmodell: Ressourcen (Dreieck rechts) und Belastung (Dreieck links) und Inseln von Kraft und Stärke im Feld der Belastungen
durch das Leid entstandene Kraft = Transformation: T
im Verborgenen befindliche ungehobene Schätze der Stärke: S

Im gemeinsmen, achtsamen, bestmöglich abgestimmten, schrittweisen Vorgehen kann herauskristallisiert werden, welche Hilfestellungen in Form von Filter- und Distanzierungstechniken sowie Ressourcenaktivierung der Klient für sich in Anspruch nimmt, um Belastungen zu überwinden und wachsen zu können. Manchmal kann sich dieses Verhältnis in die eine oder andere Richtung ändern, worauf dann leicht und einfach eingegangen werden kann. Wenn es gerade dran zu sein scheint, mehr zu wagen, kann es doch wieder nötig sein, zu sichereren Gefilden zurückzukehren z. B., anstatt beim Pendeln schon für längere Zeit auf die Belastung zu schauen, wird wieder mehr Zeit im ausschließlichen Kontakt mit der Ressource verbracht. So wird auch bei unvorhergesehenen Hindernissen, die das Toleranzfenster übersteigen, die Klientin bestmöglich abgestimmt aufgefangen. Umgekehrt kann in anderen Fällen die Belastung zügig höher dosiert werden, wodurch bereits zu einem früheren Zeitpunkt in der Therapie mehr gewagt und auch gewonnen werden kann. Dieser Rahmen stellt die für die Therapie mit Traumatisierten benötigte Orientierung im therapeutischen Handeln dar.

Kernaussagen zum Prozessmodell

- Ressource und Belastung sind zwei Seiten einer Medaille. Sie stehen in einem dialektischen Verhältnis zueinander.
- Im Prozessmodell wird der Standort der Klientin bestimmt mit Bezug auf die Fähigkeit, Ressourcen zu aktivieren, sowie die Möglichkeit, Belastungen zu verkraften.
- Damit wird ein genau dosiertes Vorgehen möglich.
- Es müssen keine Phasen abgearbeitet werden, weil je nach Standort der Klientin entsprechende Interventionen – methodenübergreifend – einsetzbar sind.
- Übergänge können stufenlos gleitend oder fließend gestaltet werden.
- Interventionen werden bestmöglich abgestimmt und umfassen:
    - Ressourcenaktivierung
    - Kontakt zur Belastung und Pendeln
    - Traumakonfrontation
- Traumabearbeitung führt auch dazu, dass Ressourcen frei werden – Leid transformiert sich.

5 Entwicklung und Selbstentwicklung in der Therapie

Susanne Leutner

»Ihr sagt: ›Der Umgang mit Kindern ermüdet uns.‹ Ihr habt recht.
Ihr sagt: ›Denn wir müssen zu ihrer Begriffswelt hinuntersteigen.
Hinuntersteigen, uns herabneigen, beugen, kleiner machen.‹ Ihr irrt euch.
Nicht das ermüdet uns. Sondern – daß wir zu ihren Gefühlen
emporklimmen müssen. Emporklimmen, uns ausstrecken,
auf die Zehenspitzen stellen, hinlangen. Um nicht zu verletzen.«
(Janusz Korczak, 1973, S. 7)

Entwicklung der Klientin erfassen

Im Begegnungsraum gehen wir in Kontakt mit der Klientin, um ihre Zone des aktuellen Könnens zu erfassen und davon ausgehend mit ihr gemeinsam voranzuschreiten. Wir öffnen uns für ihre Sicht und ihren Standpunkt. Dann finden wir gemeinsam einen Ansatzpunkt und nutzen die drei dialektischen Prinzipien: Einheit der Gegensätze, Negation der Negation und Umschlag von Quantität in Qualität. So erreichen wir die Zone der nächsten Entwicklung. Einmal erreicht, wird diese zu ihrer eigenen Fähigkeit und geht nicht mehr verloren. Sie bildet die dann vorhandene neue Zone des aktuellen Könnens (siehe Abbildung 13), die noch detailliert erläutert wird (siehe S. 165).

Ohne die Selbstentwicklung zu beachten und ohne das Abstimmen, das Einfühlen, das genaue Wahrnehmen, wie sich die Klientin ausdrückt und wo sie in ihrer Entwicklung im Rahmen der Therapie gerade steht, wie sie ihre »Liebe in die Welt bringt«, wie sie von da aus weitergehen kann und womit, mit wem, wodurch, wäre das Prozessmodell noch immer zu schematisch. Man könnte auch im Prozessmodell denken, es reiche aus, den Therapieprozess in drei Abschnitte zu unterteilen, am Anfang arbeitet man mit Ressourcen, in der Mitte mit Pendeltechniken und am Ende kann es um das Schwere, Traumatische gehen. Man könnte es mit einem Phasenmodell verwechseln.

Das ist nicht falsch, aber es ist zu wenig. Als ich Skifahren gelernt habe – ich lebte im Norden und war nur zwei bis drei Wochen pro Jahr in den Bergen –, gab es in der Lehrmeinung in Österreich das Schussfahren, den Schneepflug, den Stemmbogen und den Stemmschwung, dann erst durfte man den Parallelschwung lernen. Es gab wenige Kinder-Skikurse. Jedes Jahr lernte ich dasselbe. Zum Parallelschwung kam ich nicht. Ich habe den Stemmbogen mehr als gründlich verinnerlicht und komme noch heute damit jeden Berg hinunter. Aber glücklich macht mich das nicht. Ich lebte auf, als ich endlich das geländeangepasste Fahren als Lehr- und Lernmethode kennenlernte und mir der Umsteigeschwung oder das Hoch- und Tief-Entlasten erlaubt war, was ich ohnehin von selbst ansatzweise probiert hatte. Es war meine natürliche Bewegungsform. Meine ersten Lehrer und Lehrerinnen hatten das nicht wahrgenommen oder explizit untersagt. Wäre ich Klientin gewesen und sie meine Therapeutinnen, ich wäre vielleicht besser mit ihnen zurechtgekommen als ganz ohne sie, aber, wie gesagt, glücklich wäre ich damit nicht geworden, nicht einmal zufrieden. Übrigens entstehen durch Innovationen wie in der Psychotherapie auch beim Skifahren ganz neue Möglichkeiten. Vielleicht ist die Entdeckung der Traumatherapie so etwas wie das Carving beim Skifahren – eine ganz neue Bewegungsform und Könnerschaft wird möglich.

Was haben die Skilehrerinnen nicht erkannt? Sie waren an ihren Lehrplan gebunden, sie sahen nicht meine Zone der nächsten Entwicklung (siehe S. 159 ff.). Sie sahen nicht, was ich konnte, was mir fehlte, was mir Spaß machte, was sie mir persönlich beibringen konnten. Ich wurde sogar daran gehindert, selbst zu experimentieren und meiner Freude zu folgen.

Was tun wir in der Therapie, wenn Menschen (natürlich viel gravierender als im obigen Beispiel) daran gehindert worden sind, ihre Talente zu entfalten, ihren Neigungen, Wünschen und Bedürfnissen nachzugehen? Wenn sie z. B. traumatisiert zu uns kommen oder in Depression und Angst, wenn ihre Aneignung der Welt verzerrt und unvollständig ist? Wie erklären wir uns ihre Entwicklung bis zu diesem Punkt?

Entwicklung verläuft in Widersprüchen

Ich möchte anregen, therapieschulenübergreifend zu verstehen, dass Entwicklung in Widersprüchen verläuft und dass diese Widersprüche gleichzeitig eine Einheit bilden. Wenn es uns gelingt, von der nächsten Stufe aus auf das gegenwärtige Problem zu schauen, können wir diese Einheit, das Zusammengehören von Können und Nicht-Können erfassen. Es muss uns als Therapeuten einerseits das Kunststück gelingen, die subjektive Sicht einzunehmen, das Leid der Klienten nachzuvollziehen, und dabei andererseits schon einen Schritt weiter zu sein als sie selbst. Falls wir zu weit weg von ihnen sind, müssen wir lernen, zurückzugehen, sodass wir sie wirklich dort treffen, wo der nächste Schritt möglich wird. Dazu haben wir vielleicht Vorgehensweisen und Manuale im Kopf oder in unseren Büchern, aber sie nützen uns nur, wenn wir nicht die Klientinnen den Manualen anpassen wollen, wenn wir aufhören, sie irgendwo hinbringen zu wollen, wo sie nicht sind. In der Supervision ist das häufig Thema. Die Klientin ist depressiv, geht nicht unter Leute, bewegt sich zu wenig. Frage der Kollegin: Wie bringe ich sie dazu, das zu tun? Meine Antwort: Gar nicht. Und dabei bleibe ich nicht stehen. Zuerst: Die Klientin entscheidet. Was tut sie genau und warum? Also Teil eins des Kunststücks: Was genau ist die subjektive

Sicht der Klientin? Wie drückt sie sich aus? Der Schritt, den ich weiter bin, ist hier also nicht, dass ich wüsste, sie müsse sich bewegen. Der Schritt weiter ist: Ich sehe, dass sie etwas Wichtiges tut, dass sie sich selbst ausdrückt durch das Zuhausebleiben. Anders scheint sie es nicht zu können oder zu wollen. Das fange ich an, mit ihr zu erforschen. Ich weiß, sie *könnte* sich entwickeln. Einzig und allein an dieser Stelle bin ich weiter als sie. *Wie* sie es tut, *ob* sie es tut, das wissen wir beide noch nicht. Wird sie es tun? Ist es besser für sie, es nicht zu tun? Findet sie den Ansatzpunkt?

Diese beiden Seiten des Widerspruchs bilden eine Einheit. Ich lasse mich also nicht davon abschrecken, wenn die Klientin zunächst nur eine Seite zeigt, den Stillstand, und ich auf der anderen Seite bin, der Bewegung. Ich habe das Vertrauen, dass wir die Lösung, die nächsthöhere Ebene gemeinsam finden werden. Das kann das Gegenteil von dem sein, was das Manual vorschlägt. Es kann auch genau dem Manual entsprechen. Das ist meine Metasicht auf beide Seiten.

Die Klientin und ich wandern also in unbekanntem Gelände. Wir haben Kompass und Karte. Gibt es einen Weg? Ist dieser Weg der richtige für die Klientin? Können wir Neues ausprobieren, müssen oder wollen wir auch mal vom Weg abkommen, dürfen wir uns auch irren? Ich habe schon viele solcher Wanderungen gemacht, vielleicht sogar in demselben Gelände. Ich habe das Vertrauen, dass wir ankommen können. Die Klientin kann es nicht wissen, aber sie hat ein Ziel. Auch dieses kann verloren gehen. Dann einigen wir uns neu. Wir gehen gemeinsam Schritt für Schritt. Jeder Schritt zählt, jeder Stillstand ist wichtig. Es kommt dadurch manchmal etwas Spielerisches hinzu: einerseits einen Weg gehen, andererseits auch davon abweichen dürfen.

Mit den Entwicklungswidersprüchen arbeiten und besonnen bleiben

Ich beobachte, dass Supervisandinnen, so wie damals meine Skilehrerinnen, dem eigenen Gefühl und den Äußerungen ihrer Klientinnen nicht folgen, sondern eine bestimmte Intervention »richtig« machen wollen. Sie nehmen einen Gegensatz diffus wahr und halten ihn für unüberwindbar. Sie glauben, entweder ihrem Gefühl folgen zu müssen und damit gegen die Regeln zu verstoßen oder die Regel durchsetzen zu müssen und damit der Klientin nicht gerecht zu werden. Oder sie glauben sogar, dass an der Stelle mit der Klientin nicht weitergearbeitet werden kann. Manche glauben, sie hätten versagt. Eine Betrachtung dieser Gegensätze als Einheit auf einer höheren Stufe kann helfen.

Wir sprechen nicht gegen spezifische Interventionen, die typisch sind für therapeutische Verfahren. Diese bilden ohnehin die Grundlagen jeder Ausbildung. Das ist auch gut so – und es ist die Ausbildungsrealität. Was wir hier vorschlagen, ist eine übergreifende Form der Reflexion, die zudem noch das Prozessmodell spezifiziert. Für uns ist dies ein Weg, den Kolleginnen mehr Mut zu geben, ihr therapieschulenspezifisches Denken zu erweitern. Jeder wird in dem folgenden Beispiel Möglichkeiten sehen, mit seiner eigenen Ausbildungsrichtung das Steckenbleiben aufzulösen.

Es geht uns also darum, die Erwartungen von Klientin und Therapeutin gut aufeinander abzustimmen und somit die Selbstwirksamkeit in der Dyade zu erhöhen. Das hier geschilderte Vorgehen und Denkmodell, eingebettet ins Prozessmodell, kann ein Brückenschlag sein zu den Erkenntnissen von Wampold et al. (2018): So sei die Kraft der Zuordnung von Verbesserungen im Befinden zu den eigenen Anstrengungen erfolgsrelevant. Klienten hätten eine höhere Rückfallrate, wenn sie die Wirkung der Therapie extern attribuierten. Ratings der Selbstwirksamkeit zeigten an, wenn der Glaube in die eigenen Bewältigungsmöglichkeiten größer geworden ist. Die Überzeugung, dass die eigenen Bemühungen zur Verbesserung beitragen, sei von entscheidender Bedeutung (S. 264 f.). Ebenso wichtig seien erfolgsrelevante Erwartungen. Sie entstünden nur dann, wenn ein Klient die Erklärung zu seinem Problem akzeptiere und die dazugehörige Behandlung plausibel sei. Die Erklärung müsse zudem in der Zone der nächsten Entwicklung des Klienten liegen (S. 266 f.). Zur Zone der nächsten Entwicklung rechnen Wampold et al. (2018) in erster Linie das Übereinstimmen mit den kulturellen Erwartungen des Klienten. Damit ist jedoch bei weitem nicht das Potenzial dieses Denkansatzes ausgeschöpft.

»Die Klientin ist immer wieder auf einen anderen Fokus gesprungen« – aus der Supervision

Meine Supervisandin, ich nenne sie Petra, stellte eine Klientin vor, die um ihren Partner Ängste hatte. Er hatte einen Überfall erlitten, der aber glimpflich verlaufen war. Die Klientin hatte eine lebhafte Vorstellung davon, obwohl sie nicht dabei gewesen war. Sie wollte die innere Belastung dieser Vorstellung mit EMDR bearbeiten. Dies war der sogenannte Ausgangspunkt, der in der Vergangenheit lag. Dieses von Petra und ihrer Klientin gewählte Vorgehen ist beim EMDR durchaus üblich.

Die Klientin assoziierte bei der Bearbeitung sehr schnell eine vorgestellte zukünftige Bedrohung, nämlich, dass ihr Partner, um den sie sich sorgte, erneut überfallen würde und sie sich dann ohne Nachricht allein zu Hause ängstigen würde. Petra ließ das zu, denn im Rahmen des EMDR folgt man dem Assoziationsprozess der Klientin. Sie führte sie dann am Ende jedes Sets von Augenbewegungen wieder zum Ausgangspunkt, der Szene des Überfalls, die in der Vergangenheit lag, zurück. Es kam zu keiner Besserung, die Belastung blieb annähernd gleich hoch.

Eine Alternative wäre gewesen, an das anzuknüpfen, was die Klientin immer wieder zeigte, indem in ihren Assoziationen jedes Mal wieder die vorgestellte zukünftige Bedrohung und die daraus folgende Einsamkeit auftauchte. Die Kollegin hätte besprechen können, ob die größere Belastung nicht von dieser Vorstellung ausgegangen war.

Petra wollte jedoch das EMDR-Vorgehen korrekt befolgen und blieb daher bei dem ursprünglich vereinbarten Ausgangspunkt, der zwar bearbeitet wurde, wodurch aber die Belastung nicht sank.

Petra war selbst auf diese Vorstellung fixiert und konnte dadurch nicht mehr umsetzen, was die Klientin und auch ihr eigenes (Körper-)Gefühl ihr die ganze Zeit über signalisierten.

In der Supervision war ihr möglich zu erkennen, dass sie diese Signale übergangen hatte. Aus der Geschichte der Klientin ging, wie sich herausstellte, noch etwas hervor: Sie hatte allen Grund, sich darum zu sorgen, was passieren würde, wenn sie erneut zu Hause allein wäre. Sie würde sich abgeschnitten und einsam fühlen.

Erlebnisse dieser Art hatte sie in der Kindheit gehabt und diese waren durch das Geschehene plötzlich wieder aktuell. Sie hatte das in sich selbst zwar wahrgenommen und sogar der Therapeutin mitgeteilt. Gemeinsam hatten Petra und ihre Klientin aber übersehen, welchen großen Einfluss auf ihr heutiges Gefühlserleben diese Situationen aus der Kindheit noch hatten.

Aus Scham hatte die Klientin das heruntergespielt und aus dem Wunsch heraus, ein vorgegebenes Vorgehen gut abzuarbeiten, war Petra nicht ihrer eigenen Wahrnehmung und Intuition gefolgt. So waren beide gemeinsam aus unterschiedlichen Gründen an einer bestimmten Stelle stecken geblieben und konnten das Potenzial nicht nutzen, das in der Situation lag.

Aus der Sicht des Prozessmodells verfügt die Klientin über genügend Ressourcen, dass eine Intervention zur Bearbeitung einer belastenden Situation möglich ist. Hier war die gemeinsame Einschätzung von Klientin und Therapeutin passend.

Die Schwierigkeit war die Wahl des stimmigen Fokus. Wie kommen Klientin und Therapeutin hier weiter? Die Therapeutin weiß allgemein, welches Vorgehen üblicherweise gewählt wird. Darin lag nicht das Problem. Das Stocken oder Kreisen um den Punkt, der nicht weiterbrachte, lag daran, dass die emotional und kognitiv schwachen, aber im Handeln und im Embodiment deutlichen Signale der Klientin nicht ausgewertet werden konnten, weil beide Beteiligte eine scheinbar naheliegende, rationalere Vorgehensweise ausgewählt hatten.

Sonst hätte die Therapeutin über das Wahrnehmen von Gegensätzen, die zusammengehören, mit der Klientin zu ihrem nächstmöglichen Schritt kommen können. Die Gegensätze sind in diesem Fall der Wunsch, eine Angst zu bearbeiten, dies aber nicht am eigentlichen Ursprung zu tun, sondern aus Scham einen scheinbar harmloseren Fokus zu wählen: Meinem Partner ist etwas Schlimmes passiert, darunter leide ich.

Es ist leichter, sich einzugestehen, dass man sich um den Partner sorgt, als sich mit dem tiefen kindlichen Schmerz zu beschäftigen, dem man ausgesetzt war und möglicherweise wieder ausgesetzt sein wird. Oder anders ausgedrückt, es tut weh, das einsame Kind aus der Vergangenheit wahrzunehmen und, wenn möglich, sogar zu trösten. Wenn das gelänge, würde eine heutige Situation von Alleinsein nicht mehr verwechselt werden mit dem Schmerz des Kindes von damals.

Die Supervisandin kann lernen, ihre eigenen Wahrnehmungssignale zu beachten, ernst zu nehmen und in Einklang zu bringen mit den Anforderungen der spezifischen Intervention. Die Gegensätze, die sie erlebt, sind das Befolgen des Manuals und das aktuelle Leid der Klientin. *Das heißt, sie darf darauf vertrauen, dass ein Aushalten der Gegensätze, das Zulassen dieser Wahrnehmung letztlich zur Lösung führen kann.* Denn die Gegensätze sind auf einer höheren Stufe aufhebbar: Es wird erfahrbar, dass im Zusammenbringen dieser beiden Seiten die Selbstentwicklung der Klientin liegt.

Dieses Wissen um die Einheit der Gegensätze hilft der Therapeutin, nicht mutlos zu werden, das Ausmaß des Schmerzes nicht zu bagatellisieren und dabei trotzdem und gerade deswegen das Vertrauen zu haben, dass es weitergehen wird. Auch wenn nicht das Manual befolgt werden sollte. So entsteht wie von selbst die Möglichkeit, zum nächsten Schritt zu kommen.

Die Gegensätze waren: Ich schlage vor, dass die Klientin auf einen bestimmten Fokus zurückgeht. Die Klientin tut das nicht. Ich nehme diese beiden Elemente als Information wahr.

Die höhere Stufe wäre erreichbar gewesen durch Innehalten im Begegnungsraum und die Gewissheit: Ich lasse mich nicht aus der Ruhe bringen, ich weiß, dass die Gegensätze hier eine Einheit bilden, ich werde irgendwann bemerken, was als Nächstes kommen kann, wenn ich mich mit meiner Wahrnehmung auf das ausrichte, was an Signalen von der Klientin kommt. Was sagt mir ihr Körper? Was sagen ihre Worte, ihr Denken? Was sagen mir ihre Gefühle? Was spüre ich dazu in meinem Körper, welche Gedanken, Gefühle und Bilder nehme ich wahr?

Ich verliere das Ziel, ihr als Intervention EMDR anzubieten, nicht aus den Augen, aber ich setze es nicht gegen sie durch. Ich passe den Fokus an und bleibe dabei meiner Verantwortung gerecht, mit ihr gemeinsam die Zone ihrer nächsten Entwicklung zu finden.

Durch die Wahrnehmung der Einheit der Gegensätze erreichen Klientin und Therapeutin ihre jeweiligen Zonen der nächsten Entwicklung. Wichtig ist, dass sie dies beide nicht allein können, sondern dafür einen »Lehrer« brauchen. Eine Person, ein Buch, eine Idee, die ihnen etwas mitteilt, was sie fortschreiten lässt aus der Zone des aktuellen Könnens. Die Klientin braucht in dem Fall die Therapeutin. Die Therapeutin braucht die Supervisorin. Übrigens stellte sich im weiteren Verlauf der Therapie das Thema der Klientin noch einmal ganz anders dar (siehe Übung 3.1, Sicherer Ort für viele, in Teil C).

Die Zone der nächsten Entwicklung erkennen und erreichen

Der Begriff stammt von Vygotskij (1987b). Er hat sich im Zusammenhang mit seinen Studien zum Spracherwerb und der Entwicklung des Bewusstseins zu Beginn der 1930er Jahre damit beschäftigt. Es ging ihm zunächst um Fragen der Pädagogik. In seinem Umfeld, der Sowjetunion, herrschte damals die Vorstellung, dass man sich dem aktuellen Leistungsvermögen und den schon bestehenden Fähigkeiten des Kindes anpassen müsse und ihm dann den zu lernenden Inhalt vorgeben solle, wie Leont'ev (1985) in der Einleitung zu den »Ausgewählten Schriften« Vygotskijs erläutert. Das lag auch daran, dass nur die Fähigkeiten und Fertigkeiten, die schon manifest zu sehen waren, auch messbar waren. Vygotskij wollte verstehen, wie Begriffsbildung genau funktioniert, um präziser dort anzusetzen, was der Schüler schon konnte, ja sogar, um sich mit dem Angebot des Lernstoffes auf eine gemeinsame Lernerfahrung auszurichten (Leont'ev, 1985, S. 42).

Ein Experiment hatte in diesem Bemühen eine Schlüsselstellung: Die Versuchspersonen hatten die Aufgabe, eine Verallgemeinerung vorzunehmen, und zwar sollten unterschiedliche geometrische Figuren anhand sinnloser künstlicher Wörter beschrieben werden. Die Versuche jedoch führten zu dem Ergebnis, dass die Versuchspersonen den Wörtern anhand der geometrischen Figuren eine Bedeutung gaben. Die Wörter verwandelten sich also zu Trägern bestimmter Bedeutungen. Für diese Art des Lernens interessierte sich Vygotskij und suchte nach Anwendungsmöglichkeiten in der kindlichen Entwicklung und in der Persönlichkeitsentwicklung. Es war der kreative Prozess des Schaffens von Bedeutungen aufgrund der von außen vorgegebenen Strukturen, der ihn interessierte. Hier sah er ein Übergangsfeld zwischen einem bestehenden geistigen Niveau und dem Erwerb neuer Fähigkeiten durch den Umgang mit neuen Informationen. Er hatte beobachtet, dass diese Informationen nicht einfach nur übernommen, sondern kreativ auf eine vorgegebene Situation angewandt wurden. Vygotskij begann sich nach diesen Experimenten für das *Übergangsfeld* zu interessieren. Durch das Material seiner Studien wurde es möglich, genau die Übergangsfelder diagnostisch zu erfassen. Er nannte sie die *Zone der nächsten Entwicklung.*

Ein weiterer Punkt spielt bei dem Übergangsfeld eine Rolle: das Lernen des Schülers gemeinsam mit dem Lehrer. Vygotskij (1987a) war aufgefallen, dass Kinder mit gleichem intellektuellen Entwicklungsniveau sehr unterschiedliche weitere Entwicklungsniveaus erreichen konnten, die zum Teil weit über die alterstypischen Fähigkeiten hinausgingen. Dies konnten sie jedoch nur unter Anleitung. »Nur der Unterricht ist gut, der der Entwicklung vorauseilt« (1987b, S. 302). Es galt also für den Lehrer, das spezifische Übergangsfeld zu finden, in dem ein Schüler voranschreiten und sich entwickeln konnte.

»Die Bestimmung der momentan noch nicht reifen, sich aber im Reifungsstadium befindenden Prozesse ist die zweite Aufgabe der Entwicklungsdiagnostik.

Diese Aufgabe lösen wir, indem wir die *Zone der nächsten Entwicklung* ermitteln« (1987a, S. 80).

In diesem frühen Aufsatz hatte Vygotskij schon den Gedanken, dass es nicht nur um geistige, sondern alle Arten von Entwicklungsprozessen gehe, deren Reifungsprozesse zu untersuchen wären. Er forderte, dass »man von der Symptomdiagnose, die auf der Untersuchung von Symptomkomplexen der Entwicklung des Kindes basiert, zur klinischen Diagnostik übergeht, die auf die Bestimmung des inneren Verlaufs des eigentlichen Entwicklungsprozesses gerichtet ist« (1987a, S. 88).

Die Zone der nächsten Entwicklung in der Therapie

Und hier wird es interessant für die Therapie. Denn nicht nur das kulturelle Umfeld wird in der Zone der nächsten Entwicklung abgebildet (wie Wampold et al., 2018, S. 119 schreiben), sondern in dieser Zone findet auch die Begegnung statt zwischen Lehrendem und Lernendem, zwischen Therapeutin und Klientin. Deswegen ist sie für uns wichtig.

Dass es Vygotskij (1987b) mit seinen Studien nicht nur um Sprechen und Denken ging, erläutert ebenfalls Leont'ev: Später begann Ersterer einen zweiten Zyklus von Untersuchungen, die jetzt »die Analyse des emotional-motivationalen Bereichs« (Leont'ev 1985, S. 53) umfasste. Hinter jedem Gedanken stünden affektive und volitionale Tendenzen. Hierzu begann Vygotskij sich mit Spinoza zu befassen, dessen Werk er in seinen späten Veröffentlichungen wieder aufgreift und integriert, indem er sich, etwa in der Arbeit »Denken und Sprechen« (Vygotskij, 1987c) auf den nicht trennbaren Zusammenhang zwischen Denken und Emotion bezieht (Jantzen, 2011).

Weiterhin beschäftigte sich Vygotskij mit dem Vermitteltsein psychischer Prozesse durch psychische Werkzeuge und mit einer Theorie des Bewusstseins und der psychischen Systeme: Durch seine Tätigkeit und den Gebrauch von Zeichen, Bedeutungen und Werkzeugen verändert der Mensch die Welt und gleichzeitig sich selbst.

Dieses Potenzial von Vygotskij und anderen Vertretern der Kulturhistorischen Theorie hat Jantzen 1978 erkannt und in der Folge weiterentwickelt. Wir möchten uns hier mit dem Ausschnitt daraus, der Zone der nächsten Entwicklung als Brennglas dieses komplexen Gebäudes beschäftigen.

Sodann wollen wir ihre Bedeutung in der Therapie erklären und untersuchen, wie sie im Prozessmodell verankert ist. Auch wenn es sich noch sehr trocken anhört, es geht um Lebendigkeit, um den Kern der Begegnung.

Zudem ist die Arbeit in der Zone der nächsten Entwicklung das Werkzeug, der Missing Link, um die Erkenntnisse der Erforschung der Common Factors nach Wampold und Imel (2015) mit spezifischen Interventionen in der praktischen Arbeit der Therapie zusammenzubringen. Quod erat demonstrandum: *Jantzen (1978)* entwickelte ein Modell, das sowohl die Interaktion zwischen Schüler und Lehrer beim Lernen und Lehren beschreibt als auch die Interaktion zwischen Klient und Therapeut im gemeinsamen Therapieprozess.

Jantzen ging es dabei nicht nur um möglichst exaktes Erfassen der Entwicklung eines Schützlings in Pädagogik, Sonderpädagogik und Psychotherapie. Es ging und geht ihm bis heute um mitmenschlichen Umgang, um Einfühlen und Impulsgeben auch in jeder individuellen Begegnung, die er immer im Kontext gesellschaftlicher und biopsychischer Gewordenheit begreift. Schon in seinen Anfängen als Hochschullehrer forderte er Inklusion, ging aber in seinem konsequenten Bezug auf die Würde *aller* Menschen darüber hinaus, indem er sich damit befasste, wie Isolation in die Entwicklung eingreift, sodass z. B. Entwicklungsverzögerungen sich verschlimmern und zudem als individuell erscheinen, obwohl sie in Wirklichkeit aus einer Beziehung, dem Isoliertwerden und Isoliertsein, resultieren (Jantzen, 1978, 2019). Als wissenschaftliche Basis dienten ihm nicht nur die Neuro- und Entwicklungspsychologie, sondern die dialektisch-materialistische Persönlichkeitstheorie auf Grundlage der Kulturhistorischen Theorie (früher »Schule«) der Sowjetunion, die er lebendig vermittelt und für unsere Zeit weiterhin anwendbar macht. Zu ihr zählen die Tätigkeitstheorie nach Vygotskij, Anochin, Luria und Leont'ev. Als Sonderschullehrer, Psychologe und Lehrstuhlinhaber für Behindertenpädagogik interessierte Jantzen sich für den Wechselprozess zwischen der äußeren Welt, ihrer inneren Verarbeitung und ihrer Rückwirkung auf die Welt. Er erforschte, wie der Prozess der Aneignung mit ihren Einschränkungen und Besonderheiten verläuft, die in der kapitalistischen Gesellschaftsordnung begründet sind. Woraus Isolation, Exklusion, Behinderung und psychische Erkrankung entstehen und wie sie in respektvoller Kooperation überwunden werden und dadurch umgewandelt zurückwirken können und Einfluss ausüben auf die veränderte und zu verändernde Welt. Jantzen war nie nur »Gelehrter«, er hat immer auch praktisch mit Menschen gearbeitet.

Wer sich für seine weitere persönliche und wissenschaftliche Entwicklung und die Verschränkung geistes- und naturwissenschaftlichen Denkens in der tätigen und kritischen Auseinandersetzung mit Klienten, Studenten und sich selbst interessiert, dem sei seine Abschiedsvorlesung ans Herz gelegt (Jantzen, 2019). Auf zwei seiner neueren Denkkonzeptionen gehe ich weiter unten ein.

Die Struktur des individuellen Aneignungsprozesses (Jantzen, 1978, S. 154; siehe Abbildung 11) erfordere die Fähigkeit des Lehrers, die einzigartige Biografie des Individuums, eingebettet in seinen sozialen Hintergrund, zu erfassen und dessen

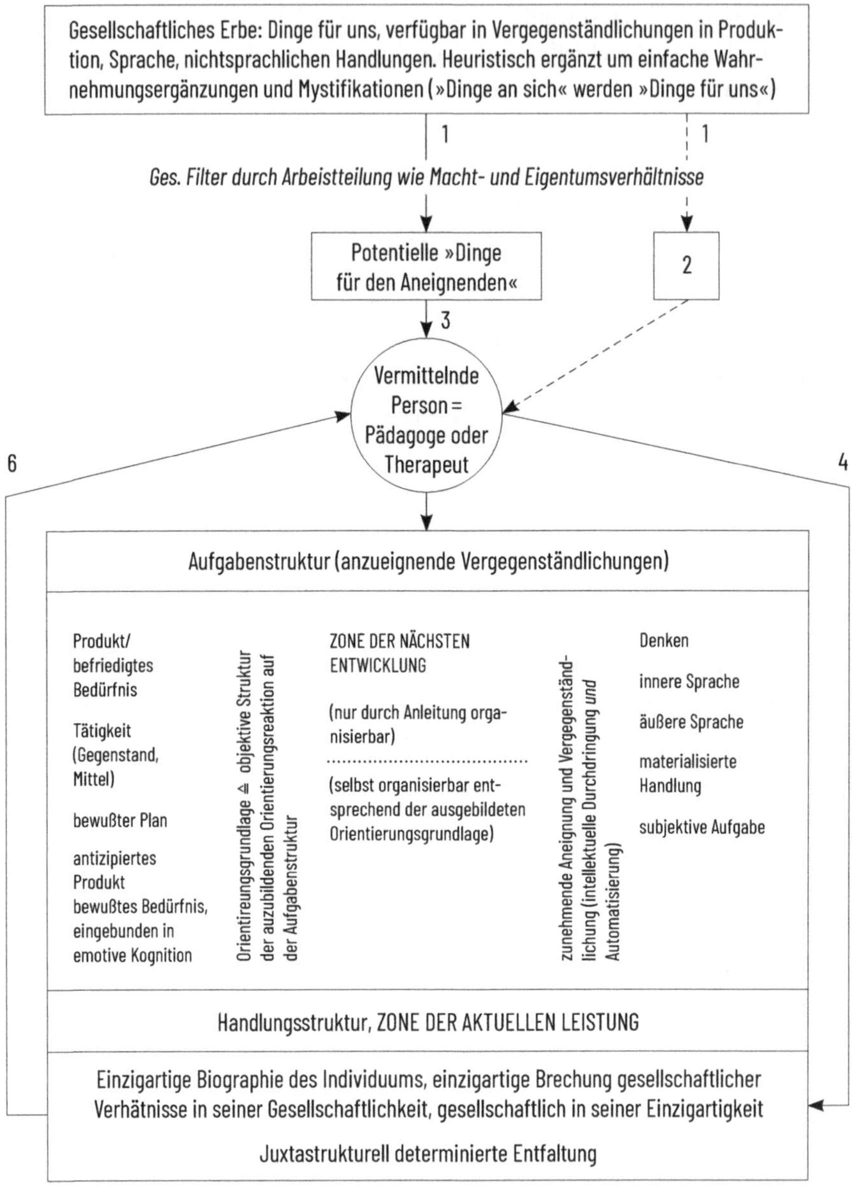

1) Prozeß der gesellschaftlichen und individuellen Qualifikation
2) Potentielle »Dinge für den Pädagoggen«
3) Zugrfiffe des Pädagogen auf die »potentiellen Dinge für den Aneignenden«
4) Orientierungsreaktion des Pädagogen gegenüber dem Aneignenden
5) Vergegenständlichung der Fähigkeiten und Kenntnisse des Pädagogen im Bereich der potentiellen »Dinge für den Aneignenden« in Form der Aufgabenstruktur (und der Orientierungsgrundlage)
6) Orientierungsreaktion des Aneignenden gegenüber dem Pädagoggen (Therapeuten)

Abbildung 11: Die Struktur des individuellen Aneignungsprozesses (Jantzen, 1978, S. 154)

Zone der aktuellen Leistung zu bestimmen. Diesen Vorgang bezeichnet Jantzen als die *allgemeine Orientierungsreaktion* des Lehrers (d. h. auch immer: Pädagogen oder Therapeuten) auf den Schüler (Klienten) hin. Basierend auf den daraus erfolgten Beobachtungen gibt der Lehrer Anregung in Form einer *Aufgabenstruktur.* Damit schreitet er gemeinsam mit dem Schüler in dessen *Zone der nächsten Entwicklung.* Gleichzeitig geschieht auch eine Orientierungsreaktion des Schülers zum Lehrer hin. Diese Wechselwirkung ermögliche es dem Schüler, den Gegenstand *(»Dinge für den Aneignenden«),* den es zu lernen gilt, sinnlich-konkret zu erfassen und zu begreifen und das, was von außen angeboten wird, zur *eigenen inneren Sprache* werden zu lassen. Dieser Lernprozess ist in seiner Natur nicht nur spielerisch und beziehungsorientiert, sondern auch zielorientiert. Ein *antizipiertes Produkt,* im Sinne motivationaler Bedürfnisse, Emotionen und Kognitionen des Schülers, soll mit bestimmten Mitteln, für die der Lehrer verantwortlich ist, die er aber mit dem Schüler abstimmen muss, erreicht werden.

Ein Beispiel: Lernen, eine Schleife zu binden. Das Kind kennt das Ziel. Manchmal muss es noch kämpfen, wenn es das noch nicht umsetzen kann. Es weiß genau, was das Ergebnis, das Produkt seiner Bemühungen sein soll. Aber wie dahin kommen? Wenn die vorgegebenen Lernschritte zu klein oder zu groß sind, macht es keinen Spaß. Die Person, die dabei helfen will, muss herausfinden, wo genau das Kind steht, was *jetzt* hilfreich ist. Beide müssen miteinander diese Erfahrung machen wollen. Wenn das Kind es dann geschafft hat und auf der nächsten Stufe ist, entsteht Freude und es fühlt sich an, als habe es das Problem nie gegeben.

Die höhere Stufe enthält außerdem alle Fähigkeiten, die es vorher schon entwickelt hatte. Sie bündeln sich jetzt in der Fähigkeit, eine Schleife zu binden. Das nächste Ziel könnte sein, einen Zopf zu flechten.

Diese Lernbestrebungen, die anhand der Überwindung von Hindernissen an Kraft gewinnen können, sind vergleichbar mit Entwicklungsprozessen in der Therapie: Man hat zwar ein Wunschziel entwickelt, kann sich aber dennoch nur in der Zone bewegen, wo der Klient sich befindet. Darüber hinaus geht es nicht. Kompliziert wird es, wenn man sich klarmacht, dass unterschiedliche innere Anteile unterschiedliche Entwicklungsniveaus haben.

Atmen und Singen

Eine jugendliche Klientin von mir war durchaus der Ansicht, sich über tieferes Atmen selbst beruhigen zu wollen. Sie wusste, »es wäre gut«, tief einatmen zu können, aber sie blieb verkrampft sitzen. Was tun?

Ich sagte: »Guck mal, du kannst doch singen, tu mal so, als ob du singst.« Da richtete sich die Jugendliche auf. »Merkst du jetzt, dass du anders atmest?« Klientin: »Ja« – und sackte wieder zusammen. Hier waren die Fähigkeiten vorhanden, es tat auch gut, es einen

Moment zu spüren, aber das Ziel und die Erwartungen von Therapeutin und Klientin stimmen noch nicht genau genug überein.

Was genau als Nächstes gewünscht und möglich ist, kann jetzt besser definiert werden. In dem Fall war die Lösung eine doppelte: »Ich mache es nur ganz kurz, erst hier in der Therapie und dann auch zu Hause. Ich muss nicht tief atmen, aber ich werde öfter singen und dabei ans Atmen denken.« Es lief dann sogar umgekehrt: Die Jugendliche dachte beim Atmen ans Singen. Ihre Körperhaltung veränderte sich ein ganz kleines bisschen und noch nicht durchgängig. Aber *ihre* Zone der nächsten Entwicklung hatte sie erreicht.

Dass damit auch ein höheres Gefühl von Selbstwirksamkeit entstand, war das gewünschte »Nebenprodukt«. Wenn ihr in der Schule etwas zuwiderlief, konnte sie das besser wahrnehmen – und manchmal auch ausdrücken.

Für unsere Zwecke möchten wir diese Zone der nächsten Entwicklung darstellen, so wie sie uns in der Therapie hilfreich ist. In der Mitte befindet sich der gemeinsame Raum, um den herum Klientin und Therapeutin sich bewegen, in dem sie sich begegnen. Wir schreiten, wie Jantzen oder Vygotskij, auch von unten nach oben, differenzieren aber genauer, was wir um den Begegnungsraum herum tun, um von der Zone des aktuellen Könnens in die Zone der nächsten Entwicklung zu gelangen. Wir durchlaufen einen Kreis, wie die folgenden Abbildungen 12–14 zeigen:

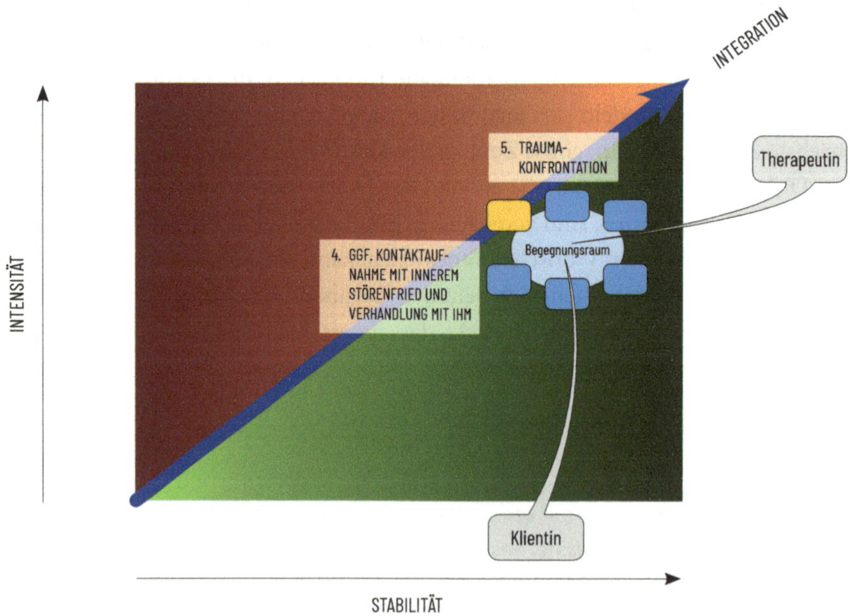

Abbildung 12: Prozessmodell, Standort der Klientin und der Therapeutin im Begegnungsraum auf dem Prozessmodell – Ressourcen (Dreieck rechts) und Belastung (Dreieck lins); Klientin: viele Ressourcen, geringe Belastung

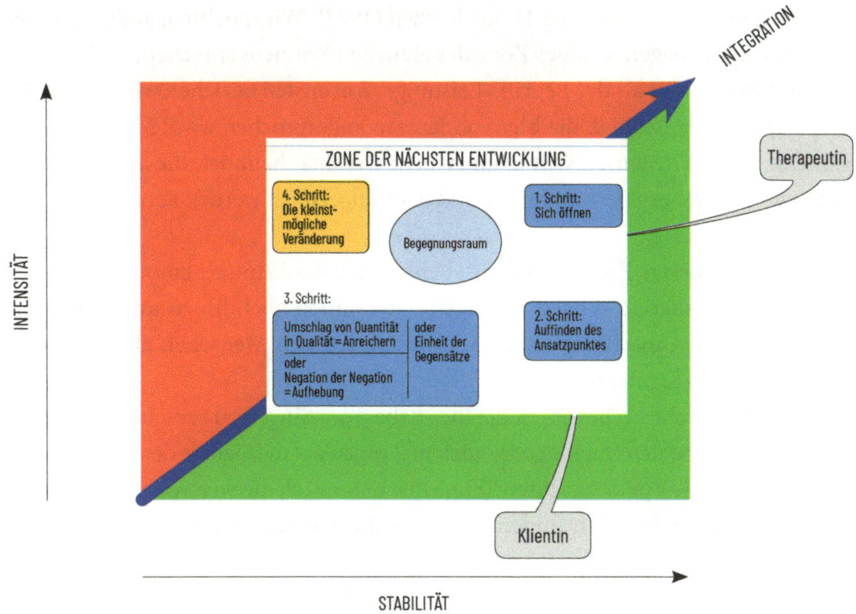

Abbildung 13: Erarbeiten der Zone der nächsten Entwicklung im Begegnungsraum auf dem Prozessmodell ausgehend von der Zone des aktuellen Könnens

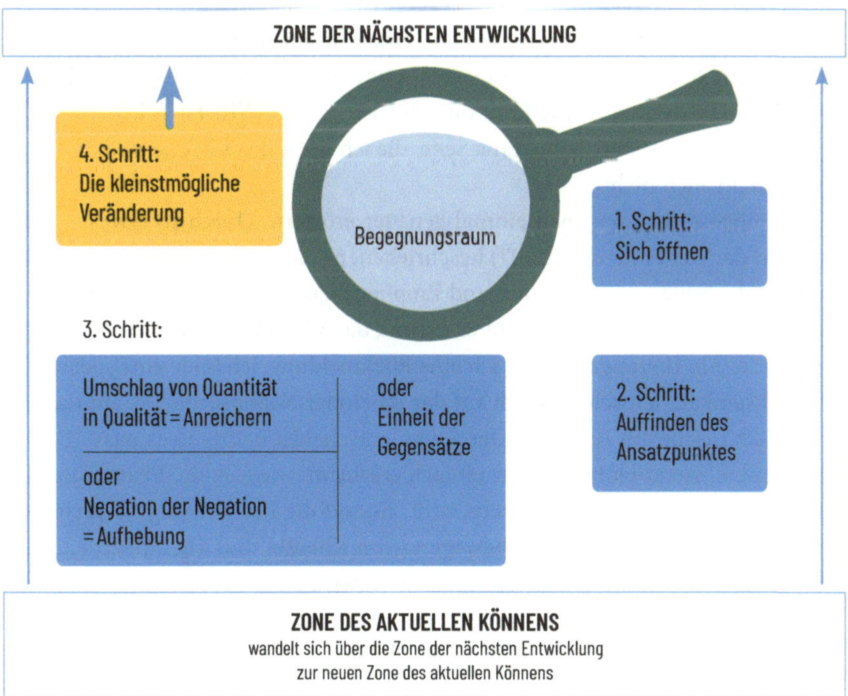

Abbildung 14: Erarbeiten der Zone der nächsten Entwicklung

Zum Vergleich zur Abbildung 11 aus Jantzen (1978): Wir möchten, anders als von Jantzen vorgeschlagen, von der Zone des aktuellen Könnens sprechen, weil dies für uns umfassender ist als der Begriff »Leistung«. Ansonsten beziehen wir uns auf die biopsychosoziale Realität, die hier von Jantzen angesprochen wird. Mit »Basis« ist gemeint, dass der Mensch sich in einer Lebensrealität befindet, die außerhalb seines Bewusstseins existiert und nach und nach angeeignet werden kann, mehr oder weniger vollständig.

Als »antizipiertes Ziel« sehen wir ebenfalls die Bedürfnisse, emotive Kognitionen und das bisherige Wissen an, fügen das Können noch hinzu und richten in der praktischen Umsetzung unser Augenmerk auf den Menschen als biopsychosoziales Wesen (Kapitel 6).

Aber was geschieht, bevor ich die Idee habe, vom Singen zu sprechen; bevor ich in der Supervision den Impuls gebe, noch mal genau auf die Signale der Klientin und die des eigenen Körpers zu achten? Zunächst nehme ich die wertvolle Information wahr: Wir stecken fest! Wir finden sie nicht – die Zone der nächsten Entwicklung!

ORIENTIERUNG **RESSOURCE**

Verinnerlichen von Entwicklung durch Begegnung

Es geht dann darum, mich zu öffnen und einen Ansatzpunkt zu finden. Das heißt auch, auf die Seite der Klientin zu gehen, ohne mich selbst zu vergessen. Ich verlasse beim Feststecken meine Position, ich leiste keinen Widerstand, sondern ich gehe ganz auf die andere Seite. Eine Seite, die ich noch nicht kenne und die Klientin vielleicht auch nicht.

Ich möchte das hier noch einmal genauer erörtern. Durch so etwas wie das Zulassen der von Frederick (2007) beschriebenen Gegenübertragungstrance, eine Art Ausschwärmen meiner Sinne und Empfindungen, werde ich erst mal weit in meiner Wahrnehmung. Dann geht es darum, das Wesentliche zu finden, eine Art Reduktion. Als Therapeutin gebe ich eine Rückmeldung, ich bilde eine spezifische Aufmerksamkeit. Ich schaue auch auf das scheinbar Nebensächliche, auf das Verneinte. Ich mache ein Angebot. Der Klient entscheidet dann, ob es passt. Das ist der Moment, wo es plötzlich ganz einfach erscheint, wie z. B. die Erinnerung ans Singen. So wird ein Sinnbezug hergestellt, worauf die Bewältigungsversuche ausgerichtet sind, als zielgerichtete Bewegung von Klientin und Therapeutin auf ein Hindernis zu und die im Individuum angelegten Fähigkeiten, dieses Hindernis zu überwinden.

Mein Einstellen auf die Klientin und die Begegnung kann man auch mit den Begriffen beschreiben, die Nijenhuis (2016, S. 97–102) entwickelt: Ich muss eine Erste-Person-Perspektive haben, damit ich mich selbst in meinen Körpergrenzen und mit meinen Emotionen wahrnehmen kann. Auch sollte ich in der Lage sein, die Quasi-Zweite-Person-Perspektive zu verstehen und die Zweite-Person-Perspektive einzunehmen, damit ich zu mir selbst und zu der anderen Person eine Beziehung eingehen kann und mich an einem in der Zeit definierten Ort mit ihr erlebe. Ich kann dann nachvollziehen, wie die Klientin die Welt sieht und wie sie sich und mich in der Welt sieht. Die Dritte-Person-Perspektive betrachtet den anderen Menschen als Objekt und insofern auch in äußerem Bezug zu anderen. Alle Sichtweisen helfen mir, mich für die Klientin zu öffnen. Je mehr dieser Perspektiven auch die Klientin einnehmen kann, desto einfacher kann die Therapeutin mit ihr und sie mit der Therapeutin im Begegnungsraum kommunizieren. Nijenhuis (2016) weist darauf hin, dass z. B. sehr basale emotionale Anteile der Persönlichkeit nur die Erste-Person-Perspektive einnehmen können. Oder dass traumatisierte Anteile in der Zweite-Person-Perspektive einer vergangenen Zeit feststecken. Dementsprechend muss ich mich als Therapeutin darauf einstellen. Wie das im Einzelnen gehen kann und was in der Interaktion geschieht, hat Piedfort-Marin (2019) sehr instruktiv anhand seiner praktischen Arbeit illustriert.

Interessant ist übrigens, dass Nijenhuis sich in seiner Konzeptentwicklung auf die monistische Philosophie Spinozas bezieht, auf die auch Vygotskij zurückgreift, um seine eigenen Erkenntnisse in der Dialektik von Sinn und Bedeutung daran zu messen. Spinoza sieht ein dialektisches Verhältnis in der Entwicklung der Affekte als Basis und Resultat der Entwicklung der Vernunft und in der Entwicklung der Vernunft als Resultat der Affekte (vgl. Jantzen, 1987, S. 120).

Ich habe diesen Umgang mit den Zonen der nächsten Entwicklung, so wie ich es in den 1970er und 1980er Jahren bei Jantzen studiert hatte, vom pädagogischen auf den therapeutischen Prozess übertragen und dabei Prinzipien schulischen Lernens auf emotionales Lernen angewandt. Umso mehr freute es mich, dass ich in jüngerer Literatur von Jantzen (2019) diesen Schritt wiedergefunden habe. Er konnte ihn klar auf Vygotskij zurückführen, nachdem er sich nochmal intensiv mit dessen Spätwerk beschäftigt hatte. Hier entdeckte er die Schlüsselstellung der »Dominante« nach Uchtomskij in Vygotskijs Entwicklungspsychologie. Diese Dominante sei ein psychophysisches System des Übergangs von dem, was körperlich notwendig und gewollt ist, in das, was psychisch angestrebt wird. Die Dominante differenziere und integriere die Reflexe. Sie bilde eine dialektische Einheit von kognitiv-affektiver Entwicklung. Auf ihrer Basis entstünden affektiv höhere Systeme. Die Emotionen haben also, vereinfacht gesagt, über die Erkenntnis der Uchtomskij'schen Dominante in die Zone der nächsten Entwicklung Einzug gehalten.

Um Rolle und Entstehung der Emotionen zu fassen, bezieht sich Jantzen u. a. auf Panksepp (1998/2005).

Nijenhuis (2016, S. 79), der sich auch auf Panksepp stützt, reflektiert auf andere Art die Rolle der Gefühle und Motivationen in Psychologie und Philosophie. Er bezieht sich auf Spinoza und Schopenhauer, deren Ansätze um die letzte Jahrhundertwende wiederentdeckt worden seien. Die Kategorie des Willens als gelebter Erfahrung von Emotionen, Bedürfnissen, Spiel, Bindung, Kampf, Verteidigung u. v. m. hält Nijenhuis für ausschlaggebend. Diese Lebensäußerungen fänden in einem gemeinsamen biopsychosozialen Raum statt und seien durch ihn definiert. Dementsprechend hebt auch er das Konzept von Panksepp (1998/2005) hervor, die grundlegenden Affekte als Kern des emotionalen Funktionssystems von Säugetieren anzusehen.

Nijenhuis führte 2008 zusammen mit Van der Hart und Steele (Van der Hart et al., 2008) den Begriff »Handlungssystem« ein (aus seiner heutigen Sicht eher »Willenssysteme«, Nijenhuis, 2016). Diese evolutionär bedingten Systeme hätten eine integrierende Funktion in Bezug auf die Grundaspekte, die z. B. im BASK-Modell beschrieben seien und die bei Traumatisierung auseinanderfielen. Es stelle sich dann die Frage, wie man diese Zustände bewerten solle. Hier wiederum gebe Panksepp (1998/2005) wichtige Erklärungen mit der Erkenntnis, dass rohe Affekte nicht von den höher entwickelten Teilen des Gehirns ausgingen. In der Therapie seien Empfindungen oder Ziele, die aus dem gleichen System stammten, leichter miteinander zu verbinden, als wenn sie aus gegensätzlichen Systemen kämen. Beispielsweise könnten Neugier, Forschen und Ausgerichtetsein Ressourcen wie Nahrung dem System »Suchen« (SEEKING) zugeordnet werden. Bei der Therapie mit unterschiedlichen inneren Anteilen sind diese Überlegungen ganz praktisch von Nutzen und stellen ebenfalls eine Anregung zur Selbstentwicklung von Therapeutin und Klientin dar. Denn was zuweilen für die Therapeutin logisch erscheint (»Der kontrollierende Teil zerstört immer wieder Fortschritte des fragilen Anteils«), stammt im Erleben der Klientin aus zwei unvereinbaren, ja häufig nicht gleichzeitig spürbaren Welten. Die eine »Welt« kann man dann dem durch Bindungsverhalten schutzsuchenden System (CARE) zuordnen, die andere »Welt« kommt aus frühen Versuchen, durch imitiertes Gewaltausüben (Basisaffekt RAGE), Sicherheit zu schaffen.

Jantzen formuliert in seinen gegenwärtigen Schriften noch deutlicher die Dialektik von innerer und äußerer Entwicklung sowie das Fortschreiten in die nächste Stufe, von der ich weiter oben gesprochen habe:

»Die Zonen der nächsten Entwicklung der verschiedenen Altersstufen verhalten sich wie alle anderen höheren psychischen Funktionen, sie wandern gemäß dem allgemeinen Gesetz ihres doppelten Auftretens von Inter nach Intra« (Jantzen, 2008, S. 250). Das heißt: Zuerst werden sie erworben in der Interaktion mit dem Lehrer/Therapeuten, dann stehen sie innerlich zur Verfügung. Das ist das doppelte Auftreten.

Anders ausgedrückt: Wenn Entwicklungswidersprüche einmal überwunden sind und somit die Zone der nächsten Entwicklung erreicht ist, hat das zur Folge, dass die Fähigkeiten von nun an als eigene innere Werkzeuge und Möglichkeiten zur Verfügung stehen. Die reale Anwesenheit und Anleitung des Lehrers hat sich erübrigt (Jantzen, 2008, S. 250, der sich hier auf Vygotskij, 1987a bezieht).

Die Zone der nächsten Entwicklung »wird damit Quelle weiterer Entwicklung und sie übernimmt in der folgenden stabilen Phase die Funktion einer führenden Tätigkeit. *Sie wirkt in dieser Phase als innere, intrapsychische Zone der nächsten Entwicklung*« (Jantzen, 2019, S. 37, Hervorhebung SL).

Diese Betrachtungsweise macht den prozesshaften Charakter von Entwicklung als Einheit der Widersprüche noch deutlicher, sie kann weniger als scheinbar linear missverstanden werden. Es geht immer um gegenseitige Bezüge und um Auseinandersetzungen mit anderen Menschen, aus denen sich neue Fähigkeiten, Emotionen, Körpergefühle, soziale Interaktionen entwickeln, die dann ihrerseits die Welt formen und anderen Menschen zur Auseinandersetzung und zum Wachstum zur Verfügung stehen und immer wieder auch nach innen wirken. Diese Erkenntnisse fasst Jantzen in Abbildung 15 zusammen.

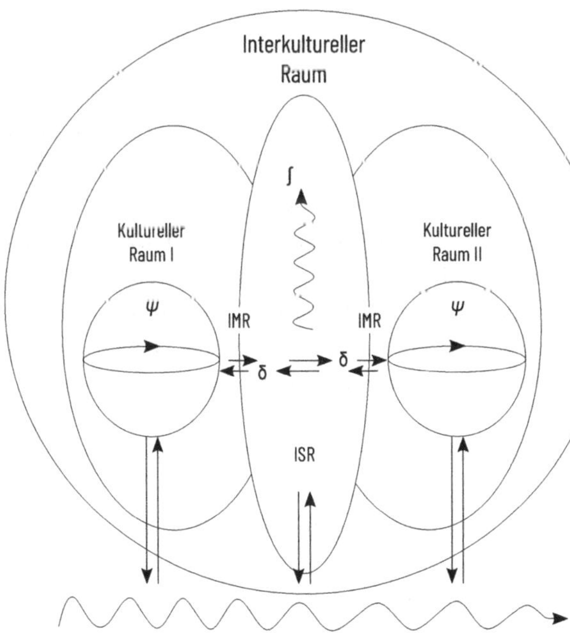

Ψ = psychischer Raum; IMR = intermediärer Raum; ISR = intersubjektiver Raum

Abbildung 15: Subjektive und intersubjektive Räume (Jantzen, 2019, S. 41)

Manchmal sind Momente des Verstandenwerdens hilfreich, auch aus Büchern, um mit dem, was zur Verfügung steht, den nächsten Schritt gehen zu können. Ich (SL) war vor Jahren von einer Szene berührt aus dem Kinderbuch »Madita und Pims« von Astrid Lindgren (1976). Und zwar erst, als ich es als junge Frau zum wiederholten Mal las: Madita hat einen furchtbaren Schreck bekommen, ganz erstarrt war sie vor Angst, weil sie ihre jüngste Schwester Kajsa nicht richtig beschützen konnte. Ein geistig Verwirrter hatte sie aus ihrem Kinderwagen hochgehoben. Schließlich schafft Madita doch, dass er sie wieder loslässt. Sie sucht Hilfe und Trost und findet sich in der Waschküche wieder bei der Haushaltshilfe Alva. Diese »hat zwei Kinder im Arm. Madita weint unaufhörlich. Kajsa aber gluckst vor Wohlbefinden, so wie jetzt soll es sein, das spürt sie. ›Ja wein du nur tüchtig‹, sagt Alva. ›Wein dich richtig aus und vergiss es dann, sonst kriegst du nur Alpträume davon.‹ Und Madita weint lange. Schließlich hat sie keine Tränen mehr, in ihr ist nur eine komische Leere, die wohltut. Da klettert sie von Alvas Schoß.« Die Erlaubnis zu weinen war für mich in dem Moment von Bedeutung. Sie fiel auf vorbereiteten Boden, anders als beim früheren Lesen. Ich fühlte mich verstanden. Die Zone der nächsten Entwicklung war erst jetzt dafür erreicht. Und dann »vergaß« ich es nie wieder.

Begegnung und Entwicklung finden im sozialen Umfeld statt

In der Psychotherapie sollten wir lernen, uns darauf einzustimmen, wie wir die Zone der nächsten Entwicklung des Klienten und seiner Anteile erfassen. Kompliziert wird es, wenn wir es mit unterschiedlichen Anteilen auf verschiedenen Entwicklungsniveaus zu tun haben. »Die Zone der nächsten Entwicklung ist über das ganze Leben hinweg innerhalb der jeweiligen sozialen Entwicklungssituationen der Ort, an dem sich Lernen und Entwicklung vermitteln. […] Krisenhafte Übergänge im Prozess der Entwicklung sind Zonen der nächsten Entwicklung« (Jantzen 2019, S. 37).

Wir benötigen dazu entwicklungspsychologische Differenzierungen und eine Vorstellung der Abfolge der Aneignung der Welt und das In-sie-zurück-Wirken sowie die Fähigkeit, diese im konkreten Einzelfall individuell zu eruieren, damit wir dort ansetzen können, wo die Klientin sich befindet. Und mit ihr zusammen herausfinden, wohin sie als Nächstes gehen kann.

Gleichzeitig verändern immer auch wir uns mit. Wir sind keine neutralen Beobachter, wir sind Teil der Zone der nächsten Entwicklung unserer Klientinnen, und sie sind Teil unserer Weiterentwicklung! Nüchterner ausgedrückt: Diese Einstimmung könne nur im Dialog und intersubjektiv stattfinden. Jantzen (2019, S. 154) betont, »dass intersubjektive raumzeitliche Prozesse, also Dialog, Kommunikation und sozialer Verkehr nach innen wandern, dass sie zu intrasubjektiven raumzeitlichen Prozessen werden. Dies geschieht auf der Basis einer inneren und einer äußeren Entwicklungsdynamik, die untrennbar miteinander verbunden sind«.

Dies leitet er her im Zusammenhang mit der in Kapitel 3 erläuterten Reziprozität. Das Gehirn errechne nicht nur in jedem Augenblick ein Modell der Wirklichkeit, sondern programmiere zugleich mögliche künftige Handlungen (2019, S. 151). Dies ist für Nijenhuis (2016, S. 99) im Kontext der Begegnung und Fähigkeit zur Selbstreflexion ebenfalls wichtig. Erinnerungen seien »funktionelle Verbindungen zwischen dem, was ein Mensch einst wollte, und dem, was der Mensch aktuell erreichen möchte.« Die Erinnerungen seien keinesfalls »gespeichert«. Sie bereiten heutiges Handeln vor (vgl. Kapitel 5 in Teil B: Fallbeispiel Chefgespräch; siehe Übung 2.7, Altersprogression: Die Frau aus der (nahen) Zukunft, in Teil C).

ORIENTIERUNG **RESSOURCE**

Zurück zur Praxis, dem Öffnen als ersten Schritt beim Auffinden der Zone der nächsten Entwicklung: Alle meine Wahrnehmungen haben ihren Wert, alles fühlt sich in dem Moment an wie aus einem Guss. Es entsteht immer wieder Neues: Die verschiedenen Techniken, Erfahrungen, Interventionsstrategien, Übungen, all das, was einzeln existiert und aus verschiedenen Schulen kommt, verbindet sich neu. Da ist auch etwas, das einen Zusammenhang entstehen lässt.

Ich bringe alle diese Wahrheiten in mir zusammen und mache gemeinsam mit der Klientin daraus den roten Faden. Wobei mir nicht in jedem Moment bewusst ist, wie das geschieht, aber wichtig ist mir, dass es nicht beliebig ist. Ich suche den Überblick, das Konzept, in das ich es einordnen kann. Manchmal kann ich es erst hinterher einordnen. Mir hilft dabei, Gegensätze stehen zu lassen und Gemeinsamkeiten zu finden.

ORIENTIERUNG **KONTAKT VON RESSOURCE ZU BELASTUNG UND PENDELN**

Das dialektische Prinzip ist ein hilfreiches Werkzeug dafür: »In einem dialektischen Prozess der Einheit und des Kampfes der Gegensätze, des Umschlags von der Quantität in die Qualität, der Negation der Negation, bilden (die) funktionellen Organe […] die physiologische Grundlage für weitere Aneignungsprozesse« (Jantzen, 1978, S. 53). Er betont, dass die Aneignung von Gegenständen in der kindlichen Entwicklung untrennbar mit der Aneignung emotionaler Beziehungen verbunden sei. Er bezieht sich auf ein Beispiel Leont'evs. Dort wird an der Situation, wie ein Kind mit dem Löffel gefüttert wird, verdeutlicht, dass Entwicklung nicht im luftleeren Raum stattfinde, sondern historisch-gesellschaftlich verortet werden müsse. Es mache einen Unterschied für das Weltverständnis des Kindes, was das Kind als Löffel erfahre, was es zu essen bekomme und wie es später aufgrund dessen auf die Welt zurückwirken könne. So sei es z. B. nicht unerheblich, ob das Kind in einer Massenabfertigung im Heim gefüttert werde oder zu Hause und wie sich die Erziehungspersonen ihm zuwendeten. Lernen sei also nicht einfach nur Aneignung, sondern eben auch Gefühlsausbildung und – möchten wir hinzufügen – Embodiment. Der »Aneignungsprozess verläuft von außen nach innen. In ihm werden die funktionellen Organe der Großhirnrinde herausgebildet« (Jantzen, 1978, S. 53).

Auf diesem Weg formt sich auch die Persönlichkeit des Kindes. Sie ist die […] »in der Zeit organisierte Entfaltung des menschlichen Wesens, indem auf Basis der biologischen Trägerstruktur das kulturelle Erbe angeeignet wird« (Jantzen, 1978, S. 119 ff.).

Die drei dialektischen Entwicklungsprinzipien

Einheit der Gegensätze – darüber habe ich schon im Fallbeispiel aus der Supervision geschrieben. *Negation der Negation* und *Umschlag von Quantität in Qualität:* Diese Prinzipien sollen hier noch mehr mit Leben gefüllt werden. Sie sollen helfen, methodenübergreifend zu reflektieren, was wir in der kindlichen Entwicklung sehen und was wir für das Verständnis des Therapieprozesses nutzen können.

Einheit der Gegensätze in der Selbstentwicklung

Wenn man die Einheit der Gegensätze betrachtet, wird klar, dass das eine und das andere zusammengehören. Egal wo man einsteigt, das eine ist wie das andere im Ganzen enthalten, es ist dem Gegenstand immanent und kann hergeleitet oder aufgefunden werden.

In der kindlichen Entwicklung werden Wunsch und Können als Gegensätze erlebt. Aus den Entwicklungsbestrebungen erwachsen Lösungsversuche, die mehr oder weniger effektiv sind, um sich dem Gewünschten anzunähern. Sie werden besonders dann aufrechterhalten, wenn sie Kostproben des Erwünschten spenden, und sie enthalten die Erwartung eines sinnlichen Erlebens der Erfüllung. Schon allein die antizipierte Sinnerfüllung kann Lösungsversuche anfeuern.

Um einem Hindernis begegnen zu können, braucht es einen Anfangspunkt und ein Ziel, um eine Wachstumsrichtung auszubilden. Daraus entsteht eine in die Zukunft gerichtete Erwartung. Es lässt sich somit ableiten, dass der Begegnung mit einem Hindernis eine immanente Fähigkeit, eine potenzielle Ressource zugrunde liegt, die wachsen kann und *will.* Jedoch braucht das Kind auch Impulse von Beziehungspersonen.

Auch Trainer können solche Beziehungspersonen sein. So schreibt etwa Geschwindner (2012, S. 130), der kreative Trainer und, wie er sich nennt, »Lehrer«

und »Altmeister« des Basketball-Könners Dirk Nowitzki: »Es erscheint mir, die Gedanken des Altmeisters umschweben den Dirk, um ihm alle seine Talente zu entlocken. Dirk ist wie ein Erzähler, der das, was er bei sich entdeckt, zeigt, vorführt und lebt. Der Altmeister besprüht ihn quasi mit Ideen. Dirk sucht die Lösungen. Ideal ist, wenn er sie selbst findet. Ja, er muss sie sogar allein finden. Der Erfolg liegt im kreativen Zusammenspiel von Idee und Verwirklichung. Die Idee ist nur ein möglicher Weg. Die Lösung hingegen ist die Realität«.

Ein Kind stößt an seine Grenzen und wächst daran. Beim spielerischen Üben und Ausprobieren sammelt es Fähigkeiten, bis diese Quantität in eine neue Qualität umschlägt. Es fabuliert mit Freude. Dann will es ein Wort aussprechen, kann es nicht. Frustration. Es fabuliert wieder, kann besser artikulieren, plötzlich ist das Wort da – Triumph, die Freude, dass es endlich klappt.

Entwicklungsprozesse dieser Art drücken sich in einem aktiven Moment aus, in Form einer Wachstumsbewegung, die erst durch Herausforderungen in Form von Hindernissen an Kraft gewinnt. Dieser Wille zur subjektiven Bedeutung und dem persönlichen Sinn des Aneignenden kann nur in der Auseinandersetzung an Widerständen wachsen, erfordert somit auch die gleichzeitig mitwachsende Fähigkeit zu scheitern, zu zweifeln, nicht weiterzuwissen, neue Impulse aufzunehmen. Über das Lernen erwirbt das Kind die gesellschaftlich entstandenen Bedeutungen und macht sie zu seinem persönlichen Sinn. Es ist mit subjektiven Gefühlen verbunden. »Dieser Sinn selbst ist aber Resultat des Erwerbs der Bedeutungen« (Jantzen, 1987, S. 120). Beides kann voneinander nicht getrennt werden und vermittelt sich gegenseitig.

Weil den Wachstumsbestrebungen ein zu realisierender Sinn, z. B. in Form eines impliziten Ziels, innewohnt, das auf ein menschliches Grundbedürfnis zeigt, wird dieser Zustand überhaupt als ein persönliches signifikantes Sehnen oder gar Wollen erfahrbar. Im Lernen erfährt sich der Mensch als lebendiges Individuum, das im Werden begriffen ist. Lust am Üben, Lernen und Ausprobieren wird erfahren, durchsetzt von kleinen Erfolgserlebnissen und Erfahrungen des Scheiterns. Ohne dieses Wechselspiel ist kein Triumph möglich. Leiden ist glückseligen Momenten immanent und umgekehrt.

Negation der Negation als Entwicklungsprinzip

»Das Gesetz der Negation der Negation beschreibt […] eine bestimmte Seite der Entwicklung: zum Unterschied vom Gesetz der Einheit und des ›Kampfes‹ der Gegensätze, das die Ursache und die Quelle der Entwicklung aufdeckt, und dem Gesetz vom Umschlagen quantitativer Veränderungen in qualitative, das den Charakter der Lösung der Widersprüche und den inneren Mechanismus der Entwicklung kennzeichnet, weist das Gesetz der Negation der Negation auf den inneren Zusammenhang der einzelnen Entwicklungsstadien hin und gibt die allgemeine Tendenz und Richtung der Entwicklung an. Als solches ist es ein ›äußerst allgemeines und eben deswegen äußerst weitwirkendes und wichtiges Entwicklungsgesetz der Natur, der Geschichte und des Denkens‹ (Marx/Engels 20, 131). Engels erläuterte dieses Gesetz an einer Reihe anschaulicher Beispiele aus verschiedenen Bereichen: ›Nehmen wir ein Gerstenkorn. Billionen solcher Gerstenkörner werden vermahlen, verkocht und verbraut, und dann verzehrt. Aber findet solch ein Gerstenkorn die für es normalen Bedingungen vor, fällt es auf günstigen Boden, so geht unter dem Einfluß der Wärme und der Feuchtigkeit eine eigne Veränderung mit ihm vor, es keimt; das Korn vergeht als solches, wird negiert, an seine Stelle tritt die aus ihm entstandne Pflanze, die Negation des Korns. Aber was ist der normale Lebenslauf dieser Pflanze? Sie wächst, blüht, wird befruchtet und produziert schließlich wieder Gerstenkörner, und sobald diese gereift, stirbt der Halm ab, wird seinerseits negiert. Als Resultat dieser Negation der Negation haben wir wieder das anfängliche Gerstenkorn, aber nicht einfach, sondern in zehn-, zwanzig-, dreißigfacher Anzahl. Getreidearten verändern sich äußerst langsam, und so bleibt sich die Gerste von heute ziemlich gleich mit der von vor hundert Jahren‹ (Marx/Engels 20, 126f)« (Klaus u. Buhr, 1972, S. 776).

Eine Klientin möchte sich nicht mehr (so viel) selbst verletzen. Sie tut dies, indem sie sehr häufig medizinische Prozeduren und Operationen durchführen lässt. Sie hatte diese Art des Umgangs mit sich selbst als eine Lösung entwickelt. Sie war schon als Jugendliche zu der Meinung gekommen, dass ihre aus Vergewaltigungssituationen und anderen Übergriffen, verbunden mit grober körperlicher Gewalt durch einen Musiklehrer in ihrer Jugend herrührenden Schmerzen wegen fehlerhafter medizinischer Behandlungen nicht abgeklungen waren. Inzwischen versteht sie besser, dass sie sich so selbst schadet. Sie wünscht also eine Negation. Bevor sie sich weiterentwickeln kann und ihr bisheriges Handeln negieren kann, braucht sie noch weitere Anreicherungen, Veränderungen, neue Erfahrungen, Wandlungen. Dann erst kann sie auf eine neue Stufe kommen, die Negation der Negation erleben. Sie probiert eine Pause. Sie schafft es nicht, ist frustriert. »Es ist unmöglich. Ich werde nie erwachsen, kann mich nicht schützen.«

Verzweiflung, Stillstand. Wenn sie es schafft, die Negation des für sie belastenden Verhaltens zu erreichen, gelangt sie damit auf eine höhere Entwicklungsstufe. Zunächst ist auch hierbei wichtig, dass sie erkennt: Wenn ich etwas Schädliches nicht tue, entwickle ich mich weiter. Ganz so wie in der Verhaltenstherapie das Vermeiden des aversiven Reizes als Verstärkung betrachtet wird (negative Verstärkung). Wieder möchten wir betonen, dass es uns nicht darum geht, bewährte Interventionskonzepte zu übersehen. Wir möchten den verallgemeinerbaren Wert der dialektischen Sichtweise als Erkenntnishilfe darstellen und damit die Brücke schlagen zu den Common Factors, den allgemeinen Wirkfaktoren von Psychotherapie (Kapitel 3).

Was kann die Therapeutin im Rahmen der Zone der nächsten Entwicklung beitragen? Sie kann das Übergangsfeld ausdehnen und anregen, die Schritte zu verkleinern. Ich schlage der Klientin also vor, dass sie das Operiertwerden nicht vollständig aufgibt. Dass wir gemeinsam schauen, was ihr vielleicht daran nützt und was ihr schadet. Dass sie zunächst versuchen kann, nur Teilaspekte zu verändern. Sie macht also eine längere Pause zwischen den medizinischen Behandlungen. Sammelt Fähigkeiten, schafft es besser.

Es ist der Widerspruch zwischen Wunsch und Wollen. Dann die Idee: Ich muss mich gar nicht komplett verweigern. Ich begebe mich dosiert in Gefahr. Daran wachse ich. So überwinde ich den Stillstand. In der Selbstbestimmung der Dosierung entsteht die Fähigkeit, sich zu behaupten. Sie ist somit schon auf der nächsten Stufe der Entwicklung. Durch die auf sie bestmöglich abgestimmte Lernsituation in der Therapie hat sie den kleinstmöglichen nächsten Schritt schon gemacht.

Die Klientin verletzt sich zwar weiter, indem sie medizinische Prozeduren durchführen lässt, aber sie wählt aus, welche. Bei den kleineren, die sie durchführen lässt, erlebt sie sich als selbstwirksamer, kann sich besser behaupten. Eine Fähigkeit entsteht. Die Operation wird anders erlebt. Es ist noch fast dieselbe Handlung, aber aktiv gestaltet. Die Selbstwirksamkeit ist gewachsen, die Erwartungen stimmen überein.

Wie wäre das, wenn die Selbstverletzung z. B. Schneiden wäre? Man könnte dann sagen: »Ich schneide weiter. Aber ich nehme mich ernst. Ich schneide gut, ich schneide sauber, nicht mehr so tief, ich gehe zur Ärztin.« So könnte ein kleiner Ansatz von Selbstfürsorge entstehen. Es wäre möglicherweise genau der Schritt, den die Klientin gerade machen kann. Es könnte daraus Selbstmitgefühl entstehen. Schneiden wird weniger wichtig, wäre dann ein gemeinsam formuliertes Ziel, eine geteilte Erwartung nach Wampold et al. (2018). Und wichtiger Bestandteil der therapeutischen Erfahrung.

ORIENTIERUNG **KONTAKT VON RESSOURCE ZU BELASTUNG UND PENDELN**

Umschlag von Quantität in Qualität

Es ist hilfreich, sich für die Menschen zu interessieren, mit denen man arbeitet – aus der Supervision

Eine Kollegin, ich nenne sie Frida, arbeitet mit einem 16-jährigen Jugendlichen, der seit der Trennung der Eltern vier Jahre zuvor von der Mutter sehr gebraucht wird. Diese hat Angst vor Einsamkeit. Sie findet, er sei sehr viel krank, er dürfe nicht so oft nach draußen gehen. Man könnte sagen, sie hält ihn in Krankheit und Abhängigkeit. Mir ist wichtig zu sehen, dass sie ebenfalls ihre Gründe hat, sich so zu verhalten. Er wiederum macht daraus das Beste, er sitzt viel zu Hause am Bildschirm, bewegt sich nicht – und hat Übergewicht. Niemand versteht, wie er es genau macht, das Beste daraus zu machen, auch Frida noch nicht.

Sein Vater, der eine neue Familie hat, ist für ihn wichtig und eine positive Beziehungsperson. Frida möchte das unterstützen und schlägt dem Vater vor, mit dem Jugendlichen spazieren zu gehen, damit er vom Bildschirm wegkommt. Können Vater und Sohn sich so begegnen? Ist Frida in der Therapie dem Jugendlichen begegnet? Oder geht sie von ihren eigenen Vorstellungen aus, was für ihn das Beste wäre?

Damit hier eine neue Qualität entstehen kann, sollte genau verstanden werden, was die Zone der nächsten Entwicklung ist.

Was hätte es bedeutet, die Erfahrungen des Jugendlichen mit der Therapeutin und auch mit dem Vater so weit anzureichern, dass aus der Quantität eine neue Qualität entsteht?

Wie kann erst mal Frida verstehen, was er eigentlich macht? Was ist sein Ist-Zustand, seine Zone des aktuellen Könnens? Wie bringt er seine Liebe in die Welt? Wie entwickelt er sich in einem Raum, in dem man sich kaum entwickeln darf?

Das gilt es zu verstehen und zu fördern, bis es umschlägt in eine neue Qualität. Spielt er Computerspiele? Was für welche? Wie kann er immer besser werden beim Computerspielen? Ist das ein Raum, in den seine Mutter keinen Zutritt hat? Kann er über sein Tun mit dem Vater sprechen? Der Vater könnte so einen Ansatzpunkt für Beziehung und Vertrauen finden. Frida könnte ihm erklären, dass er seinen Sohn dort abholt, wo er ist, aber ihn darin nicht allein lässt. Er kann verstehen lernen, wie der Sohn sich ausdrückt, und dort mit seinen Vorschlägen ansetzen. Oder Frida tut dies zuerst. Denn, wir wissen, um in die Zone der nächsten Entwicklung zu kommen, bedarf es eines Lehrers, einer anderen Person. Nicht der Jugendliche muss lernen, sich anders auszudrücken und spazieren zu gehen, wir müssen lernen ihn zu verstehen. Damit er sich selbst versteht.

Irgendwann wird diese Quantität des Verstehens und der Anregungen in eine neue Qualität umschlagen.

Diese Grundidee kann wiederum mit den vielen wunderbaren Interventionstechniken, die es gibt aus den Verfahren, die wir gern machen und gut können, ausgebaut werden. Wieder wäre so die Selbstwirksamkeit verbessert und die Erwartungen wären sehr spezifisch abgeklärt.

Was wir hier mit unseren Überlegungen zur Verfügung stellen wollen, ist eine übergeordnete Sicht auf das, was wir in den Therapien ohnehin tun und tun können, auf das, was hilfreich ist. Wir verstehen besser, wo wir stehen und wo die Klientin steht. Wir verstehen besser, welche Interventionen wann sinnvoll sind.

Die Prinzipien der dialektischen Entwicklungslogik und das Wissen um die Zone der nächsten Entwicklung können zu einer gelingenden Selbstentwicklungserfahrung führen. Außerdem können sie im Prozessmodell verortet werden. Dann haben wir eine Orientierung, den roten Faden – oder eine Möglichkeit, beides wiederzufinden.

Fischer und Riedesser (1999, S. 341) beschreiben Dialektik wie folgt: »Entwicklungsprozesse begreift die Dialektik aus Gegensätzen heraus, die im Zuge dieser Entwicklung ›aufgehoben‹ werden. Dieser Vorgang hat in der individuellen wie sozialen Entwicklung den dreifachen Sinne von a) Auflösen des Gegensatzes (tollere) b) Aufbewahren (conservare) und c) Überschreiten des Gegensatzes oder ›Emporheben‹ (elevare) auf eine Metaebene. In gelingenden Transformationsprozessen der natürlichen Entwicklung wie auch im psychotherapeutischen Prozess lassen sich diese drei Aspekte von ›Aufhebung‹ nachweisen.

Die Dialektik von Besonderem und Allgemeinem zeigt die komplexen Strukturen auf, die z. B. Individuen und ihre gesellschaftlichen Gruppen miteinander verbinden. Beide Pole durchdringen und konstituieren sich gegenseitig.«

Als Beispiele führen sie u. a. die Einheit von Kognition und Emotion (S. 344) an sowie den Begriff der traumatischen Situation (S. 64). Er enthalte die Möglichkeit einer äußeren, objektiven Betrachtung und, damit verbunden und dialektisch verschränkt, den des subjektiven Erlebens.

Einen anderen Gedanken entwickeln sie zur Dialektik der Täter-Opfer-Beziehung (S. 296 f.) und der Anerkennung der Tat. »In ihrer Entwicklung *vom Opfer zur Überlebenden* muss die Betroffene sich mühsam einen Weg erarbeiten, der die Zerstörung des menschlichen Wesens, die das Verbrechen zum Ausdruck bringt, überschreitet und im dialektischen Sinne ›aufhebt‹« (S. 299).

Die Zusammenführung von Prozessmodell und Selbstentwicklungsdialektik wird auch der Vielfalt gerecht, als die Klientinnen sich erleben, auf die Reddemann (2011, S. 80–81) in Ergänzung des dialektischen Vorgehens hinweist. Auch Nijenhuis (2016) pflegt eine dialektische Betrachtungsweise, u. a. indem er sich auf Spinoza bezieht. Diese kommt besonders gut zum Ausdruck in der Kreation seiner unterschiedlichen »Person-Perspektiven«, mit denen er greifbar macht, wo die Entwicklungswidersprüche innerhalb der Patienten liegen, ausgedrückt in unterschiedlichen Anteilen mit unterschiedlichen Entwicklungsniveaus und wie diese im therapeutischen Prozess zum Ausdruck kommen und verwandelt werden können. Er reflektiert dabei auch die Rolle und die Fähigkeit der Therapeuten, diese unterschiedlichen Perspektiven zu verstehen und selbst einnehmen zu können (siehe Übung 4.3, Blending mit zwei Anteilen, in Teil C).

Selbstentwicklung in der Begegnung

ORIENTIERUNG **KONTAKT VON RESSOURCE ZU BELASTUNG UND PENDELN**

Warten

Meine Verantwortung und meinen Anspruch als Therapeutin sehe ich darin, dass ich trotz aller Umwege und Wirrungen einen roten Faden habe. Er hilft bei der Ausrichtung aufs Ziel. Er ist in meinem Kopf, realisiert sich in meinen Handlungen und Angeboten. Auch wenn die Klientin und ich in immer wieder anderem Gelände wandern. Da ist eine Quelle, zu der wir gehen, oder eine Schlucht, dann kommen wir zurück auf den Weg. Es ist ein Wechsel zwischen Mäandern und zielgerichtetem Vorgehen. Weil der rote Faden da ist, kann man lange Umwege und neue Abzweigungen gehen. Ich behalte den roten Faden, indem ich mir trotz allen Mäanderns immer wieder eine Antwort auf die Frage abverlange: Wo sind wir im Prozess? Hierbei behalte ich das Ziel im Auge und stelle fest, wie weit die Klientin und ich schon gekommen sind.

Manchmal kommuniziere ich den roten Faden nicht deutlich genug und es fehlt die gemeinsame Erwartungsbildung. Oder die Klientin hat ihn verloren, ohne dass es darüber ein Gespräch, eine Klärung gegeben hat. Ich selbst habe das Empfinden, dass wir noch in Kontakt mit dem roten Faden sind, zwar auf langen Umwegen, aber noch auf ihn bezogen, aber die Klientin ist verwirrt.

Bis die Zeit gekommen ist – nicht Drängen, aber mehr als nur Warten: Die Zeichen der Entwicklung erkennen

Mit einer Klientin war eine Traumakonfrontation verabredet. Wir haben einiges versucht, aber es ging einfach noch nicht. Die Angst war zu groß, die inneren Kritiker zu dominant. Lange haben wir uns mit beidem beschäftigt. Der rote Faden ist die Verbindung zu diesem Teilziel, der Traumakonfrontation. Im Prozessmodell war die Klientin an einer Stelle, an der genügend Ressourcen aufgebaut waren. Sie konnte bei einigen Themen schon von der Ressource aus in eine Belastung pendeln. Aber bei jedem kleinen Versuch, weiter zu gehen, bekam sie Angst oder ging ungnädig mit sich selbst um. Wir steckten also fest. Wir gingen einen Schritt zurück zu ihren Kraftquellen. Wir näherten uns gemeinsam dem traumatisierten kindlichen Anteil. Wir ergründeten Kritiker und Störenfriede. Es ging Monate. Wir schienen ziellos hin und her, vor und zurück zu irren. Ich beobachtete aber, dass sie wie der starke Wanja im scheinbaren Nichtstun Fähigkeiten sammelte, die sie benötigte, um sich mit dem ganz Schlimmen zu konfrontieren.

Ihre Zeit war eben noch nicht gekommen. Aber diese Metapher mochte sie nicht: Man darf nicht faul sein! Die Bedürfnisse des Kleinkindes und die der inneren Kritiker standen im Widerspruch. Schließlich kam der Umschlag von der Quantität in die Qualität, sie schlug vor: »Ich möchte an der ›Situation‹ arbeiten. – Sie haben wohl vergessen, dass wir das tun wollten!« Da hatte ich nicht gut genug kommuniziert, dass ich den roten Faden, die Entwicklungs- und Zielorientierung noch im Blick gehabt hatte. Als ich ihr im Rückblick erklärte, was wir gemacht hatten, und einen Ausblick gab, was der weitere Weg sein könne, war die gemeinsame Erwartung wiederhergestellt. Sie konnte sich dann auch wieder selbstwirksam erleben und nachvollziehen, dass ich ihre scheinbar verworrene Entfaltung begleitet und dennoch, anders als sie, die Orientierung behalten hatte.

Ein russisches Märchen handelt vom starken Wanja, der überhaupt nicht stark war, sondern immer nur auf dem Ofen lag. Er war klein und schwach. Immer wieder kamen seine Eltern, seine Geschwister und die Dorfbewohner und sagten zu ihm: Wanja, steh auf. Der starke Wanja stand nicht auf. Denn er fühlte, dass seine Zeit noch nicht gekommen war. Er schien zu wissen, dass er warten musste. Ab und zu drückte er von seinem Platz auf dem Ofen gegen das Dach und maß seine Kraft. Vielleicht war er auch einfach faul. Selbst wenn seine Brüder ihn am liebsten mit Prügel vom Ofen gejagt hätten, drehte er sich nur um und blieb liegen, denn: Der starke Wanja – er war so klein – spürte, dass seine Zeit noch nicht gekommen war. Immer wieder drängten und drohten die Leute. Vergebens. Er verließ sich auf das, was er fühlte: dass seine Zeit noch nicht gekommen war. Heimlich wuchs in ihm seine Kraft. Nach vielen Jahren sagen wieder einmal alle zu ihm: Wanja, steh auf! Da, endlich, hebt er das Dach hoch – es ist ganz leicht! Seine Zeit ist gekommen! Aber wofür? Als hätte es ihm jemand gesagt, weiß er genau, was zu tun ist: Er ist stark, er tut jetzt alles Zug um Zug. Er befreit das Dorf. Er besiegt die Räuber. Er erkämpft sich die Zarenrüstung. Er bittet die Zarentochter, seine Frau zu werden. Im Triumph kommt der starke Wanja mit ihr gemeinsam nach Hause ins Dorf. Alle begrüßen die beiden, alle sind stolz. Sie haben es doch schon immer gewusst! Ihr starker Wanja – er hat genau gemerkt, wann seine Zeit gekommen war. So sagen es die Leute, er ist eben einer der ihren. Und wenn sie nicht gestorben sind, so leben sie noch heute.

ORIENTIERUNG **KONTAKT VON RESSOURCE ZU BELASTUNG UND PENDELN**

Sich weiten

So entsteht die Wechselwirkung zwischen der erfahrungsgeleiteten Konzeptbildung und der konzeptgeleiteten Erfahrungsbildung oder Beobachtung. Die Erfahrung wird von der Therapeutinnenseite aus zur Messlatte. Da kristallisiert sich heraus, was stimmig und verwendbar ist und was nicht. In der Landschaft habe ich vielleicht Karten dabei, aber wenn der Maßstab zu groß ist, helfen sie nicht bei der Orientierung im Feld. Oder ich stehe vor einem Bach und komme nicht hinüber. Dann war die Karte nur ein bisschen hilfreich. Ich gehe hin und her zwischen Konzept und Praxis in einer dialektischen Einheit und Entwicklungslogik.

Ich muss mich ausweiten können, das Gelände überblicken, mit meinen Sinnen präsent sein und die Klientin wahrnehmen und auch mich selbst und meine eigenen Anteile. Damit ich nicht gemeinsam mit der Klientin in eine Perspektive rutsche, die von der zu engen Sicht ihrer traumatisierten Anteile bestimmt ist.

Ich stelle mir die Einengung der Perspektive und das angenehme Gefühl, wenn sich etwas weiten kann, manchmal anhand einer Erfahrung vor, die ich selbst im Freibad hatte. Ich gehe dort im Sommer oft hin, habe immer dasselbe Ritual: Ich ziehe mich in der Garderobe um, schließe meine Kleidung und Wertsachen ein, dusche, gehe ins Schwimmerbecken, genieße das Wasser, meine Bewegung, den Himmel, die Bäume. Auch wenn ich lieber in einem See schwimmen würde. Ich komme wieder aus dem Wasser, hole mein Duschzeug, dusche, ziehe mich in der Garderobe um und verlasse das Schwimmbad, manchmal trinke ich vorher noch etwas oder esse ein Eis. Für mich besteht das Schwimmbaderleben aus diesen festgelegten Elementen. Sie geben mir Sicherheit, sie sparen mir Zeit, jeder Griff »sitzt«. Trotz Sport und sinnlichem Vergnügen »sitzt« also etwas, bewegt sich nicht mehr. Das ist meine eingeengte Routine. Eines Nachmittags schaute ich aus irgendeinem Grund plötzlich mit anderen Augen auf dieses Schwimmbad. Ich wollte wissen, in welchen Lebensphasen ich mich auf welcher Wiese aufgehalten hatte, als junge Frau, als junge Mutter, als Freundin mit anderen Familien. Ich fing an, durch den großen Park dieses Schwimmbads zu wandern, nahm wahr, was umgestaltet und schöner geworden war, traf Nachbarn, unterhielt mich mit ihnen, sah die Kleinkinder spielen, fand neue lauschige Ecken, einen wieder freigelegten Bach, sah die älteren Kinder beim Ballspiel. Mein Herz und meine Sinne weiteten sich. Ich fühlte mich frei und glücklich, freute mich an der Erfahrung. Wenn ich jetzt wieder in meinen reduzierten Bahnen dorthin gehe, leben gleichzeitig das Glücksgefühl und die Freude wieder auf. Der ganze Ort hat sich verwandelt.

Fokussieren

Das Gegenteil, das Reduzieren, ist auch wichtig: Ich finde den Standort auf der Matrix des Prozessmodells. Ich finde das Wesentliche und das Wesen. Ich mache mir die Einheit der Gegensätze klar, bekomme den Überblick im Fokus.

Als ich in einem Kinderdorf gearbeitet habe, haben wir im Kollegenkreis oft über die Komplexität der Aufgaben gestöhnt, weil es nicht nur viele verschiedene Familiengruppen und Berufsfelder gab, sondern weil auch die Biografien der Kinder »schwere Kost« waren. Bei meinem Abschied gab mir eine Familiengruppe das große Lob mit: »Sie haben die Fähigkeit, aus einem Elefanten eine Mücke zu machen.« Es geht mir darum, einen Prozess in nachvollziehbare dialektische Schritte zu gliedern.

Die Ungleichzeitigkeit von kognitivem und emotionalem Realisieren
Hierfür komme ich zurück auf das Beispiel der Klientin, die sich selbst durch medizinische Prozeduren verletzt:

Sie hat schon viele Ressourcen. Sie hat schon an der Traumaauflösung gearbeitet. Die Vergewaltigungen belasten die Erwachsene nur noch sehr wenig. Sie hat guten Kontakt zu den jüngeren Anteilen, bei denen sich diese Meinung herausgebildet hat, und zu den kindlichen ressourcenvollen Anteilen, die es gab, bevor die Vergewaltigungen passiert sind. Dennoch rutscht sie oft in eine widersprüchliche Wahrnehmung aus der Zeit der Übergriffe:

1. »Erwachsene sind gleichgültig oder böse, gleich wird er mich fesseln, Ärzte können nicht helfen.«
2. »Gleich bekomme ich Hilfe, ich habe den richtigen Arzt gefunden. Ärzte sind meine Hoffnung!«

Sie schafft den Schritt nicht, sich selbst in der Gegenwart besser zu schützen, weniger OPs zu machen. Sie kann noch nicht die unterschiedlichen Wahrnehmungen realisieren. Kognitiv ja, aber emotional noch nicht. Bei jedem ihrer Schritte, bei jeder Frage: »OP oder nicht?« muss neu geschaut werden, wo die Entwicklungswidersprüche sind, weil es sich eben nicht um Phasen handelt. Welche Verhandlungen im Inneren können schon geführt werden?

Die Phasenmodelle greifen nicht für diesen Zweck. Sie ignorieren die Sprunghaftigkeit der Entwicklungsdialektik. Wenn die derzeitige Entwicklungsstufe genau erfasst ist und dann die nächsthöhere Stufe gefunden wird, lösen sich die Widersprüche. »Was als Prozess erscheint, erweist sich dann als eine *Reihe von dialektischen Sprüngen,* die jeweils ebenso bisherige Widersprüche lösen wie neue aufwerfen« (Jantzen, 1987, S. 91).

Dies ist besonders kompliziert, wenn wir mit inneren Anteilen arbeiten, die ja meist unterschiedliche Ziele haben. Übrigens verläuft die Entwicklung in der Natur auch nicht in ruhigen Phasen, Stufen oder Schritten, siehe zuvor: Leont'ev (1973) oder Engels (Klaus u. Buhr, 1972).

Die Schritte, in denen wir voranschreiten, um zur Zone der nächsten Entwicklung zu kommen (siehe Abbildung 12–14), müssen also an jeder Stelle des Prozessmodells vollzogen werden. Sie sind unterschiedlich für die unterschiedlichen inneren Anteile – je nach Entwicklungsniveau.

Einordnen

Dieses Abschreiten des Kreises kann helfen zu verstehen: Ich schaue erst mit der Klientin nach ihrer Zone der nächsten Entwicklung, wir erarbeiten zusammen den kleinstmöglichen nächsten Schritt, kommen so in die neue Zone des Könnens, negieren diese wieder, usw. Wenn sie also geschafft hat, nicht mehr so oft medizinische Prozeduren zu machen und daran gewachsen ist, kann sie mehr über sich selbst bestimmen. Im Prozessmodell bewegt sie sich auf der Diagonale weiter nach oben zu einer qualitativ anderen Art der Traumaauflösung. Dieses Kreisen um und Rückbeziehen im Begegnungsraum schafft die neuen Möglichkeiten. Da wird klar, was stimmig ist. Ich muss z. B. mein Tempo drosseln, erkennen, dass mein angedachter nächster Schritt noch zu groß war. Manchmal auch zu klein! Die Klientin muss lernen, mit einer immer größeren Lupe die kleinen Fortschritte wahrzunehmen. Ich begleite sie in ihren Erkundungen. Ich gebe Rückmeldung, frage nach. Was kann sie als Nächstes lernen oder verändern? Kann sie auf manche Behandlungen ganz verzichten?

So kann jede Therapeutin mit ihrer Methode dahin kommen, dass die Klientinnen ressourcenvoller werden, mehr Selbstwirksamkeit erleben und sich das Belastende so relativiert, dass die Notwendigkeit der situativen Traumakonfrontation sich auf wenige Kernereignisse zuspitzt.

Dieses Vorgehen orientiert sich an der Selbstentwicklung und stärkt diese. Es lebt nicht aus dem Abhaken oder Erfüllen von Aufgaben. Die Therapeutin behält den roten Faden, verortet sich mit der Klientin und ihren Anteilen im Prozessmodell, durchschreitet mit ihr die Zonen der nächsten Entwicklung, arbeitet so kleinschrittig wie nötig und ist Ideengeberin wie der gute Trainer nach Geschwindner (2012).

Dieses Vorgehen lässt sich anwenden bei schweren, vielfältigen Belastungen, aber auch, wenn die Therapieaufgabe umgrenzt und die Klientin resilient und ressourcenvoll ist.

Im inneren und äußeren Kinderzimmer

Hier ein Beispiel einer Klientin, die sich emotional abgetrennt fühlt vom Ehemann und nicht versteht, wie er in der Familie denkt und handelt. Es auch nicht gut findet. Sie ist darüber »ermüdet und ermattet«. Sie ist eine stabile Person mit einigen bereits gelösten Belastungen aus der Kindheit, die außerdem bereits kurz vor Ende ihrer Therapie steht.

Ihre Eltern waren sehr unterschiedlich gewesen und nur schwer in der Lage, das lebhafte, temperamentvoll-kreative Kind, das sie, Teil einer großen Geschwisterschar, gewesen war zu verstehen, liebevoll anzuleiten und zu begrenzen. Disruptionen waren entstanden durch Permissivität auf Seiten der Mutter und zur Schau getragene Strenge auf Seiten des Vaters.

Obwohl ich es selbst nicht so schwierig finde, mich in den Mann einzufühlen (aus der Ferne, ich kenne ihn nicht), kann ich nachvollziehen, was sie empfindet. Ihr Mann und sie sind sehr verschieden. Beide sind leistungsmotiviert, aber er legt bei Schwierigkeiten »immer noch eine Schippe drauf«; sie hat, auch durch die Therapie, gelernt, sich selbst zu verstehen und die inneren gestressten, ängstlichen oder wütenden (kindlichen) Anteile zu beruhigen sowie mit den kreativ-spielerischen mehr in Kontakt zu sein.

Am meisten Unverständnis hat die Klientin, wenn der Mann seine Vorstellungen gegenüber den Kindern rigoros durchsetzt und dabei seine Spannung an ihnen auslässt. Allerdings bekam er vor kurzem die Diagnose einer chronischen Erkrankung, mit der er sich – aus Sicht der Klientin – nicht genügend beschäftigt. Sie gesteht aber zu, dass es für ihn selbst ein großer Schritt sei, psychotherapeutische Hilfe gesucht zu haben. Ein Konfliktfeld ist das Umgestalten eines Kinderzimmers.

Im Prozessmodell:

Sie hat viele Ressourcen, aber auch viele Belastungen bereits bearbeitet, auf der gedachten Diagonale befindet sie sich weit oben.

Ich gehe mit ihr die Schritte durch, laufe also durch das Rad, das die Zone der nächsten Entwicklung erarbeitet (siehe Abbildung 14):

- *sich öffnen:* Ich finde eine solche Gefühlslage (abgeschwächt) in mir selbst.
- Das ist mein *Ansatzpunkt:* Ich sage, dass ich das nachvollziehen kann, und schlage vor, dass wir uns ihre Gefühlslage und die damit verbundenen Handlungen genauer ansehen.
- *Betrachten der Dialektik:*

Die Klientin beobachtet, was ihr Mann bisher an neuen Ideen und Handlungen aus der Therapie mitgebracht hat. Sie hat den Eindruck, er sei nicht an einem Punkt, sich in seinen inneren, biografisch geformten Prozessen zu verstehen, sondern für ihn gehe es in erster Linie darum, gewünschtes Verhalten mehr zu üben. Sie findet Üben nicht falsch. Es soll aber nicht zur Gefühlsunterdrückung und vermehrter Anspannung führen. Sie wünscht Achtsamkeit anstatt (Zeit-)Druck. Sie meint, der Mann wolle etwas erreichen, was er nicht durch einfaches Üben erreichen könne. Er wolle sie mehr unterstützen und gegenüber den Kindern ruhiger bleiben. Sie wünscht sich auch, dass er bei der Umgestaltung des Kinderzimmers flexibler auf die Bedürfnisse der Kinder eingeht.

Wie kann hier die Einheit der Gegensätze deutlich werden?

Einheit: Beide stehen zu ihrer Beziehung. Dass sie neue Handlungen einüben und ihre Herangehensweisen verändern wollen, darüber sind sie sich einig.

Gegensatz: ganz unterschiedliches Üben, unterschiedliche Wertvorstellungen, Kontaktverlust. Der Ehemann schafft etwas nicht, die Klientin ist darüber enttäuscht, sie beharrt auf ihrer Version.

Ich sehe die Fähigkeiten der Klientin (Einfühlsamkeit, Achtsamkeit), zu denen sie in Bezug auf die Kinder und auf sich selbst, nicht aber in Bezug auf den Mann Zugriff hat. Sie versteht, dass seine Art anders ist als ihre, sie kann damit den Tunnelblick und ihre Bewertung verlassen.

Der kleinstmögliche Schritt: Sie ist wieder offen für den Ehemann und kann ihm das Angebot machen, beide Versionen der Zimmergestaltung jeweils eine Zeitlang auszuprobieren. Dann kann die Familie damit Erfahrungen machen. Das bezieht auch besser die Bedürfnisse der Kinder ein. Der Klientin wird klar, dass auch ihr eigenes Beharren auf ihrer

Lösung eine gewisse Rigidität enthält. Dass sie seinem Wunsch nach Selbstentwicklung lediglich ihren eigenen entgegengehalten hat, dass ihr die Gemeinsamkeit und das mögliche Anreichern mit neuen Erfahrungen aus dem Blick geraten waren.

Wenn wir vom kleinstmöglichen nächsten Schritt sprechen, ist dieser das Resultat des gemeinsamen Durchschreitens der Zone der nächsten Entwicklung. De Shazer (1994, S. 146) spricht auch vom kleinstmöglichen Schritt, folgt aber einer anderen Logik. Die Skalen, die er als kreative Hilfsmittel in der Therapie verwendet, ermöglichen es, genau zu schauen, wo die Klientin steht. Wie unter der Lupe werden die Maßstäbe immer größer, bis schließlich eine Möglichkeit gefunden ist, einen Schritt zu gehen. Es handelt sich also bei de Shazer um ein lineares Fortschreiten, nicht um das Anregen und Auswerten einer dialektischen Entwicklung. Den Hindernissen, die auf dem Weg liegen, wird bewusst keine Aufmerksamkeit gewidmet. Damit wird zwar ein kreatives Werkzeug zur Verfügung gestellt, die Überwindung von Widersprüchen und Leid jedoch wird in dieses lineare Denkmodell nicht einbezogen.

Auch in obigem Beispiel war meine Haltung selbstentwicklungsoffen und -fördernd. Ich wusste nicht, welche Lösung wir erarbeiten würden, aber ich habe Ideen eingebracht. Die Klientin konnte aufgreifen, was für sie gepasst hat. Sie konnte in ihre Zone der nächsten Entwicklung voranschreiten, aber auch innerhalb des Prozessmodells den Sprung in die nächste Qualität schaffen. Interessant ist hier auch der Vergleich zum prozessualen Schaffen von Bedingungen für die therapeutische Selbstorganisation, wie sie von Schiepek, Eckert und Kravanja (2013, S. 90 f.) vorgeschlagen wird. Sie sehen darin eine Möglichkeit, das medizinische Modell und das kontextuelle Metamodell zu integrieren (siehe auch S. 101).

Und die Klientin hat eine korrigierende Erfahrung gemacht. Ich habe die Strategie für die gemeinsame Arbeit mit ihr abgeglichen, um zu überprüfen, ob zwischen uns das gleiche Verständnis besteht, ob sie versteht, was sie und ich tun möchten und wozu. Dass wir dies gemeinsam kontinuierlich evaluieren. Verfolgen wir beide das für sie Richtige, Passende? Es erfordert einerseits viel Flexibilität, andererseits müssen wir auch immer wieder zu einer Verbindlichkeit kommen. Das ist dialektisch und prozessorientiert.

Wenn wir das Vorgehen noch einmal mit einer Wanderung vergleichen, habe ich die Haltung: Das werden wir noch sehen, ob es hier wirklich nicht weitergeht.

Die Anteile der Klientin in der Begegnung mit der Therapeutin

Das Abstimmen der Erwartungen und das Bestimmen des Standortes der Klientin, meines eigenen im Verhältnis zu ihr und wiederum ihres Standorts in Bezug auf meinen ist ebenfalls ein Prozess. Es ist mehr als eine traditionelle Diagnostik, muss sich aber nicht gänzlich widersprechen. Jedoch findet bei mir keine Diagnostik statt, die mich als die alleinig Wissende und die Klientin als das zu beurteilende Objekt voraussetzen würde. Mir ist daran gelegen, in der gleichberechtigten Begegnung gemeinsam zu erfassen, was verändert werden soll, wie wir daran arbeiten werden und was die nächsten Schritte zu dem Ziel sein könnten.

Ich versuche, herauszufinden, wo die Klientin mit sich selbst steht. Da hilft mir als Raster das Prozessmodell. Wie viele Ressourcen hat sie? Was hat sie überwunden, worin liegen ihre Stärken und Fähigkeiten? Wie ist ihre Lebenssituation, ihre körperliche Gesundheit? Was kann ich ihr anbieten, worauf können wir uns gemeinsam einigen? Wie schaffen wir Vertrauen? Diese Art der Evaluation mache ich immer wieder im Verlauf der Psychotherapie. Wie der Therapieaufbau aussieht, veranschaulichen wir in Teil B, das Arbeitsmaterial dazu finden Sie in Teil C.

Ich möchte hier erörtern, wie ich damit umgehe, wenn ich am Anfang einer Therapie noch nicht viel von der Klientin weiß, wenn aber klar ist, dass bei der Klientin verschiedene Ego-States eine Rolle spielen und somit in mir selbst sehr unterschiedliche, manchmal widersprüchliche Fähigkeiten und verwirrende Aspekte angesprochen werden.

Ich verwende das Prinzip von Reddemann (2011, S. 82) »Wir schlagen der Patientin vor, dass wir nach dem Motto zusammen arbeiten ›Zwei Erwachsene kümmern sich gemeinsam um die Probleme, die jeweils im Zusammenhang mit früheren Erfahrungen stehen‹, d.h. bildlich gesprochen, um Erfahrungen von ›jüngeren Ichs‹ der Patientin.«

»Am Tag, an dem
die Last auf deinen Schultern unerträglich wird
und du strauchelst,
möge die Erde tanzen,
dir das Gleichgewicht wiederzugeben.

Und wenn deine Augen hinterm grauen Fenster
zu Eis erstarren
und das Gespenst des Verlusts
sich in dich einschleicht,
möge ein Schwarm von Farben,
Tiefblau, Rot, Grün
und Azur, herbeikommen,
dich auf einer Au der Freude
aufzuwecken.«
(John O'Donohue, 2010, S. 6/© 1999 by John O'Donohue)

Ich möchte offen sein für die Vielfalt der Klientin, für ihre Veränderungswünsche, aber auch ihre Unsicherheit, für ihr Bedürfnis nach Sicherheit und Kontrolle, nach Versorgtwerden und die Angst davor, für ihre Angst vor Nähe und ihren Wunsch nach Entlastung, für ihre Tendenz, endlich alles loszuwerden und dies niemals erzählen zu können – entweder aus Scham oder weil die Therapeutin es vermeintlich oder real nicht toleriere, nicht würdige. Dabei möchte ich die Klientin gleichzeitig würdigen, aber mich nicht in ihre Welt hineinziehen lassen.

Wenn alle diese Tendenzen durch unterschiedliche Anteile repräsentiert sind, von denen sich manche nur unterschwellig oder gar nicht zeigen, wird gemeinsame Arbeit sehr komplex. Alles hat in der Biografie seinen Wert, selbst das »Böse«, das, wovor die Klientin in sich Angst hat oder was anderen Menschen Angst machen könnte.

Wie kann ich mich gut selbst versorgen und so mit mir in Kontakt sein, dass ich gleichzeitig Therapeutin sein kann? Auf jeden Fall muss ich an anderer Stelle gut für mich sorgen.

Ich war auf einer Reise im Himalaya mit Eberhard Brunier. Er ist mit einem dortigen Schamanen befreundet. Wir durften ihm unsere Wünsche und körperlichen Beeinträchtigungen vortragen. Ich habe ihn gebeten, sich darum zu kümmern, dass das Böse, was ich in mir aufgesammelt hatte, aus mir wieder entweichen konnte. Ich hatte damals das Gefühl, dass ich dem Unfassbaren, was meine Klientinnen erlebt hatten, der Grausamkeit, die sie erlitten hatten, zu nahe gekommen war. Ich schloss die Augen, während er sein Ritual durchführte. Ich merkte, dass er mir mit einem stumpfen Gegenstand aufs Brustbein klopfte. Später sah ich, dass es ein größerer Knochen gewesen war. Für mich war das eine reinigende Erfahrung, von der ich noch immer zehre. Ich kann besser auf mich aufpassen. Meinen Raum schützen. Und ich glaube, dass ich deswegen das Wasser so liebe, weil es für mich auch Kontakt mit Reinheit und Reinigung bedeutet.

Vielleicht ist das Böse einfach nur sinnlos. Vielleicht ist es aber auch die Kraft, die stets verneint: Ohne dass es Böses gibt, gibt es auch das Gute nicht. In der Traumatherapie werden wir davon berührt (Gruen, 2000; Fuchs, 2019).

Das ist also ein Beispiel, wie ich mit meiner eigenen Verletzlichkeit im Angesicht des Grauens umgehe. Ich habe jetzt einen inneren Schamanen und außerdem dank Luise Reddemann, die mich mit dem Tonglen bekannt machte, eine weise Frau, die die schwarze Wolke einatmet, in sich reinigt und als weiße Wolke wieder ausatmet (siehe Übung 9.3, Das Belastende in eine Ressource verwandeln, in Teil C).

Ich kann noch viele Konstellationen meiner eigenen Anteile in Bezug zu den Anteilen der Klientinnen setzen. Daran sollten wir auf jeden Fall arbeiten und lernen, uns selbst zu reflektieren mit Offenheit, Respekt und wenn möglich mit Liebe uns selbst gegenüber. So schaffen wir die Voraussetzung, den Klientinnen mit Offenheit und Respekt zu begegnen. Denn, um es analytisch auszudrücken: Die Gegenübertragung geht der Übertragung voraus. Und sie sind in einem dialektischen Verhältnis verbunden, beeinflussen sich also gegenseitig, ergänzen einander, stehen im Widerspruch und entwickeln sich daran weiter.

Wenn ich zu Beginn der Therapie auf das Prozessmodell schaue und mit der Klientin den gemeinsamen Raum durchmesse, einigen wir uns auf Ziele. Wenn sich eine Vielfalt innerer Anteile abzeichnet, schaue ich, wenn möglich, welche Tendenzen sich zeigen und was jeweils ihre Zone der nächsten Entwicklung sein kann. Es kann dabei auch sein, dass gewisse Anteile der Therapeutin zur Begegnung nicht bereit oder fähig sind. Es liegt in ihrer Verantwortung, das für sich zu bemerken und zu klären.

Die Anteile der Therapeutin in der Begegnung mit der Klientin

Dem Prozess- und Teilemodell der Klientin steht das Prozess- und Teilemodell der Therapeutin gegenüber. Für beide gelten die Regeln und Phänomene der dialektischen Selbstentwicklung. Jede von ihnen befindet sich in ihrer Zone des aktuellen Könnens. Die Therapeutin ist dafür verantwortlich, die Zone der nächsten Entwicklung der Klientin im Dialog und Einverständnis mit ihr zu erfassen. Sie ist auch dafür verantwortlich, wenn sie selbst an Grenzen stößt, dafür zu sorgen, dass sie sich weiterentwickeln kann (oder ihre Grenzen wahr- und ernst nimmt und die Arbeit mit der Klientin ggf. beendet). Es sind also auch immer die Ausbilderinnen, Lehrerinnen, Supervisorinnen mit im Raum mit wiederum ihrer je eigenen Subjektivität und ihren Anteilen, Entwicklungszonen etc., wie Abbildung 16 zeigt.

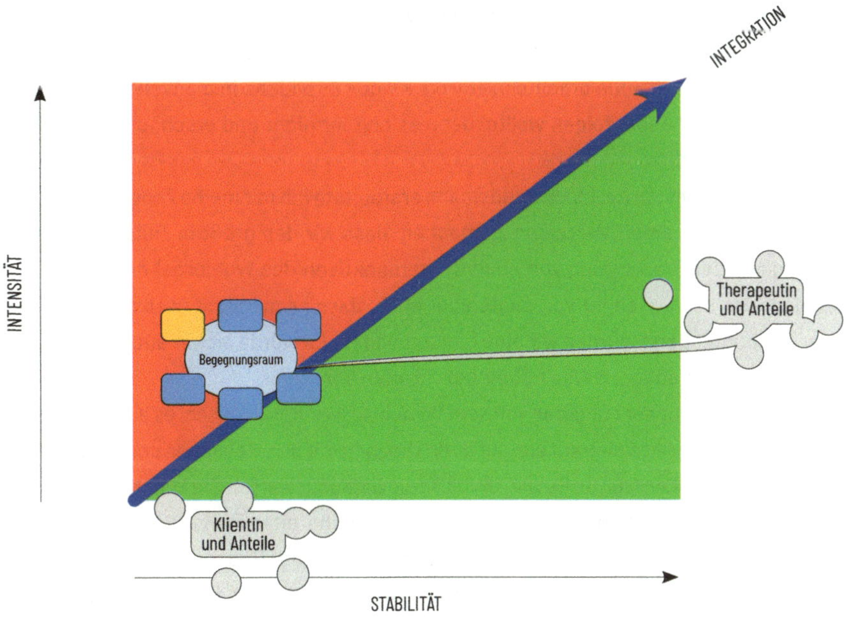

Abbildung 16: Klientin und Therapeutin mit ihren Anteilen in Begegnungsraum und Prozessmodell

Leid anerkennen und loslassen können – wann?

Ich erinnere mich an eine Klientin, mit der ich am Anfang meiner Arbeit mit inneren Anteilen und Trauma an eine solche Grenze stieß. Sie war wissenschaftliche Mitarbeiterin in einer Non-Profit-Organisation. Oft war sie müde und erschöpft. Sie lebte viel in der Vergangenheit, mit den Enttäuschungen über die recht schwache Mutter, die sie viel gestützt hatte, dem Entsetzen über den Vater, der übergriffig gewesen war, der ihr aber doch auf eine Weise näherstand als die Mutter, für die sie sich sehr schämte. Von der Mutter hatte sie zu Recht eine Grenzziehung erwartet, die diese aber nicht fertigbrachte. Stattdessen verlangte sie viel emotionalen und ganz praktischen Rückhalt von der Klientin, schon als kleines Kind.

Der Klientin war es wichtig, Anerkennung zu bekommen für das Leid, die immensen Anstrengungen und die vergeblichen Rettungsversuche. Sie leistete auch in der Gegenwart sehr viel. In ihrer Beziehung, bei der Arbeit, bei Freundinnen. Immer wieder verausgabte sie sich.

Es gelang ihr eine bessere Selbstfürsorge, sie brachte sich und den kindlichen Anteilen Verständnis entgegen. Bestimmte Ereignisse konnten bearbeitet und in der ganzen Person geteilt und integriert werden. Es gab nur noch wenige Anteile, die schwer zugänglich und stärker dissoziiert waren. Dennoch nahm die Erschöpfung nicht ab. Sie sagte selbst, dass sie sich mehr auf Nährendes in ihrem Leben konzentrieren wolle, und verstand nicht richtig, warum sie immer wieder so erschöpft war. Es lag nach unserer beider Verständnis nicht an mangelnder Zuwendung zu den verletzten Anteilen. Schließlich wurde klar: »Ich habe die Verpflichtung, auf das Elend in der Welt und in meiner Geschichte immer wieder hinzuweisen.« Sie brachte mit ihrem Klagen ihre Liebe in die Welt! Ich war nicht sicher, ob ich ihr dabei folgen wollte, denn es half ihr nicht und erschöpfte auch mich, machte mich mutlos.

In der Supervision bei Luise Reddemann erarbeitete ich mir meine Zone der nächsten Entwicklung: ihr einen Vorschlag zu machen, dass wir den größten Teil der Therapiesitzung mit der Erarbeitung von Zukunftsperspektiven des Wohlergehens verbringen würden. Das schlug ich ihr vor, sagte aber auch, dass es möglicherweise für sie nicht passen könnte. Dann würden wir eine Lösung finden. Es würde sicher auch Kolleginnen geben, die einen anderen Weg mit ihr beschreiten könnten.

Die Klientin war sehr angetan von dem Vorschlag. Wir beschlossen, es auszuprobieren und zu schauen, wie es sich auf sie, auf ihren Umgang mit den Menschen und die Therapiebeziehung auswirken würde. Es war, als hätte sie darauf gewartet. Sie konnte in Kur gehen, anschließend Frührente beantragen, einen Umzug vorbereiten in eine Gegend, die schon immer ihr Traum gewesen war. Ich brauchte die Idee in der Supervision, einen anderen Weg einschlagen zu dürfen. Die Klientin war dankbar, dass ich, anders als die Mutter, eine Grenze gesetzt hatte. Sie konnte später auf andere Art Anwältin der Schwachen sein, eine Art, die ihr nicht mehr so viel Kraft raubte.

Ich musste meine Zone der nächsten Entwicklung zuerst betreten. Dadurch konnte ich mir klarmachen, welche eigenen inneren Anteile mich blockiert hatten. Ich konnte diese beruhigen und versorgen und dann wieder besser Therapeutin sein. Ich hatte ähnliche »Durchhalte«-Anteile wie die Klientin und ebenso im Zuge dessen unversorgte verletzte Anteile. Ich brauchte die Supervisorin, um besser verstehen zu können, was mich selbst blockierte.

Wenn man einmal diese Stufe der Entwicklung erreicht hat, kann man anschließend ähnliche Konstellationen ohne Hilfe von außen verändern. Dann reicht es, dass die Supervisorin »virtuell« im Raum ist.

Das Gleiche gilt für die Klientin. Sie erinnerte sich wieder und wieder an diese Schlüsselszene in der Therapie. Sie konnte die erschöpften jüngeren Anteile nun in Ruhe heilen und regenerieren lassen, sich ihnen konsequenter zuwenden, aber gleichzeitig die aktiven, eher jugendlichen, protestierenden »von der Leine lassen«. Sie mussten nicht mehr klagen.

Stolz erzählte sie mir bei einem Nachgespräch nach einem Jahr, dass sie an ihrem neuen Wohnort ein neues Hobby begonnen hatte. Sie war Laienschauspielerin und machte Straßentheater. Ihre ganze Energie konnte sie konstruktiv in aufrüttelnden Inszenierungen zum Ausdruck bringen.

Ein solches Geschehen ist natürlich weitaus schwieriger zu gestalten, wenn die Klientin stärker dissoziierte Anteile hat, die noch nicht so leicht mit einbezogen werden können. Auch Therapeutinnen mit stärker dissoziierten Anteilen tun sich an bestimmten Stellen im Prozess schwerer.

Wenn die Begegnung im Zentrum der therapeutischen Arbeit steht, kann ich mich an kein Manual halten. Ich habe irgendwo im Hintergrund jedoch Versatzstücke, Strategien und Interventionen. Ich kann gemeinsam mit der Klientin mit einfachen oder mit komplexen Werkzeugen zu guten oder zu schlechten Ergebnissen kommen. Beim Kochen kann ich beispielsweise viel mit einer Gabel als Werkzeug erreichen, ich kann Eier schlagen oder Sahne und mit passenden Zutaten die köstlichsten Gerichte herstellen. Ich kann auch komplizierte Werkzeuge und Maschinen benutzen. Ob das Ergebnis gut und schmackhaft ist, hängt nicht von der Komplexität des Werkzeugs ab, sondern von des Kreativität des Benutzers. Die Bestandteile und die Zutaten müssen passen. Die Psychotherapie oder die Beratung findet in der Begegnung statt, erst dann kann herausgefunden werden, welche weiteren »Zutaten«, d. h. Interventionsstrategien passen. Und dies gilt erst recht, wenn ich die Vielfalt der inneren Anteile von Klientinnen und Therapeutinnen in die Begegnung einbeziehe: »Alone, all alone. Nobody, but nobody. Can make it out here alone« (Maya Angelou, 1975).

Kernaussagen zu Entwicklung und Selbstentwicklung in der Therapie

- Als Therapeutin ist man auch Entwicklungshelferin.
- Entwicklung verläuft in dialektischen Widersprüchen.
- Eigene innere Widersprüche sollten wahrgenommen werden.
- Eine bestmögliche Passung zwischen Therapeutin und Klientin in Bezug auf den nächsten Schritt ist anzustreben.
- Beide erarbeiten gemeinsam die Zone des derzeitigen Könnens und daraus abgeleitet die Zone der nächsten Entwicklung für die Klientin. Dabei muss die Therapeutin ihr Wissen über therapeutische und Entwicklungsprozesse zur Verfügung stellen, bis die Klientin ihre Zone der nächsten Entwicklung erreicht hat.
- Die Zone der nächsten Entwicklung umfasst genau den Schritt, den ein Mensch zum gegebenen Zeitpunkt machen kann. Dies kann sich auf anzueignendes Wissen, aber auch auf andere, körperliche, psychische oder soziale Entwicklungsanforderungen beziehen.
- Sie zu ermitteln ist daher auch im therapeutischen Kontakt unerlässlich.
- Ist die Zone der nächsten Entwicklung erreicht, stehen die Erfahrung damit und das Wissen darüber der Klientin als inneres Wissen und Werkzeug zur Verfügung.
- Die drei dialektischen Prinzipien Einheit der Gegensätze, Umschlag von Quantität in Qualität und Negation der Negation sind hilfreiche Betrachtungsweisen, um Entwicklungsprozesse verstehen und analysieren zu können. Klientin und Therapeutin können sich damit in diesen Prozessen verorten.
- In der Therapie müssen sich Klientin und Therapeutin aufeinander einstimmen, um gemeinsam die nächsten Entwicklungsschritte erarbeiten zu können. Dies findet im Begegnungsraum statt. Dort können beide warten, ihre Blicke weiten und fokussieren.
- Der Begegnungsraum ist aufzufinden, wenn in das Prozessmodell an dem Punkt hineingezoomt wird, an dem sich die Klientin gerade befindet.
- Für die inneren Anteile der Klientin sollen jeweils Prozess, Begegnung und Zonen der nächsten Entwicklung erarbeitet werden, indem ebenfalls die innere Interaktion immer besser verstanden wird. Dafür muss die Therapeutin in ihrer eigenen Selbsterfahrung ihre inneren Anteile und deren Antworten auf die Anteile der Klientin immer besser kennenlernen.

6 Zwischenbilanz

Welche Hinweise haben wir aus den bisherigen Ausführungen gewonnen?

Mit unserem Konzept von Begegnungsraum, Prozessmodell und Selbstentwicklung beschreiben wir Bereiche der Psychotherapie, die nicht voneinander zu trennen sind. Gerade in der Traumatherapie haben sie einen unerlässlichen Stellenwert. Sie fordern Achtung, Respekt vor der Andersartigkeit und Würdigung von Leid bei gleichzeitiger Würdigung der Stärke und Anregung von Stärkendem. Wie das Wasser nicht von seiner Feuchtigkeit zu separieren ist, gehören diese Bereiche zusammen. Sie bedingen und ergänzen einander, sind dialektisch aufeinander bezogen und bilden Prozesse ab, die in Begegnung, Beratung und Therapie stattfinden und Entwicklungen in Gang setzen, beim Klienten und auch bei der Therapeutin.

Um diese Bereiche ausführlicher darzustellen, haben wir sie in den vorangegangenen Kapiteln vorübergehend künstlich getrennt. Nun führen wir sie wieder zusammen.

Im Begegnungsraum wird das Fundament für die psychotherapeutische Interaktion geschaffen, in wertschätzender, authentischer Beziehungsgestaltung, durch Ressourcenaktivierung von Anfang an. Therapeutin und Klient gestalten gemeinsam in einem dialektischen Prozess zwischen implizitem Erleben und explizitem Beobachten und Reflektieren diesen ganz eigenen, allgemeingültigen und gleichzeitig sehr spezifischen Raum, in dem sich nach innen wie nach außen im Lebenskontext biologische, soziale und gesellschaftliche Einflüsse zeigen, geschaffen werden, fortsetzen und wiederum nach innen wirken. Während des gesamten therapeutischen Geschehens ist in der Begegnung immer wieder ein Rückbezug auf das gegenwärtige beiderseitige Erleben möglich und nötig. Im Begegnungsraum kann erfahren und gemeinsam evaluiert werden, wo die Therapeutin mit dem Klienten steht. Daraus ergeben sich wichtige Informationen für nächste gemeinsame Arbeitsschritte und die wirksame Gestaltung einer individualisierten Therapie.

Das Prozessmodell gibt eine stete Orientierung für den Verlauf der Psychotherapie und die Anwendung spezifischer Methoden, bezogen auf die Aspekte und Erkenntnisse, die sich im Begegnungsraum entwickeln. Es ist zudem ein Instrument für die Reflexion und Planung des therapeutischen Prozesses *außerhalb* der Therapiesitzung. Es dient der Therapeutin als Referenzrahmen für Hypothesen über das weitere Vorgehen, die sie gemeinsam mit der Klientin überprüfen kann.

In Therapie und Beratung ermöglicht das Prozessmodell der Therapeutin, so kleinschrittig wie nötig zu arbeiten. In der Dialektik von Begegnung und Prozess findet sie gemeinsam mit dem Klienten Lösungen für seine Anliegen. Sie weiß, dass in der psychotherapeutischen Begegnung menschliche Entwicklung und Lernen stattfinden. Ihr ist bewusst, dass Entwicklung in Widersprüchen verläuft. Es muss ihr als Therapeutin einerseits das Kunststück gelingen, die subjektive Sicht einzunehmen, das Leid des Klienten nachzuvollziehen, und dabei andererseits schon einen Schritt weiter zu sein als dieser selbst. Welche Impulse kann sie geben, damit der Klient seinen nächsten Entwicklungsschritt machen kann? Und zwar einen, der ganz sein eigener ist?

Und wie kann sie die Orientierung und den roten Faden behalten, natürlich gemeinsam mit dem Klienten, wenn sie es mit unterschiedlichen Persönlichkeitsanteilen auf verschiedenen Entwicklungsniveaus zu tun hat? Die Therapeutin orientiert sich an der Biografie des Klienten, schätzt den sozialen und kulturellen Hintergrund ein, die Lebenswirklichkeit. Sie erkennt die bisherigen Strategien als Lösungsversuche in der Zone des aktuellen Könnens an. Sie nimmt eine Einschätzung vor, ob und wie ihre therapeutischen Konzepte von Entwicklung und Aneignung neuer Lösungen zu seinen Möglichkeiten, zu seinen Erwartungen passen können. Wie kann der Klient in und durch die therapeutische Beziehung lernen neue Wege einzuschlagen und diese zu den eigenen formen in der Zone der nächsten Entwicklung?

Dies geschieht, indem die Therapeutin genau beobachtet, gemeinsam mit dem Klienten evaluiert und auf der Basis ihres individuellen Werdegangs, ihrer Ausbildungsrichtung oder ihrer Therapiemethoden bestmöglich abgestimmte Entscheidungen in der weiteren gemeinsamen Arbeit trifft. Wenn zudem die individuellen Ressourcen und die Belastungserfahrungen des Klienten exploriert sind, kann die Therapeutin besser einschätzen, wie vorsichtig oder zumutend sie im Verlauf der weiteren Therapie sein kann. Durch die kontinuierliche Verschränkung von Ressourcen- und Belastungserleben wird die integrative Kapazität des Klienten mehr und mehr erweitert. So passt die Therapeutin die Interventionen bestmöglich an seine Entwicklung an und arbeitet die Zone der nächsten Entwicklung des Klienten heraus. Jede therapeutische Intervention, seien es Übungen zur Affektregulierung, zur Entspannung, zur Aktivierung oder der Einsatz von Hypnose, von körperorientiertem Vorgehen, von Fragebögen, kann im Kontext von Begegnungsraum, Prozessmodell und Selbstentwicklung daraufhin untersucht und in Bezug auf die Person angewandt werden.

Insofern sind die drei Bereiche von Begegnung, Prozess und Selbstentwicklung als *Feedback-Instrumente* verwendbar, um jederzeit nah am Klienten zu bleiben. Sie dienen aber auch dazu, sich rückversichern zu können, womit wir gemeinsam mit der Klientin weitermachen können. Mit unserem Konzept kann an dem Punkt, an dem es nicht weitergeht, verweilt werden, ohne vorschnell eine Intervention einzusetzen. Hier darf Hindernis zur Lernerfahrung werden, Störungen können auf respektvolle Weise angesprochen werden und als weitere Informationen einfließen.

Die Therapeutin kann der Vielfalt des Erlebens eines Menschen gerecht werden durch Gewahrsein ihres Erlebens, sowohl in der Einstellung zu sich selbst als auch zum anderen, und durch ihr Wissen. Ihre Fähigkeit zu Perspektivwechseln ist auch

Teil ihrer Resonanz, ihrer Resonanz zur Person als Ganzer und zu den unterschiedlichen Persönlichkeitsanteilen.

Das Zusammenwirken und Aufeinanderbezogensein der drei Prinzipien von Begegnungsraum, Prozessmodell und Selbstentwicklung führt zur Gestaltung einer individualisierbaren und strukturierbaren gemeinsamen therapeutischen Arbeit, die ihre Wirkung entfaltet, weil sie Gegensätze nicht ignoriert, sondern als Motor von Weltaneignung und Heilung erkennt und verwendet.

Die Darstellung in Abbildung 17 kann auf unterschiedliche Weise betrachtet werden: Aus dreidimensionaler Perspektive können Sie wie eine Beobachterin auf die Elemente blicken. Mit einer Zoom-Perspektive können Sie die unterschiedlichen Elemente vergrößern oder verkleinern, Sie können aber auch die Elemente aus einer Figur-Hintergrund-Perspektive sehen.

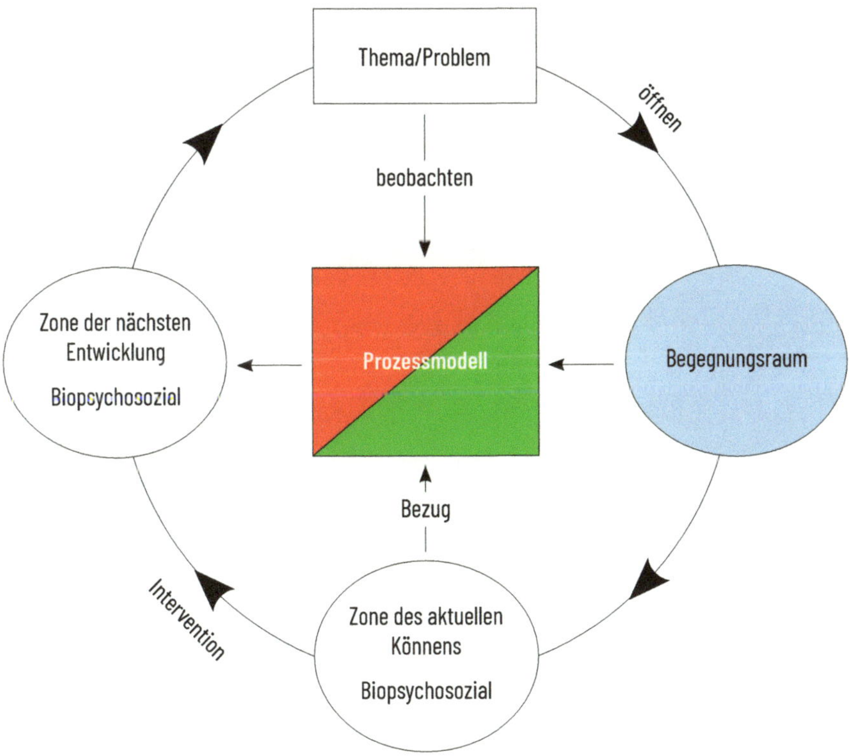

Abbildung 17: Psychotherapeutisches Konzept von Begegnungsraum und Prozessmodell

In unserem Konzept von Begegnungsraum, Prozessmodell und Selbstentwicklung geht es um gegenseitige Bezüge und um Auseinandersetzungen mit dem anderen Menschen, aus denen sich neue Fähigkeiten, Emotionen, Körpergefühle, soziale

Interaktionen entwickeln, die dann ihrerseits die Welt formen und anderen Menschen zur Auseinandersetzung und zum Wachstum zur Verfügung stehen und immer wieder auch nach innen wirken. Gleichzeitig verändern wir uns mit. Wir sind keine neutralen Beobachter, wir sind Teil der Entwicklung unserer Klientinnen und sie sind Teil unserer Weiterentwicklung!

> »We are each other's
> harvest:
> we are each other's
> business:
> we are each other's
> magnitude and bond.«
> (Gwendolyn Brooks, 1984[4])

---

4 Reprinted by Consent of Brooks Permissions.

Teil B

Die Arbeit mit Prozessmodell und Begegnungsraum in der Praxis

Wie unsere grundlegenden Prinzipien Begegnungsraum, Prozessmodell und Selbstentwicklung in der praktischen Tätigkeit verbunden werden, zeigen wir in den folgenden Kapiteln. Wir legen dies dar an den Konzepten, Strategien und Interventionen, die wir aus unserer Praxis heraus entwickelt haben. Wie bereits betont, soll Sie dies anregen, es selbst mit den eigenen Klientinnen und den eigenen Methoden auszuprobieren. Oder Sie lassen sich hineinziehen in die dargestellten Überlegungen und fangen anhand unserer Vorschläge an, gemeinsam mit Ihren Klientinnen zu experimentieren! Sicherung nicht vergessen: filtern, Ressourcen aktivieren, Stärken nutzen.

1 Den Boden bereiten: Hilfreiche Prinzipien in der Praxis

ORIENTIERUNG **KONTAKT VON RESSOURCE ZU BELASTUNG UND PENDELN**

Prinzipien der therapeutischen Beziehung

Wir arbeiten gemeinsam mit der Klientin ein Therapieziel heraus und auf dem Weg dahin immer wieder Zwischenziele, die ihr zum jeweiligen Zeitpunkt wichtig sind. Im Begegnungsraum entsteht Annäherung an etwas Erreichbares. Ein Erfolg kann sich abzeichnen und greifbar werden. Der Therapeut kommt von der Seite seines Fachwissens und entwickelt ein möglichst gut abgestimmtes Konzept. Die Klientin erlebt sich in ihrem konkreten Leid und ihrer Verwirrung – in der Begegnung der beiden schält sich ein Vorgehen heraus, das immer hilfreicher werden kann und sich bewähren soll. So ist die Klientin mehr und mehr davon überzeugt, dass die gemeinsame Arbeit wirksam werden kann. Sie vertraut dem Prozess, wie es auch die Therapeutin tut, und die therapeutische Allianz wächst – ein bedeutender Faktor des Therapieerfolgs.

Die Evaluation eines solchen Prozesses kann nicht objektiv sein, denn das Messinstrument ist der Therapeut selbst in der Begegnung mit der Klientin. Im Kontext dieser Begegnung findet die »Messung« statt. Daher lautet die Supervisionsfrage: »Wo stehen Sie mit der Klientin im Prozessmodell?« Da der Therapeut sich nicht künstlich vom Prozess separieren kann, sollte er mit Perspektivwechseln arbeiten – sowohl innerhalb einer Sitzung als auch außerhalb, wenn es Zeit ist, auf einer Beobachterebene zu reflektieren. Die Fähigkeit und die Notwendigkeit, zwischen unterschiedlichen Perspektiven zu wechseln, sind Bestandteil der Prozessdialektik. Das Prozessmodell entfaltet je nach Perspektive eine andere Wirkung: Aus der Dritte-Person-Perspektive heraus wird geplant und evaluiert, Hypothesen werden generiert und nächste Schritte geplant: Was biete ich der Klientin als Nächstes an?

Wenn der Therapeut ein mentales Modell über die Klientin, aber auch über sich selbst mit ihr erstellt, ist in der Begegnung bei ihm die Zweite-Person-Perspektive aktiviert. Damit ist gemeint, dass er sich aufgrund der bisherigen Erfahrung selbst einordnet, bezogen auf die Klientin und den bisher stattgefundenen Begegnungen. Vor und insbesondere in der Therapiestunde kann rekapituliert werden: Wo war ich beim letzten Mal mit der Klientin? Was steht heute an? Was nehmen wir heute gemeinsam wahr? Für die Einordnung im Vorfeld und im Begegnungsraum wird das Prozessmodell verwendet.

Das Prozessmodell ist hier Referenzrahmen dafür, dass die Therapeutin die passenden Hypothesen bilden kann. Diese überprüft sie im Begegnungsraum. Sie zoomt hinein. Genauso ist möglich, dass die Therapeutin im Begegnungsraum Abstand gewinnen möchte. Sie geht in die Beobachterperspektive und aktiviert die Landkartenfunktion des Prozessmodells. Sie zoomt heraus.

Der Standort, an dem die Klientin steht, wird neu bestimmt: Was haben wir bearbeitet in der letzten Stunde? Die Klientin hatte gesagt: »Ich kümmere mich ums innere Kind.« Als sie wiederkommt, stellt sich heraus, dass sie es vergessen hat. Oder die Klientin ist schon viel weiter. Wenn eine spezifische Intervention angewendet werden soll, muss sie in den Begegnungsraum hineingeholt und individualisiert werden. Wenn es an einer bestimmten Stelle »hakt«, kann der Begegnungsraum wie ein Vergrößerungsglas genutzt werden, um zu entdecken, wie es genau zwischen diesen beiden Menschen weitergehen könnte.

Gerade bei der Traumabearbeitung wird jeweils gefragt: Wo stehe ich mit der Klientin? Somit ist klar, dass das Prozessmodell nicht ohne den Begegnungsraum angewendet werden kann. Die Therapeutin muss gemeinsam mit der Klientin suchen, anstatt auf die Klientin als Objekt zu schauen. Für den nächsten Schritt braucht es die Interaktion zwischen beiden im Begegnungsraum. Erst kann die Begegnung stattfinden, dann die Ortung. Es geht aber, wie wir gleich zeigen werden, auch umgekehrt (vgl. Abbildung 19 und 20).

Wo sind wir im Prozessmodel? Welche dialektische Spannweite gibt es hier? Braucht es mehr Ressourcen oder mehr Herausforderung durch Konfrontation?

Das Prozessmodell bestärkt die Grundidee, dass man auch mit dissoziativen Menschen Traumakonfrontation beispielsweise mit EMDR machen kann, wenn ihre Ressourcen ständig präsent gehalten werden und die Belastung zuerst so weit wie nötig verdünnt und dann schrittweise, gut dosiert, gesteigert wird.

Wie diese Zusammenarbeit greifbar wird, veranschaulichen wir anhand der Abbildungen 18–20 erneut im Rahmen unseres psychotherapeutischen Konzeptes von Prozess, Begegnung und Zone der nächsten Entwicklung: Wir gehen aus von einem Thema der Klientin und öffnen uns für die Begegnung mit ihr. Die Zone der nächsten Entwicklung erreichen wir, indem wir die Zone des aktuellen Könnens verstehen, und zwar in allen Dimensionen des biopsychosozialen Seins. Es ist möglich, dazu aufs Prozessmodell zurückzugreifen, um zu wissen, an welchem Punkt der Therapie wir uns befinden. Wir erarbeiten eine Intervention und kommen zur Zone der nächsten Entwicklung, dann auf die nächste Stufe des Könnens mit dem nächsten Thema oder Problem.

Die Abbildungen 18–20 lesen wir so, dass wir gemeinsam mit dem Klienten den Kreis abschreiten, dort die verschiedenen Stationen passieren und auf das mittlere Element jederzeit, wenn nötig, zurückgreifen können.

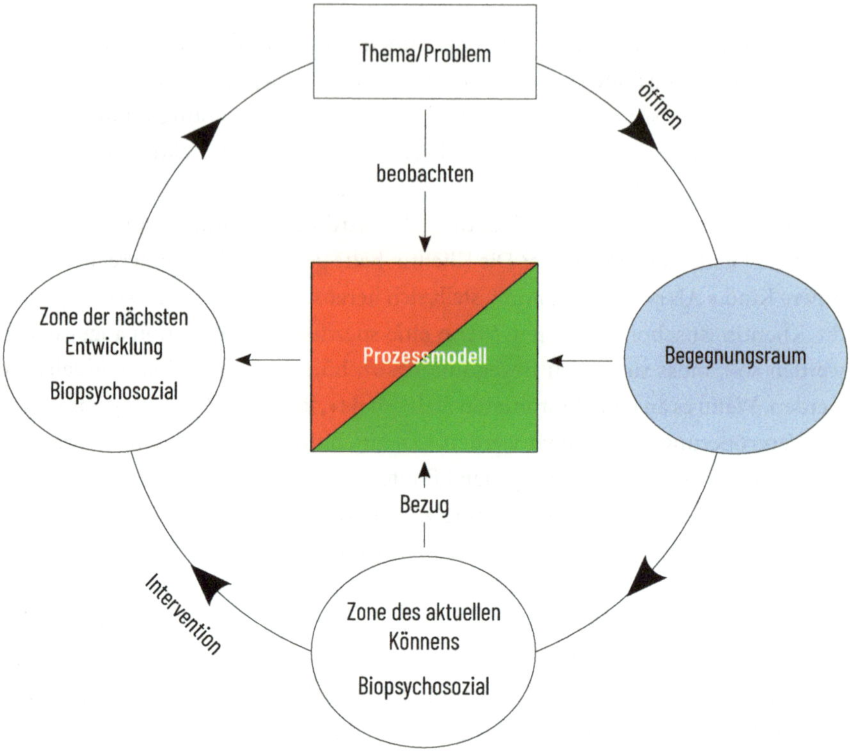

Abbildung 18: Mögliche Abfolgen der Elemente Begegnung, Zone des aktuellen Könnens, Zone der nächsten Entwicklung mit Rückgriff auf die Beobachterposition des Prozessmodells

---

Therapeutenannahmen im Begegnungsraum überprüfen

Eine Klientin von mir (SL) mit chronischen Schmerzen aufgrund einer misslungenen Bandscheiben-OP und frühkindlichem Krankenhausaufenthalt hat immer wieder gegen Gefühle von Verlassenheit und Einsamkeit zu kämpfen. In der Gegenwart hat sie ein zufriedenes Leben mit einem erfüllenden Beruf und sehr nährender Ehe und Kleinfamilie. Durch die soziale Isolation aufgrund der Corona-Schutzmaßnahmen fühlte sie sich wie abgeschnitten und konnte die vielen Ideen, die sie hatte, nicht umsetzen. Da sie ihren Beruf in der Tourismusbranche nicht ausüben konnte, hatte sie viel Zeit, die sie aber als leer und eher bedrohlich empfand. Ich nahm an, eine Begegnung mit mir und das Ermöglichen von Kontakt zu ihren kindlichen Gefühlen könne eine Lösung sein. Ich befand mich also mit dieser Idee im Begegnungsraum. Die Klientin war aber damit gar nicht zu erreichen. Im Rückgriff auf das Prozessmodell wurde klar, dass ihr genau das Gegenteil fehlte, nämlich eine klare Tagesstruktur, also eher eine Art Routine und Disziplin. Sie war in dem Moment nicht stabil genug für das Beschäftigen mit Gefühlen. Ihre Zone der nächsten Entwicklung war, eine Struktur, die ihr bis dahin von außen Halt gegeben hatte, sich nun innerlich selbst zu geben.

Es ist auch denkbar, dass wir, ohne im Begegnungsraum explorieren zu müssen, uns das aktuelle Können in den jeweiligen biopsychosozialen Dimensionen direkt erarbeiten. Dann verorten wir uns anschließend im Prozessmodell, um eine Intervention zu finden – und kommen somit zur Zone der nächsten Entwicklung. In den Begegnungsraum können wir, wenn nötig, jederzeit eintreten.

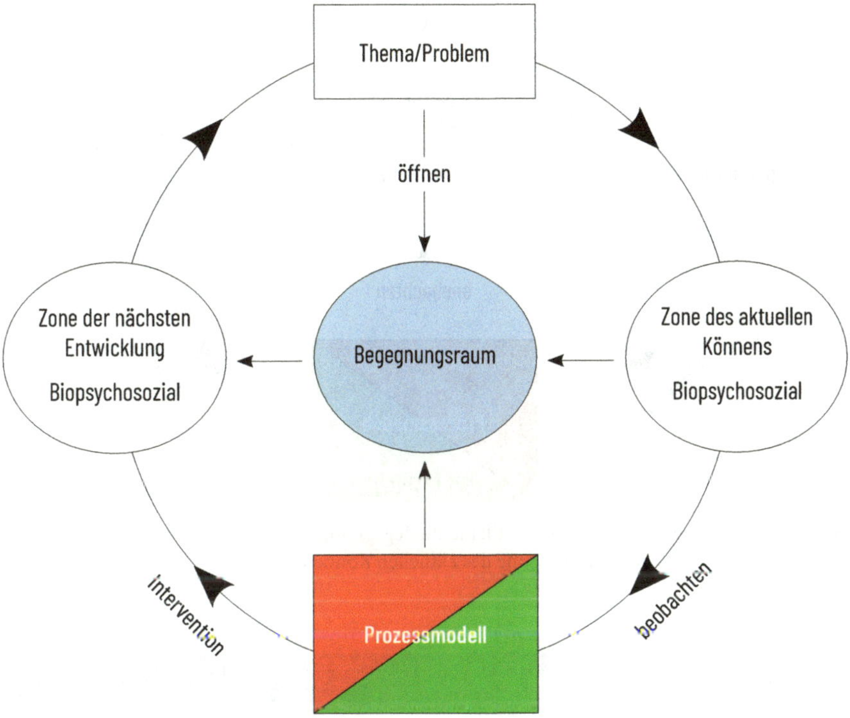

Abbildung 19: Mögliche Abfolgen der Elemente Zone des aktuellen Könnens, Prozessmodell, Zone der nächsten Entwicklung, mit Rückgriff auf den Begegnungsraum

Eine weitere Möglichkeit ist, dass wir ausgehend vom Thema ebenfalls zunächst im Begegnungsraum arbeiten, um dann aber direkt zu klären, um welche Intervention es gehen könnte, indem wir anhand des Prozessmodells in die Beobachterposition gehen und schauen, an welchem Punkt wir uns im Therapieprozess bezüglich Ressourcen und Belastungen befinden. In dem Fall ist die Zone der nächsten Entwicklung das »Backup«, auf das wir uns beziehen können, wenn nötig. (Eine angeleitete Form, für sich selbst die Beobachterposition einzuüben, bietet Übung 1.4, Beobachterübung, in Teil C.)

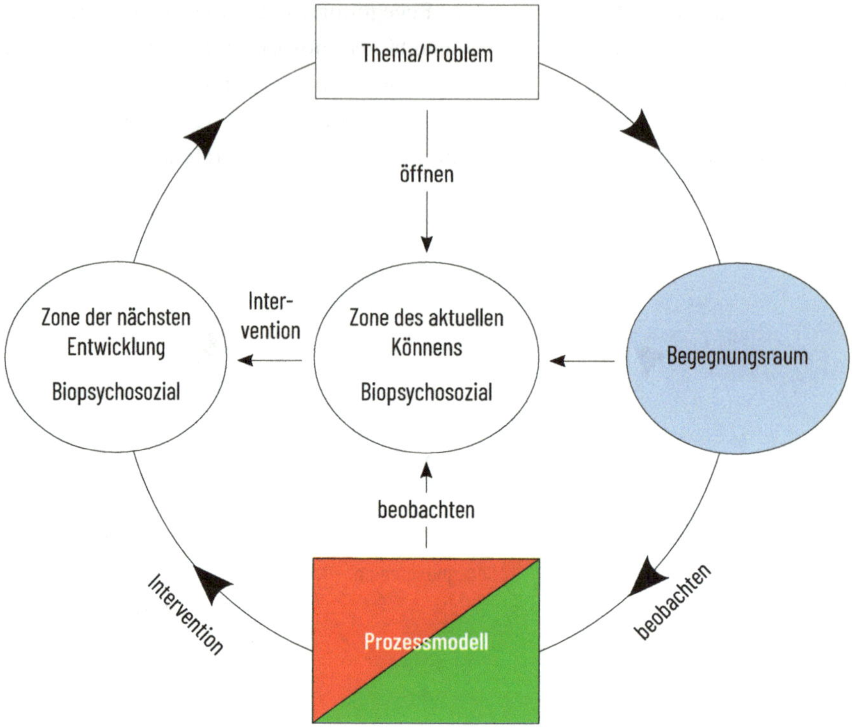

Abbildung 20: Mögliche Abfolgen der Elemente Begegnung, Prozess und Zone der nächsten Entwicklung mit Rückgriff auf die Zone des aktuellen Könnens

ORIENTIERUNG **INTEGRATION VON ANFANG AN**

Die reflektierende Position

Durch neue Erfahrungen in der Therapie und der Begegnung kann sich das Bindungssystem verändern. Eine sichere Bindung kann entstehen, wo bis dahin unsichere oder ambivalente Muster überwogen. Dies gilt sogar für das sogenannte desorganisierte Bindungsmuster.

Ein Beispiel, zu sehr die Bindung in den Vordergrund zu stellen, bevor die Kooperation sicher ist, wäre, dass die Therapeutin sich um einen Anteil zu intensiv und ausschließlich kümmert. Denn so bestünde die Gefahr, dass man die Klientin zu sehr einlädt, im Traumaerleben zu bleiben, anstatt sie darin zu unterstützen, über dieses hinauszugehen oder zunächst eine andere Erfahrung daneben zu stellen. In dieser (wiederkehrenden) Phase der Therapie liegt das Augenmerk darauf, sowohl kognitiv als auch psychoedukativ zu arbeiten, indem man zu zweit auf etwas Drittes schaut.

Ein Angebot zur Kooperation liegt schon in der Aussage: »Lassen Sie uns gucken, was Sie jetzt brauchen.« Indem man gemeinsam eine Metaperspektive einnimmt und fragt: »Was können Sie da beobachten? Was können wir hier entwickeln?«, werden mit der Klientin von einem Beobachtungspunkt aus Ziele herausgearbeitet und vereinbart. In erster Linie steht am Anfang also das kognitive Verständnis und das Beobachten, wie es auch Luise Reddemann vorschlägt. Man sollte demnach das Denken als Ausgangspunkt nutzen. Hier finden wir zwei dialektische Einheiten von Gegensätzen: erstens Denken und Fühlen, zweitens Traumaerleben und Beobachterposition. Auf der kooperativen Ebene, dem gemeinsamen Reflektieren, können sie aufgehoben werden. Auf dieser Ebene kann dann als Zone der nächsten Entwicklung das betrachtet werden, was zunächst zu gefährlich schien. Oft ist dies das Fühlen, ist es der Kontakt mit dem Traumaerleben. Zuweilen kann es aber auch das kognitive Reflektieren sein. Sich einzulassen auf die Erlebniswelt der Klientin im Einzelkontakt heißt auch hier: nicht dogmatisch Lehrsätze verfolgen, sondern bestmöglich abgestimmt tun, was individuell und intersubjektiv passt. Kopf und Körper mit Geist und Seele bilden eine Einheit, Trauma und Ressource, innen und außen ebenso.

ORIENTIERUNG **INTEGRATION VON ANFANG AN**

Kooperation vor Bindung

Bei Klienten mit komplexen Traumafolgestörungen ist die Metaebene – das kognitive *Darüber-Reden* und die Psychoedukation – der erste Schritt mit dem Fokus: Wie können wir kollaborieren? Wenn im therapeutischen Setting *in erster Linie* das Bindungssystem aktiviert würde, könnten Klienten mit Angst reagieren, denn sie kennen aus ihrer Biografie Bindung nicht als Hilfe zur Beruhigung, sondern oft als Bedrohung. Oder es wechseln von den Bezugspersonen Beruhigungs- und Bedrohungszustände ab, ohne dass vorhersehbar wäre, welcher als Nächstes auftaucht.

Höhere kognitive Funktionen sind schwer abrufbar. Eine mögliche Lösung aus diesem Circulus vitiosus könnte nach Liotti (2006) darin bestehen, das »kooperative System« zu fördern, anstatt in erster Linie das Bindungssystem zu aktivieren, um eine weitere Stress-Response zu verhindern. Eine echte Kooperation zwischen Therapeutin und Klientin zeigt sich im gemeinsamen Arbeiten an Zielen, in der Gleichberechtigung beim Reparieren von Bindungsbrüchen, beim Aktivieren von Ressourcen und fördert somit das Erreichen höherer kognitiver Funktionen. Anstatt von »Safety First« könnte man an dieser Stelle auch von »Cooperation First« sprechen.

ORIENTIERUNG **INTEGRATION VON ANFANG AN**

Begegnung allein reicht nicht

Frankl (2017) kritisierte die reine Begegnung und fragte in den 1970er Jahren: Wie humanistisch ist die Humanistische Psychologie? Er sieht die Gefahr, dass Menschen einander nicht wahrnehmen, sondern in erster Linie »sich selbst zum Ausdruck bringen«, nicht einen Dialog, sondern einen »Monolog à deux« führen (S. 36). Dass im Zusammenhang damit und als Konsequenz daraus der Therapeut sich zu sehr darauf konzentrieren könnte, etwas beheben zu wollen, was stört. Dabei gehe es doch darum, gemeinsam mit dem Patienten zunächst nach dem Lebenssinn zu suchen und diesen *mit* dem Symptom und nicht dagegen in der Welt zu finden. So helfe man dem Patienten, das Eigene zu schaffen.

Als junge Therapeuten ging es uns um etwas sehr Ähnliches. Wir wollten verstehen. Uns selbst und den anderen und wie im echten Kontakt die gemeinsame Wirklichkeit konstituiert wird. Wir machten im Rahmen einer gesprächpsychotherapeutischen Ausbildung intensive Dyadenarbeit und begriffen so, dass wir andere Konzepte brauchten, dass Verstehen mehr ist als Empathie und Kongruenz, mehr als das »Verbalisieren emotionaler Erlebnisinhalte« nach Tausch und Tausch (1990). Es ist notwendig, sich ganz einzufühlen ins Gegenüber, ohne sich selbst zu verlieren, und dabei handlungsfähig zu bleiben.

ORIENTIERUNG **KONTAKT VON RESSOURCE ZU BELASTUNG UND PENDELN**

Ein Platz für den Schrecken

Wie soll ich es aushalten, ja mehr als das, wie soll ich auffangen können, was meine Klientinnen erlebt haben, was ihnen angetan wurde? Die Grausamkeiten, die als Liebe getarnten Verbrechen, die Verwirrung ihrer Wahrnehmung, die Züchtigungen, Folter, den vielfachen Vertrauensmissbrauch, das Zerstören von Vertrauen, die nackte Gewalt, das Ausspielen der Macht, das Ausgeliefertsein an Menschen, die Freude haben zu quälen, das Zuschauenmüssen, wenn anderen etwas angetan wird, die Unterwerfung, die Erstarrung, den Ekel, den Hass, die Angst, die Trauer, die Wut. Wie soll ich ihnen das erklären? Wie soll ich ihnen helfen, es einzuordnen? Sie überzeugen, dass sie »es« nicht in sich tragen? Wie können wir klären, welche Spuren davon in ihnen existieren?

Sehr lebendige Bilder brennen sich in mich ein. Ich (SL) bin ein visueller Mensch. Ich sehe zuallererst immer alles; ich habe gelernt, genauestens zu beobachten. (Heute denke ich, dass es eine Rolle gespielt hat, dass mein Sehsinn lange sehr gut war.) Ich habe schnell zu allem ein Bild, eine innere Vorstellung und ein Gefühl. Ich musste mühsam lernen, dass das nicht naturnotwendig ist, dass es Sinn hat, das eigene Bild weniger genau zu machen. Die Klientin hat überlebt. Sie ist jetzt hier bei mir und wenn es zu schlimm wird *für mich* – möglichst davor –, packe ich sie imaginativ in eine schimmernde Kugel aus Licht und mit einer Membran (siehe Übung 9.2, Die goldene Kugel im Therapieraum, in Teil C). Mein Mitgefühl bleibt erhalten. Aber so, dass ich noch ich selbst bleibe in meinem Therapieraum. Ich sehe das leidende Kind, das wütende, das unverstandene, das nie gesehene, nie gewürdigte. Ich kann helfen, es zu beruhigen in *ihrem* Inneren. Ich kann als Therapeutin für sie da sein. Mit einem Bein in *ihrer* Vergangenheit, mit dem anderen Bein im Heute. In meinem Raum, ja auch in meinem eigenen beruflichen Leben.

So hat Helen Watkins es praktiziert, wie John Watkins uns sehr lebendig erzählte, beim ersten Weltkongress »Ego-State-Therapie« in Bad Orb 2003.

Ich mache mithilfe der Kugel die Bilder für mich erträglich und dadurch auch wieder für sie. Und dann wird etwas anderes sichtbar: die unglaubliche Kraft, das Durchhaltevermögen, die Fantasie und die Kreativität, die Klugheit und Intelligenz, der Mut, die Schlauheit, die Fähigkeit, sich zu befreien, der Humor, der Stolz, die Liebe, die Zuneigung – und das menschliche Wesen, das es bis hierhin geschafft hat. Die Einheit der Gegensätze wird spürbar und wie aus der Begleitung im Schmerz Kraft entsteht, denn der Keim dieser Zone der nächsten Entwicklung ist schon zu spüren, auch wenn alles noch aussichtslos erscheint. Denn dieser Mensch ist nicht gestorben. Er hat es bis hierher geschafft und nun kann er weitergehen. Zur nächsten Herausforderung oder in eine Ruhephase.

Vor dieser Lebensleistung habe ich den allergrößten Respekt. Aus Stroh Gold zu spinnen, ohne die Hilfe von Rumpelstilzchen und manchmal auch mit ihm, wer bringt eine solche Großtat zustande? An der Wiege dieses Menschen wurde nicht gesungen, einmal ein zufriedenes Leben zu haben, und eine Therapie ist erst ein Anfang, aber sie ist auch ein Versprechen. Das Versprechen, der zu werden, der er sein kann, sich dem anzunähern, von dem er beseelt ist, den Mensch aus der Zukunft in nicht allzu ferner Zeit zu treffen, er zu werden und zu sein.

Ich weiß das, weil ich es erlebt habe, mit meinen Klientinnen und als Supervisorin. Deswegen halte ich mit jeder neuen Klientin immer wieder die Mühen aus, begleite die kleinen Schritte, die sich in den wenigsten Fällen in einem einzigen Triumph auflösen. Aber eine Handlung, die zu Ende gebracht wird – und sei sie auch noch so klein –, erhöht die mentale und emotionale Kraft. Es entsteht aus der Einheit der Gegensätze die Eroberung der Zone der nächsten Entwicklung. Und dann wird die Therapeutin doch Zeugin so manchen Triumpherlebens.

Nicht Schönfärben

Sara ist zwanzig Jahre alt und sehr intelligent. Doch ihr Glaube an sich selbst ist zerstört. Ihre Eltern stammen aus Afrika, aus dem muslimischen Kulturkreis. Sie hat viele Ressourcen, ist aber beeinträchtigt durch eine Traumatisierung. Sie hat oft Schmerzen. Ein Vertrauter der Familie hat sie über mehrere Jahre bedroht und psychische und sexualisierte Gewalt ausgeübt, in ihrem eigenen Elternhaus. Als sie sich irgendwann doch anvertraut hat, haben die Eltern sich sehr für sie eingesetzt. Schuldgefühle durchziehen die Familie. Sara war schon viel in Kliniken wegen ihrer Schmerzen und zur Traumabearbeitung. »Ich kann nicht imaginieren«, sagte sie zu mir. »Man muss sich das auch nicht genau vorstellen, es reicht, wenn man dran denkt«, gab ich zu Bedenken. Darüber war sie erstaunt und freute sich.

Nach einem Rückfall in eine depressive Phase dachte sie: »Jetzt hat er mir noch einmal mein Leben zerstört. An das Gute zu glauben, mich gut zu fühlen, das hat er in mir zerstört.« »Ich mag auch keine positiven Gedanken. Ich will mir keine Fee vorstellen, die alles wiedergutmacht.«

Ich habe ihr von Viktor Frankl erzählt, dass es um den Sinn geht, nicht darum, dass alles immer leicht oder schnell wieder gut sein könne, sondern aus dem, was man erlebt hat, etwas Eigenes zu machen. Eben, so der berühmte Buchtitel von Frankl, »*Trotzdem* Ja zum Leben sagen«. Sie guckte plötzlich anders, ganz wach und präsent. Dass sie etwas aus ihrem Leben machen kann, nicht obwohl, sondern *weil* sie Leid erfahren hat, das fand sie bemerkenswert: »Weil ich das alles erlebt habe, kann ich Ärztin werden« (SL, 2018).

Ich bin selbst erstaunt, dass diese beiden Informationen bei ihr auf so fruchtbaren Boden fallen. Also: Es geht nicht darum, intensiv zu imaginieren und mit einer Fee das Leid auszuradieren. Es geht um das Böse des Täters, das nicht schönzureden ist. Mit dieser Dimension hat Frankl sich beschäftigt. Das ist bei Sara auf Resonanz getroffen.

Wir Therapeuten sollten lernen, das Böse und den Schrecken zu sehen. Es geht nicht darum, es schön zu machen, sondern etwas so zu verändern, dass es zur eigenen Biografie passt. Die Klientin dachte, sie könne ihre Ziele nie erreichen, weil alle Schrecken sie immer wieder belasten. Zudem war die Schuldübernahme für das Leid der ganzen Familie für sie ein Bewältigungsversuch. Wenn die Tat und ihre Folgen nur ihre eigene Schuld waren, mussten alle anderen davon frei sein. Sie konnte die Familie entlasten.

Lenore Terr (1997) berichtet, dass Kinder, die eine Schulbusentführung überstanden haben, dem Geschehen im Nachhinein Sinn gegeben haben, indem sie alltäglichen Handlungen am Morgen vor der Entführung eine subjektive Bedeutung verliehen. Beispielsweise sagten sie sich: »Ich hatte die falsche Kleidung an oder ich habe mich nicht richtig verabschiedet.« Es half ihnen, in der durch die Traumatisierung veränderten Welt zurechtzukommen.

Durch die Begegnung mit den Gedanken Frankls und dadurch, dass ich Sara annehmen konnte in ihrer Art, wie sie imaginierte, und den Wunsch, Imaginationen nicht als Wegwischen ihres Leids zu begreifen, konnte sie schließlich eine neue Perspektive einnehmen.

Wir müssen fragen: Was macht diesen Menschen aus? Es geht um die Anerkennung dessen, was war. Diese Erfahrung zeigt: Auch so kann die Verbindung aussehen, von der Ressource zur Belastung. Die Ressource war in diesem Fall die Anerkennung des Schreckens in der Einheit der Gegensätze, sodass aus dem Schrecken und seiner Bewältigung Neues, Eigenes wachsen kann.

Der Heldenmythos
oder »Rucke di guck – Blut ist im Schuck (Schuh)«

Es war bei einem der seltenen Sonntagsspaziergänge, als das Kind mit der Mutter durch das »Alte Gehäu« vor dem Wald wanderte. Unvermittelt begann sie zu erzählen. »Auf dieser Wiese ist mir vor Jahren bei der Heuernte das mit Eisen beringte Holzrad des Fuhrwerks über die Ferse gefahren. Mir wurde schlecht vor Schmerz. Aber ich habe mir nichts anmerken lassen, habe nicht nachgeschaut. Zuerst musste die Arbeit zu Ende gebracht werden.

So ist das gewesen. Erst als alles Heu auf den Wagen geladen war, habe ich mich hingesetzt, mit den Kräften am Ende. Der Schuh war voller Blut. Die Ferse tief aufgerissen. Man konnte den Knochen sehen. Dein Vater hat mir auf den Wagen geholfen.«

Das Kind schaut die Mutter mit Entsetzen von der Seite an. Ihr Gesicht ist ganz ruhig. Eindringlicher als der Schrecken erscheint die Botschaft der Mutter: »So ist es richtig. So muss man mit Verletzung und Schmerz umgehen!« Sie gehen weiter auf den Wald zu, der dunkel vor ihnen liegt. Das Kind wird diese Erzählung niemals vergessen.

Im Laufe vieler Jahre wird es, jetzt zum Mann herangewachsen, eine eigene Geschichte anfügen, die an der Stelle des Unglücks einsetzt und erzählt, wie die Mutter vor Schmerz aufschreit und vom Vater versorgt wird, der alles andere stehen und liegen lässt. Das Mannkind bewahrt sich die Originalversion z. B. für jene Stunde im Klettersteig auf, als ein Wettersturz mit Blitzeinschlag und Eisregen die Angst und die Energie zum Überleben entfacht. Die Mutter schießt ihm durch den Kopf – und dass man einiges aushalten kann.

Aber – das Mannkind muss lächeln – wie in den meisten Leben kommt so etwas zum Glück verdammt selten vor.

Ugo Belpaese, im Mai 2020

Prinzipien des guten Dosierens

ORIENTIERUNG **RESSOURCE**

Ich-Stärkung

Dieses therapeutische Handeln, Ich-Stärkung (englisch Ego-Strengthening), wird von Frederick und McNeal (1999) so eingesetzt, dass damit die organisierende Instanz des inneren Systems gestärkt wird und sich somit die integrative Kapazität des Menschen erhöht. Ich-Stärkung ist nicht gleichbedeutend mit Ressourcenorientierung, da es hier nicht nur um die Kräftigung durch seelische Nahrung geht, sondern dass das Schwierige und Herausfordernde durch sie besser bewältigbar werden. Ohne Schwierigkeiten ist es dem Menschen nicht möglich, sich als meisterlich zu erleben, als kompetent im Umgang mit eigenen Affekten, aber auch in sozialen Beziehungen. Es bedeutet, auch nach innen die Steuerungsfähigkeit des Organismus zu nutzen, im Umgang reiferer Ego-States mit jüngeren, bedürftigen Ego-States. Die dadurch entstehende Ko-Bewusstheit zwischen den Teilen wirkt Dissoziation und Überflutung mit Affekten entgegen.

Wie können wir Ich-Stärkung unterstützen?

- Durch Aktivierung und Stärkung eines ressourcenvollen Ego-States im Leben der Klientin (siehe Übungen 1.1, Einer Ressource begegnen; 1.2, Kontaktaufnahme mit einem ressourcenvollen Ego-State, in Teil C).
- Durch Aktivieren von Helfern, Unterstützern und archetypischen Vorbildern aus der konfliktfreien Sphäre des Ichs, die für bedürftige Ego-States da sind (siehe Übungen 1.8, Einem inneren Helfer begegnen; 1.9, Wichtige nährende Bezugspersonen; 9.4, Positive Gegenübertragungstrance, in Teil C).
- Durch die Übung »Der inneren Stärke begegnen« (Phillips u. Frederick, 2003) und anderen ähnlichen (siehe Übungen 1.6, Der inneren Stärke begegnen; 1.8, Einem inneren Helfer begegnen; 1.9, Wichtige nährende Bezugspersonen; 2.7, Altersprogression: Die Frau aus der (nahen) Zukunft; 6.1, Das ideale Selbst; 6.2, Die Baumübung; 8.3, Aufbau einer Körperressource, in Teil C).
- Durch das genaue Verstehen einer Belastung, wenn sich das Ressourcenvolle darin zeigt (siehe Übung 1.4, Beobachterübung, in Teil C).

Ressourcenaktivierung

Wie begleiten wir nun die Klientinnen dahin, dass sie stärkende Dinge tun? Dass wir ihr Leid ernst nehmen, aber auch gemeinsam mit ihnen ihre Stärken finden, das Ressourcenvolle in ihnen? Dass ihr Blick sich ändert?

Auch in der Frage der Stabilisierung sind, wie vielfach betont, Patentrezepte nicht hilfreich. Wir wissen auch manchmal gar nicht, wodurch genau jemand stabiler wird, das wissen die Klientinnen am besten selbst – und auch das nicht immer bewusst. Wir müssen es ihnen oft im Prozess abverlangen, dass sie diesem inneren Wissen auf die Spur kommen.

Eine Ressource – groß oder klein?

Eine Supervisandin von mir (SL) arbeitete mit einer Klientin, die in prekären und fragilen Lebensumständen scheinbar immer eingeschränkter lebte. Keine Überlegung, kein Ratschlag, auch kein noch so gut abgestimmtes Verstehenwollen von Seiten der Therapeutin half. Wundersamerweise wurde diese Klientin auf ihre ganz eigene Art dennoch ruhiger und bodenständiger. Wenn sie sehr fragil war, hatte der Kontakt zum Hund der Therapeutin sie aus ihrer Isolation geholt. Er ging zu ihr und war einfach da. Die Klientin berührte ihn vorsichtig. Weiter nichts. Dennoch lebensrettend.

Interventionen, welche Ressourcenerleben fördern, orientieren auf die Gegenwart, weil angenehm sinnliches Erleben dadurch in den Fokus rückt. Jede Therapeutin kann unter diesen Voraussetzungen hier das Material aus der Therapiemethode, die ihr am vertrautesten ist, verwenden. Alle Erlebnismuster, welche Ressourcen betreffen, sind, bezogen auf das Prozessmodell, auf der Ressourcenseite (grün) zu finden.

Ein Perspektivwechsel durch zielorientierte Planung von alltagsbezogenen Verbesserungen wie Sport, Ernährung und Aktivierung sozialer Unterstützung kann zum Erleben von Selbstwirksamkeit beitragen. Diese Alltagsorientierung kann ein erster Anfang sein. Hierbei kommen auch Imaginationsübungen oder Techniken der Selbsthypnose und des Mentaltrainings, Meditation, Selbstmitgefühl und aktives Gestalten eines selbstfürsorglichen Umgangs zum Einsatz.

Folgende Interventionen können dabei hilfreich sein:

- Ressourcendiagramme, Lebenslinien mit Ressourcenfokus, in denen biografische Ressourcen ermittelt werden
- Ressourcenaktivierung in Hypnose, durch die konkrete Handlungsschritte im Alltagsleben gebahnt werden
- Trancen, die angenehmes Erleben aufrufen und vertiefen
- Das konfliktfreie Bild (Phillips, 2005)
- Manchen Klientinnen gelingt es, gute Körpererfahrungen real oder imaginativ zu vertiefen
- Zukunftsvorstellungen »wenn alles mal gut ist«
- heilsame Vorstellungen einer zukünftigen glücklichen Lebenssituation (Dolan, 1991)
- Brief aus der Zukunft ans heutige Ich schreiben (Dolan, 1991)

Ausgehend von Übungen, in denen wohltuende Situationen wiedererlebt werden (siehe Übungen 1.4, Beobachterübung; 1.7, Konfliktfreies Bild; 2.7, Altersprogression: Die Frau aus der (nahen) Zukunft; 3.1, Sicherer Ort für viele; 5.4, Das klärende Bad; 6.1, Das ideale Selbst; 6.4, Der Bergsee; 8.3, Aufbau einer Körperressource, in Teil C), entstehen Kontakte zu den ressourcenvollen Ego-States, die in diesen Situationen »dabei« waren. Manchmal entsteht das Gefühl, sie seien »schon immer« da gewesen (siehe Übung 1.2, Kontaktaufnahme mit einem ressourcenvollen Ego-State, in Teil C).

Es ist oft sehr beglückend, mitzuerleben, wenn solche ressourcenvollen Ego-States als innere Helfer aufgefunden werden. Ein Erstaunen entsteht, wenn Klientinnen bemerken, dass sie diese schon lange in sich tragen, und große Ruhe kehrt ein, wenn klar wird, dass von nun an der Kontakt zu ihnen sorgsam gepflegt werden kann, dass jetzt also ein gutes Team entstanden ist. Oft wird hierbei an körperlich-sinnliche Erfahrungen der Kindheit angeknüpft: Rad fahren, über Felder rennen, schwimmen, mit anderen Kindern oder mit Tieren spielen, tanzen, verkleiden und Ähnliches.

Schon hier wächst die integrative Kapazität, sie dient indirekt und auf lange Sicht schon jetzt der Vorbereitung der Traumakonfrontationen. Die in Kapitel 5 beschriebenen Schritte zur genauen Erfassung der Zone des derzeitigen Könnens und der Zone der nächsten Entwicklung sind hilfreich für passende Zielformulierungen.

Wenn bei der Aktivierung von Ressourcen und den ersten kleinen Schritten in Richtung Belastungserleben Schwierigkeiten auftauchen, bedeutet das wahrscheinlich, dass die Klientin für diese Schritte noch nicht gut genug vorbereitet ist oder die Schritte zu groß sind. Dies heißt im Prozessmodell, dass sie sich noch dort befindet, wo eine besondere Betonung auf den Kontakt mit ressourcenvollen Ego-States gelegt wird, um durch das Erleben einer positiven Episode die Ich-Stärke zu erhöhen. Diese Episode wird aufgerufen und verlebendigt, sodass der zugrunde liegende Ego-State angesprochen werden kann. »Lassen Sie sich bitte Zeit zu beobachten, wie eine Lösung entstehen und aussehen könnte, wie der ressourcenvolle Ego-State helfen könnte« (im Gespräch eventuell den Namen oder die Bezeichnung des Ego-States verwenden).

Oft liegt das Problem aber gerade darin, dass sich auf den ersten Blick kein helfender Ego-State finden lässt. In diesem Fall wäre eine Möglichkeit nachzufragen, welche Personen es gab, von denen die Klientin das Gefühl hatte, gesehen und unterstützt zu werden: »Wer hätte Ihnen damals helfen können? Von wem fühlten Sie sich gesehen? Wen gab es, der auf seine Art hilfreich sein kann? Und wie ist das, wenn Sie sich das jetzt vorstellen?« Diese helfenden Personen fehlten ja real im Umfeld von damals.

Wenn sich die Klientin niemanden ins Gedächtnis rufen kann, auch niemanden, den sie im Laufe ihres Lebens als Rollenmodell oder nährende Bezugsperson gefunden hat, kann es hilfreich sein, die konfliktfreie Sphäre des Ich und daraus beispielsweise »die innere Weisheit« oder »die innere Stärke« anzusprechen, die durchaus auch in symbolischen Formen vorhanden sein können. Archetypische Gestalten wie Schutzengel und Krafttiere oder Übergangsobjekte im Sinne von Winnicott (2019) können hilfreich sein.

Auch wenn die emotionale Lage zunächst trostlos erscheint, darf man hier nicht lockerlassen, sondern mit der Überzeugung weitersuchen, dass es etwas gibt, irgendeine Kraft, welche die Person in ihrem Leben erfahren hat. Die Überzeugung »wir finden eine Ressource« wirkt auch für sich.

Für den Fall, dass all diese Suchvorgänge noch nichts hervorbringen, was als Gegengewicht herhalten kann, besteht durchaus auch die Möglichkeit, dass die Therapeutin sich selbst, wie Helen Watkins das oft tat, mit ihrer Ich-Stärke in die Situation einbringt, um den verletzten Anteil zu unterstützen. Sie ging mit den Klienten gemeinsam in Trance »die Treppe hinunter«, begleitete sie dahin, wo noch Dinge zu klären waren. Für sie war es selbstverständlich, innerlich an der Seite der Klienten zu sein.

Es kommt hinzu, dass in der Imagination alles möglich ist, wir sogar zaubern können, wie Reddemann betont. So können die Klientinnen auch nach und nach innere tröstliche Welten schaffen, Helferinnen kreieren und Glücksmomente entstehen lassen und ausbauen; das ist möglich auf Grundlage kleinster Glückserfahrungen oder stützender Momente, auch in der Therapie.

ORIENTIERUNG **KONTAKT VON RESSOURCE ZU BELASTUNG UND PENDELN**

Distanzieren und Filtern

Als Nächstes erfolgt aus der Sicherheit heraus eine vorsichtige Kontaktaufnahme mit Belastendem. Hierzu zählt auch das Reflektieren von sogenannten Ausnahmen, in denen das gewünschte Erleben bereits vorhanden war und zu Bewältigungserfahrungen geführt hat (»Plötzlich konnte ich Nein sagen!«).

Bezogen auf die Ego-States können verletzte Anteile imaginativ in die sichere Gegenwart geholt werden, wo sie beruhigt und, wenn möglich, liebevoll versorgt werden. Wenn das die Erwachsene allein nicht kann, können aus Teil C zum einen Distanzierungstechniken wie der innere Beobachter (Übung 1.4) oder innere Helfer (Übung 1.7) zum Einsatz kommen oder eben die neu etablierte Verbindung zu einem ressourcenvollen Ego-State (Übung 1.2). Eine neue gemeinsame Erlebenswelt öffnet sich. Diese Erfahrung ist auf die Dauer heilsam für die Erwachsene und für den jüngeren, belasteten Anteil. Reddemann (2011) legt dies ausführlich dar.

Die beiden oben erwähnten Distanzierungstechniken dienen auch der Filterung des Belastungserlebens. Das Filtern ist das Pendant zur Ressourcenaktivierung.

Eine kraftgebende Ressource kann auch das vorgestellte Zukünftige Ich sein, mit dem, wie in Abbildung 21 und dem folgenden Fallbeispiel erläutert, gearbeitet wird.

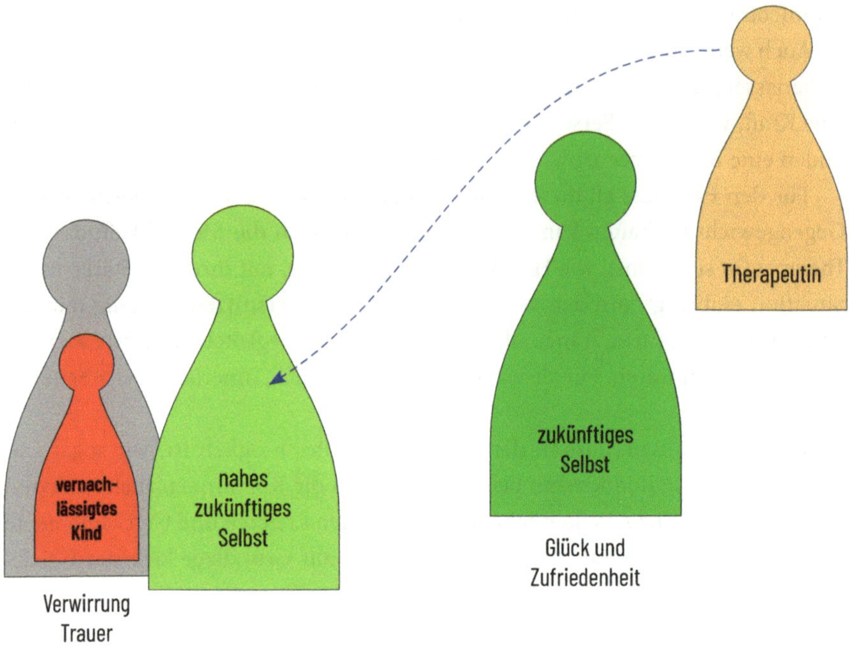

Abbildung 21: Interventionen im Therapieverlauf (Beginn)

Der Zauber der Bindungserfahrung

Bei einer Jugendlichen, die im Heim lebte, hatten wir uns als erstes Etappenziel darauf geeinigt, dass sie lernt, ihre Selbstfürsorge zu verbessern. Sie achtete mehr darauf, gut zu essen und ihre Körperpflege sorgfältiger zu gestalten. Sie gönnte sich, in Ruhe zu duschen und anschließend einzucremen. Dies gab ihr ein Gefühl, mehr Wert zu sein. Bis hierher war es also reine Ressourcenaktivierung.

Als sie davon berichtete, konnten wir in der Therapie auf die Momente schauen, in denen sie sich in früheren Jahren von den Eltern trotz allem gut versorgt gefühlt hatte und wie weh es tat, wenn diese Versorgung immer wieder brüchig gewesen war. Sie lernte, nun selbst liebevoll mit dem kindlichen Ego-State umzugehen und den Schmerz der »Kleinen« auszuhalten. Dies ist der Beginn der Einbeziehung von belastendem Material, aus der Beobachterposition wahrgenommen.

Einmal kam sie in die Sitzung und war von einem Konflikt mit einer Gleichaltrigen und dem von ihr so wahrgenommenen Unvermögen der Erzieherinnen, damit umzugehen, sehr aufgewühlt. Sie hatte vor, wenn sie abends im Heim zurück sein würde, um eine Bedarfsmedikation zu bitten, um schlafen zu können. Es war nicht mehr nötig, als ihr Verständnis entgegenzubringen, ihr zu helfen, sich klarzumachen, dass alles, was innen war, sich nun beruhigen könne, dass sie sich mit ihren 16 Jahren hier bei mir in Sicherheit befand und wir uns dann gemeinsam darum kümmern würden, was sie gegenüber den Erzieherinnen später unternehmen würde. Es folgte eine kleine Übung in Trance, die sich mit der inneren Welt und der äußeren Sicherheit beschäftigte. Die Klientin fühlte sich erfrischt und stark und hatte einen Plan, wie sie das Thema ansprechen würde. Dies verankerten wir mit langsamer BLS. Die Rückmeldung der Erzieherin später war, dass das Team als die Klientin wieder ins Heim zurückkam, den Eindruck gehabt hätte, in der Therapie hätten wir »gezaubert«. Von Bedarfsmedikation war keine Rede mehr.

Was war gelaufen? Die Klientin hatte sich bei mir wohl und sicher gefühlt. Sie konnte sich als kompetent und gut verankert in der Gegenwart erfahren. Sie war dadurch innerlich so gestärkt worden, dass sie sich mit einem Teil ihres Schmerzes, der Trauer und der Einsamkeit befassen konnte und erkannte, dass es sich um getriggerte Erfahrungen ihrer Kindheit handelte. Sie half den betroffenen kindlichen Anteilen, sich zu beruhigen und in der inneren Welt sicher zu fühlen. Als diese dann schliefen, war sie entlastet.

(SL, 2019)

Pendeln

Bei Klienten, die entweder schon von Anfang an genügend Ressourcen haben oder deren integrative Kapazität durch die Vorarbeit bereits soweit erhöht ist, kann man in der Bearbeitung einen Schritt weitergehen: Pendeltechniken können angewendet werden.

Die Ego-State-Therapie bietet mehrere Ansätze dafür, wie Ressourcen für das Prozessieren von belastenden Erinnerungen aktiviert und in Pendelbewegungen eingebunden werden können. Ein wesentlicher Aspekt ist der Wechsel zwischen verschiedenen Perspektiven des Erlebens, der durch die Ego-State-Therapie vereinfacht wird: Aus der Vogelperspektive kann ein innerer Beobachter oder »die erwachsene Person« auf einen verletzten Kind-Ego-State blicken und mit diesem in Austausch treten. Hierbei kann zwischen den Perspektiven gependelt werden. Dies ist eine Form von dualer Aufmerksamkeit.

Zwischen den beiden Perspektiven »ressourcenvoller« Ego-State, der im ersten Schritt gefunden wurde, und »verletzter Ego-State«, mit dem bisher nur ein kurzer Kontakt hergestellt worden war, kann nun, immer wenn es hilfreich ist, in der

Vorstellung hin- und hergependelt werden (siehe Übung 2.2, Beispiel für Tranceinduktion zur Begegnung mit inneren Anteilen, in Teil C).

Aus der sicheren Basis der Gegenwart, angereichert mit ressourcenvollen Erfahrungen und der Bindung an die Therapeutin, können bereits Verhandlungen mit destruktiv wirkenden »Störenfrieden« eingegangen werden. Auch können sich vereinzelt traumatische Erinnerungen bei verletzten Anteilen auflösen.

Dieses Vorgehen bereitet den Boden dafür, dass die Klientin sich ihren bedürftigen oder angsteinflößenden Seiten annähert und beginnt, alle ihre Seiten von ihrer Anlage her als wichtig wahrzunehmen. Die Klientin lernt, zwischen dem Erleben als Erwachsene und demjenigen eines fragilen oder kontrollierenden Anteils zu pendeln und ihre Anteile in ihrer ursprünglich hilfreichen Funktion besser zu begreifen. Indem sie sich ihren inneren Anteilen annähert, möglichst mitfühlend, aber auch regulierend, wird selbstfürsorgliches Verhalten erprobt, was sich auf das innere System stärkend und beruhigend auswirkt.

Es werden zugleich Techniken angewendet, durch welche die Klientin erfährt, dass sie ihre Innenwelt zwar wahrnehmen kann, aber zugleich nicht mit ihr identifiziert sein muss. Das heißt, dass ihre Beobachterfähigkeit wächst. In dieser geschützten Position kann sie Annäherung und Distanzierung zum inneren Erleben besser steuern. Sie kann lernen, sich vermehrt auf die Gegenwart auszurichten und dort zu verweilen, ohne zu kämpfen, zu flüchten, sich zu unterwerfen oder anderweitig zu dissoziieren.

Nicht ich habe das gemacht

Hin und wieder entstehen Prozesse »einfach so«: Eine Klientin von mir (SL) konnte ihren Körper sehr gut wahrnehmen. Sie hatte manchmal Schmerzen in einem Fuß und vermutete einen Zusammenhang zum Tragen einer Schiene in der Kindheit. Ihre Eltern hatten sich in der Zeit viel um sie gekümmert. Sie fühlte sich ihnen stärker verpflichtet als ihre beiden Geschwister. Ihr Ziel war, sich in der Gegenwart weniger für die Regulierung von deren Bedürfnissen »einspannen zu lassen«.

Wir arbeiteten mit EMDR, Hypnose und Techniken aus dem Somatic Experiencing. Es geschah in den Sitzungen scheinbar nicht viel Veränderung. Stattdessen berichtete sie oft, dass sie in der Zwischenzeit Lösungen »erträumt« habe. Ein Meilenstein war in der Nacht nach einer Sitzung der Traum, dass sie in menschlicher Gestalt wie ein Pferd angeschirrt gewesen war, sich in merkwürdigen Landschaften bewegt und sich dann wie von selbst aus dem Geschirr gelöst hatte, ja das Geschirr regelrecht von ihr abgefallen war. Der nächste Besuch bei den Eltern verlief deutlich ruhiger. Sie blieb auch dort die Erwachsene.

Hypnotherapeutische Interventionen

Am Beispiel der Fallgeschichte zur Altersregression im Buch »Der Februarmann« (Erickson u. Rossi, 1994) wird auf berührende Weise aufgezeigt, wie Erickson in Kontakt kommt mit dem traumatisierten kindlichen Anteil von »Miss S.«. Er besuchte diesen Anteil über mehrere »Jahre« hinweg. Diese Zeitspanne induzierte er beispielsweise durch einfallsreiche, komplexe hypnotherapeutische Interventionen. Dabei flocht er behutsam die Zeitperspektive der näheren Zukunft ein, indem er jeweils das Mädchen von damals befragte, wie sie sich beim nächsten Treffen verändert haben wird, was sie gelernt haben wird und wie sich dabei ihre Weltanschauungen verändert haben werden. Auch überließ er die Entscheidung darüber, wer »er« sei, Miss S.

Die von Erickson unter vielen anderen Interventionen angewandte Altersregression ist eine Möglichkeit, im Begegnungsraum, wenn es in Abstimmung mit der Klientin sinnvoll erscheint, hilfreiche Erfahrungen in Trance zur Verfügung zu stellen, durch Begegnung mit älteren Anteilen, die über viel mehr Ressourcen und Kompetenzen verfügen.

Die Altersprogression nutzte er als aktiven Veränderungsprozess im Sinne eines mentalen Probehandelns. Dadurch entstehe bereits eine entsprechende geistige Dynamik (Phillips u. Frederick, 2003, S. 127). Durch diese Bahnung von Erlebnisnetzwerken könnten sich Wege öffnen, die für das tatsächliche Eintreten dieses Zustands einige Zeit später günstig seien. Die positive Altersprogression kann insofern generell zur Ich-Stärkung eingesetzt werden. Dann ist sie integrationsfördernd.

Vorsicht: Bei Klienten, die sich nicht vorstellen können, dass sie sich jemals von den Lasten der Vergangenheit lösen können, liegt in der Sprache der Hypnotherapie eine negative Altersprogression vor. Wenn Klienten noch zu wenig Ressourcen aktiviert haben und sie innerlich noch zu fragil sind, sollte die Übung nicht oder höchstens in abgewandelter Form angewendet werden. Denn es könnten möglicherweise, zum Schutz vor überflutenden Erfahrungen, kontrollierende Ego-States aktiviert werden, die den Eindruck von Hoffnungslosigkeit und Ohnmacht verstärken. Eine Klientin von mir (EC) kam vor etlichen Jahren durch die Altersprogression in einen Zustand tiefster Schwärze, der eine lange Weile anhielt. Erst später habe ich verstanden, dass sie viel zu wenig Ressourcen und mehrere dissoziierte Ego-States hatte.

Die Therapeutin sollte im Begegnungsraum immer wieder prüfen, ob die Klientin über ausreichend Ressourcen verfügt, und dies gemeinsam mit ihr abtasten: »Was ist Ihr Eindruck, halten Sie es für möglich, steht es bereits in Ihren Möglichkeiten, etwas Positives zu entwickeln?«

Als abgewandelte Form dieser Intervention kann eine positive Altersprogression in die nahe Zukunft (siehe Übung 2.7, Altersprogression: Die Frau aus der (nahen) Zukunft, in Teil C) gemacht werden, wo das zukünftige Ich nur einen bestimmten kleinen Schritt, der in der Zone der nächsten Entwicklung liegt, erfolgreich bewältigt hat. Daran orientiert sich in einigen Fällen das gegenwärtige Ich auf leichter vorstellbare Art und Weise.

Je nach Notwendigkeit und klinischer Einschätzung muss das Erleben in der konstruierten Wirklichkeit gut dosiert werden. Hierzu dienen Filtertechniken auf der einen und Ressourcenintensivierung auf der anderen Seite.

Eine Intensivierung des Ressourcenerlebens erfolgt z. B. über das Hinzufügen von Submodalitäten und Fragen nach Handlungen, Interaktionen und Überzeugungen. Eine Verringerung oder Filterung der Belastung und des affektiven Erlebens erfolgt z. B. durch den Fokus auf die Fernsinne (Sehen und Hören – Beobachterposition), das Flachhalten oder Nichterfragen von Affekten, Handlungen, Interaktionen und Überzeugungen. Dies entspricht den gängigen Distanzierungs- und Titrierungstechniken. Eine sehr wirksame Strategie zur Distanzierung besteht in der Beobachterposition (Übung 1.4, Beobachterübung, in Teil C). Die Klientin schaut aus einer selbstgewählten, veränderbaren Distanz, was da eigentlich ist. Dies kann ein erster Schritt sein, damit sie Zeit und Energie gewinnt, um sich selbst gut zu regulieren.

Wichtig ist hier zu unterscheiden, wann es erforderlich ist, eine Erfahrung über die Verknüpfung verschiedener Sinnesmodalitäten anzureichern und zu intensivieren oder zu verdünnen. In der Dialektik zwischen Distanzierung und Annäherung kann eine Klientin vielleicht erstmals erleben, dass sie sich in Ruhe und aus einer sicheren Beobachterposition heraus mit dem Unbegreiflichen auseinandersetzen kann – und dadurch ihre Steuerungsfunktion konkret erleben. Letztlich besteht das Ziel all dieser Übungen darin, wieder ins Hier und Jetzt zu kommen, mehr Kontrolle und Selbstwirksamkeit zu erleben. Manchmal besteht der einzig sichere Ort in der Gegenwart – oder in der projizierten Zukunft, wo die Lösung bereits eingetreten ist. Wir betonen, dass es wichtig ist, von der Orientierung auf die Vergangenheit in die Gegenwart zu gelangen. Genauso wichtig ist die Erkenntnis: »Es ist mir selbst passiert.« Das heißt, die Vergangenheit *war real und jetzt ist sie vorbei.*

Generell ist es unserer Erfahrung nach ein prognostisch gutes Zeichen, wenn eine positive Vorstellung in der Zukunft immer wieder gut abrufbar ist, sie ist nämlich ein Indikator für vorhandene Ich-Stärke. Und diese wiederum gibt grünes Licht, um etwas Neues auszuprobieren, um sich in die Zone der nächsten Entwicklung begeben zu können, gemeinsam mit dem Therapeuten und dessen Fundus an therapeutischer Erfahrung mit Interventionstechniken. Denn genau das ist ja der spannende Teil, wo die eigene Schöpferkraft mitwirken darf.

Prozesstechniken

Wenn schon eine hohe integrative Kapazität durch vorhandene Ressourcen gewährleistet oder durch Bewältigungserfahrungen der Mut zur Konfrontation gewachsen ist, können traumatische Inhalte direkter angegangen werden. Zunächst sollte, wie in Abbildung 22 ersichtlich, zumindest grob klar sein, um welche Anteile es bei der Konfrontation gehen kann oder wird.

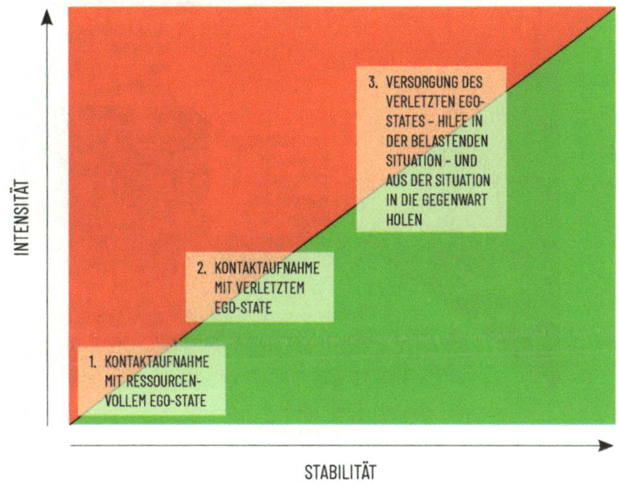

Abbildung 22: Vorbereitung der Traumakonfrontation

Sind bereits Schlüsselsituationen mittels Pendelbewegungen erfolgreich bearbeitet worden, kann bei ähnlichen Situationen das Belastungserleben erhöht und bald können auch EMDR-Sequenzen oder andere Interventionen der Traumakonfrontation eingesetzt werden. Dieser Anteil der Traumakonfrontation kann im Verhältnis zur Ressourcenaktivierung schrittweise erhöht werden. An dieser Stelle soll auf die ressourcenintegrierende Traumatherapie mit EMDR (RIT) und auf die dauerhafte Aktivierung ressourcenvoller Ego-States (CARES) hingewiesen werden, die im nächsten Abschnitt erklärt werden, denn beide erleichtern im Rahmen des EMDR den Übergang zu immer mehr Arbeit mit belastendem Material für Klienten, die noch etwas Ressourcenanreicherung benötigen, bevor es möglich ist, mit ihnen rein konfrontativ zu arbeiten.

Ein Beispiel für eine solche Prozesstechnik, die für die situative Traumakonfrontation zur Anwendung kommen kann, ist das klassische Standardprotokoll des EMDR (zum Begriff Protokoll, siehe Kapitel 1, S. 79). Doch es kann auch allein mit Ego-State-Therapie traumakonfrontativ gearbeitet werden (siehe Übung 3.5, Traumakonfrontation mit Ego-States, in Teil C).

Auch prolongierte Konfrontationstechniken aus der kognitiven Verhaltenstherapie und anderen Verfahren können hier zur Wirkung kommen, da im Rahmen des Prozessmodells jederzeit fließende Übergänge zu stabilisierenden Erfahrungen hergestellt werden können. Nun können mittels Ego-State-Therapie auch mehrere verletzte Anteile »erlöst« und versorgt werden, oder es wird mit mehreren Störenfrieden verhandelt und sogar kooperiert. Dies wird in den Abbildungen 23 und 24 illustriert.

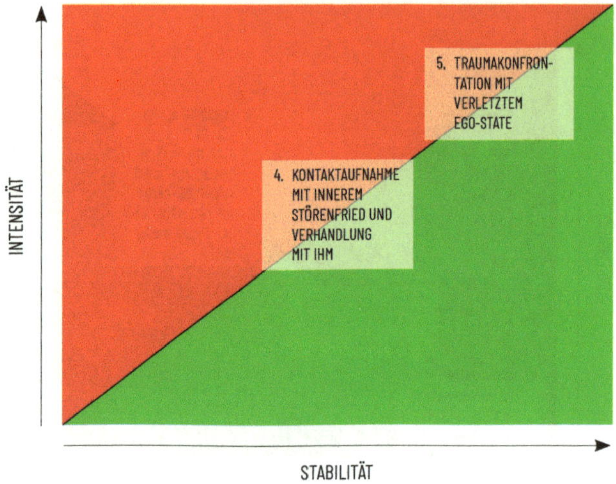

Abbildung 23: Störenfried und Traumakonfrontation im Prozessmodell

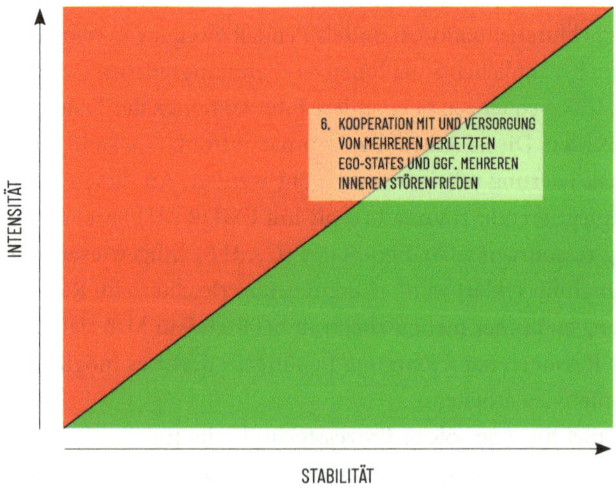

Abbildung 24: Mehrere Ego-States und Störenfriede – Traumakonfrontation im Prozessmodell

Prinzipien im Umgang mit Dissoziation

Traumatisierung durch Bindungspersonen

Menschen, die wiederkehrende Traumatisierungen (dazu gehören Gewalt und Übergriffe, aber auch Vernachlässigung) durch primäre Bindungspersonen erlitten haben, können oft kein einzelnes Schlüsselereignis beschreiben. Das EMDR klappt umso besser, je konkreter Ereignisse abgegrenzt werden können. Dies ist bei solchen Biografien nicht unmittelbar möglich. Arbeit mit den inneren Anteilen hingegen, die ja all das erlebt haben, ist in diesen Fällen gut geeignet. Reddemann schlägt seit einiger Zeit vor (Mitteilung im Seminar 2019), sich in solchen Fällen ein großes Panorama von traumatisierten Anteilen vorzustellen, anstatt einzelner, scharf konturierter jüngerer Persönlichkeitsanteile. Denn man tue ihnen Unrecht, wenn man lediglich sage: »Wir kümmern uns um *die* 4-Jährige« – es könne »hunderte« davon geben. Hier könne eine große Gruppe imaginiert werden, in der jede einen Helfer ganz für sich allein bekomme. Weiterhin ist hilfreich, dass die Ego-State-Arbeit die Reifung jüngerer, (noch) nicht sprechender Anteile und damit die Symbolisierungsfähigkeit fördert.

Besonders frühe Traumatisierung

Setzt eine Traumatisierung sehr früh ein, schon im Säuglings- oder Kleinkindalter, hat die Psyche keine Chance, ein kohärentes Ich zu entwickeln (Paulsen, 2014, mit Bezug auf Panksepp). Es geht also in der Therapie nicht darum, einen ehemals »heilen« Zustand wiederherzustellen, sondern über langsame Annäherungen Räume zu öffnen, in denen die Klientinnen nachreifen können. Ihr innerer Kern ist sehr rudimentär und ein »Core Self« im Sinne der Ego-State-Theorie muss langsam heranwachsen. Wir spüren dies in der praktischen Arbeit, wenn Klientinnen, auch ohne dass sie eine Dissoziative Identitätsstörung haben, auf der einen Seite sehr funktional handeln können und dann im nächsten Moment kindlich bedürftig sind, (fast) ohne in eine Beobachterposition gehen zu können. Sie sagen dann Dinge wie: »Ich kann den kindlich-verletzten Teil nicht beobachten (erst recht nicht versorgen) – ich *bin* doch jetzt das Kind.« Sie können darüber reflektieren, müssen aber erst noch lernen, dass diese stark dissoziiert erlebten Anteile einander wahrnehmen und dann sogar miteinander in Kontakt gehen können.

Sehr oft haben Menschen mit diesen Erfahrungen aber aus gutem Grund eine vollständig dissoziativ organisierte Persönlichkeit, in der sich die Anteile nicht kennen. Dieses Wissen muss nach und nach vorsichtig erarbeitet werden.

In beiden Fällen sind die Übungen 1.1, Einer Ressource begegnen; 1.2, Kontaktaufnahme mit einem ressourcenvollen Ego-State und 1.7, Konfliktfreies Bild; 2.7 Altersprogression: Die Frau aus der (nahen) Zukunft, in Teil C hilfreich. Zum Abschluss einer Sitzung helfen die Übungen 5.3, Der Bergfluss und 5.4, Das klärende Bad.

In diesem Kontext ist es besonders wertvoll, sich klarzumachen, dass dem Prozess- und Teilemodell der Klientin das Prozess- und Teilemodell der Therapeutin gegenübersteht. Für beide gelten die Regeln und Phänomene der dialektischen Selbstentwicklung. Jede von ihnen befindet sich in ihrer Zone des aktuellen Könnens. So haben wir in Kapitel 4 den Bogen gespannt. Sind wir gut orientiert im Prozessmodell (Beobachterposition) und dabei im Begegnungsraum präsent, geht es weniger darum, welchem formal-diagnostischen Dissoziationstyp eine Klientin zugehört, als darum, ihre individuelle Lebensäußerung zu erfassen und als Erstes mit ihr gemeinsam herauszufinden, welche Ressourcen und Stärken sie hat und über welche Bewältigungserfahrung sie verfügt.

Dies ist kann bei Trauma und Dissoziation von der Vorstellung abweichen, dass es »etwas Schönes« sein muss. So kann es eine stärkende Erfahrung und damit ein hilfreiches Erinnerungsbild sein, mit anderen Jugendlichen zusammen auf der Kölner Domplatte obdachlos gewesen zu sein, auch wenn sich dies nach landläufigen Begriffen nicht geborgen oder heimelig anhört. Für eine Klientin war das der Schritt in die Freiheit nach der Flucht vor den Tätern. Es war der Schritt in eine Verbindung zu anderen, die ihr geglaubt haben, denen ohne viel Worte klar war, dass sie Überlebende von etwas Unmenschlichem gewesen sein musste.

Es kann gleichermaßen stärkend sein, im Sommer barfuß zu laufen, um den Boden unter den Füßen zu spüren und in Kauf zu nehmen, dass die Fußsohlen dabei schwarz werden, wenn man sich in der Stadt bewegt. Dies tat eine andere Klientin. Um meinen hellen Teppich zu betreten, brachte sie Schuhe oder Socken mit. Sie war in einer Umgebung aufgewachsen, in der Emotionen nicht gesehen, geschweige denn Bedürfnisse gespiegelt worden waren. Diese ignorierten emotionalen Anteile wurden auch von ihr zunächst oft übersehen. Diese Anteile fingen also an, starke Reize zu setzen, damit sie besser wahrgenommen und schließlich aus der emotionalen Dissoziation herausgeholt werden konnten.

Es geht also darum, herauszufinden, was die Ressourcen sind und sich dafür zu öffnen, auch wenn sie durch die traumatische Erfahrung ebenso dissoziiert scheinen wie das belastende Erleben.

Von Beginn der Therapie an wird so die integrative Kapazität verbessert, ein Prozess, der sich durch die gesamte gemeinsame Beziehungsgestaltung zieht, in immer neuen Variationen.

Bei sich bleiben – ein Weg aus dem Vakuum

Hier eine Zusammenarbeit, in der sich die Dissoziation auf kindlich verletzte Anteile und Störenfriede bezog und es darum ging, ein großes Ausmaß an Nicht-Realisierung von Leid zu verstehen und abzubauen. Die Klientin empfand es wie ein Vakuum, in das sie immer wieder rutschte und wodurch sie innere Bindungsabbrüche erlebte, wenn es darum gegangen wäre, sich selbst im Kontakt mit anderen wahrzunehmen und der Wahrnehmung treu zu bleiben.

Bei der fünfzigjährigen Klientin, Frau I., sah die Lage im Prozessmodell zu Beginn so aus: Die Klientin hatte in früheren Therapien vieles überwunden und wollte lernen, sich selbst besser zu versorgen und nicht mehr zu boykottieren. Sie hatte Hobbys, lebte in einer stabilen Partnerschaft, machte Sport, ernährte sich gut und hatte drei Berufe bzw. Berufsausbildungen (Grafikern, Hochschulabschluss in Geisteswissenschaften und Physiotherapeutin). Sie arbeitete in Teilzeit. Die Lage stellte sich im Prozessmodell dar, wie in Abbildung 25 gezeigt.

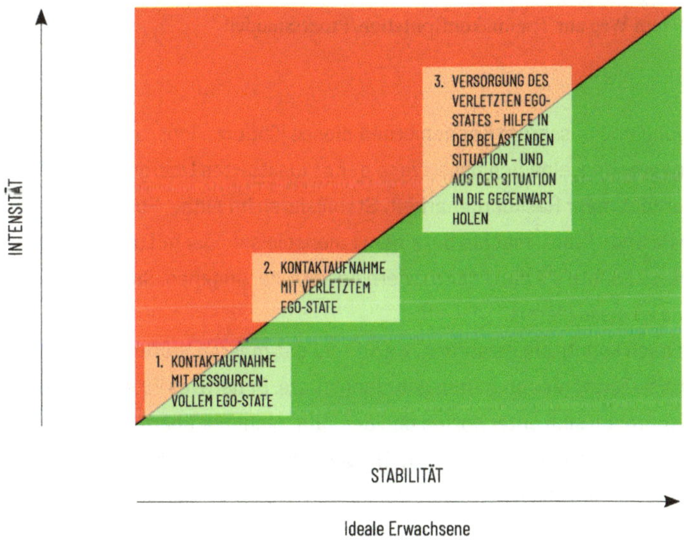

Abbildung 25: Therapiebeginn/Prozessmodell

Sie hatte bereits einen guten, geborgenen, sicheren Ort, angelehnt an ein wirkliches Erleben bei elterlichen Freunden in einem anderen Land. Dort gab es eine schöne Landschaft, ein Haus und beschützende »ideale Erwachsene«. Die kindlichen, verletzten Anteile waren in Sicherheit und einigermaßen gut versorgt. Aber es war schwer, Trost zu geben und zuzulassen.

Ihr innerer Störenfried blieb am Zaun, Frau I. hatte Widerwillen und Angst vor ihm. Psychoedukation zu dem Thema blieb emotional wirkungslos. Wir beschlossen, wie in Abbildung 26 dargestellt, zuerst einen verletzten Anteil, die Quelle dieser Angst, zu versorgen.

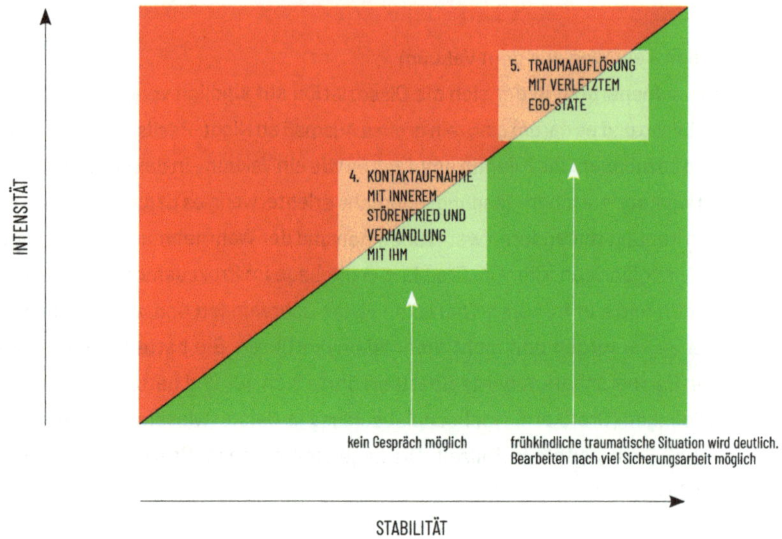

Abbildung 26: Auf dem Weg zur Traumakonfrontation/Prozessmodell

Nach viel Versorgung und besserem Kennenlernen dieses jüngeren Ichs konnten wir die Traumatisierung bearbeiten, eine Schlüsselszene der sexualisierten Übergriffigkeit ihres Vaters. Es folgte erneut mehr Ressourcenarbeit, Stabilisieren im Alltag, Formulieren von Wünschen an den Partner. Frau I. machte bei einem Laienspielseminar mit und übte »nutzlose Dinge« zu tun. So konnte sie die eigene innere Abwertung umgehen. Sie erlebte, sich wohlzufühlen, ohne zu dissoziieren.

Erst nach und nach konnte sie verstehen, warum sie den inneren Störenfried, den sie dann immer mehr als »Zerstörer« empfand, gebraucht hatte. Er hatte es ihr ermöglicht, in ihrer Familie, in der Frauen sich unterwarfen und der Vater nicht nur übergriffig, sondern auch verächtlich mit ihr umgegangen war, die Bindung aufrechtzuerhalten. Zum einen suchte sie die Schuld bei sich und konnte den Vater entlasten, zum anderen verhinderte er in späterer Zeit, dass sie über die Familie hinauswuchs. Alle Erfolge konnte sie nur heimlich erreichen. Hier handelte es sich um ein komplexes Gefüge mehrerer hilfreicher und destruktiver Aspekte, eingeordnet in Abbildung 27.

Es dauerte sehr lange, bis sie immer freier wurde und immer mehr stärkende und freudvolle Dinge tun konnte, ohne sie im Nachhinein abzuwerten. Eines Tages bekam sie nach Jahren des Kontaktabbruchs einen Brief der Eltern und konnte zum ersten Mal sehen, wie begrenzt und eingeschränkt diese sich verhielten. Sie hatte das Gefühl, nicht mehr von ihnen abzustammen.

(SL, 2018)

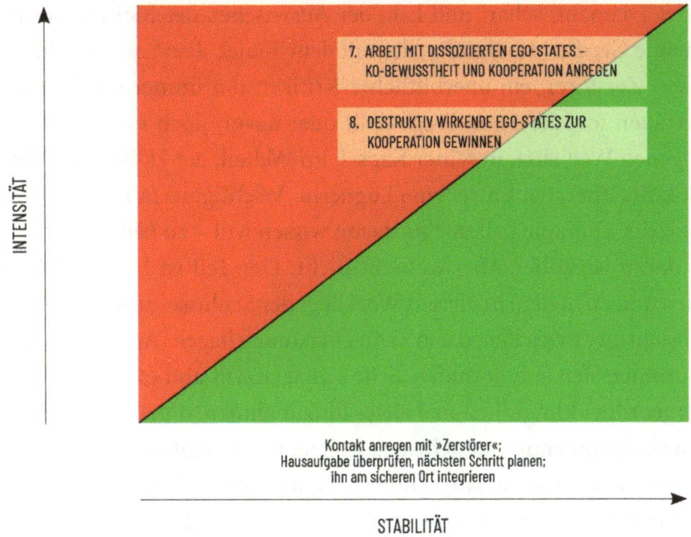

Abbildung 27: Die Destruktion verstehen

In dieser gemeinsamen Arbeit war immer wieder wichtig, sich klarzumachen, dass die Therapeutin dafür verantwortlich ist, die Zone der nächsten Entwicklung der Klientin im Dialog und Einverständnis mit ihr zu erfassen (siehe Kapitel 5). Dies gilt auch für alle ihre inneren Anteile, besonders wenn es um Traumakonfrontation geht. Hier muss die Therapeutin sich selbst besonders gut kennen und prüfen, weil die interaktive Beziehungsgestaltung sehr widersprüchlich und herausfordernd sein kann. Vorurteilsfrei zu schauen, sich zu öffnen und herauszufinden, wo die Klientin steht, mit ihr die Zonen der nächsten Entwicklung zu durchlaufen, auch bereit zu sein, dies mit allen ihren Anteilen zu tun, im Begegnungsraum offen zu sein, ist der Weg, der schließlich hinausführt aus der Dissoziation.

ORIENTIERUNG **DISSOZIATIVE SYMPTOMATIKEN**

Jeder Teil ist gekommen, um zu helfen

Diesen Satz unisono, immer wieder bei verschiedensten Gelegenheiten zu hören, von Maggie Phillips, Claire Frederick, John Watkins, Woltemade Hartman, das hat uns zuerst erstaunt und dann geprägt. Jeder Teil? Wirklich? Auch der, der im Inneren Dinge sagt wie: Du bist das Letzte, der letzte Dreck, du kannst nichts, du hast es selbst so gewollt, du bist eine kleine Hure, du hast einen schwarzen Kern!? Der Teil, der einen Menschen dazu bringt, sich auf krudeste Art selbst zu verletzen, ihm die bizzarsten Rituale abverlangt, Reinigungen, Folterungen? Der Rabiate, die Mörderpuppe, der Diamant, scharf und kalt, der Auswischer, der Meister, der Feuerclan, die »geheime C«, die Mondgöttin; der mit dem Teufel, dem Satan im Bunde ist, ein Zensor, ein Zerstörer, ein unerbittlicher Kritiker, der immer wieder Fortschritte und Vertrauen torpediert, in Frage stellt oder davon noch nie gehört hat, der in seiner eigenen Welt sitzt, in seiner Kapsel, im Weltall, der Hölle, dem Untergrund, der meint, die Therapeutin sei eine Lügnerin, Wichtigtuerin und Betrügerin, der nichts von der Therapie hält, nichts davon wissen will – zu *helfen?*

Was daran ist Hilfe? Aber es heißt nicht: Der Teil ist hilfreich! Nein, er ist *gekommen,* um zu helfen, in diesem Wort liegt der Schlüssel zu seinem Verständnis. Diese Absicht zu erforschen, darin kann ein Anfang liegen. Auch wenn alles in uns Therapeutinnen sich auf die andere Seite schlagen will und es nur sehr theoretisch und übergeordnet klingt. Erst mal vieles hinzunehmen, ohne es zu verstehen, und dann ganz langsam »nur« verstehen zu wollen, noch nichts zu ändern (und das oft über Monate, ja manchmal Jahre) und sich dabei vorzukommen wie die dümmste Therapeutin Europas, weil wir *nichts besser verstehen als die Klientin selbst.* Und doch mit dieser Erkenntnis als einer sehr vagen Versprechung weiterzumachen, schließlich auch dahin zu kommen, die Energie, die Kraft, Opferbereitschaft und das Heldentum dieser Anteile zu sehen und anzuerkennen.

Einen Anteil nicht ändern zu wollen, aber ihn unterstützen, die Kraft zu behalten und trotzdem mit den anderen in Kontakt zu kommen, mit ihnen zu spielen (denn er kann sehr kindlich sein). Ihm zu zeigen, vorsichtig, dass es diese anderen überhaupt gibt. Dass der Körper erwachsen ist (auch das kann wieder Panik und Hass auslösen), dass der Körper Schlaf und Ruhe braucht. All die Freuden des Alltags zu sehen, vielleicht irgendwann selbst zu spüren, wie z. B. ein Feuerwerk, Wasser, Sonne; zu lernen, dass Menschen hilfreich sein können; dass Spaß erlaubt ist, dass erst mal vielleicht nur den anderen und nur für ganz kurze Zeit Spaß erlaubt sein darf, dass man Fehler machen kann, ohne vor das innere Strafgericht zu müssen, dass nicht weggewischt wird, was sich gut angefühlt hat, dass Erfolge bleiben dürfen, dass Gefühle von Nähe kein Betrug sind und sich nicht rächen – das alles und noch viele große und kleine Erkenntnisse mehr – Welten öffnen sich.

Das herausfinden und dann begleiten zu dürfen ist für uns Therapeutinnen erst sehr schwer, ja beinahe unmöglich. Es entwickelt sich aus zarten Anfängen, braucht Geduld, Mut, die Fähigkeit, Umwege und scheinbare Rückschläge auszuhalten und immer wieder Klarheit, gute eigene Grenzen, Austausch mit Kolleginnen, viel Wissen, Supervision und die Fähigkeit, die Zonen der nächsten Entwicklung zu finden, die Einheit der Gegensätze zu erkennen und deutlich zu machen.

Dass dies alles *früher* einen Sinn hatte, ist ja noch nachzuvollziehen. Aber warum geht es heute weiter? Die »Erwachsenen«, die Alltagspersonen, die ANPs, müssen lernen: Das ist nicht jemand anderer, das ist *mir* passiert. Diejenigen, die im inneren an den Ritualen von damals festhalten, müssen lernen: Es ist vorbei. Es muss beiden Seiten immer wieder deutlich gemacht werden. »Therapeutic nagging« nannte es Claire Frederick, und es ist eben auch ein gemeinsames Lernen, Schauen, Experimentieren. Beide Seiten in der Klientin müssen sich immer wieder miteinander beschäftigen, müssen ihre Lektionen lernen.

Auch das Timing ist wichtig. Wenn etwas wie z. B. die Beschäftigung mit dem eigenen Körper vor Wochen oder Monaten noch Panik und Bestrafung ausgelöst hat, kann es nun plötzlich passen. »Das ist mein Problemkind«, sagte eine Klientin. »Nein«, sagte ich, »Sie sind gerade die Problemerwachsene!« Wir mussten beide lachen. Es war in diesem Moment möglich, das zu formulieren, weil die Zeit und die Erkenntnisfähigkeit reif waren für diese Idee. Genau diese Sichtweise (Einheit der Gegensätze) wird oft von uns Therapeutinnen übersehen. Es kann auch genauso passieren, dass sich diese Anteile im Hintergrund entwickeln und plötzlich wieder auftauchen mit einer Lösung für sich selbst, auf die wir nie gekommen wären.

Dass jede Seite eines Konflikts sich entwickeln muss, eben auch die scheinbar so vernünftige Alltagsseite, sollte stets im Hinterkopf präsent sein. Wenn ich als Therapeutin bei der Klientin zu sehr die Erwachsene oder Alltagsperson wahrnehme und unterstütze, ist die andere Seite zu Recht misstrauisch. Wenn ich mich zu sehr nur mit der um Aufmerksamkeit ringenden »Kleinen« oder »Wütenden« oder eben auch »Bösen« im Inneren beschäftige, kippt die Waage in die andere Richtung. Anstatt dass die dialektische Entwicklung angeregt wird, dass aus der Negation der Negation eine gemeinsame nächste Stufe erreicht wird, entsteht Blockade, Stillstand.

Oder plötzlich zu erleben, dass keine Ressource mehr hilft, alles scheint weg und verschwunden, welchen Fehler haben wir jetzt gemacht? Nein, wir sind mit der Klientin auf einer nächsten Stufe gelandet, aber mit Anteilen, die sich bisher nicht gezeigt haben. Was wie ein Fehler aussieht, ist ein Fortschritt?! Diese »neuen« Anteile haben noch keine Ressourcen und keinen Zugang zu denen der anderen. Aber sie haben sich gezeigt. Das ist jetzt die Zone der nächsten Entwicklung.

Wir Therapeutinnen sollten immer wieder Abstand nehmen, selbst in die Beobachterposition gehen, uns Supervision holen und unsere Fähigkeit zur Allparteilichkeit aktivieren, um helfen zu können, Entwicklungen anzuregen.

Wir möchten jetzt die wichtigsten Prinzipien benennen, die Therapeutinnen benötigen, um sich in einer solchen herausfordernden therapeutischen Auseinandersetzung nicht zu verirren.

Schon Helen Watkins ging mit dieser Grundhaltung in ihre therapeutische Arbeit. Sie verließ sich auf ihre *Resonanzfähigkeit und Intuition,* um herauszufinden, welche gute Absicht jeder Anteil haben könnte. Frederick und McNeal (1999) und Phillips (2000) entwickelten ihre je eigenen spezifischen Betrachtungen, in denen Parteinahme für die Klientin und eine radikale *Perspektive der Wertschätzung* herausragen. Peichl (2007b, 2013) hat dazu praxisorientiert und konzeptionell einordnend gearbeitet, ebenso Fritzsche (2013).

Wir sollten uns bemühen, die *Balance zu halten* zwischen einfühlsamem Zuhören und einer Fähigkeit, eher objektiv, aus der Beobachterposition zu schauen. Beides gehört zusammen und bildet eine dialektische Einheit. Dazu ist es ebenfalls wichtig, sich im Begegnungsraum respektvoll zuhörend zu öffnen, aber auch eigene Grenzen wahrzunehmen und zu verdeutlichen. Es kommt zunächst weniger darauf an, ganz detailliert alle Motive und Funktionsweisen einzelner Ego-States zu erfassen, als sie wissen zu lassen, *dass wir uns für sie interessieren,* dass sie willkommen sind und dass wir uns für ihre Sichtweisen interessieren. Je mehr sie von sich preisgeben wollen, desto besser können wir ihnen letztlich helfen, mit den anderen Anteilen zu *kooperieren.* Wir sind aufmerksam, ob und wie sie sich über Gefühle und Körperhaltungen äußern.

Doppelbotschaft oder Botschaft zweier Anteile?

Eine Klientin war traurig, weinte sehr kindlich und wünschte sich Trost. Es dauerte lange, bis ich (SL) verstand, was mich davon abhielt, sie zu trösten. Ich konnte es ihr nicht erklären. Bis ich eines Tages wahrnahm, dass, während sie weinte, ihr Bein eine abwehrende und kickende Bewegung in meine Richtung machte. Ich gab ihr vorsichtig die Rückmeldung, ob es sein könne, dass sich in dieser Bewegung »jemand anderer« in ihr äußerte. Erstaunt wurde sie ihrer Bewegung gewahr und fand heraus, dass etwas in ihr Angst vor Trost hatte und diesen abwehren wollte.

Besonders schwer zu verstehen ist, dass auch sehr destruktiv erscheinende Anteile zum *Schutz und Überleben* entstanden sind. Sie tragen die Erfahrung des vergeblichen Kontrollierens und der versuchten Übernahme von Rollenmodellen der vor allem aus der Kinderperspektive mächtigen Täter in sich.

Wenn diese Anteile lernen, dass heute *im Außen Sicherheit* besteht – das muss dann natürlich auch so sein –, können sie kreative Helfer im inneren System werden. Sie müssen dann nicht mehr ihre alten Strategien wiederholen. Oft sind sie viel jünger, als sie erscheinen, weil sie versucht haben, Macht zu demonstrieren. Man kann also manchmal besser in einer kindlich-konkreten Denkweise mit ihnen kommunizieren.

Nach dem Kontinuummodell der Ego-State-Therapie ist es umso schwieriger, sie zu Kommunikation und Kooperation zu bewegen, je rigider ihre Grenzen sind. Im Modell der Theorie der strukturellen Dissoziation der Persönlichkeit werden sie als kontrollierende emotionale Persönlichkeiten bezeichnet (Nijenhuis, 2016). Es wird betont, dass sich die Therapeutin ihnen akzeptierend und die Sichtweise dieser Anteile nachvollziehend annähern soll. Dann wird ihre Lebenswirklichkeit exploriert und sie werden anregt, *»experimentell« zu untersuchen,* ob diese sich im Hier und Jetzt nicht anders gestaltet.

Es ist auch vorteilhaft, sich ein Bild zu machen, auf *welcher psychologischen Entwicklungsstufe* diese Anteile sich befinden und mit ihnen ihre Zone der nächsten Entwicklung genau zu bestimmen. Das Wissen um die *Einheit der Gegensätze* und dass sich »jemand« ganz konträr zu dem zeigen kann, was er eigentlich beabsichtigt, ist sehr hilfreich im therapeutischen Prozess.

ORIENTIERUNG **DISSOZIATION STRUKTURELL BETRACHTET**

»Störenfriede« oder destruktiv erscheinende Ego-States

Ein destruktiv wirkender oder kontrollierender Ego-State kann an vielen Stellen der Therapie in die Quere kommen, auch am Anfang. Beispiele für den Umgang mit diesen Anteilen finden sich bei Peichl (2007b, 2013), Fritzsche (2013) oder Zanotta (2018). Die Übungen 3.2, Arbeit mit inneren Störenfrieden und 5.2, Anregungen für vernetzende Kommunikation mit der Klientin als Ganzer und ihren unterschiedlichen Persönlichkeitsanteilen, in Teil C bieten wertvolle Anregungen.

Traumatisierungen und größere Belastungen, die mit dissoziativen Symptomen einhergehen, bringen es mit sich, dass auch mit den »destruktiv wirkenden« Anteilen gearbeitet werden muss. Auch bei weniger stark belasteten Menschen werden diese manchmal aktiviert. Ob derartige innere Anteile eher als Kritiker oder Störenfriede erlebt werden oder als stärker destruktiv wirkend, hängt von den entsprechenden biografischen Erfahrungen ab. Diese Art innerer Anteile gibt es jedoch generell in sehr unterschiedlichen Qualitäten und Ausformungen. Wir schauen bestmöglich abgestimmt auf das individuelle Erleben. Im Begegnungsraum kommt es darauf an, nicht nur einfühlsam zu sein, sondern auch klare Regeln und Grenzen zu bieten. Dennoch ist immer wieder neu zu verhandeln, welches die gute Absicht dieser Anteile ist. So erhöht sich in dem Fall wiederum die integrative Kapazität.

Gibt es Ego-States, die stärker vom Alltagserleben dissoziiert sind, da in diesen die lebensbedrohliche Erfahrungen verkörpert ist, so bringt das oft mit sich, dass heftigere, destruktiv wirkende States mit auftauchen. Sie haben die Klientin als Ganze geschützt und zum psychischen Überleben beigetragen und mussten dazu unterschiedliche Strategien entwickeln.

Der Grund dafür ist die Notwendigkeit, dass die Bindung um jeden Preis gehalten werden muss. Denn Menschen sind, besonders als Kinder, allein nicht überlebensfähig. Bindung unter dem Druck von Gewalt aufrechtzuerhalten, ist eine schier unlösbare Aufgabe, die die Psyche zerreißt. Wenn Bindungspersonen Täter sind, gibt es für Kinder keine äußere Alternative. Sie können nicht einfach weggehen. Sie müssen innerpsychisch eine Lösung finden. Sie entwickeln z. B. die Strategie: »Wenn ich selbst mache, was der Täter mir antut, verschont er mich.« Oder sie bilden in sich die Überzeugung: »Da er/sie nicht böse sein kann, denn er ist mein Vater/meine Mutter, bin ich die Böse.« Diese beiden Strategien werden vom Bindungssystem hervorgebracht und schützen es. Sie sind oft beide vorhanden und dann in unterschiedlichen Anteilen repräsentiert.

Es ist eine sehr langwierige und oft zähe Arbeit, dass dies verstanden und vom inneren System und der Klientin als Ganzer gewürdigt wird. Es geht nicht ohne Kooperation zwischen den Anteilen und Kooperation bringt diese auch gestärkt-stärkend hervor. Gerade weil die Arbeit daran oft lange dauert, ist es sehr hilfreich, sich und der Klientin den Sinn dieser Handlungsstrategien immer wieder klarzumachen.

Dann fällt es viel leichter, im passenden Moment die Traumaauflösung dissoziierter Ego-States mittels Prozesstechniken voranzutreiben. Je komplexer das innere Geschehen ist, desto genauer muss auch im Prozessmodell hingesehen werden, wo die Zone der nächsten Entwicklung ist, welche Dialektik eine Rolle spielt – und dabei kommt es nicht nur auf Ressourcen und Belastungen an.

Die Störenfriede, Kritiker, kontrollierende und destruktive Anteile sind eine dritte Dimension in der Therapie. Sie sind (wie alle Anteile, aber bei ihnen muss man es sich immer wieder besonders klarmachen) ressourcenvoll und traumatisch belastet zugleich. Sie tragen das anstrengendste Überlebenswissen in sich und können es meist am schwersten zeigen oder aufgeben. Sie tragen Scham darüber, wer sie sind, und Scham, dass sie ihre Mission, das Kind (d. h. letzten Endes sich selbst) zu schützen, immer wieder nicht erfüllt haben. Sie haben gelernt, Schreckliches zu tun, und meinen oft, dass ihnen die anderen egal seien. Sie sind einsame Helden und sie glauben nicht an Kooperation. Sie haben gelernt, nur sich selbst zu vertrauen. Eine solche Arbeit wird im folgenden Fallbeispiel geschildert.

Der Soldat wird Mensch – eine Verwandlung

Frau V., fünfzig Jahre alt, hatte eine langjährige erfolgreiche Traumatherapie und eine Verhaltenstherapie hinter sich. Sie war Überlebende eines Kultes. Ihre ursprüngliche Diagnose DIS konnte im Lauf der Zeit abgeschwächt werden. Viele Innenpersonen hatten sich integriert und die meisten sonstigen Innenpersonen empfand sie nur noch als »Zustände«, zu denen sie in gutem Kontakt war. Nun war jedoch eine »neue Ebene« aufgetaucht. Die zugehörigen Innenpersonen wechselten das Alter und blieben außer Reichweite. Die Klientin konnte, anders als sonst, keine klaren Ereignisse zuordnen. Ein männlicher Jugendlicher, Tim, war erreichbar und zu Kooperation bereit. Er schien ein Repräsentant der Täter zu sein und hatte verstanden, dass seine Welt »verschwunden« war.

Wir beschlossen, daran zu arbeiten mit Hypnose und EMDR. Sie brauchte die Trance, wie sie meinte, um von Tim ein klareres Bild zu bekommen. Tim fing an zu reden und ein deutliches Bild erschien: Er quälte jüngere kindliche Anteile im Auftrag der Täter. Daran arbeiteten wir zusätzlich mit EMDR. Die Erwachsene von heute blieb die ganze Zeit präsent. Ihre negative Kognition aus dem EMDR: Tim ist ein Implantat.

Positive Kognition: Wir finden eine Übereinkunft.
Grad der Belastung: 4.
Emotion: Angst
Körpergefühl: Anspannung
Verarbeitung: Tim war Soldat für die Täter gewesen und ist in einer Rüstung zu sehen. Die Belastung stieg auf 6.
Die Erwachsene sieht Tim mit menschlichem Körper und weniger Rüstung.
Er entscheidet, ein Mensch zu werden.
Er möchte einen eigenen Raum bekommen und herausfinden, wie er in Zukunft leben möchte.
Seine frühere Ausrüstung legt er in einen Tresor.
Der Tresor wird von einem Panther bewacht.
Die Trance wird aufgehoben. Das EMDR wird zu Ende geführt.
Die Belastung ist auf 3 (zu Beginn der nächsten Sitzung auf 1).
Die positive Kognition bleibt und ist vollständig stimmig.
Die Klientin ist ruhig und im Alltag weniger ängstlich. Tim integriert sich im weiteren Verlauf immer mehr und wird zu einer inneren Person, die Ruhe ausstrahlt.

(SL, 2019)

ORIENTIERUNG **DISSOZIATIVE SYMPTOMATIKEN**

Bindungsstile und wechselseitige Beziehungsbotschaften

Jede Therapiesitzung kann man untersuchen hinsichtlich der Fragestellung, welche Bindungsstile Klientin und Therapeutin und welche Bindungsstile ihre jeweiligen Anteile haben. Es kommt zu einem Geflecht von wechselseitigen Beziehungsbotschaften, das nicht leicht zu überblicken ist. Unseres Erachtens befinden sich beide Personen hier wieder wie in einer Landschaft mit Höhen und Tiefen, mit Überblick und Gestrüpp, mit hellen und dunklen Stellen, mit Gräben und Abhängen, mit endlosen Ebenen und sanften Hügeln. Die Therapeutin sollte sich in ihrer eigenen Landschaft auskennen und sollte merken, wenn sie etwas ängstigt oder ärgert, freut oder glücklich macht. Denn das ist ihre Ausrüstung, um der Klientin in deren Landschaft beizustehen. Die Fähigkeit zur sicheren Bindung zu erwerben, ist nicht selten auch Aufgabe der Therapeutin in ihrer eigenen Biografie. Nun kann sie diese Fähigkeit besser einsetzen, wie auch ihr Wissen darum, wo es bei ihr selbst noch mangelt, wo möglicherweise noch unversorgte eigene Ego-States geschützt werden müssen, auf welche Landschaften sie mit Angst oder Retterfantasien reagiert, um dennoch möglichst hilfreich sein zu können. Auch entwickeln wir als Therapeutinnen mit wachsender Erfahrung und durch intuitives Wissen, zahlreiche Weiterbildungen, intensives geistig-emotionales-kognitiv-embodimentfokussiertes Lernen und Trainieren einen oder mehrere innere Zustände, die heilsam wirken und Heilung unterstützen und fördern können. Bis zum nächsten Hindernis, das dann auch wieder Ansporn ist zur Weiterentwicklung. Wie oft haben wir bemerkt und erzählt bekommen: Diese oder jene Fortbildung habe ich begonnen, weil ich mit bestimmten Klientinnen immer wieder an ähnlichen Punkten »stecken« geblieben bin.

Besonders deutlich sichtbar werden diese Konstellationen in der Traumabearbeitung, siehe Teil C, Übung 9.5, Selbsterfahrung im Kontext der Ego-State-Therapie.

ORIENTIERUNG **DISSOZIATIVE SYMPTOMATIKEN**

Welche inneren Anteile machen mit?

Wir möchten nun an einer leicht formalisierten Darstellung veranschaulichen, was in der gemeinsamen Beziehung und mit unterschiedlichen Beziehungskonstellationen in einer Therapiestunde passieren kann. Es geht dabei um eine vorgestellte Interaktion zwischen Klientin und Therapeutin. Dies ist ein Schritt in eine Richtung, sich als Therapeutin selbst mit den eigenen Anteilen wahrzunehmen. Wir möchten dies näher erörtern und in den Abbildungen 28–31 darstellen.

Nehmen wir an, eine Klientin und eine Therapeutin haben beschlossen, eine Sitzung zur Traumakonfrontation zu machen. Und wir wüssten, welche inneren Anteile wichtig wären und in dieser Sitzung mitmachen. Für die Klientin besprechen wir das meistens vorher, damit wir einschätzen können, ob es eventuell Anteile gibt, die lieber nicht dabei sein möchten oder sollen und die dann in Sicherheit gebracht werden oder von der Ferne zuschauen. Wichtig ist aber, dass auch die Therapeutin für sich überlegt: Wer in mir wird aktiviert, wen bringe ich lieber in Sicherheit, wer hat die oben erwähnte heilsame Fähigkeit für dieses Vorhaben?, usw. Das passiert oft zwar intuitiv, aber selten bewusst geplant.

Wir nehmen außerdem an, Klientin und Therapeutin könnten Zwischenstopps einlegen oder Zeitlupe einschalten, um genauer zu verstehen, was jeweils in ihnen beiden los ist.

Etwa folgendes Panorama könnte sich im Begegnungsraum auf der Basis des Prozessmodells entfalten (Abbildung 28).

Das Thema, um das es geht, aktiviert Angst bei der Klientin und Aggression bei der Therapeutin. Dennoch gelingt es ihr, mit der Klientin im Arbeitsbündnis zu bleiben und mit ihr gemeinsam bestimmte Ego-States, die nicht bei der Bearbeitung dabei sein sollen oder wollen, in Sicherheit zu bringen (Abbildung 29). Eigene betroffene Anteile werden ihr bewusst, die sie ebenfalls in Sicherheit bringen möchte. In der gemeinsamen Arbeit kann der Fokus auf ressourcenvolle und stärkende

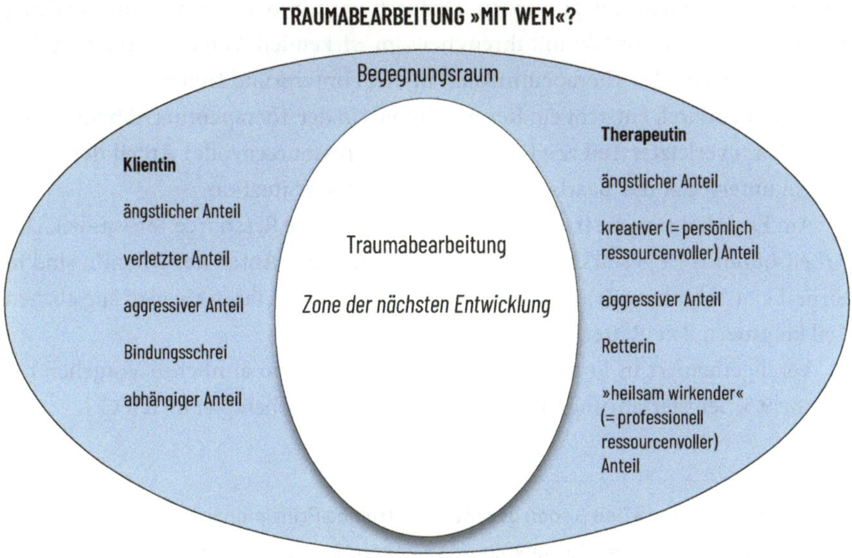

Abbildung 28: Klientin und Therapeutin mit ihren Anteilen im Begegnungsraum

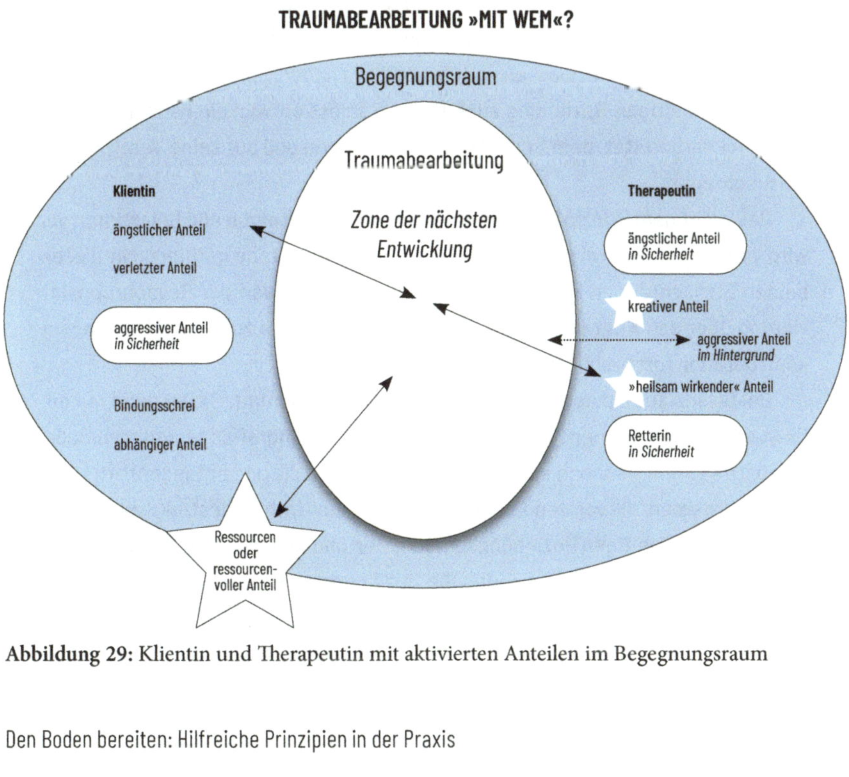

Abbildung 29: Klientin und Therapeutin mit aktivierten Anteilen im Begegnungsraum

Erfahrungen/Anteile gelegt werden. Dadurch wird in der Therapeutin die Fähigkeit verbessert, in Kontakt mit ihrem heilsam wirkenden Anteil zu kommen. Der aggressive Anteil der Therapeutin kann in den Hintergrund treten.

Zwischendurch entsteht ein Rettungsimpuls in der Therapeutin (Abbildung 30), als sich ein verletzter Teil zeigt. Der kreative (= ressourcenvolle) Anteil der Therapeutin unterstützt das Bearbeiten der traumatischen Situation.

Am Ende hat sich die traumatische Situation in eine Ressource verwandelt. Das Arbeitsbündnis ist gestärkt. Ängstlicher und verletzter Anteil der Klientin sind in Sicherheit (Abbildung 31). Die Therapeutin kann sich um ihren eigenen ängstlichen Teil kümmern. Die Retterin ist noch nicht integriert.

Verallgemeinert in Form einer Übung finden Sie ein ähnliches Vorgehen bei Übung 9.5, Selbsterfahrung im Kontext der Ego-State-Therapie, in Teil C.

Kernaussagen zu »Den Boden bereiten – Hilfreiche Prinzipien in der Praxis«
In der therapeutischen Beziehung sind Kooperation und Bindung essenziell. Insbesondere bei einer dissoziativ organisierten Persönlichkeit, aber auch allgemein bei Trauma und Dissoziation kann die Bindung sehr herbeigesehnt werden, aber auch Angst machen und triggern. Dann soll zuerst schwerpunktmäßig eine gute Kooperation und Arbeitsbeziehung aufgebaut werden.

Das Leid muss gewürdigt werden und die Therapeutin soll nicht zu schnell versuchen, es »aus der Welt zu schaffen«. Das kann sie ohnehin nicht. Und der Versuch wäre eine einsame Entscheidung über den Kopf der Klientin hinweg. Stattdessen geht es darum, sich einzulassen und Mitgefühl zu haben, damit die Klientin das in der wechselseitigen Beziehung auch für sich selbst entwickeln kann. Dann sind beide gut vorbereitet, dem Schrecken standzuhalten und auf seine Verarbeitung hinzuschreiten.

Das wichtigste Prinzip ist das gute Dosieren von Ressource und Belastung. Hier wird vom Ressourcenvollen ausgegangen und die Belastung gefiltert. Mit diesen beiden Stellschrauben kann in fließenden Übergängen von der Ressourcenaktivierung über den Kontakt zur Belastung und das Pendeln zur situativen Traumakonfrontation fortgeschritten werden.

Bei Dissoziation muss verstanden sein, woher sie kommt. Sie ist nicht nur ein Bewusstseinsphänomen, sondern hat strukturelle, biografische und traumabedingte Ursachen. Dennoch sind alle Formen, in denen sie uns entgegentritt, Überlebensstrategien, die verstanden werden wollen, auch in ihrer destruktivsten Form.

Die wechselseitigen Beziehungsbotschaften und Gegenübertragungen bieten viele Möglichkeiten, die therapeutische Beziehung zu klären und zu verbessern, sodass auch die Klientin sich selbst besser verstehen lernt.

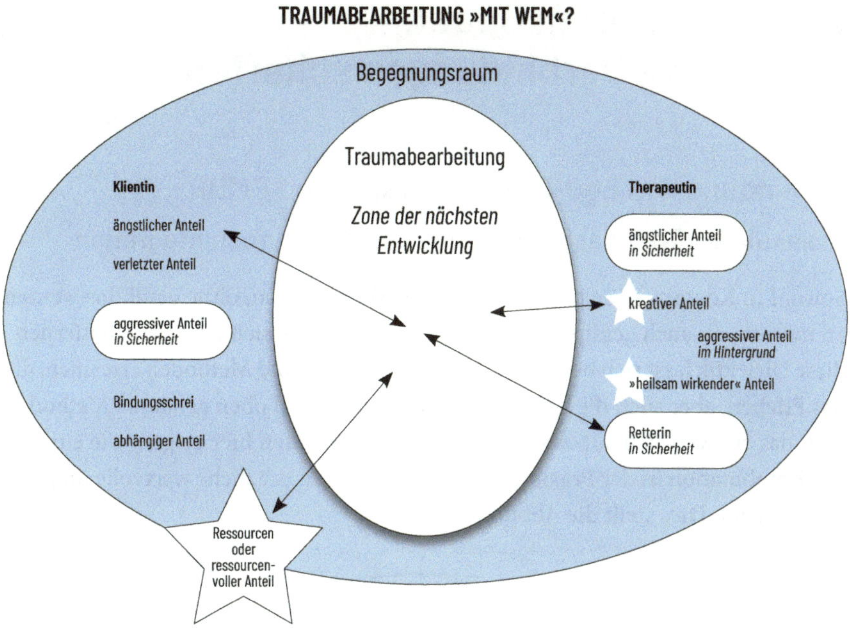

Abbildung 30: Rettungsimpuls der Therapeutin

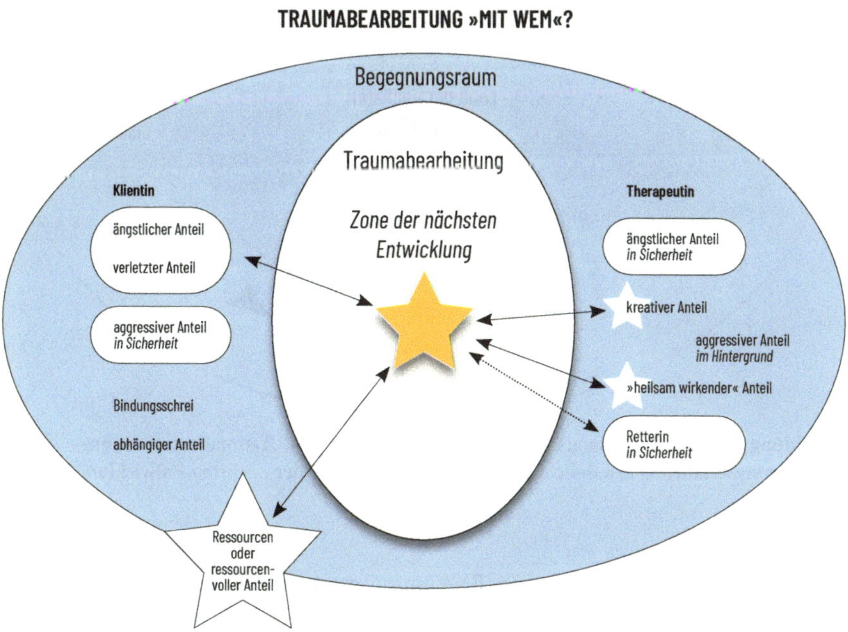

Abbildung 31: Klientin und Therapeutin nach getaner Arbeit

2 Auf sicherem Boden kreative Verbindungen schaffen

Verbindung von Ego-State-Therapie und EMDR

Dialektik von Traumakonfrontation und Ressourcenintegration

Sowohl in Kontakt zu sein mit den inneren Verletzungen, ohne gefühllos werden zu müssen, als auch genügend Abstand zu halten, ohne sich zu weit zu entfernen – diese Dialektik lässt sich besonders gut mit Techniken und Methoden erreichen, die das Erleben, aber auch die Selbstregulation fördern. Auf oben genannte Methoden trifft das zu, wie auch auf viele andere. Ich (SL) möchten hier zeigen, wie eine solche Kombination in der Praxis aussieht und dass sie zusätzliche wertvolle Möglichkeiten bietet. Dies stellt die Abbildung 32 dar.

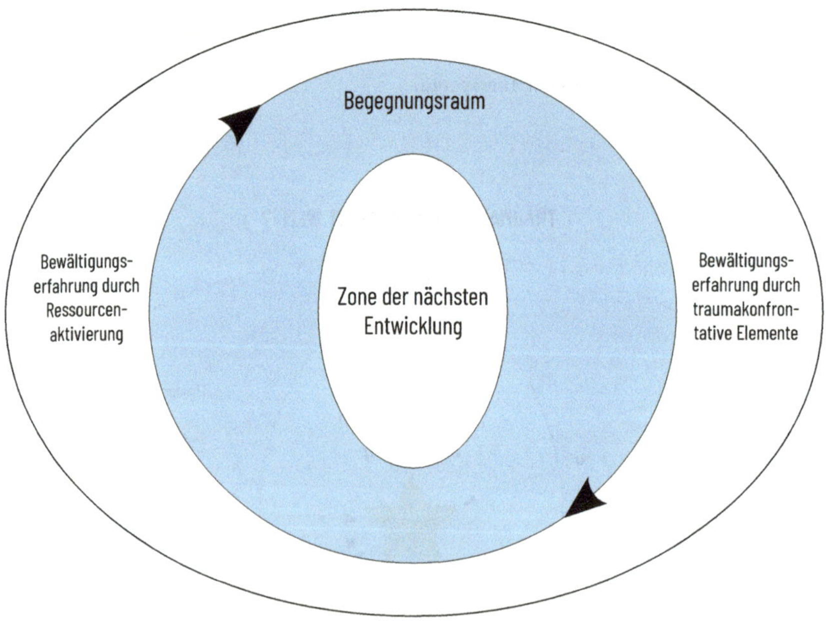

Abbildung 32: Zusammenhang zwischen Ressourcenarbeit und Traumakonfrontation – Bewältigungserfahrung ermöglicht Fortschreiten in die Zone der nächsten Entwicklung

Als Arbeitsvorlage gehen wir von Begegnungsraum und Prozessmodell aus. Die Grundidee ist, dass nicht nur Ressourcen zum Prozessieren von traumatischen Inhalten dazu »gefüttert« werden, sondern dass gleichzeitig die Belastung schrittweise erhöht wird, um die innere Toleranz aufzubauen. Diese Herangehensweisen sind von Nutzen, sowohl bei traumatischen als auch anderweitig belastenden Erinnerungen, die zu Symptomen geführt haben – z. B. beim Vorliegen von Depressionen, somatoformen Störungen und Angststörungen (vgl. Kapitel 1).

Die aktive Bewältigung, die dem oft quälenden Erleben von Hilflosigkeit und Ohnmacht entgegenwirken soll, kann mit spezifischen Strategien und Interventionen erleichtert oder gar erstmals ermöglicht werden, die im Weiteren aufgezeigt werden.

Wir verdeutlichen die Möglichkeiten in der Therapiebeziehung, wenn sich Ressourcenaktivierung und Prozesstechniken, auch aus verschiedenen Methoden oder Verfahren, verschränken. Wenn im Begegnungsraum genau geschaut werden kann, was gerade dran ist, wenn dabei die Zone der nächsten Entwicklung richtig erfasst wird, resultiert daraus eine gemeinsame Erfahrung von Bewältigung (Abbildung 32).

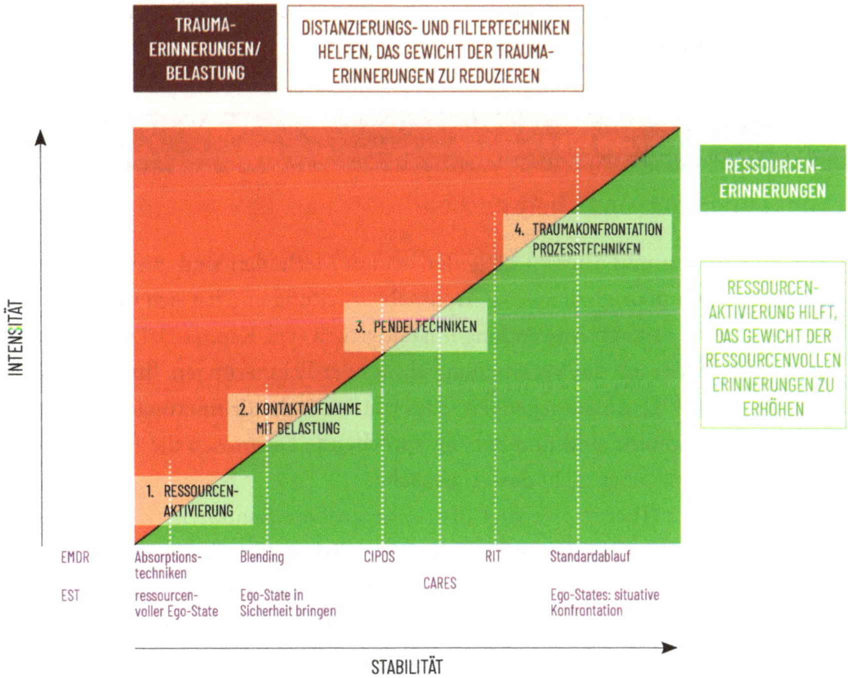

Abbildung 33: Spezifische Interventionen aus Ego-State-Therapie und EMDR im Prozessmodell

Im Folgenden möchte ich (SL) Interventionen für die Praxis aufbereiten. Ich werde sie genauer beschreiben und auch deutlich machen, wie das Kombinieren exakt aussehen kann. Dabei gehe ich davon aus, dass die Therapieziele und Grundannahmen der beiden Methoden vergleichbar sind. Auch das ist ein Grund, warum sie beide zusammen gewinnbringend in der Therapie eingesetzt werden können.

EMDR und Ego-State-Therapie basieren auf vergleichbaren konzeptionellen Grundlagen und wahrscheinlich ähnlichen Wirkprinzipien sowie auf einem Menschenbild, das sich am inneren Wachstum orientiert. Ihre Methoden und Techniken in Bezug auf die Traumaverarbeitung haben ähnliche Wurzeln und betonen die Bedeutung von Ressourcen. In der therapeutischen Praxis kann die Arbeit mit EMDR und inneren Anteilen einerseits zur Stärkung, zur Aktivierung und zum Aufbau von Ressourcen jederzeit eingesetzt werden. Hilfreiche innere Bilder oder Körperempfindungen werden mit BLS verstärkt, gute Erinnerungen als konfliktfreie Situationen im Rahmen von ressourcenstärkendem EMDR verwendet. Andererseits führt ihre Kombination auch zu intensiverer und dabei gleichzeitig effektiver und schonender Bearbeitung und Auflösung von Traumatisierungen.

Es entsteht eine dialektische, entwicklungsorientierte Ganzheit. Sie wird immer wieder neu flexibel und bestmöglich im Begegnungsraum abgestimmt. Ganz im Sinne des kontextuellen Metamodells von Wampold et al. (2018) wird so die therapeutische Effizienz erhöht.

ORIENTIERUNG **INTEGRATION VON ANFANG AN**

Grundannahmen und Therapieziele

Grundannahmen und Therapieziele der beiden Methoden sind gut vergleichbar. Das EMDR kommt originär aus der Traumabearbeitung und hat sich in den letzten Jahren zu einer breiteren Anwendung hin entwickelt (vgl. Kapitel 1). Dabei dreht es sich jedoch immer um das Verarbeiten belastender Erinnerungen. Im AIP-Modell des EMDR wird davon ausgegangen, dass traumatische Erinnerungen ausschlaggebend für Symptome sind und dass entsprechende Diagnosen die Beschreibung des Problems sind, aber nicht dessen Ursache.

Die Ego-State-Therapie verfügt über eine größere Bandbreite möglicher Einsatzbereiche, sie ist nicht nur auf Trauma spezialisiert, für seine Bearbeitung aber sehr gut geeignet. Dass Belastungen zu Symptomen führen, wird in ihrem Konzept ebenfalls angenommen. Diese Sichtweise ist also eine Gemeinsamkeit von EMDR und Ego-State-Therapie. Einer der Entstehungsgründe von Ego-States wurde schon von den Watkins (1997) definiert als das Erleben traumatischer Situationen. Weiterhin sprachen sie von entwicklungsbedingten Entstehungsgründen, die als Antwort bestimmte Ego-States hervorbringen. Sie können mit Schamgefühlen, Angst, Depression, Versagen, Schmerz oder Ähnlichem verbunden sein.

Symptomatologien dieser Art werden mittlerweile auch im Konzept des EMDR reflektiert. Sie werden als Folgen belastender Lebensereignisse gewertet. Im von

Hofmann und Hase (2014) erweiterten AIP-Modell existiert dafür die Kategorie der pathogenen Erinnerung. Diese Erinnerungen werden unverbunden gespeichert und durch das EMDR *wieder assoziiert.*

Unverbunden sind ebenfalls einige Ego-States. Die Vorstellung der mehr oder weniger starken Separierung findet sich im Kontinuummodell, aber auch in der Annahme der »hidden« oder »silent« Ego-States, die körperbezogen, also somatisch oder sensomotorisch ausgeformt sind. Hier ist ebenfalls die Watkins'sche Annahme des dritten Grundes für die Entstehung von Ego-States anzusiedeln: die Dissoziation.

Therapieziele sind in beiden Modellen dementsprechend das *Verbinden* der unverbunden gespeicherten, fragmentierten Erinnerungen bzw. der in den Anteilen dissoziierten Erfahrungen und die Förderung der Integration des belastenden Materials und des Zugangs zu fehlenden Informationen durch Kontakt zu den Anteilen.

Weiterhin wichtig in beiden Methoden ist die Annahme der inneren Bilder und Körperempfindungen sowie des Initiierens von *Körpererleben und Imaginationen* als Grundlage für heilsame Prozesse sowie der Förderung von Achtsamkeit im Vertrauen auf den Selbstheilungsprozess und die Fähigkeit zur Selbstregulation der Anteile. Separierte und dissoziierte Erfahrungen werden durch das Zusammenbringen von Anteilen (wieder) als etwas Gemeinsames erlebbar gemacht.

Im EMDR ist in erster Linie die durch die BLS ausgelöste *veränderte Aufmerksamkeit* der Katalysator für das Verbinden fragmentierter Erinnerungen und Netzwerke. In der Ego-State-Therapie fungieren hierfür Imagination und Hypnose, die hilfreich sind in der Fokussierung auf die Logik der inneren Anteile. Dadurch wird das Erleben sowohl gefördert als auch dosiert.

Beiden Methoden ist ebenfalls gemeinsam, dass sie durch den Rückgriff auf *Ressourcen* und das *Abschwächen eines akut als bedrohlich erlebten Gefühls* Veränderung bewirken. Dies wird in beiden Fällen durch duale Aufmerksamkeit erreicht, im EMDR durch die BLS und das Aktivieren des Arbeitsgedächtnisses im Wechsel mit dem episodischen Gedächtnis, in der Ego-State-Therapie durch Fokussierung oder Trance und das Kennenlernen ressourcenvoller Ego-States, die dann im Kontakt zu den traumatisierten oder anders belasteten Ego-States eine Schutzfunktion und Hilfe im Prozess bedeuten. Nicht nur der sichere Zugang zu den beteiligten Ego-States wird dadurch erreicht, sondern Ziel ist, dass die Klientin sich auch im Alltag wieder auf die Gegenwart fokussieren und z. B. durch Trigger hervorgerufene ungewollte Trancezustände erkennen und begrenzen kann. Sie lernt, mit *Reorientierung und Fokussierung* der Aufmerksamkeit systematisch zu arbeiten. Die Aufmerksamkeitssteuerung von Klientinnen wird in beiden Methoden zur Selbstberuhigung und zur Verbesserung der Selbstregulierungsfähigkeit eingesetzt (nicht zum Verarbeiten belastender Erinnerungen).

Tabelle 1: Grundannahmen und Therapieziele von EMDR und Ego-State-Therapie

EMDR	Ego-State-Therapie
Fragmentierte Erinnerungen verbinden (Unterbrechen des Arbeitsgedächtnisses)	Verbinden der Erfahrungen, die in verschiedenen Anteilen dissoziiert sind
Zugang zu fehlenden Informationen im episodischen Gedächtnis	Fehlende Informationen auffinden durch Kontaktieren von Ego-States. Jeder Anteil ist gekommen, um zu helfen
Innere Bilder und Körpergefühle als Grundlage der heilsamen Veränderung	Fördern der Integration durch Imagination, Trance und Körpererleben
Fördern der Achtsamkeit im Vertrauen auf den Selbstheilungsprozess	Ressourcenvolle Erfahrungen, Selbstheilung, Selbstregulation und Achtsamkeit

ORIENTIERUNG **KONTAKT VON RESSOURCE ZU BELASTUNG UND PENDELN**

Ressourcenintegration

Über die Zeit hat sich durch etliche Autorinnen und Autoren eine immer fundiertere Ressourceneinbindung ins EMDR entwickelt.

Die Ego-State-Therapie war spätestens mit Frederick und McNeal (1999) und Phillips und Frederick (2003) stark ressourcenaktivierend und Ich-stärkend ausgerichtet.

Die Kombination der beiden Methoden dient dazu, Prozess und Begegnung bestmöglich aufeinander abzustimmen und für die Entwicklung der Klientin optimal zu gestalten. Denn auch bei Menschen mit einem niedrigen Grad an Stabilisierung soll Traumabearbeitung möglich sein, damit auch sie von deren entlastender Wirkung profitieren können. Sowohl in der Ego-State-Therapie als auch im EMDR allein sollen Entlastung, Stärkung und Konfrontation in einem guten Verhältnis zueinander stehen, dies wird noch besser gewährleistet, wenn man die Stärken beider Methoden kombiniert.

Wie in Teil A, Kapitel 2 bereits kurz erwähnt, werden z. B. von folgenden Therapeuten, die solche Variationen angewendet und publiziert haben, derartige Kombinationen verwendet. Fine (2010) machte innerhalb des EMDR Ressourcenarbeit ohne BLS und Knipe (2010) ließ kurz auf Belastungen fokussieren, verwendete jedoch BLS zur Aktivierung des sicheren Gefühls in der Gegenwart. Forgash (2010) zog ressourcenvolle Ego-States als Stärkung heran. Paulsen (2008) entwickelte ein schonendes Vorgehen für den Therapieverlauf mit dissoziativen Klientinnen. Alle kombinierten mehr oder weniger explizit Teilearbeit mit EMDR. Das Auffinden traumatisierter und stärker dissoziierter Ego-States wird in einem so abgesicherten Rahmen möglich. So wächst das Toleranzfenster der Klientin und es kann allmählich immer mehr traumakonfrontativ gearbeitet werden (Abbildung 33).

Ressourcentechniken

Reine Ressourcentechniken im EMDR sind meist Abwandlungen hypnotherapeutischer Techniken, die mit bilateraler Stimulation »verankert« werden. Die ersten EMDR-Protokolle dieser Art waren das RDI von Korn und Leeds (2002) und die daraus abgeleitete Absorptionstechnik von Hofmann (2014). In der Absorptionstechnik wird nach drei angestrebten ressourcenvollen Zuständen oder Fähigkeiten gefragt, diese werden am Beispiel von drei bereits erlebten Situationen vergegenwärtigt und anhand von langsamer BLS untermauert. Bereits hierdurch sinkt der Grad der Belastung (Subjective Unit of Distress = SUD), der im EMDR regelhaft zu Beginn und am Ende einer Arbeit im Rahmen einer Selbsteinschätzung der Klientin gemessen wird.

Die Ego-State-Therapie enthält reichhaltige Möglichkeiten von Ich-Stärkung und Ressourcenaktivierung. Wir verwenden als Grundlage der Arbeit, wenn möglich, das Herausarbeiten von ressourcenvollen Ego-States anhand angenehmer Situationen aus Gegenwart und Vergangenheit (siehe Übung 1.2, Kontaktaufnahme mit einem ressourcenvollen Ego-State, in Teil C).

Hier kann BLS eine verstärkende Wirkung haben. Es muss aber überprüft werden, ob das Gefühl von Ruhe und Sicherheit, von Regulationsfähigkeit und Gegenwartsfokussierung durch die BLS vertieft wird oder eher nicht.

Wenn ja, kann die Klientin den Effekt der Ressourcenaktivierung generell durch BLS untermauern. Wenn nicht, reicht das Imaginieren oder eine entsprechende Körperwahrnehmung. Unter oben genannter Voraussetzung kann die verstärkende Wirkung der BLS angewendet werden auf die Ressourcenübungen in Teil C, Übungen 1.1, Einer Ressource begegnen; 1.2, Kontaktaufnahme mit einem ressourcenvollen Ego-State; 1.3, Näheres Kennenlernen des ressourcenvollen Ego-States; 1.6, Der inneren Stärke begegnen; 1.7, Konfliktfreies Bild; 1.8, Einem inneren Helfer begegnen; 6.1, Das ideale Selbst; 6.2, Die Baumübung; 8.1, Von der Sprache zum Körper, und auf viele andere rein ressourcenaktivierende Übungen, Krafttiere, innere weise Wesen, Schamanen, Vorstellungen einer erfüllten und sicheren Zukunft.

Gern verwenden Klienten bei dieser Art Übungen zur BLS den »Butterfly Hug«. Dabei kreuzt man die Arme vor dem Oberkörper und tippt abwechselnd rechts und links auf die Schultern (Jarero, Artigas, Montero u. Lopez, 2008).

Techniken zur Kontaktaufnahme mit Belastungen

Wenn genügend Ressourcen vorhanden sind, kann die Klientin von dieser sicheren Basis aus in Kontakt gehen mit etwas Belastendem (Abbildung 33). Dazu wird z. B. der ressourcenvolle Ego-State oder die Beobachterposition aktiviert und die Erwachsene von heute bringt den belasteten inneren Anteil in Sicherheit (Übung 2.1, Versorgen von verletzten Ego-States). Es kann auch ein Krafttier oder ein innerer Helfer zur Unterstützung mitgenommen werden. Auch hier sind die beiden »Stellschrauben« Ressourcenaktivierung und Filtern der Belastung im Einsatz.

»Da ist ein Hund!«

Ein Klient von mir (SL) hatte schon eine sehr gute Beziehung zu seinen inneren Anteilen und einige wenige, aber starke innere Bilder von ressourcenvollen Situationen. Er war bei seinem fragilen Vater aufgewachsen, nachdem die Mutter früh gestorben war. Aber auch zu ihren Lebzeiten gab es wenig liebevolle Zuwendung. Als Geschäftsfrau und durch ihre Erkrankung früh eingeschränkt, konnte sie lediglich dafür sorgen, dass es eine gewisse äußere Stabilität gab und der wesentlich ältere Bruder sowie der Vater ihre Aufgaben im Geschäftshaushalt erfüllten. Der kleine Junge »lief mit« in diesem zweckgesteuerten Familienleben und verbrachte seine frühe Kindheit im Geschäft. Er war einsam und wenig gehalten. Nach dem Tod der Mutter, im achten Lebensjahr des Klienten, brachen fast alle inneren und äußeren Strukturen auseinander. Der Vater dekompensierte als Alkoholiker.

Als Erwachsener hatte mein Klient nun gelernt, mit diesem kleinen Jungen Kontakt aufzunehmen. Mehr und mehr wurde klar, dass er ihn noch besser zu sich holen wollte, vor allem mussten Situationen beendet werden, in denen er beschämt und gedemütigt worden war.

Der Klient hatte viel und gern BLS eingesetzt zur Verstärkung des Sicherheitsempfindens in Ressourcensituationen. Als Erwachsener blickt er nun, während er den Butterfly Hug einsetzte, auf den kleinen Jungen. Dann blickte er durch die Augen des kleinen Jungen auf den Erwachsenen. Dies entspricht dem Vorgehen des »Blending« nach Helga Mattheß. Es war für den Jungen nicht so einfach zum Erwachsenen zu kommen. Zu viel berechtigtes Misstrauen und Angst, wieder enttäuscht zu werden waren im Spiel. Erwachsenen konnte er nicht vertrauen. Da erschien plötzlich ein Hund. Der Junge stieg auf seinen Rücken und ritt in die Gegenwart, bis er an dem für ihn vorbereiteten guten Ort in der Nähe des Erwachsenen ankam.

Es waren also mehrere Hilfsmittel eingesetzt worden: Die BLS, das Blending, das Helferwesen Hund, die gewachsene innere Stärke des Erwachsenen, ein guter, kindgerechter Ort und eine lebendige intuitive Vorstellungskraft.

Alle Techniken und ressourcenvollen Vorstellungen, die helfen, innere kindliche Anteile zu versorgen, können hier eingesetzt werden. Als EMDR-Technik kommt das Blending infrage, die Übung 4.3, Blending mit zwei Anteilen (Mattheß, 2013). Zwei Anteile schauen einander an, machen abwechselnd langsame BLS und die Stärke des einen wird auf den anderen übertragen. Die langsame BLS dient hier der vorsichtigen Assoziation.

Ein weiteres Beispiel für die Verbindung zwischen zwei Anteilen ist das Dialog-Protokoll von Egli-Bernd (2009). Ein kindlicher Anteil, der eine aus seiner Sicht stimmige (negative) Kognition hat (z. B.: »Ich bin hilflos«), erfährt Hilfe von einem erwachsenen Ego-State, der schon weiß, dass er sich heutzutage sehr wohl helfen kann (positive Kognition). Dadurch entsteht im Laufe des EMDR-Prozesses Selbstberuhigung und möglicher Dissoziation wird entgegengewirkt. Dies geschieht dadurch, dass das Wissen »der Erwachsenen von heute« verbunden werden kann mit der kindlichen Wahrnehmung. So kann Trost entstehen und die Gewissheit »Heute kann ich mir helfen«.

ORIENTIERUNG **KONTAKT VON RESSOURCE ZU BELASTUNG UND PENDELN**

Pendeltechniken: CIPOS

Das CIPOS-Protokoll (Knipe, 2010) – die Abkürzung steht für *Constant Installation of Positive Orientation and Safety* – fokussiert beim EMDR in erster Linie auf die sichere Gegenwart als Ressource. Dies nützt auch der Stärkung der Klientin, denn ihre Fähigkeit, sich zu reorientieren, wird dabei trainiert. Die Klientin blickt im CIPOS-Protokoll für kurze Zeit und ohne BLS auf die belastende Erinnerung und wechselt dann wieder in die sichere Gegenwart des Therapieraums zurück. Zur Intensivierung des Reorientierungserlebens wird langsame BLS eingesetzt. Das Filtern besteht in diesem Vorgehen darin, dass nur kurze Zeit auf die Belastung fokussiert wird. Dieser Vorgang kann wenige Male durchgeführt werden oder so lange wiederholt werden, bis die subjektive Belastung auf ein gewünschtes Maß gesunken ist. Dieses Herangehen ist auf die Arbeit mit Ego-States übertragbar, wie jetzt anhand des CARES-Protokolls (Leutner, 2019) gezeigt wird.

ORIENTIERUNG **KONTAKT VON RESSOURCE ZU BELASTUNG UND PENDELN**

Pendeltechniken: CARES

Auch das CARES-Protokoll (Leutner, 2019) ermöglicht eine passgenaue Dosierung der Belastung, arbeitet jedoch mit Ego-States. Es wird zwischen ressourcenvollem und belastetem Ego-State gependelt, wodurch ebenfalls die integrative Kapazität der Klientin erhöht wird. CARES steht für *Constant Activation of Resourceful Ego-States and Safety* (Abbildung 33).

Durch das Einbeziehen ressourcenvoller Ego-States wird das Prozessieren einer traumatischen Erfahrung bereits in einem früheren Stadium ermöglicht und der Übergang zur Traumakonfrontation wird vorbereitet. Auch hier liegt unser Augenmerk auf der bestmöglichen Abstimmung mit der Klientin und dem Feststellen ihrer Zone des aktuellen Könnens, sodass die Zone der nächsten Entwicklung erreichbar wird. Auch am CARES-Modell wird deutlich: Zwischen Ressourcenarbeit und einer Bewältigungserfahrung durch Traumakonfrontation besteht ein zirkulärer Zusammenhang (Abbildung 32), denn beide unterschiedlichen Seiten zusammen bilden die Einheit, aus der sich die Zone der nächsten Entwicklung formt.

Der springende Punkt dabei ist die präzise Dosierung des Grades der emotionalen Belastung während der Traumakonfrontation. Dies ist wichtig, um in der Steigerung der Affekttoleranz jedes Mal ein kleines Erfolgserlebnis verbuchen zu können. Diese präzise Dosierung wird im CARES-Protokoll dadurch erreicht, dass einer oder mehrere hilfreiche Ego-States aktiviert werden und vor der Traumabearbeitung bereitstehen und auf sie immer wieder zurückgegriffen wird. Es erleichtert den Klienten den Übergang zu direkter Traumakonfrontation z. B. anhand des EMDR-Standardverfahrens, die schon über eine relativ gute integrative Kapazität verfügen. Es wird also nicht die Logik einer linearen Abfolge wie die der Phasenmodelle angewendet, sondern anhand des Standorts im Prozessmodell mit der Dialektik von Trauma und Ressource gearbeitet.

Zum Vorgehen siehe Übung 7.1, CARES – das Vorgehen, in Teil C. Die Erwachsene oder die Gesamtperson sind aktive Gestalterinnen des Geschehens. Je nach Bedarf wird die Beobachterposition ebenfalls aktiviert. Die belastende Schlüsselsituation ist bereits bekannt, manchmal durch die vorbereitende Ego-State-Arbeit, manchmal aus anderen Gründen. Es ist ebenfalls eine ressourcenvolle Situation in der Biografie des Klienten bereits erarbeitet und verlebendigt worden. Das kann zum entsprechenden ressourcenvollen Ego-State geführt haben. Oder es waren ressourcenvolle kindliche oder erwachsene Anteile bereits bekannt. Diese Ego-States sind dann die Verkörperung der Ressource innerhalb der Arbeit mit CARES. Das ist die Ressourcenaktivierung. Der Prozess verläuft nun so, dass die Aufmerksamkeit beim ressourcenvollen Ego-State verbleibt und nur jeweils (kurz) zum belasteten Ego-State gelenkt wird, dann wird wieder zurückgewechselt. Dies bedeutet, dass beide Ego-States beim Prozessieren anwesend sind. Bei der Übung ist die Erwachsenenperspektive konstant vorhanden. Falls sie sich abschwächt, wird die Beobachterposition hinzugenommen.

Der Unterschied zum CIPOS-Protokoll besteht darin, dass dort die Orientierung auf die sichere Gegenwart als Ressource gelenkt wird. Im CARES sind die Ressourcen in Anteilen präsent. Zum traumatisierten Anteil, z. B. dem verletzten Kind, wird ein ressourcenvoller Ego-State hinzugeholt. Auch die Erwachsene von heute ist dabei. In erster Linie wird zwischen den beiden Perspektiven des ressourcenvollen und des belasteten Anteils gependelt, wodurch eine präzise Dosierung der Belastung ermöglicht wird.

Wenn auf den ressourcenvollen Ego-State fokussiert ist, wird langsame BLS eingesetzt. Die Erwachsene beobachtet, kann eingreifen und wird gestärkt, sowohl durch die Therapeutin als auch, wenn nötig, durch das Einnehmen einer Beobachterperspektive. Die Klientin lernt also, ihre Belastung gut einzuschätzen. Die involvierten Anteile gewinnen Vertrauen zueinander.

Falls es einen Ego-State gibt, der diese Arbeit »stört« oder »blockiert«, muss zunächst mit ihm gearbeitet werden (Übung 3.2, Arbeit mit inneren Störenfrieden, in Teil C).

Die Filterung der Belastung besteht darin, dass

- die Dauer des Kontakts mit dem belasteten Ego-State dosiert und ggf. langsam gesteigert wird; man beginnt wie beim CIPOS mit wenigen Sekunden;
- die schnelle BLS beim Kontakt mit dem belasteten Ego-State ebenfalls dosiert und ggf. gesteigert wird. Dies erleichtert die Verarbeitung der traumatischen Erfahrung, muss aber an die Belastungstoleranz der Klientin angepasst werden. Je nachdem, wie hoch die Belastung für die Klientin sein kann, wird die schnelle BLS im Verlauf nach und nach vorsichtig dazu addiert.

Wenn die Klientin nicht stabil genug ist, kann ganz auf schnelle BLS verzichtet werden. Dann wird ohne jegliche BLS auf die Belastung geschaut.

Das folgende Fallbeispiel (SL) zeigt mithilfe des CARES-Protokolls eine von vielen Varianten eines fließenden Übergangs zwischen der Ressourcenaktivierung mittels Ego-State-Therapie und Prozesstechniken, wie dem EMDR, die nach und nach eingesetzt werden können. Ebenfalls ist es eine Illustration für das Prinzip des dialektischen Vorgehens im Prozessmodell. Die Einheit der Gegensätze ist sichtbar und das Erreichen der Zone der nächsten Entwicklung sowie die Überwindung von Widersprüchen auf der nächsthöheren Ebene.

Fallbeispiel für CARES

Eine Klientin, Ende fünfzig, mit einer Hüftdysplasie, die für sie bis heute eine Behinderung darstellt, hatte mithilfe von Psychotherapie und Körperarbeit bereits viel daran gearbeitet, ihr Leben gut leben zu können. Sie wollte die emotional belastenden, teils traumatischen Auswirkungen der körperlichen Einschränkung und der medizinischen Behandlungen in der Kindheit besser verstehen und verarbeiten.

Eine besonders schwere Zeit war ein operativer Eingriff im Alter von fünf Jahren gewesen mit anschließender langandauernder Bettruhe in einer mit Gips fixierten Position. Das Auffinden der lebendigen Vierjährigen, die sie vor der Operation gewesen war, war eine beglückende Erfahrung. Diese Vierjährige und die Erwachsene von heute wurden immer mehr zu einer stabilen ressourcenvollen Verbindung. Die Klientin übte mit der Vierjährigen in Kontakt zu sein und fand es hilfreich, langsame BLS dafür einzusetzen. Sie genoss die sinnlichen und lebendigen Erfahrungen mit ihr, die ja ihre eigenen waren, zu denen sie aber lange keinen Zugang gehabt hatte.

Schließlich wollte sie mit der stark belasteten Fünfjährigen, die im Bett liegen musste, in Kontakt kommen. Allein der Gedanke daran flößte ihr Angst ein (Einheit der Gegensätze). Zunächst blickten wir gemeinsam aus einigem Abstand auf dieses Kind (Zone des derzeitigen Könnens). Die Vierjährige konnte dabei sein und hatte weniger Schwierigkeiten als die Erwachsene, zu der Fünfjährigen ans Bett zu gehen. Das war für die Erwachsene erstaunlich und hilfreich (Zone der nächsten Entwicklung wird sichtbar).

Sie konnte schließlich in der Vorstellung auch mit in die Szene gehen, um zu lernen, sich den Schmerzen der Fünfjährigen zu stellen und diese zu versorgen (Auflösung der Widersprüche auf der nächsthöheren Ebene).

Die Erwachsene und die Fünfjährige hatten sich bis dahin einsam und voneinander abgeschnitten gefühlt. Es berührte die Erwachsene sehr, dass die Vierjährige unbefangen mit der Bettlägerigen spielen konnte (wieder neue Zone des derzeitigen Könnens). Es war aber klar, dass dies nicht ausreichte (Zone der nächsten Entwicklung zeichnet sich ab). Schließlich konnten wir die Dauer des Kontakts zwischen allen dreien verlängern, schnelle BLS einsetzen und allmählich immer mehr Kontakt und Verbundenheit erreichen. Die Bearbeitung der Belastung an sich mit schneller BLS wurde immer wieder ergänzt durch das als angenehm erlebte Gewahrsein der Dreierkonstellation, eine stärkende Erfahrung gegenseitiger Unterstützung und Zusammengehörigkeit. Dieses Erleben wurde mit langsamer BLS untermauert (erneute Auflösung der Widersprüche auf der nächsthöheren Ebene.)

Es zeigte sich dadurch eine deutliche emotionale Entlastung: Die Erinnerung an die Bettlägerigkeit war noch da, aber alle drei Anteile erlebten sich in der Gegenwart verbunden, gemeinsam im Hier und Jetzt. Die kindlichen Anteile sind bis heute behütet, betreut und versorgt. So fühlt sich auch die Erwachsene gestärkt.

Das Erreichen dieser Stufe der Entwicklung bleibt dauerhaft als Fähigkeit erhalten, ist von innen über außen wieder nach innen gewandert (Jantzen, 2019). Das heißt, ein Problem »im Inneren der Klientin« wurde mithilfe der Therapeutin über die Kommunikation mit Außen gelöst und zu einer neuen Fähigkeit in ihrem Inneren umgewandelt.

Die traumabedingte Dissoziation ist nachhaltig überwunden worden, wodurch Energie frei geworden ist und auch im Körper spürbar fließt. Eine intensivere Körperarbeit wurde bei einer dafür spezialisierten Therapeutin im Anschluss an diese Therapie durchgeführt. Dies wurde für die Klientin möglich, weil durch die Traumakonfrontation die Schreckreaktion des Körpers auf das Bild des bettlägerigen Kindes nun Vergangenheit ist und die Ego-States einander stärken und stützen.

(SL, 2019)

Pendeln im Übergang zur situativen Traumakonfrontation mithilfe reiner Prozesstechniken: RIT

RIT bedeutet *Ressourcenintegrierende EMDR-Therapie,* es ist ein eigenes Vorgehen oder Protokoll (Leutner, 2008, siehe Übung 7.2, RIT – das Vorgehen, in Teil C). Der Grundgedanke dabei ist: Wenn noch nicht genügend Stabilität und Selbstregulation für die Durchführung des Standardprotokolls als reiner Prozesstechnik vorhanden sind, wird bereits vor Beginn des Prozessierens eine Ressource aktiviert, z. B. eine stärkende Situation, eine verlebendigte positive Erfahrung, ein Helferwesen, einen ressourcenvollen Ego-State oder Ähnliches und *im Raum lokalisiert.*

Die Klientin hat nun zusätzlich zum vertrauten Setting und der sicheren Gegenwart im Therapieraum nicht nur die Therapeutin als Unterstützung zur Seite, sondern auch eigene stärkende Bilder und Erfahrungen. Dann wird flexibel zwischen Belastung und Ressource gependelt, je nachdem, ob und wie lange dies benötigt wird. Dieses Vorgehen erleichtert das Prozessieren im Standardverfahren.

Wie sieht es praktisch aus?

Es gibt zwei Blickrichtungen: Die im EMDR übliche, in der sich der Finger der Therapeutin vor den Augen der Klientin bewegt, während sie sich die belastende Situation vorstellt. Diese Traumakonfrontation, in Kombination mit schneller BLS, wird wie im herkömmlichen EMDR Standardverfahren durchgeführt. Die zweite Blickrichtung dient der Ressourcenvorstellung der Klientin.

Die Ressource wird also im Raum an einer anderen Stelle als die Belastung positioniert. Es wird abgesprochen, wann im Laufe des Prozessierens die Klientin den Kopf wendet und in die Richtung der dort im Raum externalisierten Ressource schaut. Dazu wird dann durch die Therapeutin mit langsamer BLS in dieser Blickrichtung stimuliert.

Vorab werden die Anzeichen identifiziert, an denen die Klientin und auch die Therapeutin merken können, wann die innere Anspannung oder der Stress zu groß werden. Dies können Körpersensationen sein wie Anspannung, Schmerz, Unruhe oder herannahende dissoziative Phänomene wie Erstarrung oder Nebel im Kopf u. a. Treten diese Anzeichen ein, wendet die Klientin den Kopf oder die Therapeutin weist sie darauf hin, dass dies jetzt möglich ist.

Die Klientin schaut dann für eine begrenzte Zeit in die Richtung der Ressource, während die Therapeutin langsame BLS vorgibt. Die Blickrichtung wird so lange auf den Ressourcenfokus im Raum ausgerichtet, um das Ressourcenerleben zu verlebendigen, bis sich die Unruhe der Klientin weit genug reduziert hat. Dann wird das Prozessieren in üblicher Blickrichtung mit schneller BLS fortgesetzt. Auf diese Weise kann mehrmals zwischen Belastung und Ressource hin- und hergependelt werden.

Dieses Vorgehen kann als eine besondere Form des Einwebens betrachtet werden und ist schon recht nah an der Logik des Standardverfahrens, enthält aber Elemente des Pendelns (Abbildung 32). Als Einweben wird im EMDR ein Vorgehen bezeichnet, das angewandt werden soll, wenn der an sich frei assoziativ ablaufende Prozess ins Stocken gerät durch Blockaden oder sogenanntes Kreiseln. Das bedeutet, dass der an sich wie von selbst laufende Prozess plötzlich doch an einer Stelle nicht weitergeht und die Klientin sich von einer bestimmten Wahrnehmung oder einem bestimmten Gefühl nicht lösen kann. Dann wird möglichst kurz zusätzlich interveniert, z. B. daran erinnert, dass sich der Klient in Sicherheit befindet, dass er jetzt erwachsen ist, dass er inzwischen Wahlmöglichkeiten hat und Ähnliches (Hofmann u. Rost in Hofmann, 2014, S. 100).

Beim RIT wird das Standardverfahren des EMDR so lange »verdünnt«, also gefiltert, bis das explizite Zurückgreifen auf die Ressource nicht mehr notwendig ist. Ein weiterer Vorteil: Eine unvollständige Sitzung kann einfach in der Ressourcenwahrnehmung beendet und in der nächsten Stunde daran anknüpfend fortgeführt werden.

Im Fallbeispiel mit Transkript (S. 249 ff.) wird gezeigt, wie mit dem RIT gearbeitet werden kann.

Ein ähnliches Vorgehen haben Manfield, Lovett, Engel und Manfield (2017) entwickelt: Das Flash-Protokoll. Sie gehen aber noch deutlich weiter. Sie prozessieren so, dass der Klient fast nur noch in der Ressource bleibt und lediglich für Sekundenbruchteile den inneren Blick auf die Belastung richtet – und zwar durch Blinzeln mit den Augen, ein Effekt ähnlich wie bei der subliminalen Wahrnehmung.

ORIENTIERUNG **TRAUMAKONFRONTATION**

Situative Traumakonfrontation mit Prozesstechniken aus EMDR und Ego-State-Therapie

In der Ego-State-Therapie gibt es viele Möglichkeiten, eine Belastung oder ein Trauma situativ zu konfrontieren (Fritzsche, 2013). Meist geschieht die Konfrontation durch Anschauen aus der Beobachterposition, in Trance – mit ihren speziellen Lösungen und Logiken –, mit verschiedenen Bildschirmtechniken, durch das Verbinden und Neukonstellieren verschiedener Ego-States, durch Heranziehen zahlreicher hypnotherapeutischer Methoden und Techniken, wie Altersprogression und -regression, Ideomotorik, Split-Screen u. v. m. In der Ego-State-Therapie gab es zuerst die reichhaltige Arbeit mit inneren Anteilen. Die Techniken der Traumakonfrontation wurden »entliehen«, z. B. aus der Hypnose oder der Imagination. Wir setzen als Prozesstechnik der Ego-State-Therapie das in Teil C in Übung 3.5, Traumakonfrontation mit Ego-States, beschriebene Vorgehen ein. Oft nehmen wir auch EMDR hinzu (Übung 7.3, Traumakonfrontation mit Ego-States plus EMDR, in Teil C).

Das EMDR als Methode zur Traumabearbeitung verfügt für diese direkte Konfrontation über das sogenannte Standardprotokoll, das der Beginn des EMDR war. Weitere Vorgehensweisen und Techniken ergaben sich später aus der Notwendigkeit, wie oben erläutert, das Bearbeiten für bestimmte fragilere Menschen oder für Sondersituationen ebenfalls zu erlauben.

Auch im Einsatz als spezifische Prozesstechniken lassen sich EMDR und Ego-State-Therapie miteinander verschränken oder direkt kombinieren. Dabei gibt es bestimmte praxisrelevante Herangehensweisen, die auf vielfältige Art die Dialektik der Traumakonfrontation und der Ressourcenintegration abbilden. Wir verweisen erneut auf Abbildung 33: Spezifische Interventionen aus Ego-State-Therapie und EMDR im Prozessmodell.

Guter Anfang – gutes Ende

In einer traumakonfrontativen Sitzung, auch wenn sie gut vorbereitet und die Einzelerinnerung genügend abgrenzbar ist, kann oftmals nicht die gesamte belastende Erinnerung bearbeitet werden oder es treten weitere Assoziationsketten oder Affektbrücken auf. Die weitere Bearbeitung muss in einer späteren Sitzung stattfinden. Dann müssen unbedingt der oder die belastete(n) Anteil(e) beruhigt, getröstet und imaginativ an einen guten Ort gebracht werden. Dazu sollte spätestens jetzt Kontakt zu ressourcenvollen Ego-States oder anderen hilfreichen Wesen aufgenommen werden, die sich, zusammen mit der Erwachsenen tröstend und stärkend um die traumatisierten Anteile kümmern und sich in den nächsten Tagen und Wochen immer wieder davon überzeugen, dass es diesen inneren Anteilen möglichst gut geht.

Auch wenn eine Sitzung komplett beendet werden kann und Erleichterung eintritt, ist ein solcher Kontakt und das Schaffen des guten Ortes in der Gegenwart oder das bewusste Wahrnehmen, dass die Belastung nun vorbei ist, ein wichtiges Element der Traumabearbeitung (Reddemann u. Rentsch, 2019).

Hierdurch wird das EMDR-Standardprotokoll äußerst sinnvoll durch die Ego-State-Arbeit ergänzt!

Chance und Gefahr der Assoziation

Das EMDR fördert die Assoziation, den Zugang zu Informationen, es unterstützt das Potenzial und die Fähigkeit der Ego-States, sich miteinander zu verbinden. Darin kann einerseits die Gefahr liegen, dass Assoziationen zu früh entstehen und die mentale Fähigkeit der Klientin übersteigen, belastende Informationen bewusst wahrzunehmen und zu integrieren. Daher schlagen wir eine sehr gute Orientierung im Prozessmodell vor und ein genaues Erarbeiten der Zone der nächsten Entwicklung.

Andererseits muss man sich klarmachen, dass, zum richtigen Zeitpunkt eingesetzt und gut vorbereitet, gerade darin eine große Chance liegt. Es macht zudem noch einen Irrtum deutlich, dem manche Therapeutinnen, die mit inneren Anteilen arbeiten, unterliegen: Sie glauben, dass es möglich sei, mit *einzelnen Ego-States* zu arbeiten, ja sogar »ihre Traumatisierung« einzeln zu bearbeiten. Das ist nicht möglich, es ist ein Widerspruch in sich, denn das Resultat der Aufhebung von Trauma ist immer eine bessere Vernetzung, ein Zusammengehen, eine Verbundenheit von Anteilen.

Der Einsatz von EMDR soll nicht dazu verführen, isolierte Ego-States mit bilateraler Stimulation zur vermeintlichen Bearbeitung ihrer Belastung zu bringen. Dies kann nicht funktionieren, weil EMDR ein Verfahren ist, das besonders schnell und effektiv fragmentierte Erinnerungen verbindet und den Zugang zu Informationen erleichtert. Aber auch ohne EMDR gilt der oben genannte Leitsatz.

Die Verbundenheit der Ego-States muss also gut vorbereitet sein, bevor mit oder auch ohne EMDR prozessiert wird. Dazu ist es notwendig, vorher abzuklären, welche Ego-States die Bearbeitung unterstützen können. Mindestens muss klar sein, wie die erwachsene Klientin innere Anteile unterstützen kann. Dissoziierte Anteile sind nicht ohne Grund dissoziiert. Die psychische Kapazität für eine neue Verbundenheit muss gegeben sein, damit die Klientin an der Stelle nicht zum Schutz weiterhin dissoziiert.

ORIENTIERUNG **TRAUMAKONFRONTATION**

Einbeziehen von EMDR in die Prozesstechnik der Ego-State-Therapie

In der Ego-State-Therapie wird also mithilfe verschiedener Techniken eine traumatische oder belastende Situation bearbeitet, indem Zugang zu einem Ego-State hergestellt wird, der in dieser Situation entstanden oder mit ihr verbunden ist und sich oft noch in ihr eingeschlossen befindet. Es werden mit verschiedenen helfenden Ego-States Allianzen gebildet, um die traumatische Szene zu verändern. Damit einher geht ein entsprechend verändertes emotionales Erleben, das sich auch in körperlicher Entspannung und Erleichterung niederschlägt.

An der Stelle, wo über den Kontakt mit einem Ego-State ein Schlüsselereignis auftaucht, kann EMDR wirksam einbezogen werden. Je besser man dieses Ereignis als Erinnerung einzugrenzen vermag, desto besser und unkomplizierter wirkt das EMDR. Dadurch kann die Verarbeitung auch für die Ego-States intensiviert und beschleunigt werden. Wenn dies gut vorbereitet gelingt, bedeutet es einen qualitativen Sprung zu mehr Ko-Bewusstheit, Kooperation und Integration der Anteile. Hensel (2017, S. 126) schlägt eine zielgerichtete und unmittelbare Arbeit vor, die an den in der Anamnese ermittelten subjektiv bedeutsamen Stressoren ansetzt. Er formuliert ebenfalls bestimmte Vorbedingungen, plädiert aber dafür, klar und ohne Zögern in gemeinsamer Einschätzung mit den Klienten in die Prozesstechniken einzusteigen.

Der Einsatz von EMDR im Rahmen der Ego-State-Therapie bewirkt ein schnelleres und sanfteres Bearbeiten der belastenden Erfahrungen von inneren Anteilen. Das heißt, wenn die Situation reif dafür ist, alle Ego-States gut versorgt und mithilfe der in der Ego-State-Therapie üblichen Techniken schon weit in der Traumabearbeitung vorangekommen sind, macht es dennoch oft einen wichtigen Unterschied, sich bestimmte Szenen noch einmal mit EMDR vorzunehmen. Das Timing ist hier essenziell. Dann aber ergeben sich oft noch neue Effekte von Nachhaltigkeit und Befreiungserleben für die Klientinnen. So entsteht ein intensiveres Erleben von Selbstheilung (siehe Übungen 7.3, Traumakonfrontation mit Ego-States plus EMDR und 7.4, Einbeziehen von Ego-States im Ablauf der acht Phasen des EMDR – Überblick, in Teil C).

Für diese Form der Verarbeitung muss es der Klientin möglich sein, sich als Erwachsene, zumindest phasenweise, stabil wahrzunehmen. Es sind nur die Ego-States dabei, die mit dieser Arbeit einverstanden sind und die in den Prozess gehen wollen.

- Mindestens ein ressourcenvoller Ego-State oder die weiter oben angesprochenen stärkenden Vorstellungen sollen dabei sein.
- Nun geht die Klientin in Kontakt mit einem ressourcenvollen Ego-State, der ihr schon länger bekannt ist.
- Dann nimmt sie die belastende oder traumatische Situation aus der Beobachterposition wahr.
- Mit dabei sind der betroffene Ego-State aus der belastenden Situation, die Erwachsene von heute und der ressourcenvolle Ego-State.

Während die Klientin nun die Situation schildert, achtet die Therapeutin darauf, dass sie den emotionalen und körperlichen Kontakt zum belasteten Ego-State behält und präsent hat, dass die Erwachsene und der ressourcenvolle Ego-State mit dabei sind.

- Zunächst wird der belastete Anteil, z. B. ein kindlicher Ego-State, in der Situation betrachtet, anschließend wird überlegt, was für ihn oder sie aus heutiger Sicht hilfreich ist. Es entwickelt sich dabei eine neue Sichtweise der belastenden Situation und eine Lösung für den betroffenen Ego-State sowie ein gemeinsames Erleben der Anteile, die anwesend sind. Bedeutsam ist, dass nun der belastete Anteil in die sichere Gegenwart geholt und dort beschützt und versorgt wird.
- Hier kommt das EMDR zum Einsatz, indem es in dem Fall auch als Prozesstechnik eingesetzt wird.
- Am Ende der Arbeit wird wie oben erwähnt vorgegangen: Beruhigende Vorstellungen müssen abgesprochen werden.

Auch als Prozesstechnik kann der Aufbau so verwendet werden, dass die Belastung dosiert wird, wenn nötig. Je stärker die Dissoziation ist, je weniger also die Anteile einander kennen, desto länger und intensiver sollte Kontakt zum ressourcenvollen Teil explizit aktiviert werden. Die Klientin lernt hierbei zum einen, ihre Belastung und Belastbarkeit gut einzuschätzen. Zum anderen können so die Anteile ihre Angst voreinander abbauen. Langsame BLS beim Vergegenwärtigen des ressourcenvollen Ego-States stärkt dessen Präsenz. Schnelle BLS beim Betrachten der belastenden Situation in unterschiedlich langer Zeitdauer bedeutet in diesem Setting bestmöglich angepasste Traumakonfrontation.

ORIENTIERUNG **TRAUMAKONFRONTATION**

Wahrnehmen und Einbeziehen von Ego-States in den acht Phasen des EMDR-Standardverfahrens

Jede der acht Phasen hat im EMDR-Prozess ihre eigene Bedeutung, auch im Hinblick auf das Einbeziehen von Ego-States. In Übung 7.4, Einbeziehen von Ego-States im Ablauf der acht Phasen des EMDR – Überblick (in Teil C), wird dies im Detail erläutert. Es ist gar nicht so kompliziert, bei den einzelnen Phasen dieses Ablaufs mit dem Auge der Ego-State-Therapeutin zu schauen. In allen Erinnerungen, Kognitionen, Emotionen, Sensationen können sich Ego-States zeigen, wie auch beim Abschluss der Sequenz in der ressourcenvollen Situation der Verankerung oder im Körper.

Oft zeigen sich auch in der Phase 4, dem eigentlichen Reprozessieren, Ego-States, die nicht explizit angesprochen werden müssen. Wenn man die Klientin genau beobachtet, kann man oft abschätzen, mit welchem Anteil man es gerade zu tun hat, meistens muss gar nicht eingegriffen werden, auch nicht unbedingt bei Affektbrücken.

Es gibt aber einige Situationen, in der die Ego-State-Arbeit innerhalb des EMDR-Prozesses sehr sinnvoll ist:

- wenn der Prozess stockt oder kreiselt,
- wenn durch die Affektbrücke Kontakt zu einem Ego-State entsteht, der versorgt oder anders einbezogen werden muss,
- wenn aus einem unbekannten Grund ein Ego-State auftaucht,
- wenn es wichtig ist, genauer auf einen Ego-State zu fokussieren,
- wenn ressourcenvolle Ego-States aktiviert werden sollten,
- wenn die Arbeit mit dem EMDR so blockiert ist, dass zunächst nicht damit weitergearbeitet werden kann, sondern zuerst genauer geschaut werden muss, was die Klientin und ihre Anteile brauchen.

Wenn im EMDR-Prozess ein Ego-State auftaucht

Manchmal deutet sich das Auftauchen eines Ego-States an: Der EMDR-Prozess scheint zu Ende zu sein, aber die Belastung bleibt noch verhältnismäßig hoch. Oder die Belastung ist zwar auf null, aber die positive Kognition fühlt sich nicht stimmig an. Manchmal wird es auch sehr klar, z. B., wenn sich die Stimme oder der Blick der Klientin verändern.

Wir gehen damit zunächst so um wie im EMDR mit einer Affektbrücke: Wir akzeptieren entweder den »Umweg« über die Brücke oder wir verpacken das Material für eine spätere Sitzung (siehe Übung 7.2, RIT – das Vorgehen, in Teil C).

Übertragen auf den unerwartet erscheinenden Ego-State heißt das: Wir bringen ihn entweder in Sicherheit und kümmern uns später um ihn. Oder wir erarbeiten mit ihm und der Erwachsenen gezielte Interventionen:

- Wer ist es?
- Was braucht er/sie?
- (Wie) kann das Prozessieren mit EMDR fortgesetzt werden?

Kriterien hierfür sind: Wie viel Zeit ist in der Sitzung noch vorhanden? Wie sicher und stabil ist die Klientin gerade? Wie ist die Arbeitsbeziehung? Sind genügend Ressourcen vorhanden? Wie kann die Belastung dosiert werden?

Wir ziehen das Prozessmodell zu Rate und erarbeiten im Begegnungsraum die Antwort. Wenn z. B. keine Zeit mehr ist, sollte man den aufgetauchten Ego-State imaginativ in Sicherheit bringen und/oder von einer inneren Helferin zusammen mit der Erwachsenen versorgen lassen. Bei einem der nächsten Male kann man mit dieser Situation und diesem Ego-State mit EMDR weiterarbeiten. Es ist oft hilfreicher, das neu Aufgetauchte mit dem Konzept eines Ego-States zu fassen, als lediglich von einer »weiteren Situation« zu sprechen, denn es macht es dem Klienten möglich, in Beziehung zu diesem Anteil und seiner Erfahrung zu gehen. Manchmal kann auch das EMDR nicht die ganze Integrationsarbeit leisten, sondern das Heilsame liegt darin, dass der Ego-State sich nach und nach, innen und außen bestmöglich abgestimmt, weiterentwickeln kann.

Chefgespräch

Es wird gezeigt, wie ein auftauchender Ego-State während einer EMDR-Sequenz den Zugang zu weiterem Material eröffnen kann, das dann wiederum mit EMDR prozessiert wird.

Eine Klientin, die unter ihrem selbstunsicheren Verhalten am Arbeitsplatz litt, wollte in Konfliktsituationen mit ihrem Vorgesetzten belastbarer werden und sich unabhängiger fühlen. Sie war bei sehr jungen, überforderten Eltern aufgewachsen, die ihr keine verlässliche Versorgung hatten bieten können. Als Pflegekind bei Tageseltern war sie zwar gut aufgehoben gewesen, doch sei dort in erster Linie Anpassung gefordert worden. Mittels EMDR in Kombination mit einem vergegenwärtigten ressourcenvollen Ego-State sollte ein Gespräch mit ihrem Personalchef vorbereitet werden, um eine Abschlussarbeit über ein berufliches Training zu schreiben, das sie bislang vermieden hatte. In der Exploration zeigte sich, dass sie unter dem Gefühl litt, eigentlich nicht dazuzugehören.

In einer ersten Phase wurde ein ressourcenvoller Anteil – »die kluge Fachfrau« – zur Bearbeitung der Belastungssituation hinzugezogen. Dieser Anteil wurde aus einer angenehmen Situation extrahiert, bei der sie von Seminarteilnehmern ein stärkendes Feedback bekommen hatte und sich zugehörig fühlte.

K: »Ich hatte das Gefühl bei unserem letzten Training: ›Ja, ich gehöre dazu‹, als ein paar von den Teilnehmern sich Gespräche gewünscht haben und so Sachen gesagt haben wie ›Ja, das wäre ja schon wichtig von Ihnen als Fachfrau …‹«

SL: »(In der Situation,) wo Sie das am meisten gespürt haben, dieses Gefühl ›ich gehöre dazu‹, welches Bild war das?«

K: »Dann fällt mir spontan ein, wo die eine Frau, Mitarbeiterin, mich direkt ansprach: ›Kann ich Ihnen mal was erzählen? Ich würde gerne Ihre Meinung dazu hören.‹«

SL: »Okay … und wie hat sich das im Körper angefühlt?«

K: »Kräftig, also kraftvoll, bis hin zu so einer Motivation, die ich dann fühle. Also Energie steigt.«

SL: »Und wo spüren Sie das im Körper?«

K: »Das spüre ich so mehr im Bauch … Nee, also eigentlich spüre ich das hier (zeigt mit beiden Händen vom Kopf zum Bauch) also mindestens im ganzen Oberkörper.«

Während des anschließenden Prozessierens mit EMDR machte sich die Klientin immer wieder klar, dass sie die »Fachfrau« bei sich hatte. Dies tat sie besonders dann, wenn Stresspegel, Aufregung und Anspannung sehr hoch waren oder das Körpergefühl zu belastend wurde. In der Belastungssituation leitete ich schnelle Augenbewegungen (ABW) an. Wenn sie in die angenehme Situation wechselte, langsame Augenbewegungen (LABW). So verlief das Verarbeiten sanft, aber konsequent bis hin zu einer vorläufigen Lösung.

K: »Jetzt wurde es ganz doll hier oben wieder (fasst sich an die Kehle), jetzt wird es stressig.«

SL: »Wollen Sie hierbei bleiben oder wechseln?«

K: »Nee, darüber gehen.«

SL: »Okay, sind Sie drin in der angenehmen Situation?«

K: »Mhm.« (nickt; langsame Augenbewegungen (LABW))

SL: »Ist okay, oder noch etwas mehr?«

K: (LABW) »Ein bisschen.«

SL: »Und direkt wieder rüber in die belastende Situation.«

K: (schnelle Augenbewegungen, ABW) mhm …«
SL: »Stopp?«
K: »Ja, jetzt vermischt es sich.«
SL: »Womit?«
K: »Mit der anderen Situation? Also weil ich das Wort ›Experte‹ im Kopf habe, vermischt es sich gerade. Also ich habe mich daran erinnert, wie in der anderen Situation, auch noch andere Teilnehmer, wie wir so gelacht haben und es sich locker angefühlt hat und das hat sich gerade mit der Situation vermischt.«
SL: »Machen wir einfach weiter, lassen Sie es einfach passieren.«
K: (ABW; bricht ab, lacht)
SL: »Okay, was ist jetzt?«
K: »Jetzt habe ich mir gerade vorgestellt, ich würde den Herrn H. als Expertin ansprechen.«
SL: »Ach so, verstehe.«
K: »Weil ich bin ja der Experte von dem Thema.«
SL: »Machen Sie mal damit weiter.«
K: (ABW)
SL: »Stopp? Was ist jetzt«
K: »Also das Bild war witzig. Ich habe eher das Bild über die Expertin, die ich ja von dem Thema bin, logischerweise, und dass ich von einer anderen Situation mit dem Herrn H. spreche und dass ich es eher lustig, humorvoll aufziehe, so nach dem Motto, was er ja Gutes davon hat, wenn er mir die Daten gibt. Weil ich ja auch seine Firma schließlich bediene und meine Arbeit mit verkaufe.«
(… ABW …)
K: »Ich hatte jetzt gerade den Gedanken ›Ich gehöre dazu, wenn ich die Situation so gestalte, dass ich dazugehöre.‹«

Im weiteren Prozess wurde dieses Gefühl immer mehr gefestigt, es stellte sich eine freudige Erwartung ein. Schließlich begannen wir, die Arbeit abzuschließen, als sich eine Affektbrücke zum Vater ergab:

K: »Also ich habe mir weiter vorgestellt, wie er antwortet, wie er sagt, wie toll es doch ist, dass ich dieses Thema in meiner Arbeit behandle und dass ich ihm das und das schicke und dass er mir das und das zurückschickt.«
SL: »Okay, weiter?«
K: »Mhm.« (ABW)
K: »Jetzt kommt gerade etwas ganz Komisches. Jetzt hat der Herr H. mir gesagt, Frau P., Sie sind ja nicht Ihr Vater.«
SL: »Aha.«
K: »Also mir ist gerade mein Vater eingefallen und natürlich der Gedanke, dass ich seine Geschichte nicht wiederholen will.«
SL: »Ja.«

K: »Oder, dass ich ja seine Geschichte wiederholen würde, wenn ich meine Arbeit jetzt nicht abschließe und das ist ja wichtig, dass ich den Herrn H. anspreche. ... Es steigt wieder in Aufregung.«

SL: »Ja, ist okay.«

K: »Ein bisschen gepaart mit dem ... Mir wird da gerade ein bisschen schwindelig und das ist gekoppelt mit dem Gedanken ›Ich bin mir nicht so sicher‹, also es fühlt sich etwas unsicher an, weil ich nicht weiß, was denn eigentlich passiert, wenn ich fertig bin oder fertig werde.«

K: »Also das Herzklopfen ist ein bisschen da und der Satz irgendwas mit ›Ich identifiziere mich nicht mit meinem Vater‹, sowas.«

SL: »Mhm. Okay, machen Sie da noch weiter.«

K: (ABW)

SL: »Stopp, oder ...?«

K: »Jetzt kommt der Satz ›Ich gehöre nicht dazu‹, ich glaube, genau das weiß ich jetzt nicht. Ich weiß ja nicht, wohin ich gehöre.« (Kindliche Stimme)

SL: »Also wenn Sie zu der akademischen Gesellschaft gehören, gehören Sie nicht mehr zu Ihrem Vater?«

K: »Ja, ich glaube, das ist so eine Angst, so eine Unsicherheit.«

Es zeigte sich hier ein kindlicher Ego-State. Die Klientin merkte, dass die Gefühle in der Situation mit dem Chef aus ihrer Beziehung zum Vater stammten. Sie schämte sich dem Vater gegenüber, der selbst seine akademische Ausbildung nicht beendet hatte, und hatte Angst, nicht mehr zu ihm zu gehören. Als das klar war und der kindliche Ego-State versorgt und in Sicherheit gebracht worden war, konnte der EMDR-Prozess weitergeführt und vollendet werden. Die Klientin konnte danach bei der Arbeit viel besser als Erwachsene für sich sorgen. In einer der nächsten Sitzungen wurde das Thema in Bezug auf den Vater weiterbearbeitet und die Belastung ebenfalls gelöst.

(SL, 2019)

ORIENTIERUNG **TRAUMAKONFRONTATION**

Wenn ein Ego-State das Arbeiten mit EMDR unterbricht

Jede EMDR-Therapeutin kennt die Situation, dass während des EMDR-Prozesses scheinbar plötzlich »nichts mehr geht«. Hier muss zunächst das Prozessieren beendet werden. Es ist darauf zu achten, dass die Klientin wieder in einen guten inneren Zustand kommt, beispielsweise mithilfe gut abgestimmter Stärkungs- und Ressourcenübungen.

Als Ego-State-Therapeutin hat man nun die Chance, gemeinsam mit der Klientin zu schauen, ob etwas aufgetaucht ist, was mit anderen Ego-States zu tun hat, die Angst oder andere Vorbehalte gegen die Weiterarbeit an dieser Stelle haben. So eine »Detektivarbeit« kann manchmal lange dauern. Wenn sie gelöst ist, ist plötzlich das Prozessieren nicht mehr schwierig und kann oft an ähnlicher Stelle fortgesetzt werden. Im Fallbeispiel »Bei sich bleiben – ein Weg aus dem Vakuum« (S. 219 ff.) habe ich (SL) derartige Schwierigkeiten geschildert.

Kernaussagen zu den wichtigsten Kombinationen von Ego-State-Therapie und EMDR

Aus Sicht des EMDR:

Hypnotische Distanzierungstechniken werden eingesetzt, damit die belastende Erinnerung nicht in voller Wucht erlebt wird.

Vor und während des EMDR-Prozesses werden *ressourcenvolle Ego-States aktiviert* und mit langsamer bilateraler Stimulation verankert, um den subjektiven Grad der Belastung abzupuffern.

Pendeltechniken mit Ego-States, z. B. CARES

Während des EMDR-Prozesses können *Ego-States auftauchen und identifiziert* werden,

- die durch *Affektbrücken* oder somatische Brücken aktiviert wurden;
- die am Kreiseln oder *Blockieren* beteiligt sind.

Ego-States werden *vor dem Prozessieren in Sicherheit* gebracht, wenn sie nicht dabei sein wollen oder können.

Beim *Beenden*, besonders von unvollständigen Sitzungen, aber auch generell zur Abrundung des EMDR-Prozesses werden *tröstende oder stärkende Ego-States* eingesetzt oder innere Helfer, Archetypen und Ähnliches.

Ein *Symptom* kann einem Ego-State zugeordnet werden und in der Folge ist eine *Schlüsselsituation* leichter zu identifizieren. Dann kann über Zeitregression und Affektbrücken der *Fokus* für das Standardprotokoll des EMDR herausgearbeitet werden.

Aus Sicht der Ego-State-Therapie:

BLS zur Ressourcenstärkung

Beim Aufbau von *Bindung* in der Arbeitsbeziehung wird *BLS* hinzugenommen. Auch bei *Selbstberuhigungs- und Ich-Stärkungserfahrungen* kann *BLS* hilfreich sein.

BLS zur Unterstützung beim Etablieren sicherer Orte, konfliktfreier innerer Bilder, ressourcenvoller Körpererinnerungen, innerer Helferinnen und hilfreicher Teams.

Pendeltechniken mit BLS, z. B. *CARES*
Es werden zur Traumakonfrontation Ego-States *mithilfe bilateraler Stimulation* miteinander in Kontakt gebracht.

Es wird *EMDR als Standardverfahren* hinzugenommen, wenn eine *belastende Erinnerung* auftaucht.

Es wird während der Traumakonfrontation das *EMDR-Standardverfahren zum Prozessieren* eingesetzt, wodurch das Potenzial belasteter und ressourcenvoller Ego-States sinnvoll verbunden wird.

Traumakonfrontation in der Ego-State-Therapie wird *ergänzt und effektiviert durch EMDR.*

Wir haben in diesem Abschnitt diese Interventionsmöglichkeiten geschildert und gleichzeitig einen Leitfaden gegeben für das Dosieren und sukzessive Erhöhen von Belastung bei gleichzeitig intensivem Anreichern mit Ressourcen. Insbesondere wurde geschildert, wie die Arbeit zum Verbinden belasteter und ressourcenvoller Ego-States aussehen kann.

Nichtverbalisierte Erfahrungen: Verbindung zu Ego-States aufspüren

Helen Watkins beschrieb mit der *somatischen Brücke* ein hypnotisches Vorgehen, um durch Altersregression unbekannte Ursprünge von Körperempfindungen beim Menschen herauszufinden. Sie modifizierte die Affektbrücke ihres Mannes John Watkins (1971) dahingehend, dass sie den Ausgangspunkt nicht in den Affekt, sondern in den Körper des Klienten verlegte und danach fragte, ob er Spannung in irgendeiner Region im Körper spüre. Falls ja, solle er sich auf die Wahrnehmung dieser Empfindungen, wie beispielsweise Enge in der Brust oder Flattern im Bauch, konzentrieren und zurückgehen zu einer früheren Zeit in seinem Leben, wo er diese Körpersensation das erste Mal empfunden habe. Ob mit oder ohne hypnotische Induktion würde der Klient zu einem früheren Erlebnis kommen, das auch mit der Affektbrücke in Verbindung stehe (Watkins, 1992, S. 63). Wenn der Patient eine Erfahrung erinnert hatte, leitete sie eine Abreaktion mithilfe einer speziellen Technik, der *silent abreaction* ein (Watkins u. Watkins, 1997, S. 121).

Bei Menschen mit einem niedrigen Grad an Stabilisierung kann die somatische Brücke, wie Helen Watkins sie beschrieben hat, zu einer ungewollten Überflutung mit belastenden Erinnerungen führen. Abreaktionen werden heute aus guten Gründen kaum noch durchgeführt.

Somatosensorische Phänomene, körperliche Missempfindungen oder Beschwerden können zu *neuen* und integrierenden Erkenntnissen führen, dadurch, dass zuvor nicht bewusste Gedächtnisinhalte (implizite Erinnerungen) dem Bewusstsein zugänglich gemacht und auf neue Weise verbunden werden. Um Jantzen zu zitieren: »[...] die falschen Verknüpfungen wieder aufknüpfen und neu knüpfen und die fehlenden Verknüpfungen nachknüpfen« (1978, S. 177).

Dies kann mitunter sehr herausfordernd sein. Möglicherweise, weil die damit in Verbindung stehenden Erfahrungen dissoziiert sind? Vielleicht weil das Toleranzfenster, die mentale Kraft des Klienten, nicht hinreichend ist, das Erlebte zu erfassen, ohne davon überwältigt zu werden? Vielleicht weil Erlebtes zu einer Zeit stattfand, zu der es keine Möglichkeit des Verbalisierens gab, die kognitiven Möglichkeiten noch nicht hinreichend entwickelt und Symbolisieren der Erfahrungen (noch) nicht möglich war, wie bei besonders früh im Leben auftretenden Belastungen, Krankenhausaufenthalten, Verlust von Bindungspersonen, Gewalt.

Ein Seil wie ein roter Faden

Eine Klientin beispielsweise, die in den 1960er Jahren als Säugling über einen Zeitraum von einem Jahr hinweg in einer Universitätsklinik immer wieder in der Mundregion bestrahlt wurde – sie wurde deswegen fixiert –, verfiel in der Therapie oft in blicklose Zustände, in denen sie nicht sprach und die Orientierung im Raum verlor. Ich (EC) erlebte die Klientin sehr direkt in ihrem körperlichen Ausdruck und So-Sein und spürte in meiner Resonanz und Reziprozität ein vorsichtiges Herantasten in der Kommunikation. Ideen, ein Baby zu wiegen, tauchten bei mir auf, führten zu beruhigendem Murmeln, veränderter Prosodie. Es war für mich ein Hinweis, dass es sich um ein Alter handelte, in dem Verbalisieren noch nicht möglich war. Wir konnten gemeinsam, als dieser dissoziierte Zustand der Klientin endete, Informationen teilen, Mutmaßungen anstellen und Lösungen entwickeln, wie sie die Gegenwart besser wahrnehmen könnte. Beispielsweise band sie ein Seil von innen an die Wohnungstür, das lang genug war, um an der Couch im Wohnzimmer zu enden. Auf dieser Couch war sie oft in einen Zustand versunken, der stundenlang andauern konnte und an den sie keine Erinnerung hatte. Nur die fortgeschrittene Uhr zeigte ihr später die Dauer der vergangenen Zeit an. Das Öffnen ihrer Wohnungstür nach der Arbeit hatte zu einem Wechsel in den Zustand eines jüngeren Anteils geführt, der, abgekapselt von äußeren Reizen, in seiner Welt auf der Couch versunken war. Am Seil konnte sie sich wie an einem roten Faden orientieren, in der Gegenwart bleiben und in Kontakt zu diesem kindlichen Anteil kommen. Die Klientin hatten zuvor keinen Bezug herstellen können zu ihren dissoziativen Zuständen und den implizit gespeicherten Lebens- und Beziehungserfahrungen von Raum- und Zeitlosigkeit und Alleinsein.

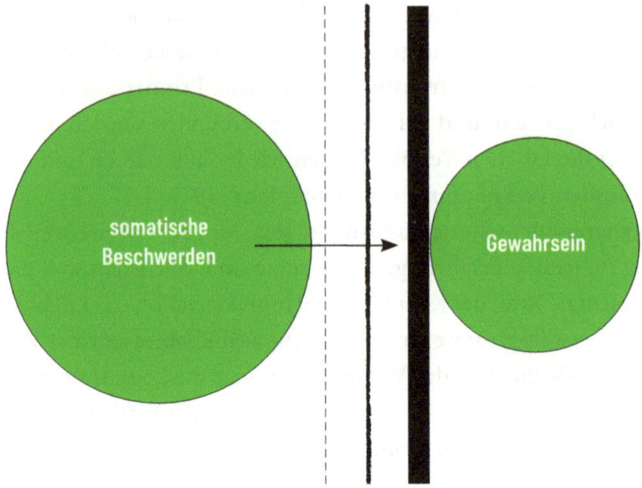

Abbildung 34: Illustration unterschiedlich starker Grenzen zwischen Ebenen des Erlebens (Cronauer u. Leutner, 2020, S. 356)

ORIENTIERUNG **RESSOURCE**

Selbstentwicklungsprozesse im Körper fördern

Wie können wir die Selbstentwicklungsprozesse im Körper fördern? Würdigen wir zunächst Gendlins Beitrag zu einer erfahrungsbasierten, körperorientierten Methode, dem Focusing. Sein Einfluss auf die Entwicklung körperpsychotherapeutischer Methoden bei Trauma ist unbestritten.

Gendlin, in die USA emigrierter Wiener, war Philosoph und Psychotherapeut und Schüler und Kollege von Rogers, dem Begründer der Personzentrierten Psychotherapie. Er fand heraus, dass die Art und Weise, wie Klienten über sich sprachen, ein bemerkenswertes Kriterium für ihren Therapieerfolg ist. Diejenigen, die häufig nach Worten suchten, die Zeit benötigten, ihr inneres Empfinden in Metaphern oder Bildern auszudrücken, waren mehr in Kontakt zu ihrem inneren Erleben als diejenigen, die klar und flüssig formulieren konnten. Auch zeigten die Erstgenannten stärkere oder schwächere körperliche Reaktionen, wie Seufzen oder auffälliges Ausatmen. Offenbar waren sie in gutem Kontakt zu ihren körperlichen Empfindungen, und dies schien die Erarbeitung einer Lösung zu befördern (Gendlin, 1981, 1987; Weiser Cornell, 1997/2019; Wiltschko, 2011). Gendlin definierte diesen Selbstprozess als Focusing. Die vage, diffuse Ahnung eines Problems nannte er *felt sense,* eine physische Erfahrung, die mehr impliziert als Gefühle und Gedanken.

Gendlins Focusing kann auch wie ein »Naturprodukt« für die Beziehung des Menschen zu sich selbst angesehen werden. In einer Art Zwiesprache mit sich selbst kann die Person herausfinden, welches innere Thema gerade jetzt nach Aufmerksamkeit verlangt. Und sie kann dieses Thema begrüßen und die Entfaltung des vagen Empfindens in mehr Erkenntnis spüren und verfolgen. In sich hineinhorchen und im Kontakt damit zu bleiben, Wörter (Handlungen) zu finden für den *felt sense* und diese Wörter abzugleichen mit dem Körpererleben, setzt durch das »carrying forward« (fortsetzen, weitertragen) etwas Größeres in Gang (Wiltschko, 2011). Mit dem Finden einer Bedeutung komme es zu einer unmittelbar gefühlten Erleichterung, die Gendlin als *felt shift* bezeichnete.

Gendlin richtete sich von der subjektiven Wahrnehmung hin zur organismisch-prozesshaften Ebene des Körpers, mit dem grundsätzlichen Vertrauen der Personenzentrierten Psychotherapie in den Lebensprozess (Kern, 2014, S. 27).

Sein Therapiekonzept weist Ähnlichkeiten mit den Konzepten von Rogers und Erickson auf. Auch er betont die Einzigartigkeit jedes Individuums und seiner Potenziale. Er sieht die Bereitschaft der Therapeutin als wesentlich an, sich unvoreingenommen an den Bedürfnissen des Klienten zu orientieren und offen zu sein für neue Entwicklungen im therapeutischen Prozess. Dazu gehört auch, ihr Vorgehen anzupassen und das Erleben im subjektiven Moment zu nutzen, um Veränderungen zu fördern. Erfahrung ist für Gendlin immer eine *Interaktion* mit anderen und Focusing die Schnittstelle zwischen Sprechen und Körper (Kern, 2014).

ORIENTIERUNG **KONTAKT VON RESSOURCE ZU BELASTUNG UND PENDELN**

Spuren finden – Spuren erforschen

Wie können wir Prozesse körperlich anregen, um die Zone der nächsten Entwicklung zu bahnen? Focusing ist sozusagen ein experientielles Werkzeug, das die Therapeutin initiiert, ein Werkzeug, das der Klient in sich trägt, aber nicht weiß, dass und wie er es für sein Thema nutzen kann.

Die Therapeutin aktiviert gemeinsam mit dem Klienten eine ressourcenvolle Region im Körper und vertieft diese. Das langsame und vorsichtige Beobachten der dabei sich entfaltenden Ressource differenziert und erweitert die Wahrnehmung und das Erleben. Das Hinein-Atmen in die gegenwärtige Erfahrung ist »zwangsläufig bewusstseinsnah« (Geuter, 2015, S. 109) und fördert Kompetenzerleben und Toleranz für körperliche Prozesse.

Die Therapeutin nutzt Focusing, damit der Klient seinen eigenen (organismischen) Prozess herstellen kann. Sie beobachtet die körperlichen Bewegungen, oft Mikrobewegungen, in Mimik oder Atem, in der Muskulatur, in den Eingeweiden, die inneren Prozesse des Klienten signalisieren und darauf hinweisen, dass sich Veränderungen anbahnen. Das Schon-Spüren, aber Noch-nicht-Wissen (Wiltschko, 2017, S. 31) wird durch die Suche nach Formulierungen abgetastet. Worte, die beschreiben, was da ist, wie »es« sich anfühlt. Dazu gehören auch die Pausen und das Abwarten, das Kommenlassen.

Das Geschehen, das sich entfaltet, ist nicht vorhersehbar. Die Ungenauigkeit des Prozesses fördert kreative Suchprozesse in einer interpersonalen Trance, ausgehend vom körperlichen Erleben. Die Therapeutin unterstützt diesen Prozess durch ihre körperliche Resonanz, hält inne und wartet, was in ihr entsteht: Vielleicht möchte sie Worte des Klienten in ruhiger, gleichbleibender Stimmlage wiederholen, weil sie implizit »weiß«, dass sie ihm hilft, wenn sie ihn unterstützt und führt. Die Therapeutin kann auch aktiv die Erkundung und Unterschiedsbildung anreichern (siehe Übung 8.7, Anregungen für vernetzende Kommunikation zwischen Klientin, Körper und Persönlichkeitsanteilen, in Teil C).

Sie separiert auf diese Weise Begriffe, um dem Klienten bei seiner Differenzierung zu helfen. So kann er Unterschiede herausfinden. Sich für das richtige Wort entscheiden, das ihn weiterführt, zum nächsten Wort, zum nächsten Ausdruck, zur nächsten Erkenntnis. Das Spüren und Noch-nicht-Wissen setzt sich in der Beziehung zu sich selbst und durch die therapeutische Beziehung fort und entfalte sich nach Wiltschko (2017, S. 138) mit expliziten Symbolen (Worten, Bildern, Gesten, Handlungen …).

Das Erleben führt zum Erkennen, es geht vom subjektiven Gewahrsein zum reflexiven Bewusstsein (Kern, 2014, S. 44). Es kommt zu einer inneren Wachstumsbewegung. Über das innere Abtasten, die innere Auseinandersetzung mit dem Erleben, erwirbt der Klient neue Bedeutungen und macht diese zu seinem persönlichen Sinn (Jantzen, 1987).

Davor war ein lebensgeschichtliches Ereignis phänomenologisch erlebbar, aber nicht bewusst, oder es war bewusst und nicht erlebbar. Im dialektischen Prozess zwischen dem körperlichen Erleben und dem Erkennen wird der prozesshafte Charakter von Entwicklung und Selbstentwicklung deutlich.

Diese Entwicklungsdialektik können wir auch in Sterns Konzept der Selbstentwicklung (2005, S. 44) finden, auch wenn sie dort nicht explizit formuliert ist: »Der Gegenwartsmoment ist eine subjektive psychische Prozesseinheit, deren man sich bewusst ist […] Uns ist nicht bewusst, wie diese Erinnerung (oder der Gedanke) in unser Gewahrsein gelangt ist, weil wir sie unbewusst, intuitiv, konstruiert haben. Sie kann aufwallen und wie eine gewaltige Meereswoge über uns hereinbrechen oder wie eine sanfte Welle ansteigen und leise zurückweichen«.

Die Kinderschulter

Eine 58-jährige Klientin, die schon längere Zeit wegen Angstzuständen zu mir (EC) in Therapie kam, klagte in einer Sitzung über persistierende Schmerzen in der linken Schulter. Auch die physiotherapeutische Behandlung sei nicht erfolgreich. Sie hatte erkennbar

Schmerzen. Die Klientin willigte in meinen Vorschlag ein, diese schmerzhafte Region näher zu untersuchen. Sie fand rasch eine sie stärkende Körperressource und begann, ihre linke Schulter zu erkunden. Nach einer Weile sagte sie unvermittelt, das sei keine große Schulter, das sei die Schulter eines Kindes. Dabei war sie emotional sehr berührt. Ich setzte BLS ein, indem ich ihre Handrücken in rasch wechselndem Rhythmus tappte, bis sie sich beruhigte. Nach einer Weile der Stille und Ruhe konnten wir über ihre Erkenntnis sprechen. Als die Klientin vier Jahre alt war, verunglückte ihr Vater mit dem Fahrrad und erlitt ein Schädel-Hirn-Trauma, das ihn in seiner Persönlichkeit veränderte. Der Vater, der sie auf Händen getragen hatte, lag nun unter Verbänden im Krankenhaus, sie war als Einzelkind mit ihrer Mutter allein, das Leben der Familie veränderte sich von einem Tag auf den anderen. Die Klientin hatte in der Therapie bereits darüber gesprochen, sie hatte diesen Ego-State des kleinen Mädchens versorgt. Vielleicht war der körperliche »Niederschlag« des Traumas in der Klientin noch nicht bearbeitet. Es bleibt letztlich unklar. Jedoch schlug nach dieser Arbeit die Physiotherapie besser an, und die Schmerzen in der Schulter gingen deutlich zurück.

(EF, SL, 2020)

Wie in diesem Fallbeispiel deutlich wird, tauchten atmosphärische Eindrücke aus einer Zeit auf, in der Sprache und Symbolbildung altersgemäß entwickelt waren. Das Erleben war überwältigend und konnte nicht ausgedrückt werden. Die Klientin konnte Beziehung aufnehmen zu diesem Ego-State des vierjährigen Mädchens. Sie konnte Mitgefühl entwickeln und die Kleine trösten, konnte Bezüge herstellen zu ihrem Verhalten als Erwachsene dem Vater gegenüber. Oft erlebte sie sich als sprachlos, wenn er beispielsweise an einer Erkältung litt. Die Angst um ihn erlebte sie als »viel größer«, als sie eigentlich hätte sein können. Es schien ihr die Angst des kleinen Mädchens zu sein, das jedwede Erkrankung des Vaters als katastrophal einschätze. Abbildung 35 illustriert die integrativen Prozesse zwischen den Ebenen des Erlebens.

Das Missempfinden in der Schulter, die implizite Erinnerung an den Unfall des Vaters, wurde explizit in der Beziehung zur Therapeutin und zu sich selbst und wandelte sich dadurch. Dieser Prozess führt zu Veränderungen in der Wahrnehmung der körperlichen Beschwerden. Von jeglicher Erfahrung scheinbar isoliert anmutende Bewegungen oder Automatismen werden integriert, weil sie mit einem Geschehen assoziiert werden können. Körperliche Beschwerden oder Missempfindungen verändern sich, gehen zurück. Mindestens werden sie anders bewertet, weil sie nun als Ich-synton erfahren werden. Klienten können durch diese Arbeit ihre körperlichen Beschwerden besser annehmen und selbstfürsorglicher werden. Das Bewusstsein von ressourcenvollen Bereichen im Körper lenkt zudem den Blick auf Positives.

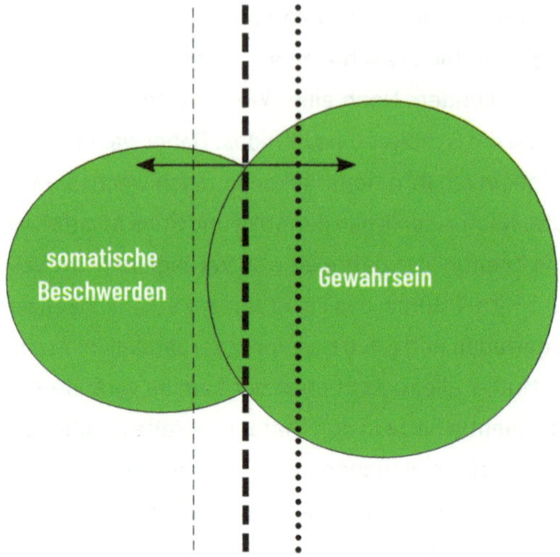

Abbildung 35: Illustration integrativer Prozesse zwischen Ebenen des Erlebens (Cronauer u. Leutner, 2020, S. 357)

Zuvor gab es keine Worte, durch den Prozess werden Wörter und Symbolisierungen gefunden, sehr oft assoziiert mit einem Ego-State. Zu diesem kann der Klient nun in Beziehung gehen. Ko-Bewustsein ist entstanden, innere Kommunikation wird möglich. Mit Blick auf das Prozessmodell und die Zone der nächsten Entwicklung kann dies von außen durch die Therapeutin angeregt werden oder im inneren System durch den Klienten selbst erfolgen.

Aus der Sicht der Ego-State-Therapie fördert die Therapeutin mit der Ressourcenaktivierung im Körper, zusammen mit dem achtsamen, kleinschrittigen, langsamen Erforschen des Erlebens, die Zone der nächsten Entwicklung des Klienten. Sie weiß, dass der Bezug auf das körperliche Erleben den Entwicklungsprozess weiterträgt, fortsetzt. Sie vertraut auf dessen Kraft. Der Klient erlebt in der Zone seines aktuellen Könnens sein körperliches Erleben als störend, schmerzlich, belastend. Wenn sich Verbindungen generieren durch die Fortsetzung des körperlichen Prozesses in der Wechselwirkung mit der Therapeutin, wird die Erfahrung ganzheitlich integriert.

Aus der Traumatherapie wissen wir auch, dass eine beobachtende, neugierige Haltung davor schützt, von Gefühlen überwältigt zu werden. Angst und Neugier scheinen einander auszuschließen. Panksepps (1998/2005) evolutionär und neuronal angelegtes emotionales Motivationssystem SEEKING ist aus neurobiologischer Sicht ebenfalls eine mögliche Erklärung des beschriebenen prozesshaften Geschehens. Dazu gehören Aspekte wie engagiertes Ausgerichtetsein, Neugierde, Explorationsverhalten. Das Ausgerichtetsein scheint die Bedeutungsgebung zu fördern. Therapeutin und Klient öffnen gemeinsam den Raum dafür, wenn der Klient angesichts seiner Not die Unerschrockenheit eines Therapeuten aus der *Tiefe seines Herzens und Verstehens* heraus (Hensel, 2017, S. 114) spürt, kann er sich der Präsenz und auch der Führungskompetenz des Therapeuten anvertrauen.

Nicht immer gibt es bei diesem Vorgehen weiterführende Erkenntnisse oder Assoziationen zu einem Ego-State oder belastenden Erfahrungen. Die Ich-stärkende Erfahrung der Körperressource, das Pendeln zu unangenehmen Körpersensationen, das achtsame Beobachten von Körperempfindungen *sind* bereits hilfreiche Interventionen. Sie ermöglichen dem Klienten, Spannungszustände besser zu regulieren, und stärken seine Selbstwirksamkeit. Und auch diese Ich-stärkende Erfahrung sollte wiederum bewusst gemacht und auch körperlich gespürt werden: Hinein-Atmen in das Empfinden von Können, Selbstwirksamkeit oder Meisterschaft – eine sich fortsetzende ressourcenvolle Erfahrung, die die Selbstentwicklung und die Beziehung zu sich selbst fördert. Ein Klient sprach mir (EC) und nicht sich selbst (!) Zauberkräfte zu, weil es ihm gelang, durch das Pendeln seinen seit einem Reitunfall persistierenden Schmerz im Unterschenkel zu mildern. Er integrierte das ihm magisch anmutende Pendeln fortan in seinen Alltag und war sehr froh über diese Entlastung (siehe Übung 8.5, Kontakt zwischen somatischen Beschwerden und Persönlichkeitsanteilen fördern, in Teil C).

ORIENTIERUNG **TRAUMAKONFRONTATION**

Vom Körper ausgehen – das Bottom-Up-Protokoll (Cronauer)

Shapiro hat in ihrem Vortrag auf der EMDRIA Europakonferenz in Amsterdam 2009 betont, dass in der Physiologie gespeicherte Erinnerungen Enkodierungen seien, die der Ursprungsfamilie und anderer Interaktionen und Beziehungsmustern entstammen. Physiologisch gespeicherte Erinnerungen sollten zugänglich sein und verarbeitet werden. Die Verarbeitung traumatischer Erinnerungen mit der EMDR-Methode impliziert mit dem gleichzeitigen Reprozessieren von Kognition und Emotion auch den Körper. Der Klient wird nach der meist vorhandenen sensorischen Komponente des Traumas, dem mit der Erinnerung an das Trauma verbundenen *Körpergefühl* gefragt (Hofmann, 2014, S. 72). Durch den EMDR-Prozess und die damit einhergehende Verarbeitung pathologischer Erinnerungen lösen sich auch sehr häufig die körperlichen Missempfindungen auf, beispielsweise weicht ein Engegefühl in der Brust, oder der Atem fließt freier. Im EMDR werden in der Phase 6, dem Körpertest, etwaige mit dem verarbeiteten Trauma in Verbindung stehende körperliche Missempfindungen nochmal durch die bilaterale Stimulation prozessiert.

Mitunter zeigen sich anhaltende Körperempfindungen, Bewegungen oder andere physiologische Phänomene wie Schwitzen, Frieren, Zittern oder Ähnliches, die scheinbar ohne Zusammenhang zu angstauslösenden, überwältigenden Erfahrungen persistieren.

»Das macht meine Frau verrückt«

Ein sechzigjähriger Klient kam zu mir (EC) in Therapie, weil er auf seinen neuen Vorgesetzten mit unterwürfigem Verhalten reagierte. Er mache sich so klein, als könne er unter dem Teppich gehen. Er sei der kleine Junge von damals, der ständig Angst vor seinem despotischen Vater habe. Herr G. war im ehemaligen Jugoslawien aufgewachsen. Er war mehreren schwerwiegenden Lebenserfahrungen ausgesetzt. Ego-State-Therapie und der Einsatz von EMDR halfen ihm, die Erfahrungen auf gute Weise zu verarbeiten und zu integrieren. Dazu gehörte auch die Erinnerung an seine Beschneidung, als er gut zwei Jahre alt war. Seine muslimische Mutter habe diese gegen den Willen seines atheistischen Vaters durch zwei Männer an ihm vornehmen lassen. Die Anwendung der EMDR-Methode bei dieser Erinnerung ließ die Belastung (Subjektive Scale of Discomfort, SUD) auf die Zahl 1 zurückgehen.

Im Lauf der Zeit wurde ich aufmerksam durch eine Bewegung seines linken Beins, das wie ein langsames Wippen anmutete, mit augenfällig gebeugtem, zum Knie hochgezogenen Fuß. »Das macht meine Frau verrückt.« In den dreißig Jahren Ehe sei es nie weg gewesen. Der Klient war einverstanden, dieses Bewegungsmuster zu explorieren, wie oben beschrieben. Nach einer Weile fielen die Worte, dass er Luft pumpe ... und dann erinnerte er sich, wie er bei der Beschneidung von den Männern festgehalten wurde und die einzige Möglichkeit des sich Wehrens offenbar darin bestand, dieses Bein zu bewegen. In dieser unbewussten Körperbewegung hatte sich die Komplexität der ihn überwältigenden Erfahrung erneut gezeigt.

Wie das Fallbeispiel und die Abbildung 34 zeigen, war die körperliche Erfahrung dissoziiert und dem Bewusstsein nicht zugänglich. Dies wurde offensichtlich auch durch die EMDR-Methode nicht erreicht. Wie also vorgehen? Lanius hat 2010 mit einem Bottom-Up-Protokoll einen Weg gezeigt, indem er ausschließlich das körperliche Missempfinden prozessiert. Der Prozess verläuft sehr langsam, es kommt nicht zu Übererregung. Fixierte Reaktionsmuster, wie Erstarren oder autonome Reaktionen können integriert werden. Vielleicht hätte diese körperliche Bewegung damit erreicht werden können, allerdings hatte der Klient kein Missempfinden bei seiner Bewegung. Sie störte ihn nicht.

Bereits vor vielen Jahren hatte ich (EC) im oben dargestellten körperorientierten Vorgehen beim Auftauchen autonomer Erregung der Klientin bilaterale Stimulation (BLS) mittels *Tapping* angewandt, um diese Erregung zu prozessieren. Tapping wird beim EMDR mit Kindern überwiegend angewandt. Die Anwendung taktiler Stimulation bedarf sorgfältiger Abstimmung. Die Therapeutin sollte für sich prüfen, ob sie die Klientin berühren kann und möchte. Die Klientin sollte ausreichend Zeit haben nachzuspüren, ob diese Art der Stimulation für sie in Ordnung oder gewünscht ist. Sie könnte durch ihre Zustimmung der Therapeutin einen Gefallen tun, oder sie bejaht vorschnell diese Anwendungsmöglichkeit, obwohl es sich für sie nicht stimmig anfühlt. Ein Hinweis auf die wechselseitigen Beziehungsbotschaften der therapeutischen Interaktion, die bedacht werden sollten.

Neben der Stimulation der Hände ist auch die Stimulation der Fußrücken denkbar, mitunter auch die der Knie. Der Einsatz eines Gerätes, das BLS über Impulsgeber an die Handinnenflächen der Klientin schickt, erlaubt diese Form der taktilen Stimulation mit ausreichendem gegenseitigem Abstand durchzuführen, für manche Klienten genau die richtige Stimulationsmethode.

Die anfängliche Sorge, die taktile BLS könne zu einer möglichen Überflutung mit noch nicht bewussten und damit assoziierten Erinnerungen führen, hat sich nach meiner Erfahrung nicht bestätigt.

Kehren wir zurück zur Entwicklung des ressourcenintegrierenden Bottom-Up-Protokolls. Die BLS prozessiert die Verarbeitung der autonomen Erregung, die zu beobachten ist, wenn Assoziationen zu belastenden Erfahrungen aufkommen. Diese damit zuvor nicht in Verbindung gebrachten Gedanken, Bilder, Gefühle werden explizit und können nun versprachlicht werden.

Anfang 2010 stellte ich das ressourcenintegrierende Bottom-Up-Protokoll in einer früheren Version als experimentelles EMDR-Protokoll für somatischen Beschwerden vor. Der Fokus geht rein vom Körperempfinden aus. Über das genaue Erspüren körperlicher Phänomene wird der Weg gebahnt zum Symbolisieren und damit Erkennen (Emotion und Kognition) damit assoziierter belastender Erfahrungen in der Lebensgeschichte (Cronauer, 2010; 2019). In diesem Protokoll stehen der Körpertest in Phase 3 und die Bewertung in Phase 5 des achtphasigen EMDR-Ablaufschemas.

Welche Überlegung liegt dieser Veränderung zugrunde? Bei somatischen Beschwerden oder sensorischen Fragmenten fehlt die Verbindung zur ganzheitlichen Erfahrung. Sie muss sich zuerst entwickeln. Dies geschieht im dialektischen Prozess zwischen dem körperlich Gespürten und Gewahrwerden der damit verbundenen Erfahrungen (Phase 3, Körpertest). Einher gehen damit beobachtbare körperliche Reaktionen wie beispielsweise Veränderungen der Mimik, Änderungen der Atemfrequenz, der Muskelspannung. Diese Erregung wird mit taktiler bilaterale Stimulation prozessiert (Phase 4, Reprozessieren). Paulsen (2017) vermutet, dass über die taktile Stimulation der Zugang zum impliziten Gedächtnis möglicherweise nichtverbalisierter Erfahrungen (jüngerer Ego-States) zu liegen scheint. Die Verarbeitung durch Tappings orientiert auf die Gegenwart, die gespürt wird, sei es durch die Berührung der Therapeutin, sei es durch die vibrierenden Impulse des Gerätes in den Handinnenflächen, Füßen oder Knien. Der Verlauf ist durch diese Art der bilateralen Stimulation weniger belastend als beim emotionalen Reprozessieren (Hofmann, 2014). Das Erkennen möglicher Verbindungen zu biografischen Erfahrungen erleichtert den Klienten. Meistens wird die Kernbotschaft seiner Not spontan in einer Bewertung (negative Kognition) geäußert und bereits im *Präteritum* formuliert – ein Indiz für die Verortung in der Vergangenheit (»Ich war ausgeliefert«). Die im EMDR-Standardverfahren in Phase 3 ausgewählte Bewertung erfolgt bei dem ressourcenintegrierenden Bottom-Up-Protokoll in Phase 5. Die positive Kognition wird erfragt, die Stimmigkeit der Kognition wird validiert (VoC). Die subjektive Belastung durch die aufgekommene Erinnerung wird erhoben. Fragmentierte Erfahrungen haben sich zu einer ganzheitlichen Erfahrung verbunden (siehe Übung 8.6, Bottom-Up-Protokoll zur Traumakonfrontation, in Teil C).

Mögliche weitere, damit in Verbindung stehende belastende Erinnerungen können dann mit dem EMDR-Standardverfahren prozessiert werden.

ORIENTIERUNG **DISSOZIATIVE SYMPTOMATIKEN**

Körperpsychotherapeutisches Vorgehen bei dissoziierten Persönlichkeitsanteilen

Die Entscheidung für körperorientiertes Vorgehen sollte bei Klienten mit stärker dissoziierten Anteilen mit Sorgfalt getroffen werden. Zunächst muss abgewogen werden, ob es sicher genug ist, den Körper in die Arbeit einzubeziehen. Wir dürfen annehmen, dass die bloße Anwesenheit der Therapeutin im Begegnungsraum eine Gefahr darstellen und unterschiedliche Handlungen des Verteidigungssystems aktivieren kann. Innere Anteile, die aus gutem Grund verhindern, dass der Klient sich körperlich auf achtsame Erkundungen einlassen kann. Dann ist hier der erste Schritt im inneren System auszuhandeln, wie viel überhaupt möglich ist. Vielleicht eine Zahl oder Größe finden lassen, um wie viel Belastungserleben reduziert oder etwas Neutrales oder Angenehmes gespürt werden kann. Auf diese Weise können Ressourcenaktivierung und Filtertechniken für den Zugang zur Körperarbeit eingesetzt werden. Hilfreich ist auch, zunächst kleine Übungen anzuregen, die die körperliche Präsenz stärken (Croos-Müller, 2012; 2017; Levine, 2013). Auch sollten Therapeutin und Klient besprochen haben, wie zu viel Erregung körperlich wahrgenommen werden kann. Es ist auch wichtig, ein Stoppsignal zu verabreden. Dann kann der nächste Schritt darin bestehen, die Aufmerksamkeit nach innen zu lenken, um eine ressourcenvolle Region im Körper zu aktivieren.

Vorsicht: Zu viel Entspannung kann triggern. Pausen machen, auf die Gegenwart als Ressource orientieren, bereits bekannte Ressourcen aktivieren oder die Belastung senken, sind alles Maßnahmen, um die körperpsychotherapeutische Arbeit sicherer zu machen.

Das Prozessmodell erlaubt die Orientierung: Wo steht die Therapeutin mit der Klientin, was kann die Klientin bereits, liegt körperorientiertes Vorgehen in ihrer Zone der nächsten Entwicklung? Ist die ressourcenvolle Erfahrung im Körper ausreichend genug, um Körpersensationen weiter zu erforschen und das Belastungserleben zu balancieren? Ist die Verbindung zu belastenden Erinnerungen für die gesamte Person schon möglich?

Auch durch die Kontaktaufnahme zu ressourcenvollen Ego-States kann der Weg bereitet werden, den Körper mehr in die Therapie einzubeziehen:

Fahrrad fahren können

Eine Klientin (EC), die viele Jahre körperliche Gewalt durch ihren Vater erlebt hatte, konnte durch die Erinnerung an den ressourcenvollen Ego-State des fünfjährigen Mädchens, das so gern mit dem Rad im Hinterhof fuhr, wieder in Kontakt kommen mit Bewegung. Davor hatte sie jahrelang mehr oder weniger in Starre gelebt. Inzwischen treibt sie regelmäßig Sport, was sie als sehr stärkend und ganzheitlich erlebt. Früher konnte sie sich im Fitnessstudio nur dann erkennen, wenn sie das Fahrrad zum Training auswählen konnte, das vor der Kante von zwei Spiegelwänden stand. Nur in der gebrochenen Reflexion ihrer Person konnte sie sich sehen. Inzwischen ist dieser Annäherungsschritt an Bewegung nicht mehr nötig. Work-out in der Gruppe ist ihr möglich. Sie konnte aus eigener Kraft ihren heilsamen Weg finden, sich weiter zu unterstützen. Zwar gibt es Teile ihres Körpers, die sie nicht spürt, die Beschäftigung damit in der Therapie ist aber derzeit kein Thema.

Hier zeigt sich, wie der Körper auch indirekt wieder erreicht werden kann durch die Aktivierung eines ressourcenvollen Ego-States aus der Kindheit, assoziiert mit Bewegung.

Die Fokussierung auf ressourcenvolles Körpererleben in der Gegenwart und die achtsam wahrzunehmenden Veränderungen im Körper in jedem Moment verhindern, dass traumatische Erinnerungen aufsteigen und zu Kontrollverlust führen. Sicherheit wird vermittelt durch Eingrenzen auf und Begrenzen der sensomotorischen Reaktionen. Die Therapeutin kann immer wieder mit Blick auf das Prozessmodell entscheiden, wie fein sie die Konfrontation mit Belastendem dosieren muss, damit der Klient den Eindruck von Orientierung und Kontrolle hinreichend erfährt. So kann die Aktivierung ressourcenvollen Erlebens schrittweise angereichert werden. Rothschild (2000) hat darauf hingewiesen, dass auch Entspannung triggern kann. Es kann sinnvoll sein, zunächst die Beobachterfunktion beim Erleben zu aktivieren oder nur eine kleine Zeiteinheit des Erlebens zu wählen, nur eine kleine Region im Körper wahrzunehmen oder nur ein Wort für das Erleben auszusuchen. Oder das Atmen, wenn überhaupt, nur kurz zu registrieren. Das Gleiche gilt für das Beobachten unangenehmer Körperempfindungen. Die Wahrnehmungs- und Erlebensdimensionen werden auf diese Weise weiter künstlich separiert, damit der Klient seine Erlebensfähigkeit in Sicherheit erweitern und mit Belastendem in Kontakt gehen kann.

Die heilenden Aspekte einer ganzheitlichen Psychotherapie, die auch das Verbinden von sich körperlich zeigenden Anteilen oder Fragmenten mit der Person als Ganzer im Blick haben, sind offensichtlich.

Die Therapeutin trägt die Verantwortung, die Entscheidungen für ein körperorientiertes Vorgehen und Verarbeiten gemeinsam mit dem Klienten vor dem Hintergrund ihres Fachwissens sorgfältig zu treffen. Weiterbildung und Selbsterfahrung in Traumatherapie sind notwendig, um dieses Vorgehen auch bei komplex traumatisierten oder dissoziativ organisierten Menschen durchzuführen.

Am folgenden Fallbeispiel wird gezeigt, wie ein immer wiederkehrendes somatisches Missempfinden erforscht und achtsam begleitet zu einem kindlichen Ego-State einer Klientin führt. Die somatisch-affektive Erregung wird mit dem ressourcenintegrierenden Bottom-Up-Protokoll prozessiert und integriert.

Branka

Eine Klientin, die sich nach einem chirurgischen Eingriff – zufällig entdeckter Darmkrebs im Anfangsstadium – von Existenzängsten überwältigt sah und unter viel Traurigkeit litt, wollte angstfreier und wieder lebensfroher werden. Die Klientin wuchs zunächst bei ihrer Großmutter im damaligen Jugoslawien auf, wurde zeitweise in einen Hort gegeben und kam, weil sie unter starkem Heimweh litt, wieder zur Oma zurück. Die Mutter war dem Vater nach Deutschland gefolgt, als die Klientin zwei Jahre alt war. Vom Onkel, den die Klientin als zu ihr lieb bezeichnete, wurde sie missbraucht. Im Alter von sechs Jahren kam sie zu den Eltern nach Deutschland. Die Trennung von der Oma erlebte sie als Einschnitt. Die überforderten Eltern stritten sich oft, der gewalttätige Vater schlug die Mutter immer wieder. Die Klientin hatte schulische Probleme, konnte aber als Schwimmerin überregional glänzen, was mitunter den Vater ihr gegenüber gnädig stimmte. Ihr späterer Mann erlag einem Krebsleiden, als ihre Kinder noch minderjährig waren. Die Klientin führte ein kleines Importunternehmen und verdiente genug, um eine Immobilie zu kaufen. Sie selbst erlebte sich in ihrer Funktion als Mädchen für alles und ließ sich bei der Einstellung von Mitarbeiterinnen mehr von deren Schicksal als deren Eignung für die Position leiten. Das führte dazu, dass sie immer mehr Arbeiten selbst erledigen musste. Sie überging sich in ihren Bedürfnissen nach Sicherheit und Orientierung und wehrte diese – auch ihren Kindern gegenüber – mit Strenge und Sarkasmus ab.

In einer ersten Phase konnte die Klientin sich stabilisieren und sich trotz ihrer Schamgefühle mehr und mehr anvertrauen. Ressourcenvolle Anteile wie die das »spielende Kind«, die »Schwimmerin« und die »Geschäftsfrau von heute« erlaubten, schmerzliche Erfahrungen emotional zu realisieren und dissoziierte Momente, die sich in Sprachlosigkeit und Starre zeigten, zu balancieren. Ihre »strenge Seite«, mit der sie sich innerlich abwehrte, konnte als Verinnerlichung der abfälligen Bemerkungen ihres Vaters verstanden werden, der eigentlich einen Sohn hatte haben wollen und von seiner »dummen Tochter«, die er erst im Alter von sechs Jahren kennengelernt hatte, enttäuscht war. Die Klientin konnte im Laufe der therapeutischen Arbeit die positive Absicht ihrer strengen Seite verstehen: Wenn sie mit sich streng war, bot sie weniger Angriffsfläche und schützte vermeintlich die Mutter. Sie konnte eine liebevollere Beziehung zu dieser von ihr selbst abgelehnten Seite aufbauen, ihre Selbstfürsorge wuchs. Ihr Sarkasmus wandelt sich über Ironie oft in Humor. Die Beziehung zu ihren Söhnen wurde besser. Die positiven Entwicklungen waren erfreulich. Es blieb jedoch eine schmerzvolle Region in ihrem Bauch davon unberührt, die wir mit dem oben beschriebenen Vorgehen explorierten.

Die Klientin hält dazu in beiden Händen ein Gerät, mit dem alternierend bilaterale Impulse in rascher Folge in ihre Handinnenflächen gesendet werden. Abgesprochen ist ein Stoppsignal, zusätzlich der Hinweise der Therapeutin, dass sie bei augenscheinlich höherer Belastung fragen wird, ob die Klienten stoppen möchte. Die Klientin hat auf eigenen Wunsch die Augen geschlossen, um ihre Körperempfindungen fokussierter wahrnehmen zu können. Im ersten Schritt wird die Körperressource (siehe S. 359), eine positiv empfundene Stelle im Körper, erfragt und vertieft.

P: »Es tut überall weh.«

EC: »Zu Ihrer Sicherheit und für unsere weitere Arbeit bitte ich Sie, in Ihrem Körper eine Stelle zu finden, die sich gut anfühlt.«

P: »... meine Hände.«

EC: »Ihre Hände ... gehen Sie damit in Kontakt ... atmen Sie dorthin, bitte ... Wie fühlt sich das an ...?«

P: »Die sind fest und kräftig.« (Klientin reibt die Hände sanft auf den Oberschenkeln.)

EC: »Kräftig und fest ... bitte atmen Sie dorthin und beobachten Sie weiter ...«

P: »Ja, das reicht bis in die Unterarme ...« (verweilen und wiederholen und neue Begriffe der PatientIn mit aufnehmen und wiederholen. 2–3 Minuten später:)

EC: »Ist es in Ordnung, wenn Sie jetzt mit Ihrer Aufmerksamkeit zu dem unangenehmen Gefühl in Ihrem Bauch gehen?«

P: »Ja ... wie ein Stück Holz ...«

EC: »Wie ein Stück Holz ... Bleiben Sie dabei ... beobachten Sie weiter ... atmen Sie dorthin ...«

P: »Da ist Druck in meinem Kopf ...«

EC: »Da ist Druck in Ihrem Kopf ... wie fühlt es sich an, wie von außen oder wie von innen ...?«

P: »Es ist wie von innen ... wie der Kopf von einem Alien ... einem Quälgeist ... füllt meinen ganzen Kopf ... grau ... dunkelgrau.«

EC: »Ist es möglich, dorthin zu atmen?«

P: »Es ist so anstrengend ... ich komme nicht dadurch ... (Einsatz von schneller BLS)

EC: »Sie können stoppen, wenn Sie möchten ...«

P: »Ich kann da durch ...« (BLS)

EC: »Was ist jetzt?«

P: »Lasst mich in Ruhe …« (BLS)

EC: »Lasst mich in Ruhe … Ist das die Stimme der Erwachsenen?« (BLS)

P: »Sie haben mich nicht in Ruhe gelassen. (BLS) »Ich sehe mich jetzt schwimmen … im Wasser, da kommen sie nicht rein … das war immer ein sicherer Platz für mich, das Wasser …« (BLS)

EC: »Nehmen Sie sich Zeit …«

P: »Es geht hin und her in meinem Kopf.«

EC: »Was spüren Sie in Ihrem Körper?«

P: »Es ist okay.« (gesagt … nicht gespürt)

EC: »Ist es okay, wenn Sie in Ihrem Körper zu dieser Seite hin spüren, die nie in Ruhe gelassen wurde? …«

P: »Ja.« (BLS) »Ich war immer schnell, keiner kriegte mich zu packen im Wasser.«

EC: »Wenn Sie jetzt das Mädchen da im Wasser beobachten … Hat das Mädchen genug verstanden? … Soll das Mädchen noch mehr BLS/EMDR bekommen?«

P: »Ja.« (BLS)(Klientin entspannt sich sichtlich).

EC: »Braucht das Mädchen noch etwas?«

P: »Ja, Sie sollte lieb gehabt werden, geherzt …

EC: »Wer könnte das tun?« (die Erwachsene, innere Helfer?)

P: »… ich mache das …«

P: »Ich habe gern gespielt … ich war voller Fantasie.«

EC: »Nehmen Sie sich all die Zeit, die Sie jetzt brauchen.«

P: »Ich wollte nie mit meinen Kindern spielen.« (Klientin erinnert das Draußen-spielen-Können im ehemaligen Jugoslawien … Tränen kommen.)(BLS)

P: »Mein Gott, wie habt ihr mich alle gequält« (BLS)

P: »Ich will doch nur in Frieden leben« (BLS)

EC: »Mhmm.«

P: »Das Mädchen sieht jetzt besser aus, zufrieden, sie ist schön angezogen und sie lächelt …«

P: »Ich war ein gutes Kind – also natürlich nicht immer – … Ich bin so traurig.« (BLS)

P: »Die Kleine möchte gern gekitzelt werden … aber das kann ich nicht …«

EC: »Wo spüren Sie das im Körper?«

P: »Im Hals … im Bauch … ich mach mich immer fertig … mein Kopf kontrolliert mich dauernd …« (BLS)

P: (Hat die Idee, ihren Kopf für eine Weile in einen Wattebausch zu betten. Sie erinnert sich, dass sie als Kind so gern Karamell gegessen hat.)

P: »Ich kann meinen Quälgeist jetzt umarmen … das ist für mich leichter, als zu dem Mädchen zu gehen … aber der Quälgeist hält das Kind an der anderen Hand … das ist gut …«

(EC, 2012)

Dies ist ein Ausschnitt der Arbeit mit persistierenden somatischen Beschwerden, die oft mit einem Ego-State assoziiert sind. Die Bauchschmerzen der Klientin wurden deutlich besser. Sie hatte erneut dissoziierte Erfahrungen integriert. Gegen Ende der Therapie war die psychische Stabilität so gewachsen, dass sie in der Vorstellung als Erwachsene die Kleine am Bahnhof in ihrem Wohnort im ehemaligen Jugoslawien abholen und mit nach Deutschland in ihr Haus nehmen konnte. »Die stand da nämlich immer noch«. Die Klientin erklärte der Sechsjährigen in ihrer Muttersprache Kroatisch, dass sie jetzt Abschied nehmen müsse von diesem Ort und dorthin komme, wo sie, die Klientin wohne. Dass es ihr dort gut gehen werde und dass sie selbst zwei große Kinder habe, dass ihr Leben heute sicher sei und dass sie gut auf sie aufpassen werde.

»Wir müssen in der Lage sein, Reaktionen und Empfindungen zu vertrauen, die wir nicht vollständig verstehen können, und wir müssen bereit sein, uns primitiven Naturgesetzen zu überantworten, die sich unserer scheinbar nicht deckungsgleichen Wahrnehmungen annehmen, und sie wieder ins Gleichgewicht bringen« (Levine, 1998, S. 202).

Kernaussagen zur Verbindung von Erfahrung und Reflexion durch Körperarbeit

Selbstentwicklungsprozesse können durch und mit dem Körper gefördert werden.

Das Spüren und Begleiten von Körperempfindungen im Hier und Jetzt in einer haltgebenden und Sicherheit spendenden therapeutischen Beziehung fördert Verbindungen zu den Bereichen Denken und Fühlen und somit zum ganzheitlichen Erleben.

Dabei wird das Erleben im subjektiven Moment genutzt, um Ressourcen im Körper zu aktivieren und durch Focusing (Gendlin, 1981) einen (organismischen) Prozess in der Klientin anzustoßen.

Verbindungen zu Ego-States, auch zu präverbalen oder nichtverbalisierten, werden dadurch gefördert.

Somatische Beschwerden, die mit traumatischen Erfahrungen in Verbindung stehen, stehen oft in Verbindung mit einem Ego-State.

Mit dem ressourcenorientierenden Bottom-Up-Protokoll können diese Erfahrungen prozessiert und integriert werden.

Körperarbeit bei dissoziativen Symptomatiken oder struktureller Dissoziation erfordert besondere Vorsicht und fundierte Kenntnisse, Weiterbildung und Selbsterfahrung in Traumatherapie.

Körperorientiertes Vorgehen bei somatischen Beschwerden

Therapeuten können unserer Auffassung nach auch ohne explizite körperpsychotherapeutische Weiterbildung den Körper in ihre Arbeit mit einbeziehen. Damit wollen wir keinesfalls die Bedeutung der Körperpsychotherapie mindern! Es geht uns vielmehr um das Fördern ganzheitlicher Prozesse, zu denen nun mal der Körper gehört. Änderungen in der Wahrnehmung, freundliche Hinweise oder achtsam gestellte Fragen zum körperlichen Ausdruck oder Erleben können schon so viel bewirken. Zu jeder Situation, zu jedem Thema können wir körperliche Resonanz finden. Wir möchten Sie neugierig machen. Sie können aussuchen, was zu Ihrer Arbeitsweise passt, und vielleicht die eine oder andere Überlegung und Herangehensweise ausprobieren. Vielleicht ist es auch sinnvoll, sich noch einmal in die Ausführungen im Kapitel 3 zum Begegnungsraum zu vertiefen.

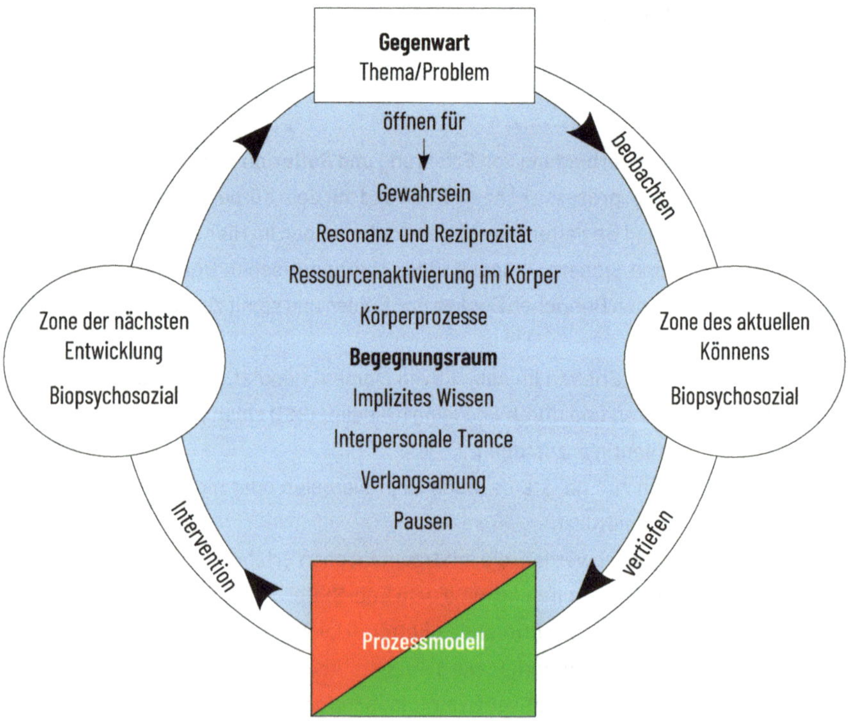

Abbildung 36: Der Begegnungsraum mit dem Prozessmodell als Bestandteil

Wie die Abbildung 36 zeigt, wird auf gegenwärtige Phänomene fokussiert und der Begegnungsraum geöffnet für Aspekte und Prozesse, die implizit wirken, ineinanderwirken und Entwicklung und Erkenntnisse fördern. Wir zoomen bei diesem Vorgehen in experientielle, sensorische und unbewusste Phänomene, in Körpersensationen und Missempfindungen, die im Hier und Jetzt der Begegnung erforscht und gemeinsam verstanden werden können.

Im dialektischen Prozess zwischen dem körperlich Gespürten und der gemeinsamen Reflexion darüber können sich somatische Beschwerden, funktionelle Störungen oder mit traumatischen Erfahrungen einhergehende körperliche Beschwerden verändern.

In der therapeutischen Interaktion findet beständig eine wechselseitige Kommunikation auch auf der Körperebene statt, zwischen Therapeutin und Klient und zum Anlass seiner Suche nach Hilfe. Körperliche Äußerungen zeigen sich implizit und auch explizit und sie sind beziehungsorientiert. Sie drücken dadurch über sich selbst, zu sich selbst und zum Gegenüber eine Botschaft aus. Insofern sind sie auch in der Beziehung zum anderen evident (Geuter, 2015).

Kern (2014, S. 29) bezieht sich auf Gendlin (1987) und Wiltschko (2011), wenn er schreibt, dass der Körper ein leibliches Situationswissen habe und dass der Mensch die Fähigkeit habe, auf körperliche Art Situationen vorreflexiv zu verstehen. Und dieser Fähigkeit dürfen wir Raum geben.

Vorgehen

Wann ist die körperorientierte Arbeit »dran«? Vielleicht hält die Therapeutin einen körperorientierten Zugang für hilfreich bei dem Thema, mit dem ein Klient in die Therapie kommt – nehmen wir Rückenschmerzen an. Sie kann dann im Begegnungsraum mit dem Klienten explorieren, ob ihre Überlegungen die Entwicklungsmöglichkeiten des Klienten in seinem soziokulturellen Kontext berücksichtigen, und im Prozessmodell einordnen, welche nächsten Schritte sinnvoll sein können. Wie zuvor beschrieben, kann sie sich nicht künstlich vom therapeutischen Prozess separieren und sollte sich ihre eigene Position aus dem Begegnungsraum mit diesem Klienten bewusst machen. Kann sie selbst sich diese Interventionen mit ihm vorstellen? Wie kann sie ihr Gewahrsein nutzen für eigene Entwicklungsschritte in der Arbeit mit diesem Klienten? Vielleicht kommt sie zu der Erkenntnis, dass sie einen körperorientierten Ansatz nicht mehr in Erwägung zieht, vielleicht stellt sie dieses Vorgehen zurück, weil sie im Prozessmodell mit dem Klienten erarbeitet hat, dass die Zone seiner nächsten Entwicklung (noch) nicht die körperorientierte Arbeit mit den Rückenschmerzen ist.

Eine gründliche Anamnese hilft bei der Entscheidung, ob ein körperorientiertes Vorgehen bei einer Klientin indiziert sein kann. Menschen, die Erinnerungslücken in ihrer Biografie aufweisen, von Vernachlässigung, sexueller und körperlicher Gewalt oder von einer »nur guten Kindheit« berichten, sollten über ausreichende Ich-Stärke und kollaborative Fähigkeiten verfügen, bevor sie sich auf implizite Prozesse tiefer einlassen. Therapeutin und Klient überlegen gemeinsam, mit Blick auf das Prozessmodell, welcher nächste Entwicklungsschritt ansteht.

Wie bei allen therapeutischen Interventionen sind die Aufklärung des Klienten über das Vorgehen und seine Zustimmung notwendig. Die Therapeutin sollte sich auch die Zeit nehmen, die Stimmigkeit der Antwort des Klienten in sich selbst zu prüfen, und nur dann körperorientiert arbeiten, wenn sie sicher ist, dass ihr Vorgehen an der Stelle sinnvoll und weiterführend sein kann. Erinnern wir uns daran, dass die Therapeutin umso wirksamer erlebt wird, je mehr sie von der Richtigkeit ihres Vorgehens hinsichtlich der Problemlage des Klienten überzeugt ist. Und dass die Allianz umso größer ist, je mehr Zutrauen auch der Klient zum Erklärungsmodell der Therapeutin und ihren Interventionen hat (Wampold et al., 2018).

Einstimmung und Psychoedukation

Die Therapeutin selbst sollte gut mit ihrem Körper verbunden und körperlich ein präsentes Gegenüber sein. Sie sollte für eine entspannte Sitzhaltung sorgen, damit sie die kleinsten körperlichen Reaktionen beispielsweise in Mimik, Gestik, Atem wahrnehmen kann. Der räumliche Abstand zum Klienten sollte zuvor erfragt und gemeinsam austariert werden. Dieser kann variieren und dafür gibt es gute Gründe, die nicht immer bewusst sind. Als ich (EC) vor vielen Jahren vom Focusing ausgehend begann, Traumatherapie, Klinische Hypnose und Teilearbeit zu verbinden, »musste« der Klient rechts von mir sitzen, weil nur diese Sitzhaltung sich für mich richtig anfühlte. Vermutlich war mein Gegenüber damals noch viel mehr »Objekt« als Subjekt im Begegnungsraum.

Wichtig ist, den Klienten darauf hinzuweisen, dass die Wahrnehmung von Körpersensationen aus anatomischen Gründen mehr Zeit braucht als die schnelle Auffassung äußerer Sinnenreize. Dazu kann die Therapeutin eine kleine Übung anregen: »Vielleicht möchten Sie mir etwas hier im Therapieraum nennen, das Ihnen ins Auge fällt … okay … Und dann bitte ich Sie wahrzunehmen, wie sich Ihre Schultern gerade anfühlen … okay … Was stellen Sie fest? Haben Sie gleich lange für die Wahrnehmung gebraucht?« (die Schultern sind relativ unverfänglich, um diese Übung durchzuführen).

Es sollte auch besprochen werden, auf welche Weise der Klient seinen Blick nach innen richten kann. Nach meiner Erfahrung (EC) schließen Klienten, wenn sie sich sicher genug im Begegnungsraum fühlen, spontan die Augen oder schauen blicklos auf einen Punkt, um sich auf ihr Inneres zu fokussieren. Der Klient sollte auch darauf hingewiesen werden, dass er jederzeit die Augen öffnen, die Erforschung innerer Prozesse unterbrechen oder beenden kann.

Mit dem Vorschlag, ein Experiment zu machen, kann die Therapeutin möglichen Erwartungsdruck utilisieren. Bei einem Experiment gibt es schließlich weitere Informationen und beide können entscheiden, ob diese Arbeit fortgeführt werden kann.

Verlangsamen

Das verlangsamte Wahrnehmen von Bewegungen oder Haltungen, das Verweilen bei den körperlichen Empfindungen in der Gegenwart ist ein wichtiges Prinzip bei körperorientiertem Vorgehen. Die Therapeutin fördert im Verlangsamen die körperliche und psychische Präsenz des Klienten und damit integrierende Schritte des Fühlens und Erlebens, indem sie die Aufmerksamkeit weg vom Denken und hin zum Spüren lenkt. Das Explorieren und Erforschen des körperlichen Erlebens wird von ihr mit ruhiger, leichter Stimme angeregt, begleitet und vertieft. Die ruhige, leichte Stimme kann bei stärkeren Beschwerden, wie beispielsweise Schmerzen, wie ein Filter wirken, der eine mögliche Schwere nimmt und Neugierde anregt. Wenn der Klient in Kontakt geht mit dem, was er bereits im Körper spürt, erfährt er, dass er im subjektiv-emotionalen Augenblick verweilen kann, dass er sich zu sich selbst öffnet und sich tiefer mit sich selbst verbindet. Dies ist auch eine Zeit der Erholung für den Organismus.

Zugleich macht der Klient die Erfahrung, in der Sicherheit der therapeutischen Beziehung ruhig bleiben zu können und keine körperliche oder psychische Übererregung zu erleben. Er realisiert, dass es sicher ist, Empfindungen zu haben, er erfährt, dass diese Empfindungen sich beständig verändern und sogar Worte dazu auftauchen können oder Handlungsimpulse entstehen, die sich vielleicht ausdrücken möchten.

Es ist auch bei dieser Arbeit wichtig, dass Klienten ihrer Ressourcen gewahr sind und Möglichkeiten der Affektregulierung kennen. Ohne diese Voraussetzungen sollte ein solches körperpsychotherapeutisches Vorgehen nicht forciert werden.

Körperliche Resonanz und Reziprozität

Wenn wir von körperlicher Resonanz sprechen, separieren wir damit künstlich einen Aspekt der Watkins'schen Resonanz (vgl. Kapitel 3). Wir tun dies, um im komplexen Geschehen der therapeutischen Interaktion einen bestimmten Aspekt des biopsychosozialen Seins intensiver zu betrachten und dadurch mehr zu erkennen.

Die Therapeutin selbst reagiert mit ihrem Körper, ihrem Da-Sein und Begleiten auf den Klienten. Sie ist vor allem auf der körperlichen Ebene in Resonanz mit ihm, sie schwingt mit ihm und ihr Mitschwingen ist immer schon eine Antwort auf dessen nonverbale implizite Eigenschwingungen in seinem körperlich gespürten Erleben. Wiltschko (2017) hat dies schön beschrieben. Die Therapeutin nimmt die feinsten Bewegungen im Gegenüber wahr, die Atemzüge, die Art und Weise, wie der Körper sich zeigt. Sie ist in körperlicher Resonanz dazu. Und daraus erfolgt ihre Antwort: Sie unterstützt beispielsweise implizit einen Atemzug des Klienten, wenn sie selbst reziprok dazu atmet. Sie hält vielleicht inne und wartet, vielleicht äußert sie ein »mhm«, vielleicht wiederholt sie seine Worte, oder sie erweitert durch eine Frage das Erleben des Klienten und damit seine Selbstwahrnehmung

Bei guter gegenseitiger Einstimmung gleichen sich der Atemrhythmus oder die Bewegungshaltung an. Dadurch schaffen beide einen wachstumsfördernden Beziehungskontext, in dem implizite, nichtbewusste körperliche und affektive Botschaften adressiert und entwickelt werden können, dahingehend, dass der Klient den richtigen Ausdruck, die exakte Symbolisierung für sein implizites Erleben findet (Rogers, 1973/2018; 1983). Dies wiederum stärkt ihn in seinem Selbst.

Wie umgehen mit Impulsen, den Klienten berühren zu wollen? Um Trost zu spenden, um ihn zu beruhigen? Die Therapeutin hat diesen Impuls, beispielsweise ihre Hand auf den Handrücken des Klienten zu legen, auf körperliche Art gespürt. Sie kann diese Idee mit dem Klienten abstimmen, sie kann ihren Impuls auch als hilfreiche Beziehungsbotschaft annehmen, auf die sie zu einem späteren Zeitpunkt zurückkommen kann.

Die Hand als Brücke

Eine Klientin von mir (EC) beschrieb Eindrücke von Starre und Unbeweglichkeit, obgleich sie sportlich war und sich gern bewegte. Ihren Körper erlebte sie zwar als zu ihr gehörig, sie spürte aber keine Freude an ihrer Körperlichkeit. Es fiel ihr auch schwer, ihren Sohn zu umarmen, es fühlte sich für sie »sperrig« an. Deswegen machte sich Vorwürfe, weil sie fürchtete, dass ihr Kind dadurch Schaden nehmen könnte. Zugleich war sie froh darüber, dass ihr Mann viel mit dem Sohn tobte, ihn gern in den Arm nahm, ihn selbstverständlich berührte. Die Klientin berichtete, sie habe in ihrer frühen Kindheit in den 1960er Jahren über Tage und Wochen in einem »Gipsbett« gelegen, weil etwas mit ihrer Wirbelsäule nicht in Ordnung gewesen sei. Dies wusste sie von den Erzählungen ihrer Mutter. Als sie dies berichtete, schienen sich ihre Beine zu versteifen. Wir überlegten gemeinsam, dass es für sie hilfreich sein könnte, dieses Körperphänomen näher zu untersuchen. Die Klientin streckte die Beine aus, in halbliegender Position. Ich saß nahe bei ihr. Sie schloss die Augen, in der Mimik wirkte sie angestrengt, als versuche sie herauszufinden, was gerade ist. Ich spürte den Impuls, ihr meine Hand zu reichen und bot ihr dies an. Sie griff nach der Hand, öffnete die Augen, blickte mich an, nahm meine Hand und hielt diese mit beiden Händen fest. Sie entspannte sichtlich, hatte offenbar eine Orientierung, einen Halt, mit dem sie sich weiter vortastete. Sie schloss die Augen und konnte ruhiger ihre körperlichen Phänomene beobachten und explorieren. Viele innere Bilder tauchten auf. Eine lange Weile in der Therapie wurde meine Hand zur Brücke, die die Klientin mit ihrem eigenen Körpererleben und ihrem Selbst verband. Auftauchende Assoziationen wurden zu Puzzleteilen, die sich zu einer Geschichte zusammensetzten, mit der bestimmte körperliche Phänomene verbunden waren. Die Klientin entwickelte im Lauf der gemeinsamen Arbeit eine liebevollere Beziehung zu sich selbst, auch zu ihrem Körper, und wurde freier in ihrer Ausdrucks- und Erlebensfähigkeit.

Der Umgang mit Berührung muss in jedem Fall mit dem Klienten vor der körperpsychotherapeutischen Arbeit geklärt sein. Wichtig ist, dass die Therapeutin ihren eigenen Weg damit findet. Dieser ist dann für sie der Richtige und stärkt sie in der Überzeugung ihres therapeutischen Konzeptes. Kein Therapeut sollte, weil es »en vogue« ist, in der Beziehung zum Klienten über seine Grenzen gehen. Wichtig ist in erster Linie, der Spur des Klienten zu folgen, dies hat Vorrang vor bestimmten Konzepten, die suggerieren, dass sich für den Klienten etwas auflöse, wenn man auf eine bestimmte Weise arbeite! »Das Erleben des Klienten ist die primäre Richtschnur und nicht von außen feste Phasen oder Strukturen« (Kern, 2014, S. 108).

Allerdings trägt die Therapeutin die Verantwortung, durch ihre Fragen und ihre Interventionen dem Klienten den Zugang zu seinen inneren Erfahrungen zu öffnen und ihn in diesem Prozess zu begleiten. Sie muss ihm aber auch helfen, wenn durch diese Prozesse belastende Erinnerungen auftauchen, die er noch nicht umfassend einordnen kann. Als Mensch und mit ihrem Fachwissen steht sie ihm bei und begleitet ihn. Er hat eine weitere Zone seiner Entwicklung erreicht, was zu Beginn dieser Arbeit nicht erkennbar war.

ORIENTIERUNG **RESSOURCE**

Ressourcenaktivierung und Ich-Stärkung im und durch den Körper erfahrbar machen

Im Rahmen der körperorientierten Arbeit besteht der erste Schritt darin, implizite ressourcenvolle körperliche Erfahrungen zu vergegenwärtigen und explizit spürbar zu machen. Haltungsänderungen, Bewegungen im Raum, Atemübungen, Gesten, Singen oder Summen stellen Möglichkeiten dar, unmittelbar im Hier und Jetzt wirkend, den eigenen Körper wahrzunehmen, zu beobachten und zu entdecken und dazu in Beziehung zu kommen. Die Ich-stärkende Wirkung wird durch Verweilen im subjektiv-emotionalen Augenblick intensiviert. Eine Klientin beispielsweise hielt mit der linken Hand ihr rechtes Handgelenk umfasst. Es wirkte, als halte sie sich, beschütze sich. Ich regte sie an, in Kontakt zu gehen mit dieser Position ihrer Hände. Sie nahm sich Zeit und untersuchte die Wirkung, tauschte die Hände, um mögliche Unterschiede zu prüfen. Im Verweilen und Spüren tauchten Bilder auf von sich Schutz geben, was für sie eine tiefere Bedeutung hatte, als sich zu beschützen. Sie erlebte sich durch diese Geste als selbstwirksamer und autarker und wollte im Alltag prüfen, wann sie diese Haltung bewusst einnehmen wollte, um sich zu stärken.

Mitunter kann Selbstberührung durch langsame BLS das positive Erleben ebenso verstärken wie gute Atemzüge die momentane Erfahrung. Viele Klienten sind überrascht, wenn sie bemerken, dass sie sich durch einfache Bewegungen oder Berührungen stärken können – ein wichtiger Schritt in Richtung ganzheitlichen Erlebens.

Sodann wird eine gute Region/Stelle im Körper aufgespürt (»Körperressource«). Die Prämisse lautet, dass es im Körper eine Stelle gibt, die sich gut oder angenehm anfühlt. Wenn die Therapeutin unsicher ist, ob eine traumatisierte Klientin diese Anregung überhaupt aufgreifen kann, sollte sie ihre Unsicherheit ernst nehmen und dieses Vorgehen nur dann anregen, wenn die Klientin dazu ihr Einverständnis gegeben hat. Manchen dieser Klientinnen hilft der Gedanke, dass die Region nur neutral sein soll (Kern, 2014) oder »irgendwie okay«. Die Stelle kann auch ganz klein sein, z. B. der linke kleine Zeh oder das Ohrläppchen. Im Sinn des Prozessmodells könnte man dies auch als Filtertechnik ansehen.

Die Therapeutin regt die Klientin an, in die Stelle hineinzuspüren und weiter zu beobachten. Sie regt an, Worte finden zu lassen, keine Interpretationen, und das Gespürte weiter zu differenzieren und fortzusetzen. Die Therapeutin sollte die Worte der Klientin wiederholen, mit Pausen zwischen ihren Wiederholungen. Sie kann immer wieder das Hinein-Atmen anregen und dadurch den Prozess unterstützen. Die Stimmlage der Therapeutin sollte in gleicher Höhe bleiben, dadurch weitere Suchprozesse suggerieren, sich also nicht absenken, als sei ein Ende erreicht. Oft dehnt sich das angenehme Empfinden der Klientin weiter im Körper aus. Eine Klientin nahm ihre beiden Fußrücken als gute Stelle im Körper wahr, spürte nach und erlebte über Hinein-Atmen und weiteres Differenzieren, dass Worte wie »Kühle«, »gute Spannung« und »Stärke« auftauchten, Worte, die ihr Kraft vermittelten. Die Körperressource war in der weiteren Arbeit Gegengewicht zu belastenden Erfahrungen. Sie erwies sich zugleich als Lösung in einem körperlich immer wieder auftretenden »heißen« Schmerz (siehe Übung 8.1, Von der Sprache zum Körper, in Teil C).

Das achtsame Begleiten braucht Zeit. Wenn keine neuen Informationen mehr kommen, kann die angenehme körperliche Erfahrung auch noch mit einer Geste verankert werden. Die Therapeutin sollte die Klientin fragen, ob sie ausprobieren möchte, ob etwas im Inneren dazu auftaucht. Im Alltag erleichtert dieser Anker die Bewusstmachung stärkenden körperlichen Bewusstseins (verkörperte Selbstwahrnehmung, Fogel, 2013).

Körperbotschaften verstehen

Die »Körpersprache« ist vieldeutig und kann nur aus dem Kontext heraus erschlossen werden. Geuter (2015, S. 277) warnt davor, Körperbotschaften als Kommentar oder Ersatz für sprachliche Mitteilungen zu lesen.

Das wäre auch wirklich zu simpel. Als Supervisorin kenne ich (EC) psychologische Interpretationen bei somatoformen Beschwerden und nehme diese oft als Gelegenheit, Fragen zu stellen. Sind Schulterschmerzen ein Zeichen dafür, dass der Mensch, der damit kommt, sich zu viel aufgeladen hat? Oder stellen sie eine Überlebensbotschaft im phylogenetischen Sinn dar (Jonas u. Jonas, 2008) und sind vielleicht ein Hinweis darauf, dass der Mensch, oder eine Seite in ihm, sich (noch) im Verteidigungssystem befindet? Ist die medizinische Abklärung sorgfältig genug erfolgt? Weitere Überlegungen entstammen den erstaunlichen Forschungen aus der Epigenetik (Spork, 2017). Können sich auch transgenerationale Erfahrungen in diesen Schulterschmerzen zeigen?

Ein besonderer Moment

Ein Klient spürte mitunter in der körperorientierten Arbeit Schmerzen im oberen Rücken. Er war, wenn er dies wahrnahm, in einem teilweise dissoziierten Zustand, in dem er der Worte nicht mächtig war. Wegen einer Skoliose musste er in seiner frühen Kindheit über längere Zeit hinweg ein Korsett tragen. Starre, die er mitunter erlebte, nannte er »den Teil, der sich nicht bewegen kann«. Bei der Exploration der Rückenschmerzen tauchte eine Assoziation zu seinem Vater auf, der als 15-Jähriger im Krieg als Zwangsarbeiter »eingesetzt« war und mit Schlägen auf den Rücken zum schnelleren Arbeiten angetrieben wurde. Der Klient erinnerte sich an ein Buch, das er als Zehnjähriger im Kleiderschrank seines Vaters gefunden hatte. Es enthielt Abbildungen von Menschen, die düster und voller Leid wirkten und harte Arbeit verrichteten. Die Texte im Buch konnte er nicht begreifen, mit niemand darüber sprechen, aber das Buch zog ihn an und er musste immer wieder darin blättern. Sein Vater war für ihn emotional nicht zugänglich in Kindheit und Jugend. Die Assoziation, die in der körperorientierten Arbeit aufgetaucht war, konnten wir gemeinsam reflektieren. Der Gedanke, dass diese in Trance auftauchenden Schmerzen und Bilder vielleicht die Erinnerung an das Leid seines Vaters bezeugten, war für den Klienten und auch für mich berührend und tröstend, angesichts des unermesslichen Leids, dem Menschen in diesem Krieg ausgesetzt waren. Es war ein besonderer Moment in der Therapie (Stern, 2005), in dem der Klient und ich uns mit dem Leid der Menschheit verbunden fühlten und dieses Leid mit unserem ganzen Sein würdigen konnten. Der Klient entwickelte eine positive Einstellung zu seinen Rückenschmerzen, die im Lauf der gemeinsamen Arbeit viel milder wurden.

(EC, 2020)

Diese gemeinsame Erfahrung nennt Stern (2005) »Moment of Meeting« (dt. Begegnungsmoment, wobei der deutsche Begriff die Melodie, die darin liegt, nicht wiedergibt). »Ein Begegnungsmoment ist ein Gegenwartsmoment, in dem die beiden Parteien zu einer intersubjektiven Begegnung finden. In diesem Moment wird beiden bewusst, was der andere gerade erlebt« (2005, S. 159). Eine ganzheitliche Erfahrung, die die Therapeutin und Klientin im Begegnungsraum teilen. Beziehung als Basis und Ausdruck schöpferischer Prozesse und Selbstentwicklung (vgl. Kapitel 3).

Unwillkürliche Bewegungen

Wechselseitige körperliche Kommunikation läuft meist implizit ab. Mitunter wird eine unwillkürliche Bewegung des Klienten, die sich unterschwellig immer mal gezeigt hat, für die Therapeutin augenfällig und sie greift diese auf.

Rückenschmerzen

Vor ungefähr zwölf Jahren kam eine 64-jährige Klientin zu mir (EC) in Therapie, weil ihr jüngst beim stationären Aufenthalt in einer Privatklinik prophezeit worden war, dass sie mit »ihrem Rücken« demnächst im Rollstuhl sitzen würde. Die Aussage des behandelnden Arztes hatte sie so erbost, dass sie noch am gleichen Tag auf ihre Entlassung bestand. Die Klientin litt seit Jahren an Rückenproblemen, sie hatte viele Koryphäen in Deutschland deswegen konsultiert. Nun waren die Schmerzen seit Monaten unerträglich, sie konnte nicht mehr als ca. 50 Meter gehen.

Ihr Ziel war in der Therapie, Methoden zu erlernen, um ihre Schmerzen besser zu regulieren und die starken Schmerzmittel reduzieren zu können. Sie wollte außerdem nicht mehr zu Hause sitzen und warten, während ihre Lebenszeit verging.

Wir entwickelten gemeinsam, bestmöglich abgestimmt, hypnotherapeutische Interventionen, die sich die Klienten mehrmals wöchentlich anhörte. Auch lernte sie in der physiotherapeutischen Behandlung genauer zu erspüren, welche Übungen ihr guttaten und welche nicht, was an sich nicht erwähnenswert wäre. Aber diese Klientin war gewohnt zu gehorchen. Als Tochter eines Offiziers, der keinen Widerspruch duldete, hatte sie ihr Selbst nur rudimentär entwickeln können.

Es ging der Klientin im Lauf der Therapie zunehmend besser, sie lernte mehr Selbstfürsorge, erweiterte ihren Bewegungsradius. Sie wurde selbst-bewusster, konnte unterdrückte Wut nahen Bezugspersonen gegenüber deutlicher wahrnehmen.

In einer Sitzung fiel mir ihr stetes Wippen mit dem rechten Bein auf. Die Klientin ließ sich darauf ein, diese unwillkürliche Bewegung näher zu untersuchen. Eine gute Stelle im Körper stellten ihre Hände dar, mit denen sie »viel geschafft« hatte. Sie ging dann mit geschlossenen Augen in Kontakt mit dem rechten Unterschenkel, der über das linke Bein geschlagen blieb. Sie berichtete von Spannung, von innen, wie ein Krampf. Der Eindruck dehnte sich aus, sie fühlte, als ob sie weniger Luft kriegte. Es gab Pausen, wo sie verweilte und beobachtete, was auch ein inneres Differenzieren bedeutete, ein Abgleichen. Ich unterstütze die Klientin darin, sich Zeit zu lassen zu beobachten. Nach einer längeren Weile öffnete sie die Augen und stellte das Bein mit Kraft auf den Boden. Sie war voller Wut. Erinnerungen waren aufgetaucht an die Wochenenden, über viele Jahre hinweg, wo sie ihren Mann am Montagmorgen zum Dienst bugsierte, nachdem er von Freitagabend bis Sonntagabend nur getrunken hatte. Immer musste sie nach außen hin so tun, als sei alles in Ordnung in der Familie. Ihr Mann hatte eine angesehene, verantwortungsvolle Position in einer Behörde, die mit steter Beförderung und sozialem Aufstieg verbunden war. Die Umzüge, alle fünf Jahre, der Aufbau sozialer Kontakte, die Versorgung der Kinder, das alles war ihre Aufgabe. Und jetzt sei ihr Mann in Pension, liege in der Sonne und mache sich ein schönes Leben. Und sie habe diese Schmerzen. Die Klientin hatte nie zuvor mit einer Person über diese Jahre gesprochen. Zu groß war die Scham.

Die Klientin entwickelte Mitgefühl mit sich selbst. Sie entband sich von den vermeintlichen Ge- und Verboten einer offensichtlich folgsamen und ängstlichen Seite in ihr. Aus ihrer beeindruckenden Lebensbewältigung heraus entwickelte sie Ich-Stärke und Selbstvertrauen und ging ihren eigenen Weg, im doppelten Wortsinn, denn sie bewältigte inzwischen mehr als zwei Kilometer. Sie nahm Kontakt auf zu ihrem älteren, wie sie sagte, etwas verschrobenen Bruder und verbrachte Zeit mit ihm, ging mit ihm spazieren. Viele Jahre hatte sie die herablassenden Äußerungen ihres Mannes zu ihrem Bruder ertragen und die Verbindung zu ihm auf das Nötigste beschränkt.

(Aufzeichnungen aus 2008, EC)

ORIENTIERUNG **KONTAKT VON RESSOURCE ZU BELASTUNG UND PENDELN**

Pendeln zwischen ressourcenvollem und unangenehmem Körpererleben

Wenn die angenehme Erfahrung im Körper gespürt und gut »etabliert« ist, wird vorsichtig zur schmerzenden, störenden, unangenehmen körperlichen Region geführt. Dabei kann die Klientin angeregt werden, zwischen der Ich-stärkenden Körperressource und einem unangenehmen körperlichen Empfinden zu pendeln (Levine, 1998). Wie eingangs bei den Hilfestellungen zur Verarbeitung mit Pendeln bereits dargelegt, soll dies bestmöglich an die Klientin angepasst sein. Dabei kann die Zahl der Pendelvorgänge ebenso variiert werden wie die Dauer des Verweilens im unangenehmen Körpererleben. Anfangs empfiehlt es sich, nur kurz in das Unangenehme zu spüren und länger in der ressourcenvollen Region zu verweilen. Dadurch kann der Klient einen Eindruck von Kompetenz entwickeln und seine Toleranz für die Wahrnehmung von Körperprozessen erweitern. Dies wiederum stärkt die gemeinsame Arbeit. Das langsame Pendeln zwischen dem positiven Erleben und der unangenehmen Empfindung verringert die Belastung. »Sie können zaubern«, meinte ein Klient, der durch das Pendeln einen Rückgang seiner Schmerzen im Bein erlebte, die auf einen Reitunfall zurückgingen. Er konnte sich nicht vorstellen, dass er selbst diese Veränderung bewirkt hatte. Seine Perspektive im Umgang mit dem täglichen Schmerz hatte sich verändert.

Es gibt Klienten, deren integrative Kapazität ausreicht, ohne Pendeln den nächsten Schritt zu machen und sich direkt mit unangenehm gespürten Körpersensationen zu beschäftigen (siehe Übung 8.4, Kontakt zu somatischen Beschwerden und Pendeln, in Teil C).

Kernaussagen zu körperpsychotherapeutischer Arbeit im Begegnungsraum

Im Begegnungsraum können körperliche Beschwerden gemeinsam ganzheitlich erfasst, verstanden und in das Erleben integriert werden. Körperpsychotherapie ist der Psychotherapie immanent.

Körperliche Phänomene und Aspekte wirken implizit und explizit ineinander und können im Hier und Jetzt der Begegnung erforscht und gemeinsam verstanden werden.

Es ist wichtig, dass sich die Therapeutin durch ihre körperliche Resonanz und Reziprozität gut auf die Klientin einstimmt.

Verlangsamen ist ein wichtiges Prinzip bei körperorientiertem Vorgehen. Die Therapeutin fördert im Verlangsamen die körperliche und psychische Präsenz des Klienten und damit integrierende Schritte des Fühlens und Erlebens, indem sie die Aufmerksamkeit weg vom Denken und hin zum Spüren lenkt.

Die Ich-stärkende Wirkung ressourcenvoller Erfahrungen im und durch den Körper wird durch Verweilen im subjektiv-emotionalen Augenblick ermöglicht.

Körperliche Phänomene, somatische Beschwerden können nur im Kontext gemeinsam mit der Klientin verstanden werden.

Die gemeinsame Reflexion ist notwendig, um die Erkenntnisse, die aus den impliziten und nichtverbalisierten Erfahrungen erwachsen, in die Lebensgeschichte einzuordnen und gegenwärtige und zukünftige Handlungsspielräume zu erweitern.

Teil C

Bewährte und neue Interventionen in ausgewählten Übungen

Im Folgenden finden Sie Übungen, die auf die sechs Orientierungspunkte ausgerichtet sind und anhand der farbigen Seitenecken leicht auffindbar sind:

ORIENTIERUNG **RESSOURCE**

ORIENTIERUNG **KONTAKT VON RESSOURCE ZU BELASTUNG UND PENDELN**

ORIENTIERUNG **TRAUMAKONFRONTATION**

ORIENTIERUNG **DISSOZIATIVE SYMPTOMATIKEN**

ORIENTIERUNG **DISSOZIATION STRUKTURELL BETRACHTET**

ORIENTIERUNG **INTEGRATION VON ANFANG AN**

Verweise auf die konzeptionellen Teile A und B erleichtern die übergeordnete Einbettung.

Im 9. Kapitel finden Sie Übungen für Sie selbst: am Anfang als Einstimmung und als Anregung für den Umgang mit eigenen inneren Anteilen.

Übersicht über alle Übungen

Übung		Seite	Für wen	Einzel oder Gruppe	Wozu	Allgemeine Voraussetzungen	Voraussetzung: äußere Sicherheit
1.1	Einer Ressource begegnen	292	Klientin	Einzel und Gruppe	Ressourcenaktivierung	Bedeutung von Ressourcen ist klar; Inhalt vorab skizziert; Klientin hat zugestimmt	teilweise
1.2	Kontaktaufnahme mit einem ressourcenvollen Ego-State	293	Klientin	Einzel	Ressourcenaktivierung, Ich-Stärkung, Beobachterperspektive, Bindungshandlung	Bedeutung von Ressourcen ist klar; Inhalt vorab skizziert; Klientin hat zugestimmt	teilweise
1.3	Näheres Kennenlernen des ressourcenvollen Ego-States	295	Klientin	Einzel	Innensicht eines Ego-State, Außensicht der ganzen Person, Bindungshandlung	Bedeutung von Ressourcen ist klar; Inhalt vorab skizziert; Klientin hat zugestimmt	ja
1.4	Beobachterübung	296	Klientin	Einzel und Gruppe	Distanzierungsfähigkeit, Ich-Stärkung, Gegenwartsorientierung, Regulieren der Belastung	Inhalt vorab skizziert; Klientin hat zugestimmt	teilweise
1.5	Stühle-Technik	297	Klientin	Einzel	Gefühle voneinander trennen; Ego-States differenzieren; Überblick zu einem Thema/Problem	Inhalt vorab skizziert; Klientin hat zugestimmt	ja
1.6	Der inneren Stärke begegnen	300	Klientin	Einzel und Gruppe	Stärkende Erfahrung von innerer Sicherheit; unbewusste Lösungen finden	Inhalt vorab skizziert; Klientin hat zugestimmt	teilweise
1.7	Konfliktfreies Bild	301	Klientin	Einzel und Gruppe	Angenehmen oder neutralen Moment im Alltag finden und anreichern; kann sehr kurz sein und ausgeweitet werden	Inhalt vorab skizziert; Klientin hat zugestimmt	teilweise
1.8	Einem inneren Helfer begegnen	302	Klientin	Einzel und Gruppe	Ressourcenaktivierung, Ich-Stärkung, Aktivierung von Bindungshandlungen	Inhalt vorab skizziert; Klientin hat zugestimmt	teilweise
1.9	Wichtige nährende Bezugspersonen	304	Klientin	Einzel und Gruppe	Ressourcenaktivierung, Ich-Stärkung, Aktivierung von Bindungshandlungen	Inhalt vorab skizziert; Klientin hat zugestimmt	teilweise

Voraussetzung: innere Sicherheit	Voraussetzung: Klientin hat innere Ressourcen	Voraussetzung: Klientin kann sich in der Gegenwart orientieren	Voraussetzung: Klientin verkraftet Belastung	Vorsicht	Dauer
teilweise	nein	ja	teilweise	Klientin findet noch keine Ressourcen; fühlt sich im Leid nicht genug gesehen. Ressource soll stabil positiv bleiben	15-30 Minuten
teilweise	teilweise	ja	teilweise	Ego-State soll stabil positiv bleiben	20-30 Minuten
teilweise	teilweise	ja	teilweise	Systemischen Blick anwenden; keine ausführliche Einzelexploration	20-30 Minuten
teilweise	nein	ja	teilweise	Systemischen Blick anwenden; keine ausführliche Einzelexploration	20-30 Minuten
ja	ja	ja	ja	Ego-States nicht detailliert explorieren, keine Parteinahme; mit Gleichmut Gesamtsystem erfassen, Balance finden	60-90 Minuten
nein	nein	ja	teilweise	Bei angenehmer Erfahrung bleiben	15-30 Minuten
teilweise	nein	ja	nein	Bei angenehmer Erfahrung bleiben, lieber zu kurz als zu lang	Anfangs 2-5, später bis zu 10 Minuten
teilweise	teilweise	ja	ja	Wenn wenig Belastbarkeit: nur angenehme Erfahrungen ansprechen; im Dialog bleiben	15-20 Minuten
teilweise	teilweise	ja	ja	Wenn wenig Belastbarkeit: nur angenehme Erfahrungen ansprechen; im Dialog bleiben	20-30 Minuten

Übung		Seite	Für wen	Einzel oder Gruppe	Wozu	Allgemeine Voraussetzungen	Voraussetzung: äußere Sicherheit
2.1	Versorgen von verletzten Ego-States	306	Klientin	Einzel	Verletzte Ego-States stärken und in die Gegenwart holen	Inhalt vorab skizziert; Klientin hat zugestimmt	ja
2.2	Beispiel für Tranceinduktion zur Begegnung mit inneren Anteilen	308	Klientin	Einzel	Mit Trance und Hypnose vertraut machen	über Hypnose aufgeklärt; Inhalt vorab skizziert; Klientin hat zugestimmt	ja
2.3	Ideomotorische Signale – Ideosensorische Signale	309	Klientin	Einzel	Vertrautmachen mit Finger- und Körpersignalen und mit Hypnose	über Hypnose aufgeklärt; Inhalt vorab skizziert; Klientin hat zugestimmt	ja
2.4	Zugmetapher	311	Klientin	Einzel	Gute Erfahrungen und nützliche Informationen aus der Lebensgeschichte aktivieren	Inhalt vorab skizziert; über Hypnose aufgeklärt; Inhalt vorab skizziert; Klientin hat zugestimmt	ja
2.5	Die Affektbrücke	312	Klientin	Einzel	Schlüsselsituation für Affekt auffinden	Inhalt vorab skizziert; Klientin hat zugestimmt	teilweise
2.6	Geteilter Bildschirm – Variante der »Split-Screen-Technique«	314	Klientin	Einzel	Verbinden von Ressource und Belastung, Pendeln	Inhalt vorab skizziert; Klientin hat zugestimmt	Ja
2.7	Altersprogression: Die Frau aus der (nahen) Zukunft	315	Klientin	Einzel	Positives, nahes Zukunftsbild	Inhalt vorab skizziert; Klientin hat zugestimmt	nein
3.1	Sicherer Ort für viele	318	Klientin	Einzel	Beruhigung, alles darf da sein	Inhalt vorab skizziert; Klientin hat zugestimmt	teilweise
3.2	Arbeit mit inneren Störenfrieden	319	Klientin	Einzel	Kennenlernen von, Annähern an störenden inneren Anteil	Inhalt vorab skizziert; Klientin hat zugestimmt	ja
3.3	Ego-States: Möglichkeiten näheren Kennenlernens	320	Klientin	Einzel	Sich vertraut machen mit Themen des inneren Systems	Inhalt vorab skizziert; Klientin hat zugestimmt; Klientin hat Zugang zu Metaphern	teilweise
3.4	Verschiedene hilfreiche Vorstellungen für innere Systeme	322	Klientin	Einzel	Beruhigung, Distanzierung, Intensivierung	Inhalt vorab skizziert; Klientin hat zugestimmt; Klientin hat Zugang zu Metaphern	ja
3.5	Traumakonfrontation mit Ego-States	323	Klientin	Einzel	Traumakonfrontation	Inhalt vorab skizziert; Klientin hat zugestimmt	ja

Voraussetzung: innere Sicherheit	Voraussetzung: Klientin hat innere Ressourcen	Voraussetzung: Klientin kann sich in der Gegenwart orientieren	Voraussetzung: Klientin verkraftet Belastung	Vorsicht	Dauer
teilweise	teilweise	ja	teilweise	Nicht zu lange in der Vergangenheit verweilen	40-50 Minuten
ja	ja	ja	teilweise	Vorbehalte oder schlechte Erfahrung mit Hypnose. Dann kleinschrittig vorgehen	15-20 Minuten
teilweise	teilweise	ja	teilweise		10-15 Minuten
ja	ja	ja	ja	Vorbehalte oder schlechte Erfahrung mit Hypnose. Dann kleinschrittig vorgehen	20-30 Minuten
teilweise	ja	ja	ja	Nicht zu lange in der Vergangenheit verweilen	15-35 Minuten
teilweise	teilweise	ja	ja	Ressourcenerleben soll überwiegen	30-40 Minuten
teilweise	teilweise	teilweise	wenig	Zuerst sollte klar sein, dass es auch Ressourcenvolles im Leben der Klientin gibt. Filtertechniken anwenden	Anfangs 1-5, später bis zu 20 Minuten
teilweise	wenig	teilweise	teilweise	Nicht auf einzelne innere Anteile eingehen	15-20 Minuten
teilweise	ja	teilweise	ja	Wenn Störenfried zu fremd erlebt wird, Ressourcen, Beobachter und Erwachsenenposition aktivieren; Therapeutin stellt modellhaft Akzeptanz her	40-50 Minuten
teilweise	ja	ja	teilweise	Nicht zu ausführlich einzelne Anteile explorieren; Erwachsene soll die Kommunikation führen; sonst ausnahmsweise Therapeutin als Modell	unterschiedlich
teilweise	ja	ja	teilweise	Nicht zu ausführlich einzelne Anteile explorieren; Erwachsene soll die Kommunikation führen; sonst ausnahmsweise Therapeutin als Modell	unterschiedlich
ja	ja	ja	ja	Bei zu großer Belastung oder Dissoziation in der Ressource verweilen und abschließen	40-50 Minuten

Übung		Seite	Für wen	Einzel oder Gruppe	Wozu	Allgemeine Voraussetzungen	Voraussetzung: äußere Sicherheit
4.1	Arbeit mit einem jüngeren inneren Anteil/Ego-State einer Klientin: Zone der nächsten Entwicklung	326	Klientin	Einzel	Die mentale Effizienz erhöhen durch die Arbeit in der Zone der nächsten Entwicklung	Inhalt vorab skizziert; Klientin hat zugestimmt	ja
4.2	Arbeit mit mindestens zwei inneren Anteilen/Ego-States einer Klientin und der Alltagspersönlichkeit	327	Klientin	Einzel	Wiederherstellen der Kontinuität der Erfahrung, Integration	Inhalt vorab skizziert; Klientin hat zugestimmt	ja
4.3	Blending mit zwei Anteilen	328	Klientin	Einzel	Verbindung zweier Ego-States anregen oder verstärken; der eine gibt eine Fähigkeit weiter	Inhalt vorab skizziert; Klientin hat zugestimmt	ja
5.1	Ort der Begegnung innerer Anteile	330	Klientin	Einzel	Abbau dissoziative Barrieren, Fördern von Ko-Bewusstsein und Kooperation	Inhalt vorab skizziert; Klientin hat zugestimmt	ja
5.2	Anregungen für vernetzende Kommunikation mit der Klientin als Ganzer und ihren unterschiedlichen Persönlichkeitsanteilen	332	Klientin	Einzel	Beispiele für Kommunikation im Begegnungsraum nutzen	Unterschiedlich, aber immer: vorab skizziert; Klientin hat zugestimmt	ja
5.3	Der Bergfluss	338	Klientin	Einzel und Gruppe	Gegenwartsorientierung nach anstrengender Arbeit, Reinigung	Inhalt vorab skizziert; Klientin hat zugestimmt	ja
5.4	Das klärende Bad	339	Klientin	Einzel und Gruppe	Entspannung, Reinigung, Abwaschen von Anstrengung, frisch und neu werden	Inhalt vorab skizziert; Klientin hat zugestimmt	ja
6.1	Das ideale Selbst	342	Klientin	Einzel und Gruppe	Ich-Stärkung, innere Kooperation und Integration fördern	Inhalt vorab skizziert; Klientin hat zugestimmt	teilweise
6.2	Die Baumübung	343	Klientin	Einzel und Gruppe	Nahrung bekommen, Verbundenheit	Inhalt vorab skizziert; Klientin hat zugestimmt	teilweise
6.3	Maibaum – Verbundenheit mit anderen Menschen und inneren Anteilen	344	Klientin	Einzel und Gruppe	Gemeinsamkeit, äußere und innere Vernetzung, Integration	Inhalt vorab skizziert; Klientin hat zugestimmt	ja
6.4	Der Bergsee	345	Klientin	Einzel und Gruppe	Beruhigung und Ich-Stärkung, innere Anteile erleben indirekt Gemeinsamkeit	Inhalt vorab skizziert; Klientin hat zugestimmt	ja

Voraussetzung: innere Sicherheit	Voraussetzung: Klientin hat innere Ressourcen	Voraussetzung: Klientin kann sich in der Gegenwart orientieren	Voraussetzung: Klientin verkraftet Belastung	Vorsicht	Dauer
teilweise	ja	ja	ja	Kleinschrittiges Vorgehen, neue Lernerfahrung ermöglichen	40-50 Minuten
teilweise	ja	ja	ja	Kleinschrittiges Vorgehen, neue Lernerfahrung ermöglichen	40-50 Minuten
teilweise	ja	ja	teilweise	Stärkerer innerer Anteil muss fühlbar und präsent sein	20-30 Minuten
ja	ja	ja	ja	Zahl der inneren Anteile zunächst gering halten; Klientin muss Lernerfahrung für die Gegenwart machen können	40-50 Minuten
teilweise	ja	ja	ja	Vernetzte Kommunikation über Alltags-Ich hat Vorrang. Ggf. direkte Ansprache, kleinschrittige Dosierung	unterschiedlich
teilweise	ja	ja	teilweise	Bei unangenehmen Gefühlen oder Sensationen mittels bekannter Ressource zum Abschluss kommen	15-20 Minuten
teilweise	ja	ja	teilweise	Bei unangenehmen Gefühlen mittels bekannter Ressource zum Abschluss kommen	15-25 Minuten
teilweise	ja	ja	teilweise	Vorstellung des idealen Selbst muss stark genug sein	15-20 Minuten
teilweise	ja	ja	teilweise	Bei unangenehmen Gefühlen mittels bekannter Ressource zum Abschluss kommen	20-25 Minuten
ja	ja	ja	ja	Bei unangenehmen Gefühlen mittels bekannter Ressource zum Abschluss kommen	20-30 Minuten
ja	ja	ja	ja	Bei unangenehmen Gefühlen mittels bekannter Ressource zum Abschluss kommen	20-30 Minuten

Übung		Seite	Für wen	Einzel oder Gruppe	Wozu	Allgemeine Voraussetzungen	Voraussetzung: äußere Sicherheit
7.1	CARES - das Vorgehen	348	Klientin	Einzel	Beruhigung getriggerter, belasteter Ego-States	Inhalt vorab skizziert; über EMDR aufgeklärt; Klientin hat zugestimmt	teilweise
7.2	RIT - das Vorgehen	349	Klientin	Einzel	Traumakonfrontation, EMDR-Technik, weniger belastend als Standardverfahren	Inhalt vorab skizziert; über EMDR aufgeklärt; Klientin hat zugestimmt; Therapeutin muss EMDR-zertifiziert sein	ja
7.3	Traumakonfrontation mit Ego-States plus EMDR	353	Klientin	Einzel	Traumakonfrontation, Kombination von EMDR und Ego-State-Therapie	Inhalt vorab skizziert; über EMDR aufgeklärt; Klientin hat zugestimmt; Therapeutin muss EMDR-zertifiziert sein	ja
7.4	Einbeziehen von Ego-States im Ablauf der acht Phasen des EMDR - Überblick	355	Klientin	Einzel	Orientierung für Therapeutin	Unterschiedlich, aber immer: vorab skizziert; über EMDR aufgeklärt; Klientin hat zugestimmt; Therapeutin muss EMDR-zertifiziert sein	ja
7.5	Wenn Ego-States im EMDR-Prozess auftauchen	356	Klientin	Einzel	Orientierung für Therapeutin	Unterschiedlich, aber immer: vorab skizziert; über EMDR aufgeklärt; Klientin hat zugestimmt; Therapeutin muss EMDR-zertifiziert sein	ja
8.1	Von der Sprache zum Körper	358	Klientin	Einzel und Gruppe	Orientierung für Therapeutin	Inhalt vorab skizziert; Klientin hat zugestimmt;	teilweise
8.2	Körpersprache entziffern	358	Klientin	Einzel	Orientierung für Therapeutin	Inhalt vorab skizziert; Klientin hat zugestimmt	teilweise
8.3	Aufbau einer Körperressource	359	Klientin	Einzel und Gruppe	Ressourcenaktivierung im Körper	Inhalt vorab skizziert; Klientin hat zugestimmt;	teilweise
8.4	Kontakt zu somatischen Beschwerden und Pendeln	360	Klientin	Einzel	Vertrauen in Körperprozesse stärken Regulieren von Belastung	Inhalt vorab skizziert; Klientin hat zugestimmt;	ja
8.5	Kontakt zwischen somatischen Beschwerden und Persönlichkeitsanteilen fördern	362	Klientin	Einzel	Abbau dissoziativer Barrieren, Fördern von Ko-Bewusstsein und Kooperation	Inhalt vorab skizziert; Klientin hat zugestimmt	ja
8.6	Bottom-Up-Protokoll zur Traumakonfrontation	363	Klientin	Einzel	Traumakonfrontation	Inhalt vorab skizziert; über EMDR aufgeklärt; Klientin hat zugestimmt; Therapeutin muss EMDR-zertifiziert sein	ja
8.7	Anregungen für vernetzende Kommunikation zwischen Klientin, Körper und Persönlichkeitsanteilen	365	Klientin	Einzel	Beispiele für Kommunikation im Begegnungsraum nutzen	Unterschiedlich, aber immer: vorab skizziert; ggf. über EMDR aufgeklärt; Klientin hat zugestimmt	ja

Voraussetzung: innere Sicherheit	Voraussetzung: Klientin hat innere Ressourcen	Voraussetzung: Klientin kann sich in der Gegenwart orientieren	Voraussetzung: Klientin verkraftet Belastung	Vorsicht	Dauer
teilweise	Ja	Ja	teilweise	Bei zu viel Belastung oder Dissoziation mittels bekannter Ressource zum Abschluss kommen	20-60 Minuten
teilweise	ja	ja	teilweise	Bei zu viel Belastung oder Dissoziation mittels bekannter Ressource zum Abschluss kommen	60-90 Minuten
ja	Ja	ja	ja	Bei zu viel Belastung oder Dissoziation mittels bekannter Ressource zum Abschluss kommen	60-90 Minuten
ja	ja	ja	ja	Ressource immer aktiviert haben und bereit halten	entfällt – nur Überblick
ja	ja	ja	ja	Ressource immer aktiviert haben und bereit halten	entfällt- nur Überblick
nein	nein	ja	ja	Klientin bei Beschämung entlasten	30-40 Minuten
nein	nein	ja	teilweise	Klientin reagiert mit zu hoher Belastung und Beschämung – Auf Gegenwart orientieren	30-40 Minuten
nein	nein	ja	teilweise	Bei unangenehmen Sensationen durch die Körperressource zum Abschluss kommen	20-30 Minuten
ja	ja	ja	teilweise	Bei Zunahme der unangenehmen Sensationen auf Gegenwart orientieren	20-30 Minuten
teilweise	ja	ja	teilweise	Bei zu viel Belastung oder Dissoziation durch neue Informationen durch die Körperressource zum Abschluss kommen	60-90 Minuten
teilweise	ja	ja	teilweise	Bei zu viel Belastung oder Dissoziation durch die Körperressource zum Abschluss kommen	60-90 Minuten
teilweise	ja	ja	ja	Kleinschrittiges Vorgehen zur Wahrung der Gegenwartsorientierung	unterschiedlich

Übung		Seite	Für wen	Einzel oder Gruppe	Wozu	Allgemeine Voraussetzungen	Voraussetzung: äußere Sicherheit
9.1	Die Gleichzeitigkeit der Dinge im Körper – wozu auch der Kopf gehört	369	Therapeutin	Einzel	Selbstentwicklung		ja
9.2	Die goldene Kugel im Therapieraum	372	Therapeutin	Einzel und Gruppe	Selbstfürsorge		ja
9.3	Das Belastende in eine Ressource verwandeln	373	Therapeutin, für Klientinnen auch anwendbar	Einzel und Gruppe	Selbstfürsorge		ja
9.4	Positive Gegenübertragungstrance	374	Therapeutin	Einzel	Kontakt zu sich selbst, zu eigenen Anteilen und der Klientin		ja
9.5	Selbsterfahrung im Kontext der Ego-State-Therapie	376	Therapeutin	zuerst Gruppe, dann Einzel	Selbsterfahrung mit Ego-State-Therapie, Reflexion eigener therapeutischer Arbeit mit Ego-State-Therapie	Zeitpunkt muss stimmen, in guter Verfassung sein, offen und neugierig	ja

Voraussetzung: innere Sicherheit	Voraussetzung: Klientin hat innere Ressourcen	Voraussetzung: Klientin kann sich in der Gegenwart orientieren	Voraussetzung: Klientin verkraftet Belastung	Vorsicht	Dauer
ja	ja	ja	ja		15-20 Minuten
teilweise	ja	ja	ja	Hilfe holen, wenn diese Selbstfürsorge nicht greift	15-20 Minuten
teilweise	ja	ja	ja	Nicht zu lange beim Belastenden verweilen	15-20 Minuten
ja	ja	ja	ja	Wenn selbst zu belastet oder geschwächt	im Rahmen der Therapiesitzung wenige Minuten
ja	ja	ja	ja	Wenn selbst zu belastet oder geschwächt	60-90 Minuten

1 Wahrnehmen und Identifizieren ressourcenvoller Ego-States, Kontaktaufnahme zu Ego-States und erste Interventionsmethoden

In dieser ersten Übung wird eine ressourcenvolle Erfahrung angeregt und vertieft. Im Verlauf der Übung wird – ausgehend von der ressourcenvollen Erfahrung – eine mögliche Verbindung zu früheren Empfindungen dieser Art im Leben angeregt und der Weg zu einem ressourcenvollen Ego-State gebahnt.

Übung 1.1: Einer Ressource begegnen

Wozu: Ressourcenorientierung und -aktivierung; Tranceerfahrungen ermöglichen, um Vertrauen in unbewusste Prozesse und Lösungen zu fördern.
Voraussetzungen: Klientin wurde über die Bedeutung von Ressourcen aufgeklärt, der Inhalt der Übung wurde vorab skizziert, die Zustimmung der Klientin ist erfolgt.
Vorsicht: Die Klientin lehnt ressourcenorientiertes Vorgehen ab, fühlt sich in ihrem Leid durch den Blick auf Ressourcen nicht ernst genommen. Klientin findet noch keine Ressourcen. Ressource soll stabil positiv bleiben.
Setting: Einzel- und Gruppenanwendung
Dauer: ca. 15–30 Minuten

»Ich möchte Sie einladen, eine gute Sitzposition einzunehmen, und, wenn es passt, es sich bequem zu machen. Sie können, wenn Sie mögen, meiner Stimme folgen, oder Ihren eigenen Ideen nachgehen. Wenn Sie wollen, können Sie Ihre Augen schließen, aber Sie können auch mit offenen Augen dieser Übung folgen. Sie werden merken, was Sie brauchen, um sich in diesem Raum so sicher zu fühlen, dass Sie dies ausprobieren können …

Ich möchte Sie einladen, dass Sie sich an etwas Angenehmes erinnern … Das kann ein besonderes Ereignis sein oder eine Begegnung oder eine Fähigkeit … oder auch Gedanken oder Bilder von besonderen Orten … oder eine Bewegung, ein wunderbares Körpergefühl … was auch immer dies ist, lassen Sie es entstehen und nehmen Sie es achtsam wahr … Jeder Mensch hat die Fähigkeit, etwas Angenehmes, Gutes wahrzunehmen …

Sie können diese Erfahrung vertiefen, indem Sie wahrnehmen, was Sie sehen … Ihre Blicke schweifen lassen … was Sie vielleicht hören … und welche Geräusche das sind … wie sich Ihr Körper anfühlt, Ihre Muskeln … Ihre Haut, vielleicht ist auch die Sinneserfahrung des Schmeckens und Riechens wichtig … und lassen Sie sich Zeit, diese Erfahrung größer werden zu lassen … Wo im Körper spüren Sie diese Erfahrung am meisten? … Und dahin atmen, angenehm und leicht … und mit dem Atmen diese Wahrnehmung noch größer machen … Und ist es nicht überraschend, dass durch das Atmen diese Erfahrung noch intensiver wird? … Und vielleicht kommen jetzt noch andere gute Erinnerungen oder Körpergefühle hinzu … und vielleicht gibt es ein Wort für das, was Sie gerade spüren, … oder ein Symbol … vielleicht ist auch »einfach« so gerade richtig …

… Und nun, da Sie im Kontakt sind mit dieser guten Erfahrung, können Sie, wenn Sie mögen, … mit dieser Erfahrung wie an einem Geländer oder einem »roten Faden« auf Ihrer Lebenslinie zurück ›wandern‹ … und einmal neugierig sein, … welche Situationen und Bilder aus früheren Zeiten … auftauchen, wo Sie diese Empfindungen schon einmal hatten, … vielleicht noch einmal davor, vielleicht ganz früh schon im Leben, oder eher, … eher jetzt, sich bewusst machen, dass Sie sich … im Laufe des Seminars diese Erfahrung immer wieder vergegenwärtigen können, wenn Sie sie brauchen … oder auch erleben, dass sie wie von selbst auftaucht … Und nun bitte ich Sie, diese Erfahrung abzuschließen und mit Ihrer vollen Aufmerksamkeit wieder in diesen Raum zu kommen …«

Diese Übung wird in Teil A erwähnt und eingeordnet in:

- *Kapitel 3, Abschnitt »Ressourcenaktivierung«,*
- *Kapitel 4, Abschnitt »Ressource und Belastung: Zwei Seiten einer Medaille«.*

Übung 1.2: Kontaktaufnahme mit einem ressourcenvollen Ego-State

Wozu: Ressourcenaktivierung; Ich-Stärkung; impliziert bereits Bezug zu Belastendem. Beobachterperspektive anregen; Aktivieren von Bindungshandlungen.

Voraussetzungen: Die Klientin wurde über die Bedeutung von Ressourcen aufgeklärt, der Inhalt der Übung wurde vorab skizziert, die Zustimmung der Klientin ist erfolgt. Ressourcenvolle Ego-States können aktiviert werden.

Vorsicht: Ego-State soll stabil positiv bleiben.

Setting: Einzelanwendung; als Gruppenanwendung in Weiterbildungskontexten möglich.

Dauer: ca. 20–30 Minuten

- Therapeutin: »Bitte stellen Sie sich eine für Sie angenehme Situation aus der Vergangenheit vor. Das kann auch kürzer zurückliegen oder heute Morgen gewesen sein.«
- Die Klientin benennt zunächst kurz eine Situation.

- Die Therapeutin lässt die Klientin diese Situation anhand des BASK-Modells (Braun, 1988) beschreiben und nachempfinden:
  - Behaviour – Verhalten, Handlungen
  - Affect – Gefühl
  - Sensation – Körpergefühl, hier vorgehen nach VAKOG:
    - ▸ Sehen (V = visuell)
    - ▸ Hören (A = auditiv)
    - ▸ körperliches Fühlen (K = körperlich) wie z. B. Herzschlag, Atmung, Temperatur, Muskelspannung
    - ▸ Riechen (O = olfaktorisch)
    - ▸ Schmecken (G = gustatorisch)
  - Kognition/Knowledge – Denken/Wissen

Variante: Die Therapeutin lässt die Klientin anhand dieses Gesamtempfindens auf der Lebenslinie zurück »wandern«, bis ihr eventuell eine ähnliche Situation oder eine Schlüsselsituation für dieses Empfinden einfällt.

Es gibt jetzt eine Situation, die real in einem bestimmten Lebensalter stattgefunden hat und lebhaft nachempfunden wird. Sie ist vergangen und gleichzeitig in der Gegenwart präsent.

Die Therapeutin fragt die Klientin: »Wie möchten Sie für sich diese Situation nennen?«

Die Therapeutin lädt die Klientin ein, sich selbst in dieser Situation aus der Beobachterposition anzuschauen.

Die Klientin soll nun diese Person von damals wie eine dritte Person beschreiben.

Dies ist ein ressourcenvoller Ego-State.

Die Therapeutin fragt: »Welche Bezeichnung oder welchen Namen hat dieser Ego-State (innerer Teil, jüngeres Ich, inneres Kind oder Ähnliches) oder welchen wollen Sie ihm geben?«

Diese Übung wird in Teil A, Kapitel 4, Abschnitt »Ressource und Belastung: Zwei Seiten einer Medaille« erwähnt und eingeordnet.

Übung 1.3: Näheres Kennenlernen des ressourcenvollen Ego-States

Wozu: Innenperspektive eines Ego-States; Außenperspektive der ganzen Person; Bindungshandlungen aktivieren; jeder Teil ist gekommen, um zu helfen.
Voraussetzungen: Die Klientin wurde über die Bedeutung von Ressourcen aufgeklärt, der Inhalt der Übung wurde vorab skizziert, die Zustimmung der Klientin ist erfolgt.
Vorsicht: Nicht zu ausführlich explorieren. Es kommt hier auf den systemischen Blick und die Bedeutung des inneren Anteils für das Gesamtsystem an.
Setting: Einzelanwendung
Materialien: 2 Stühle oder Papier/Karten/Kissen
Dauer: 20–30 Minuten

Die Therapeutin führt eine Unterhaltung mit dem »neu gefundenen« Ego-State der Klientin. Um dies anfangs zu erleichtern, können sich die »Klientin als Ganze« und der Ego-State auf zwei verschiedene Stühle setzen.

Die Therapeutin interessiert sich nun für den Ego-State wie für eine ganze Person, wie sonst auch für eine neue Klientin. Mögliche Fragen können sein:

»Welche Aufgaben haben Sie (hast du) innerhalb der ganzen Frau X?«

»Warum ist es gut, dass Sie da sind (du da bist)?«

»Haben Sie/hast du einen bestimmten Platz in der inneren Welt?« Ggf. genauer beschreiben lassen, alles sollte angenehm sein, ähnlich wie beim sicheren Ort, geborgenen Ort oder Wohlfühlort.

(Falls es um ein bestimmtes Thema geht:) »Inwiefern sind Sie/bist du hilfreich bezüglich dieses Themas?«

»Was könnte Ihrer/deiner Meinung nach die ganze Person/die Erwachsene anders machen?«

»Möchten Sie/möchtest du der Erwachsenen etwas mitteilen?«

Anschließend wird die »Klientin als Ganze« auf dem anderen Stuhl gefragt, was sie über das Gespräch der Therapeutin mit dem Ego-State denkt, wie sie ihn empfindet, ob sie ihm etwas sagen will.

Mehrere Stuhlwechsel sind möglich, aber am Anfang noch nicht unbedingt nötig oder sinnvoll.

Diese Übung wird erwähnt und eingeordnet in Teil A, Abschnitt »Ressource und Belastung: Zwei Seiten einer Medaille«.

Übung 1.4: Beobachterübung

Wozu: Distanzierungsfähigkeit; Ich-Stärkung der Klientin; Orientierung auf die sichere Gegenwart; Regulieren der Belastung (Filtertechnik); Einsatz bei Traumakonfrontation (Reddemann, 2011);
Voraussetzungen: Der Inhalt der Übung wurde vorab skizziert, die Zustimmung der Klientin ist erfolgt.
Setting: Einzel- und Gruppenanwendung
Dauer: ca. 20–30 Minuten

»Diese Übung ist sehr lang. Sie können auch nur einzelne Teile daraus verwenden. Auch dies hilft, sich die Fähigkeit des Sich-beobachten-Könnens bewusst zu machen …

Machen Sie sich bewusst, dass Sie, ohne die Fähigkeit zu beobachten, nicht hätten wahrnehmen können, dass Ihr Körper Kontakt mit dem Boden hat oder dass er atmet. Machen Sie sich zwischendurch immer wieder klar, ich kann meinen Körper beobachten, also bin ich mehr als mein Körper … Und beobachten Sie auch, wie es sich auf Sie auswirkt, dass Sie sich diese beobachtende Funktion zunutze machen … Konzentrieren Sie sich jetzt einige Zeit darauf, dass Sie wahrnehmen, was Sie denken. Wobei es manchmal so ist, wenn man anfängt, beobachten zu wollen, was man denkt, denkt man nicht mehr, der Kopf ist wie leergefegt. Aber nach einer Weile fängt es dann doch wieder an … Sie können Ihren Gedanken auch eine gewisse Ordnung geben, indem Sie unterscheiden zwischen Gedanken, die sich auf die Gegenwart, auf die Zukunft und auf die Vergangenheit beziehen. Und dadurch, dass Sie sie immer wieder beobachten, wird Ihnen auch klarer, worüber Sie viel nachdenken. Jetzt in dieser Übung geht es mehr darum, sich die beobachtenden Fähigkeiten bewusst zu machen. Und deshalb möchte ich Sie wieder einladen, dass, während Sie Ihre Gedanken beobachten, Sie sich bewusst machen: Ich kann meine Gedanken beobachten, also bin ich mehr als meine Gedanken … Jetzt möchte ich Sie einladen, dass Sie beobachten, welche Stimmung im Moment vorherrscht und, ob sie sich verändert hat. Wieder mit dem Wissen, ich kann meine Stimmung oder meine Stimmungen beobachten, also bin ich mehr als meine Stimmung … Und dann lassen Sie sich noch einen Moment Zeit, Ihre Gefühle zu beobachten. Welche Gefühle sind da jetzt? … Ich kann meine Gefühle beobachten, also bin ich mehr als meine Gefühle. … Und zum Schluss machen Sie sich klar, dass Sie auch beobachten können, dass Sie beobachten. Dieser Teil, der beobachtet, dass wir beobachten, den können wir auch den inneren Zeugen nennen. Es ist der Teil, der wohlwollend und ohne Urteil wahrnimmt, was ist. Und diese Fähigkeit können Sie sich zunutze machen. Wenn Sie verwickelt sind, können Sie sich auf diesen Beobachter des Beobachters zurückziehen und dadurch Distanz bekommen, wenn Sie möchten … Kommen Sie dann mit der vollen Aufmerksamkeit zurück in den Raum« (Reddemann, 2001/2016, S. 39).

Da wir diese sehr wirkungsvolle Fähigkeit, sich selbst zu beobachten, immer wieder brauchen und nutzen, möchten wir Ihnen diese Übung ans Herz legen. Wir nutzen sie auch dazu, sich zu distanzieren, ohne zu dissoziieren.

Diese Übung wird erwähnt und eingeordnet in Teil B, Kapitel 1, Abschnitt »Prinzipien der therapeutischen Beziehung«.

Übung 1.5: Stühle-Technik

Diese Technik stammt von Helen Watkins: Eine einfache und wirksame Möglichkeit, um ohne formale Trance die »gemischten Gefühle« zu einem Thema anhand von Stühlen herauszuarbeiten. Therapeutin und Klientin erlangen einen systemischen Überblick, welche unterschiedlichen Ego-States es gibt, wie sie zueinander stehen, einander beeinflussen und wie ein Konflikt gelöst werden kann. Erstaunliche Entwicklungen werden durch kleine Veränderungen in der Konstellation der »Stühle« möglich.

Wozu: Gefühle voneinander trennen und verorten; Differenzieren und Erkennen von Ego-States; Innenperspektive; Außenperspektive; Tranceerfahrung; Fördern unbewusster Lösungen; Überblick verschaffen zu einem Thema/Problem.
Voraussetzungen: Der Inhalt der Übung wurde vorab skizziert, die Zustimmung der Klientin ist erfolgt.
Vorsicht: Die Ego-States nicht detailliert explorieren, nicht Partei für einen Ego-State einnehmen, mit Gleichmut das Gesamtsystem erfassen und Balance finden.
Setting: Einzelanwendung
Materialien: ca. 4–8 leicht bewegliche Stühle, Kissen oder Ähnliches, DIN-A4-Blätter/Notizblock und Stift zum Mitschreiben
Dauer: ca. 60–90 Minuten

Phase 1 – Innenperspektive – Herausfinden der Gefühle von Ego-States zu einem Thema

Die Klientin sitzt auf einem Stuhl, die Therapeutin daneben mit Notizblock.

»Sie sagten mir, dass Sie ambivalente Gefühle haben in Bezug auf (das Thema).«

»Auf den oberen Teil dieses Blatts schreibe ich Ihre Gefühle in Bezug auf (das Thema).«

»Bitte sagen Sie auf diesem Stuhl, wie Sie sich in Bezug auf dieses Thema fühlen, während ich einfach nur mitschreibe. Okay? Fangen Sie an mit ›ich fühle‹ und machen Sie weiter.«

Die Therapeutin schreibt das Gesagte auf, ohne persönlichen Kommentar, ohne intensiven Augenkontakt, ohne Unterbrechung.

Wenn die Klientin ein Gefühl oder Körperempfinden zu dem Thema geäußert hat und keine weitere Information von ihr kommt, erfolgt ein Stuhlwechsel.

Die Therapeutin sitzt nie auf einem Stuhl, auf dem schon ein Gefühls-State gesessen hat!

Nach dem Stuhlwechsel: »Können Sie jetzt bitte einen Gefühlszustand herausfinden, der sich anders anfühlt als Stuhl Nr. 1, und das Gefühl in diesem Stuhl benennen?«

Mitschreiben auf neuem Blatt für jeden neuen Stuhl.

In der Praxis ist es auch möglich, so viele Stühle zu nehmen, bis die Klientin keine Gefühle mehr findet, die sich von den bereits genannten unterscheiden.

Phase 2 – Außenperspektive – Schilderung von Eigenschaften der Ego-States

»Stellen Sie sich bitte neben mich, während ich vorlese, was Stuhl Nr. 1 gesagt hat.«

Vorlesen mit einfühlsamer Stimme (Resonanz), dem Gefühl angemessen, das die Klientin benannt hat.

»Geben Sie mir bitte eine kurze Beschreibung, wie Stuhl Nr. 1 ist.«

Keine negativen Etikettierungen der Klientin zulassen (z. B. »er ist ein Idiot«).

Nicht fragen, wie der Ego-State sich fühlt.

Die Beschreibung dessen, was die Klientin über den Stuhl gesagt hat, weiter unten auf dasselbe Blatt schreiben, sodass Klientin dies lesen kann.

»Geben Sie bitte dem Stuhl einen passenden Namen oder Titel« (wie z. B. die »Funktionierende«, der »Depressive«, die »Schüchterne«, die »Wütende« oder auch »Baby«, »Schulkind« usw.). Diese Antwort als Überschrift auf das Blatt schreiben.

»Ist er/sie jünger/älter/gleich alt?« Präzisieren und Antwort unter den Namen schreiben.

»Fällt Ihnen zu diesem Alter etwas ein?« Die Antwort notieren. Wiederholen mit jedem Stuhl.

Falls die subjektive Wahrnehmung der Gefühle (Phase 1) nicht zu objektiven Beschreibungen (Phase 2) passt und die Klientin dies nicht selbst thematisiert, es nicht diskutieren.

Ressourcenvolle Ego-States einbeziehen, ggf. gezielt danach fragen.

Phase 3 – Überblick und Gesamteindruck der Klientin

Über jeden Stuhl eine kurze Zusammenfassung machen:
»Stuhl Nr. 1 sagte …«

»Sie beschrieben ihn als …«
»Nannten ihn …«
»Er fühlte sich … alt an.«
Das Blatt auf den betreffenden Stuhl legen, das Gleiche mit allen weiteren Stühlen durchführen.
»Wie schätzen Sie ein, was hier los ist?«

Phase 4 – Interaktion und therapeutische Intervention

Die Klientin Stühle ordnen lassen nach der Seite des Konflikts, auf der sie stehen, wie sie zurzeit zueinander stehen, exakte Positionen finden lassen.

Die Position der Stühle wechseln lassen.

Die Klientin setzt sich auf einen Stuhl, Blatt in der Hand und spricht zu einem anderen Stuhl.

Die Therapeutin steht neben/hinter der Klientin.

Die Bedürfnisse herausarbeiten, Therapeutin hilft dabei.

Bei kindlichen States eventuell hinsetzen.

Wenig sprechen, außer z. B. um Vorschläge zum Wechseln oder dann immer mehr zum Umstellen der Stühle zu machen.

Am Ende sind die Stühle neu gruppiert, und es kehrt Ruhe ein.

»Wie fühlen Sie sich jetzt?« Auch in der Reflexion beim Erleben der Klientin bleiben.

Wenn die Klientin keine eigenen Ideen entwickeln kann, kann die Therapeutin die bei ihr aufgetretenen Überlegungen einbringen, um einen Prozess anzuregen.

Eventuell weitere Schritte für die nächste Sitzung vorbesprechen, an Ressourcen erinnern und/oder an neue positive Erfahrungen und diese »mit nach Hause nehmen« lassen (nach Watkins u. Watkins, 1997, S. 134, eigene Übersetzung).

Die Stühle-Technik bietet einen guten Einblick in das Potenzial der Ego-State-Therapie. Dennoch sollte zu Beginn damit nur vorsichtig gearbeitet werden. Wenn es vom Therapieverlauf her passt, kann später auch auf einzelne innere Anteile oder deren Vorlieben, Abneigungen, Konflikte innerhalb des Gesamtsystems eingegangen werden.

Diese Übung wird erwähnt und eingeordnet in Teil A, Kapitel 2, Abschnitt »Systemische Prämisse«.

Übung 1.6: Der inneren Stärke begegnen

Diese Übung hat in der Ego-State-Therapie einen hohen Stellenwert. Sie dient der Ich-Stärkung, insbesondere wenn die Aktivierung von Ressourcen schwerfällt. Die Übung kann gut als Audiomaterial dienen, auf das Smartphone der Klientin aufgesprochen werden und sollte dreimal wöchentlich angehört werden.

Wozu: Stärkende Erfahrung von innerer Sicherheit; Finden unbewusster Lösungen.
Voraussetzungen: Der Inhalt der Übung wurde vorab skizziert, die Zustimmung der Klientin ist erfolgt.
Vorsicht: Bei angenehmer Erfahrung bleiben.
Setting: Einzel- und Gruppenanwendung
Dauer: ca. 15–30 Minuten

»Ich möchte Sie nun einladen, eine Reise in Ihr Inneres anzutreten, an einen Ort, der sich wie das innere Zentrum Ihres Seins anfühlt, ein Ort, an dem es sehr ruhig ist … und sehr friedvoll … und sehr still. Wenn Sie an diesen Ort gelangen … haben Sie vielleicht das Gefühl, dass Sie einen Teil von sich selbst finden … einen Teil, den ich als Ihre innere Stärke bezeichnen werde.

Dieser Teil, diese Seite von Ihnen, sie war seit dem Augenblick Ihrer Geburt immer da … oder schon vorher … auch wenn es manchmal gar nicht so leicht scheint, sie zu spüren … und sie ist auch jetzt bei Ihnen. Sie ermöglicht es Ihnen, gut versorgt zu leben … und Hindernisse zu überwinden, wann immer diese in Ihrem Weg zu liegen scheinen … Vielleicht möchten Sie sich einen Moment Zeit nehmen, um zu dieser Kraft von Ihnen Kontakt aufzunehmen … Dabei können Sie darauf achten, welche Bilder … oder Gefühle … welche Gedanken … welche Körperempfindungen in Ihrem Inneren jetzt entstehen.

Lassen Sie sich Zeit, das zu erspüren, wahrzunehmen, gewahr zu werden, während Sie hier in diesem Raum sitzen, wo alles sicher ist und angenehm. Machen Sie sich klar, dass diese Kraft in Ihnen immer für Sie da ist. Und Sie müssen gar nichts tun, wenn Sie sie brauchen, wird sie da sein.

Und wenn Sie in Zukunft erneut mit Ihrer inneren Stärke in Kontakt treten wollen, werden Sie feststellen, dass Sie das können, indem Sie sich einfach diese Bilder … Gedanken … Gefühle … Körperempfindungen … vergegenwärtigen … und wenn Sie dies tun, werden Sie wieder mit Ihrer inneren Stärke in Kontakt sein. Sie können eine Geste oder eine Farbe oder ein Symbol mit der inneren Stärke verbinden … dies wird wie eine Brücke sein, ein Schlüssel, um ihr wieder zu begegnen.

Und wenn Sie mit dieser Kraft in Kontakt sind, werden Sie sich zuversichtlicher fühlen … weil Sie sicher sind, dass Sie alle Ressourcen haben, die Sie brauchen, um

Schritte in die Richtung zu gehen, in die Sie gehen wollen ... um sich Ziele zu setzen und zu erreichen ... und um zu erleben, dass Träume in Erfüllung gehen können. Wenn Sie mit dieser Kraft in Kontakt sind, können Sie sich ruhiger und optimistischer fühlen und der Zukunft erwartungsvoll entgegensehen.

(An diesem Punkt können spezifische Ziele, die die Klientin der Therapeutin genannt hat, erwähnt werden.)

Und in den nächsten Tagen oder Wochen werden Sie vielleicht merken, dass Sie Ihrem Leben ruhiger und optimistischer gegenüberstehen ... und Sie werden feststellen, dass Sie zu jeder Zeit im Laufe des Tages zu Ihrer inneren Stärke in Kontakt treten können, indem Sie einfach für einen Moment die Augen schließen und sich das Bild, das Gefühl oder die Körperempfindungen Ihrer inneren Stärke vergegenwärtigen, indem Sie die Brücke, das Symbol, die Farbe nutzen und sich daran erinnern, dass Sie in sich alle Ressourcen haben, die Sie wirklich brauchen ... Je öfter Sie auf diese Weise mit Ihrer inneren Stärke in Kontakt treten, umso stärker werden Sie Ihrem Selbst, Ihrer Intuition und Ihren Gefühlen vertrauen und umso mehr werden Sie sich von ihnen leiten lassen können« (nach Frederick u. McNeal, 1999, S. 172, deutsch in Phillips u. Frederick, 2003, S. 122).

Übung 1.7: Konfliktfreies Bild

Menschen mit sehr belastenden Beziehungs- und Lebenserfahrungen fällt es häufig schwer, überhaupt etwas Ressourcenvolles zu finden oder in Erinnerung zu rufen, weil sie zu oft erleben mussten, dass Momente von Hoffnung oder Zuversicht trügerisch waren. Deswegen hat Phillips (2005) das »konfliktfreie Bild« entwickelt, das im Begegnungsraum zu einer konfliktfreien Erfahrung wird.

Wozu: Es gibt bei jedem Menschen einen Moment im Alltag, der angenehm oder positiv ist. Wenn es schwerfällt, Positives zu aktivieren, kann die Klientin angeregt werden, sich neutrale Momente im Alltag zu vergegenwärtigen: Einen Moment finden, der in Ordnung ist (»der okay« ist). Wichtig ist, dass die Klientin dieses konfliktfreie Bild immer besser präsent halten kann.

Voraussetzungen: Der Inhalt der Übung wurde vorab skizziert, die Zustimmung der Klientin ist erfolgt.

Vorsicht: Das Toleranzfenster der Klientin bedenken: Nicht tief explorieren, gleichmütig bleiben in Haltung und Sprache, lieber kürzer als zu lang damit in Kontakt sein.

Setting: Einzel- und Gruppenanwendung

Dauer: zunächst kurz (2–5 Minuten), um zu testen, wie Klientin auf die Übung reagiert.

1. Einen Moment im Alltag erfragen, der angenehm ist:
   »Denken Sie an einen Moment in Ihrem Alltag, in dem Sie sich wohlfühlen. Dies sollte ein Augenblick sein, in dem Ihre positive Energie spürbar ist und Sie ausschließlich positive Gefühle über sich empfinden …«
2. Wenn die Klientin diesen Moment erinnert, ist es wichtig, mithilfe des Therapeuten ein konfliktfreies Bild aufzurufen. Das entstandene Bild ist darauf zu überprüfen, ob es wirklich nur positive Gefühle beinhaltet.
3. Die Klientin wird eingeladen, dieses konfliktfreie Bild in der Sitzung einzuüben.
4. Es kann durch hypnotische Interventionen erweitert und vertieft werden, ebenso durch die BLS aus der EMDR-Methode. In dem Fall fokussiert die Klientin das Bild und die Therapeutin leitet langsame Augenbewegungen oder andere bilaterale Stimulation an.
   Es ist auch möglich, dass die Klientin selbst BLS durchführt, z. B. den Butterfly Hug, bei dem man die Hände vor der Brust kreuzt und sich abwechselnd rechts und links in der Nähe der Schultern klopft.
   Genauso ist es möglich, Meridianpunkte zu klopfen.
   Wichtig: Alles soll dazu führen, das angenehme Gefühl zu verstärken.

Option einer Erweiterung: Wenn das konfliktfreie Bild gut präsent ist, kann getestet werden, ob es standhält, wenn die Klientin an eine belastende Situation denkt und dabei im Kontakt mit dem konfliktfreien Bild bleibt. Ziel ist, dass das konfliktfreie Bild stärker ist als diese belastende Erinnerung. Falls dies noch nicht möglich ist, kehrt man zu Schritt 1 zurück (Phillips, 2005).

Übung 1.8: Einem inneren Helfer begegnen

Auch diese Übung dient der Aktivierung und dem Ausbau ressourcenvollen Erlebens und der Ich-Stärkung an einem friedlichen Ort.

Wozu: Ressourcenaktivierung; Ich-Stärkung; Aktivierung von Bindungshandlungen.
Voraussetzungen: Der Inhalt der Übung wurde vorab skizziert, die Zustimmung der Klientin ist erfolgt.
Vorsicht: Es ist ratsam zu klären, ob je nach Verortung im Prozessmodell diese Übung eher im Dialog und in enger Abstimmung mit der Klientin durchzuführen ist oder sie ggf. freier durchgeführt werden kann. Bei Klientinnen, die wenig belastbar sind und nicht frei assoziierend in die Imagination gehen können, sollten aus der Übung nur die Formulierungen verwendet werden, die auf angenehmes Erleben und Sicherheit hinzielen.
Setting: Einzel- und Gruppenanwendung
Dauer: ca. 20–30 Minuten, kann auch früher beendet werden

»Ich möchte Sie einladen, eine gute Sitzposition einzunehmen, und, wenn es passt, es sich bequem zu machen. Sie können, wenn Sie mögen, meiner Stimme folgen, oder Ihren eigenen Ideen nachgehen. Wenn Sie wollen, können Sie Ihre Augen schließen, aber Sie können auch mit offenen Augen dieser Übung folgen. Sie werden merken, was Sie brauchen, um sich in diesem Raum so sicher zu fühlen, dass Sie dies ausprobieren können …

Nun möchte ich Sie einladen, dass Sie sich einen besonderen Ort vorstellen … einen Ort der Schönheit und Stille, der Gelassenheit … welcher Ort auch immer auftaucht, lassen Sie ihn entstehen und nehmen Sie ihn achtsam wahr … Nehmen Sie sich Zeit, sich umzuschauen … vielleicht können Sie auch etwas hören … das Ihnen angenehm ist und die Ruhe und Stille dieses Ortes vertieft … und wahrnehmen, wie sich Ihr Körper anfühlt … Sie können sich diesen besonderen Ort der Schönheit und Gelassenheit so vorstellen, dass er genau richtig für Sie ist … An diesem Ort kommt Ihr Geist zur Ruhe … Ihre Gedanken sind leicht … Sie sind gut gestimmt … und können so tief entspannen, wie es richtig für Sie ist … Nehmen Sie sich die Zeit, die Sie brauchen, um die Ruhe und die Friedlichkeit wahrzunehmen, die Sie an diesem Ort finden …

… und wenn Sie so weit sind, laden Sie Ihren inneren Helfer zu diesem besonderen Ort ein … und erlauben Sie sich, dass ein Bild von Ihrem inneren Helfer entsteht … eine weise, freundliche Gestalt, die Sie gut kennt … Akzeptieren Sie, was auch immer auftaucht … und nehmen Sie es wahr … Es kann sich auf vielfältige Art und Weise zeigen – ein weiser alter Mann oder eine weise alte Frau, ein freundliches Tier oder ein Vogel, ein Baum, eine Lichtkugel, ein Freund oder Verwandter, eine spirituelle Erscheinung. Vielleicht haben Sie auch keine bildliche Vorstellung, aber stattdessen einen Eindruck von Friedlichkeit und Güte … und wenn Sie fühlen, dass diese Erfahrung in Ihnen ganz lebendig ist, geben Sie mir bitte ein Zeichen (dies kann zuvor verabredet werden und ein Nicken oder eine Bewegung eines Fingers sein).

… Vielleicht ist es jetzt richtig, das, was aufgetaucht ist, wahrzunehmen und den Kontakt zu spüren, sich zu stärken … um die Erfahrung zu einem anderen Zeitpunkt wieder aufzugreifen und zu vertiefen …

Vielleicht ist es aber auch jetzt richtig, diesen wohltuenden Kontakt intensiver wahrzunehmen, … zu merken, dass diese Begegnung Sie stärkt … vielleicht freut und zuversichtlicher macht … und zu wissen, dass Sie jederzeit mit Ihrem inneren Helfer oder Ihrer inneren Helferin in Kontakt treten können, wann immer Sie es brauchen … und bei einer dieser Gelegenheiten können Sie etwas Wichtiges mit ihm besprechen … Sie könnten etwas aus Ihrem Leben oder von Ihrer momentanen Situation berichten. Wenn Sie mögen, können Sie mit Ihrem inneren Helfer oder Ihrer inneren Helferin von einem Problem berichten … und all die Fragen stellen, die diese Situation betreffen … Nehmen Sie sich all die Zeit, die Sie dafür brauchen …

(Pause)

Und achten Sie auf die Antwort des Inneren Helfers … so wie Sie es auch bei einem weisen und geschätzten Lehrer tun würden … Sie können sich vorstellen, dass er Ihnen direkt antwortet oder dass Sie seine Antwort auf andere Weise wahrnehmen … Erlauben Sie, dass er mit Ihnen kommuniziert … auf welche Weise auch immer … ganz natürlich … wenn Sie unsicher sind, was seine Antwort bedeutet, setzen Sie das Gespräch mit ihm darüber fort … stellen Sie Fragen und nehmen Sie achtsam wahr, welche Antwort auch immer kommt …

Vielleicht möchten Sie sich vorstellen, wie manches in Ihrem Leben sich verändern würde, wenn Sie seine Antwort, seinen Rat umsetzen würden … Gibt es Hindernisse, die dem entgegenstehen … und welche sind das und wie können Sie damit konstruktiv umgehen? … Und wenn Sie dabei Hilfe brauchen, fragen Sie Ihren inneren Helfer, der jetzt hier bei Ihnen ist … fragen Sie ihn, welches der einfachste Weg ist, mit ihm in Verbindung zu treten … Sie dürfen neugierig sein, was jetzt auftaucht …

Sie können sich nun auf Ihre Weise von ihm verabschieden … schließen Sie diese Erfahrung für sich ab … und dann kommen Sie bitte mit Ihrer Aufmerksamkeit wieder zurück in die Gegenwart.«

(Adaptiert n. Rossmann, 1987, in: Frederick u. McNeal, 1999, S. 235, eigene Übersetzung und Ergänzung).

Übung 1.9: Wichtige nährende Bezugspersonen

Diese Übung dient der Aktivierung und dem Ausbau ressourcenvollen Erlebens und der Ich-Stärkung. Gute Beziehungserfahrungen werden in Erinnerung gebracht und verlebendigt.

Wozu: Ressourcenaktivierung; Ich-Stärkung; Aktivieren von Bindungshandlungen.
Voraussetzungen: Der Inhalt der Übung wurde vorab skizziert, die Zustimmung der Klientin ist erfolgt.
Vorsicht: Bei Klienten, die wenig belastbar sind und nicht frei assoziierend in die Vergangenheit zurückgehen können, sollten aus der Übung nur die Formulierungen verwendet werden, die auf angenehme Erfahrungen hinzielen. Außerdem ist dann ratsam, diese Übung eher im Dialog und in enger Abstimmung mit der Klientin durchzuführen.
Setting: Einzel- und Gruppenanwendung
Dauer: ca. 20–30 Minuten

»Das Leben kann sehr sehr schön und sehr schwierig sein. Manchmal erleben wir schwere Zeiten, manchmal leichtere. Manches, was wir erleben, ist wundervoll.

Wenn wir uns Schritt für Schritt ein kleines oder ein größeres Stück zurück in die Vergangenheit begeben, erinnern wir uns vielleicht auch an Situationen, in denen wir allein waren … an Situationen, in denen es vielleicht Konflikte gab.

Doch im Leben der meisten Menschen … es ist wirklich wunderbar, dass das so ist … wenn wir Kinder sind, kleine Kinder, sind andere Menschen um uns … manchmal haben wir sie völlig vergessen … Erwachsene, die für uns da sind … die uns einfach gutgetan haben … vielleicht haben sie uns nur ein Lächeln geschenkt oder ein Wort der Ermutigung für uns übrig gehabt … oder wir haben eine schöne Zeit mit ihnen verbracht … oder sie haben uns einen bewundernden und bestätigenden Blick gegönnt. Menschen aus der Nachbarschaft, Mitglieder unserer erweiterten Familie … ein Lehrer in der Schule … der Hausmeister … vielleicht jemand in der Kirche … oder in einem Ferienlager … vielleicht auch einfach jemand, den wir eines Tages in einem Geschäft getroffen haben. Nehmen Sie sich die Zeit, die Sie brauchen, und lassen Sie diese Bilder, Gedanken und Gefühle in ihr Bewusstsein treten.

So sind nun die Menschen, die Ihnen in der Vergangenheit Wertvolles gegeben haben, jetzt in der Gegenwart bei Ihnen, und sie werden stets bei Ihnen sein, als Teil Ihrer Stärke und Ihres Selbstvertrauens, als Spiegelung Ihrer Einzigartigkeit und Ihres Wertes in der Welt. Und Sie können daran denken und sich vergegenwärtigen, wie gut Sie sich dabei fühlen, mit den Menschen zusammen zu sein, an die Sie sich nun erinnern. Erleben Sie einfach, wie gut es sich anfühlt … und vergegenwärtigen Sie sich, dass Sie diese Gefühle aus der Vergangenheit mit in die Gegenwart nehmen können« (Phillips u. Frederick, 2003, S. 119).

Für belastbarere Menschen ist oft gut, aus dem Erleben der Gegensätze heraus auf angenehme Erfahrungen zu fokussieren. Deswegen haben wir Andeutungen, die darauf zielen, in dieser Übung verwendet.

2 Wahrnehmen und Identifizieren verletzter Ego-States, die Kontaktaufnahme und Arbeit mit diesen Ego-States

Die Be- und Verarbeitung traumatischer Erinnerungen ist ein absichtsvoller Prozess. Er beruht auf der bewussten Entscheidung der Gesamtpersönlichkeit und/oder den daran beteiligten Ego-States, um dissoziierte Erfahrungen bewusst werden zu lassen und dadurch im inneren System zu teilen.

Es handelt sich um eine komplexe Arbeit auf der Basis einer guten therapeutischen Beziehung und Allianz. Wichtig ist die aktive Führung durch die unterstützende Therapeutin. Diese therapeutische Arbeit ermutigt und stärkt Klient und Therapeutin.

Übung 2.1: Versorgen von verletzten Ego-States

Hiermit wird geübt, achtsam und vorsichtig mit verletzten oder traumatisierten inneren Anteilen in Kontakt zu kommen und sie zu beruhigen, zu versorgen und in die Gegenwart zu holen.

Diese Art der Arbeit mit einem verletzten Anteil entspricht unserem Vorgehen, sich jeweils mit der Klientin im Prozessmodell zu verorten und die Zone der nächsten Entwicklung im Begegnungsraum zu finden. Es muss möglich sein, jederzeit eine Stufe zurückzugehen und noch feiner zu dosieren, um die Belastung optimal angepasst zu gestalten. Weder soll zu viel in die Nähe der Belastung gegangen werden noch zu wenig. Erleichterung ist in der Regel deutlich sichtbar und spürbar.

Wozu: Verletzte Persönlichkeitsanteilen werden gestärkt und in die Gegenwart geholt.
Voraussetzungen: Das Vorgehen der Übung wurde vorab skizziert, die Zustimmung der Klientin ist erfolgt. Die äußere Sicherheit ist gegeben, die Klientin verfügt über eine gewisse Ich-Stärke, eine gewisse Ressourcenaktivierung und ist fähig, sich in der Gegenwart zu reorientieren. Sie kann in einem bestimmten Ausmaß Belastungen verkraften.
Vorsicht: Nicht zu lange in der Vergangenheit verweilen.
Setting: Einzelanwendung
Dauer: ca. 40–50 Minuten

Regeln:
- Die ganze Person oder Erwachsene von heute soll – mehr oder weniger nah – anwesend sein. Mit ihr findet, wenn irgend möglich, die Arbeit statt.

- Ressourcenvolle Ego-States und Situationen müssen zur Verfügung stehen.
- Die Fähigkeit zur (Re-)Orientierung in der Gegenwart muss vorhanden sein.
- Achtsames Vorgehen der Therapeutin ist unbedingt erforderlich.

1. Vorbereitung: Kontaktaufnahme mit ressourcenvollen Ego-States
2. Wo möchte er/sie sein, wenn mit dem verletzten Ego-State gearbeitet wird?
3. Kontaktaufnahme mit verletztem Ego-State
4. Hilfe in der Schlüsselsituation
5. Versorgen im Heute
6. Zukünftige Kontaktaufnahme klären

Achtung: 4. und 5. sind manchmal alternativ. Das Ego-State-Konzept betont Punkt 4., Reddemann setzt das Hauptgewicht auf Punkt 5.

1. Zunächst geht die Erwachsene mit einem ressourcenvollen Ego-State in Kontakt, also zuerst wird eine angenehme Situation gefunden, dann der dazugehörigen Ego-State. Wenn dieser schon bekannt ist, ihn/sie (möglichst über die Erwachsene) ansprechen und aktivieren.
2. Erklären, dass gleich mit einer belastenden, schwierigen oder unangenehmen Situation gearbeitet wird, und (möglichst über die Erwachsene) fragen, wo der ressourcenvolle State währenddessen sein möchte (am sicheren Ort, aus der Ferne zuschauen, sich in der Nähe aufhalten, flexibel entscheiden, möchte er/sie sich selbst melden oder gerufen werden usw.).
3. Nach einer verletzenden oder belastenden Situation suchen, diese vorsichtig nach dem BASK-Modell inklusive VAKOG-Modell explorieren.
4. Was hätte der Ego-State »damals« gebraucht? Dies imaginativ zur Verfügung stellen. Es ist auch sinnvoll, nach ausreichendem Pacing hier ins Leading überzugehen, also achtsam Vorschläge zu machen, zu klären, ob sie passen usw.
5. Unterstützen, dass die Erwachsene den Ego-State in die Gegenwart holt und hier gut versorgt. Es können dazu auch Helfer und Helferinnen eingesetzt werden. Klarmachen in angemessener, d. h. eventuell kindgerechter Sprache, dass die belastende Situation jetzt vorbei ist, dass der Ego-State jetzt bekommt, was er/sie braucht, was gefehlt hat; dass er genug gelitten hat, dass ihre/seine Aufgabe in der Vergangenheit beendet ist, er/sie ihren Job getan hat, sich jetzt ausruhen/spielen/lernen/wütend sein oder was immer richtig ist, tun kann.
6. Wen oder was braucht der Ego-State, um sich in Zukunft wohlzufühlen und sicherzustellen, dass er/sie wahrgenommen wird (einen regelmäßigen Treffpunkt, z. B. mit der Erwachsenen, einem/einer inneren Helfer/-in, ein Telefonkontakt, bestimmte Aktivitäten gemeinsam mit der/dem Erwachsenen oder Ähnliches)?

Diese Übung wird in Teil A erwähnt und eingeordnet in:
- *Kapitel 4, Abschnitt »Ressource und Belastung: Zwei Seiten einer Medaille«,*
- *Kapitel 2, Abschnitt »Perspektiven finden und vernetzen«.*

Übung 2.2: Beispiel für Tranceinduktion zur Begegnung mit inneren Anteilen

Die drei folgenden Interventionen sind nur ein kleiner Ausschnitt aus dem reichen Schatz der klinischen Hypnose und Hypnotherapie. Da die Teilnehmer, die sich für die Ausbildung zur Ego-State-Therapeutin entscheiden, bei anerkannten Weiterbildungsinstituten klinische Hypnose lernen, vermitteln wir hier Grundkenntnisse und erste Anleitungen, die sich für die Anwendung in der Ego-State-Therapie leicht erlernen und einsetzen lassen.

Wozu: Vertrautmachen mit Tranceinduktionen und der Wirkung von Hypnose; Aufmerksamkeitsfokussierung.
Voraussetzungen: Aufklärung über Hypnose, das Vorgehen wurde vorab skizziert, Zustimmung der Klientin ist erfolgt; Klientin hat ausreichend Ich-Stärke, ist zur Reorientierung auf die Gegenwart in der Lage und kann Ressourcen aktivieren.
Vorsicht: Bei Vorbehalten oder schlechter Erfahrung mit Trance sehr kleinschrittig vorgehen.
Setting: Einzelanwendung
Dauer: ca. 15–20 Minuten

»Bitte setzen Sie sich bequem hin … Spüren Sie, wie der Stuhl Sie hält und wie Ihre Füße auf dem Boden stehen.

Suchen Sie sich einen Punkt auf dem Boden oder an der Wand, auf dem Ihre Augen ruhen können … So ist es gut … Und während Sie diesen Punkt fixieren, können Sie vielleicht meiner Stimme folgen oder Ihren eigenen Ideen … Und während Sie weiter diesen Punkt fixieren, werden Sie vielleicht bemerken, dass die Wahrnehmung beginnt, sich zu verändern … vielleicht werden die Ränder des Blickfeldes unscharf … oder die Farben verändern sich … und Sie können vielleicht beobachten … dass Ihre Augenlider schwer werden, immer schwerer … die Augen werden müde … immer müder … und irgendwann schließen sich von allein … ohne dass Sie sich dafür entscheiden …

Und wenn die äußeren Augen sich nun geschlossen haben, können Ihre inneren Augen sich öffnen … und Sie können beginnen, mit Ihren inneren Augen auf die Stimme Ihres Unbewussten zu hören … die Dinge zu sehen, die sich Ihnen nun zeigen …

Und ist es nicht wunderbar, jetzt in diesem Zustand voller Entspannung zu sein … in dem Sie andere Phänomene spüren, die genau mit diesem Zustand verbunden sind … ich weiß nicht, was Sie bemerken … aber Sie bemerken dies bestimmt … diese körperlichen Veränderungen … lassen Sie sich Zeit …«

Zurücknehmen: »Und nun schließen Sie bitte diese Erfahrung ab und kommen … mit Ihrer ganzen Aufmerksamkeit wieder zurück … hierher in diesen Raum … Ihr Körper weiß, wie das geht … Ich zähle rückwärts von 5 bis 0, bei 5 werden Sie sich noch tief in Trance fühlen, bei vier merken Sie die ersten Veränderungen, Sie hören meine Stimme lauter, drei … Sie werden wacher und wacher, 2, 1 und 0 …«

Dann die 3-A-Standardinstruktion anwenden, um aus der Trance völlig herauszukommen und in den willkürlichen Modus zu gelangen, durch: A 1: »Arme fest!«, um einen in der Trance abgesunkenen Kreislauf wieder zu erhöhen. A 2: »Atem tief!« zur Orientierung von Wahrnehmung und Kognition auf die äußere Wirklichkeit. A 3: »Augen auf!« (Peter u. Revenstorf, 2009, S. 171 ff.).

Diese Übung wird in Teil A erwähnt und eingeordnet in:
- *Kapitel 2, Abschnitt »Hypnose«,*
- *Kapitel 3, Abschnitt »Ressourcenaktivierung«.*

Übung 2.3: Ideomotorische Signale – Ideosensorische Signale

Die Kommunikation mit dem Unbewussten anhand von Körpersignalen ist sehr wirkungsvoll. Durch ausgeklügelte Fragen wird es möglich, körpersprachlich zu antworten, ohne dass Worte formuliert werden müssen. Die Informationen, die Therapeutin und Klientin dadurch erhalten, sind bewusst oft nicht zugänglich. Gerade bei der Bearbeitung von präverbalen Erfahrungen sind ideomotorische Signale das Vorgehen, um mehr Informationen zu erhalten (Kaiser-Rekkas, 2016). Manche Klienten sind anfangs unsicher, wie weit die Fingerbewegungen tatsächlich autonom und unbewusst gesteuert sind. Es empfiehlt sich, bei diesen Klienten zuerst andere, eindeutig als unbewusst wahrnehmbare, ideomotorische Bewegungen zu aktivieren wie z. B. Handlevitation und Ballinduktion, bei denen ebenfalls unwillkürliche Bewegungen ausgelöst werden, die jedoch eindeutiger wahrnehmbar sind, weil es »größere« Bewegungen mit einer oder mit beiden Händen sind.

Bei der Einführung der Arbeit mit ideomotorischen Signalen sind stets Sicherheit und Stabilität vorrangig. Phillips und Frederick (2003) leiten ihre Klienten mithilfe dieser Signale an zu antworten, um anzuzeigen, dass sie einen »sicheren Ort« erreicht haben oder ein Gefühl des Wohlbehagens, der Entspannung oder der Zuversicht aktiviert haben.

Anstatt vom »Unbewussten« sprechen sie auch von der »ganzen Person«, dem »ganzen Sein (mit allen inneren Teilen)«.

Wozu: Vertrautmachen mit dem Abrufen von Finger- und Körperzeichen und der Wirkung von Hypnose.

Voraussetzungen: Aufklärung über die Wirkung von Hypnose; das Vorgehen wurde vorab skizziert und Zustimmung für die Anwendung ist erfolgt; die Klientin ist zur Reorientierung auf die Gegenwart in der Lage und kann Ressourcen aktivieren. Sie verfügt über ausreichende Ich-Stärke.

Setting: Einzelanwendung

Dauer: ca. 15 Minuten

Schritt 1: Dissoziation zwischen bewusstem und unbewusstem Verstand:
»Denn jeder hat schon einmal bewusst Ja gesagt und unbewusst Nein gemeint oder bewusst Nein gesagt und unbewusst Ja gemeint, und das Bewusstsein kann interessiert sein, wie das geht. Weil manchmal denkt das Bewusstsein, es sei das eine, und das Unbewusste weiß, dass es ganz anders ist. Denn während das Bewusstsein nicht weiß, weiß das Unbewusste viel besser …«

Schritt 2: Aktivierung der Kommunikation mit dem Unterbewussten:
Man beginnt praktischerweise mit der Etablierung eines »Ja-Fingers«. »Und ich möchte Ihr Unbewusstes bitten, mit mir zu kommunizieren und mir ein Signal zu geben für ein Ja, als einen Fingerzeig, der sich ganz von selbst entwickelt, der aufzeigt, wenn das Unbewusste antwortet: Ja. Der dieses Ja deutlich machen kann. Und man kann neugierig sein, welcher Finger es ist, der anzeigt, wenn die Antwort des Unterbewussten Ja ist. Und es beginnt vielleicht mit einem kleinen Zucken, das den Finger hebt, oder einfach mit dem Gefühl, dass er irgendwann ganz von selbst hochgehen kann. So deutlich, dass man es gut wahrnehmen und spüren kann.«

Kommt das Ja-Signal, sollte man dem Unbewussten für seine Bereitschaft zur Zusammenarbeit danken.

Schritt 3: Differenzierung der Fingersignale:
»Und wie es einen Ja-Finger gibt, gibt es auch einen Nein-Finger, der deutlich macht, wenn das Unbewusste auf eine Frage mit einem Nein antwortet, und der sich dann ganz von allein hebt. Sodass ich das Unbewusste bitten möchte, mir nun den Finger zu zeigen, und diesen Finger ganz deutlich werden zu lassen, sodass er sich deutlich hebt.«

Genauso wie es einen Nein-Finger gibt, kann es einen Finger für die Antwort geben: »Ich weiß nicht oder ich will nicht antworten. Und dieser Finger kann sich ebenfalls deutlich heben.«

Es ist auch möglich, diese beiden Antworten zu differenzieren und mit zwei verschiedenen Fingern zu verknüpfen.

Schritt 4: Auswahl und Konstruktion der Fragen:
Bei der Wahl der Fragestellungen ist zu beachten, dass es Fragen sein müssen, die das Unbewusste des Klienten mit Ja oder Nein beantworten kann. Also keine Fragen wie: »Ist es dies oder ist es das?« oder etwa: »Was genau ist geschehen?«

Beim Abschluss der Fragen sollte dem Unbewussten für die gute Mitarbeit gedankt werden, und auf die nächste Sitzung verwiesen werden, wo es wieder in dieser Weise antworten kann (Meiss, 2004).

Diese Übung wird in Teil A, Kapitel 2, Abschnitt »Hypnose« eingeordnet.

Übung 2.4: Zugmetapher

Diese hypnotische Altersregression regt die unbewusste Suche nach Antworten und Erklärungen an, die in der Vergangenheit liegen. Klientin und Therapeutin bringen innere Suchprozesse in Gang, mit denen Ressourcen aktiviert und Ideen und Lösungen entwickelt werden können.

Wozu: Nützliche Informationen aus der Lebensgeschichte durch Hypnose anregen; gute Erfahrungen aktivieren; Erleben von Kontrolle.
Voraussetzungen: Aufklärung über die Wirkung von Hypnose; Vorgehen ist vorab skizziert und Zustimmung erfolgt; Ressourcen sind aktivierbar; äußere Sicherheit ist gegeben; ausreichende Ich-Stärke; Klientin ist zur Reorientierung auf die Gegenwart in der Lage;
Vorsicht: Bei Vorbehalten oder schlechter Erfahrung mit Trance sehr kleinschrittig vorgehen.
Setting: Einzelanwendung
Dauer: ca. 20–30 Minuten

»Und … jetzt … können Sie die Erfahrung in Ihrem Geist zulassen … Sie begeben sich zu einer besonderen Eisenbahnstation … einer Station, die anders ist, als Sie jemals eine kennengelernt haben … wo Züge fahren, die über die ungewöhnliche Fähigkeit verfügen, Sie in eine frühere Zeit zurückfahren zu können … Sie begeben sich zurück in jene frühere Zeit … zu Erfahrungen an die Sie seit langem nicht gedacht haben … und Sie sehen, wie Sie einen sehr interessant aussehenden Zug besteigen … und Sie finden den Weg zu einem sehr bequemen Sitz … und dann spüren Sie, wie sich der Zug auf sanfte und angenehme Weise in Bewegung setzt … und Sie erleben, wie Sie sich in der Zeit zurückbewegen … zuerst langsam … dann schneller und allmählich erreichen Sie eine sehr hohe Geschwindigkeit … und Sie schauen aus dem Fenster … und sehen, wie die Ereignisse Ihres Lebens an Ihnen vorüberziehen, so wie Leistungsmasten an Ihnen vorüberziehen … und dann wird der Zug allmählich wieder langsamer … und schließlich hält er an … und dann können Sie aussteigen und befinden sich in der Situation, die für Sie so wichtig war … und da Sie nun in dieser Situation sind, sehen Sie die Dinge und hören die Geräusche und spüren die Gefühle jener Zeit und jenes Ortes … dieser Zeit und dieses Ortes« (Yapko, 1990, n. Phillips u. Frederick 2003, S. 151).

Phillips und Frederick (2003) weisen darauf hin, dass es bei einer naturalistischen Altersregression ausreiche, die Klientin zu diesem Zweck einfach darauf hinzuweisen, dass zwar ein Teil von ihr damit beschäftigt war, sich an die Vergangenheit und an einige beunruhigende Gefühle und Gedanken zu erinnern, dass jedoch unterdessen ein anderer Teil von ihr in der Gegenwart geblieben ist und jene Erfahrungen im Bewusstsein des Erwachsenenteils habe empfangen können: »Nehmen Sie sich jetzt einige Augenblicke Zeit, während Ihr Erwachsenenanteil die Informationen über die Vergangenheit aufnimmt … Und wenn sich Ihr Unbewusstes der Ressourcen bewusst geworden ist, die nun verfügbar sind und die zu jener früheren Zeit, an die sich der andere Teil von Ihnen gerade erinnert hat, nicht verfügbar waren, können Sie diese Ressourcen nun nutzen … Nehmen Sie sich ein wenig Zeit, um festzustellen, wie sich das auswirkt« (S. 144).

Nach der Reorientierung in die Gegenwart kann es hilfreich sein, auf die Zukunft hin zu orientieren, z. B. über einfache Suggestionen: »Natürlich wird Ihr Unbewusstes diese Einsichten auf die Zukunft übertragen, und zwar so, dass es Ihnen nützlich ist. Nehmen Sie sich nun ein paar Augenblicke Zeit, um sich zu vergegenwärtigen, wie die neue Sichtweise, die Sie heute aus der Vergangenheit und aus der Gegenwart gewonnen haben, sich auf die vor Ihnen liegenden Tage, Wochen und Monate auswirken wird« (S. 144).

Diese Übung wird in Teil A eingeordnet in:
- *Kapitel 2, Abschnitt »Hypnose«,*
- *Kapitel 3, Abschnitt »Ressourcenaktivierung«.*

Übung 2.5: Die Affektbrücke

John Watkins hat diese Übung 1971 veröffentlicht. Sie ist eine bekannte Interventionsmethode in der Ego-State-Therapie, ebenso wie die Stühle-Technik von Helen Watkins oder die Übung Innere Stärke von Frederick und McNeal. Die Übung induziert eine hypnotische Altersregression.

Wozu: Wenn ein Affekt auftritt, der aus der aktuellen Situation heraus nicht erklärlich ist. Durch die Betrachtung des Affekts und die geleitete Rückführung in die Vergangenheit kann eine zugrunde liegende Situation (Schlüsselsituation) aufgefunden werden. Manchmal finden sich mehrere solcher Situationen, vgl. Zugmetapher.

Voraussetzungen: Das Vorgehen der Übung wurde vorab skizziert, die Zustimmung der Klientin ist erfolgt. Die Klientin lebt in äußerer Sicherheit, verfügt über ausreichend Ich-Stärke und kann in gewissem Maß Ressourcen aktivieren. Sie kann sich in der Gegenwart reorientieren. Zusätzlich kann mittels ideomotorischer Signale überprüft und validiert werden, ob es sicher genug ist, diese Übung durchzuführen.

Vorsicht: Je nach innerer Stärke und Zugang zu Ressourcen mehr oder sonst weniger in der Vergangenheit explorieren. Wenn die Belastung zu hoch wird, in der bereitgestellten Ressource wieder in die Gegenwart kommen.

Setting: Einzelanwendung

Dauer: ca. 15–35 Minuten

»Lassen Sie nun das Gefühl stärker werden, deutlicher und größer, sodass es nur dieses eine Gefühl gibt, dass nur dieses eine Gefühl all Ihre Wahrnehmung ausfüllt, und Sie beginnen nun, mit diesem Gefühl zurückzugehen in Ihrem Leben, immer weiter zurück und lassen sich nur von diesem Gefühl leiten, über die Zeit hinweg zurück bis genau dorthin, wo dieses Gefühl seinen Anfang nahm … Wo sind Sie jetzt?«

Oder: »Lassen Sie nun das Gefühl stärker werden, sodass es eine Art Brücke bilden kann, eine Gefühlsbrücke, deutlich und stark, über welche Sie in Ihre Vergangenheit zurückgehen, genau dorthin, wo dieses Gefühl seinen Anfang nahm … Wo sind Sie jetzt?« (Revenstorf u. Peter, 2009, S. 293).

»Das Gefühl wird immer intensiver. Es wird so stark, dass es den Anschein hat, Sie können an nichts anderes mehr denken … Sie fühlen sich mehr und mehr verwirrt. Der Raum beginnt mehr und mehr zu verschwimmen und alles erscheint sehr, sehr unscharf (verwenden Sie das Wort ›Nebel‹, wenn der Klient dieses Wort mag). Das Einzige, was Sie erleben, ist das Gefühl von __________. Die ganze Welt ist voll von __________. Und nun ist dieses Gefühl eine Brücke, die wir benutzen werden, um in Ihre Vergangenheit zu reisen, auf dieser Brücke von __________. Alles verändert sich, außer __________. Und Sie werden jünger und jünger, machen eine Zeitreise über die Brücke zu diesem Gefühl, zurück zum allerersten Mal, in dem Sie jemals dieses Gefühl erfahren haben, zurück in Ihr Leben, wo Sie dies das erste Mal gefühlt haben.« Der Klient kann instruiert werden, ein ideomotorisches Signal zu geben, wenn er dort ist. Falls erforderlich, kann die Verbalisierung fortgesetzt werden. »Wenn ich von eins bis zehn zähle, können Sie Ihre Reise in die Vergangenheit, in eine frühere Zeit, an einen anderen Ort, beenden. Sie können erleben, wie Sie kleiner und jünger werden, und jünger und kleiner, bis Sie bei der Zahl zehn die Situation erneut erleben werden, die zum ersten Mal dieses Gefühl hervorgerufen hat. Versuchen Sie nicht, sich bewusst zu erinnern. Lassen Sie es einfach geschehen und lassen Sie es sich selbst erleben, während Ihr Unbewusstes sie zurückholt. 1 … 2 … 3 … 4 … 5 … 6 … 7 … 8 … 9 … 10. Wo sind Sie? Was ist los? Wie alt sind Sie?«

Wenn ein anderes Gefühl aufgetaucht ist, das wesentlich erscheint, kann eine andere Affektbrücke von diesem bereits zurückliegenden Alter zu einem noch jüngeren Alter durchgeführt werden. Eine umgekehrte Affektbrücke ermöglicht einem Gefühl zu folgen, das von der ursprünglichen Erfahrung auf spätere Erfahrungen mit dem gleichen Gefühl erfolgt« (Watkins, 1971, zit. n. Hammond, 1990, wo die Übung zusammengefasst dargestellt wird; eigene Übersetzung).

Diese Übung wird erwähnt und eingeordnet in:
- *Teil A, Kapitel 2, Abschnitt »Perspektiven wechseln und vernetzen«,*
- *Teil A, Kapitel 5, Abschnitt »Entwicklung verläuft in Widersprüchen«.*

Übung 2.6: Geteilter Bildschirm – Variante der »Split-Screen-Technique«

Wozu: Verbinden von Ressource und Belastungserleben und Pendeln.
Voraussetzungen: Das Vorgehen der Übung wurde vorab skizziert, die Zustimmung der Klientin ist erfolgt. Die Klientin verfügt über hinreichend äußere Sicherheit und innere Stärke. Sie kann Ressourcen aktivieren und sich in der Gegenwart orientieren. Sie verkraftet ein gewisses Maß an Belastung.
Vorsicht: Die Übung soll so angewandt werden, dass das Ressourcenerleben überwiegt.
Setting: Einzelanwendung
Dauer: ca. 30–40 Minuten

Überblick: Es wird ein Bildschirm imaginiert, der in zwei Hälften geteilt ist. Oder zwei Bildschirme werden nebeneinander imaginiert.

Auf einer Seite ist ein ressourcenvoller Ego-State oder eine Ressourcensituation zu sehen (= Ressourcenseite bzw. Ressourcenbildschirm).

Auf der anderen Seite ist eine belastende Situation zu sehen (= Seite der Belastung bzw. Bildschirm der Belastung).

Beide Bildschirmhälften (Bildschirme) haben je eine Fernbedienung zum Ein- und Ausschalten. Es können damit auch Farbe, Lautstärke, Geschwindigkeit, Zoom, Größe des Bildschirms und Prozentsatz der wahrgenommenen Gefühle reguliert werden.

Vorgehen:

Therapeutin: »Was ist das Ziel Ihrer Arbeit?« (z. B.)

- einen kurzen Einblick bekommen, testen, wie viel Sie aushalten und wie Sie in die Ressource zurückwechseln können
- die ganze Sequenz anschauen und dabei regulieren
- lernen, das Gefühl zu regulieren
- lernen Farbe, Lautstärke und Größe des Bildschirms zu regulieren
- lernen, über die Regulation der Ressourcenseite den Körper zu entspannen

Therapeutin: »Schalten Sie bitte die Ressourcenseite des Bildschirms (den Ressourcenbildschirm) ein, welche Ressource möchten Sie benutzen?«

Die Klientin schildert mithilfe des BASK-Modells die Situation auf der Ressourcenseite bzw. dem Ressourcenbildschirm:

Behaviour – Verhalten, Handlung
Affect – Gefühl
Sensation – Körpergefühl:

- Sehen
- Schmecken
- Hören
- Riechen
- körperliches Fühlen (Herzschlag, Atmung, Temperatur, Muskelspannung)

Kognition/Knowledge – Denken/Wissen

Sie benennt ggf. den Ego-State, der darin vorkommt.

Die Therapeutin: »Schalten Sie bitte die Seite der Belastung bzw. den Bildschirm der Belastung ein. Mit welcher belastenden Erinnerung möchten Sie arbeiten?«

Die Klientin benennt kurz die belastende Situation und arbeitet dann damit, entsprechend dem Ziel, das zuvor besprochen wurde. Dazu wird die Fernbedienung eingesetzt (nach Phillips u. Frederick, 2003; basierend auf Spiegel u. Spiegel, 1978).

Diese Übung wird eingeordnet in Teil A, Kapitel 4, Abschnitt »Ressource und Belastung: Zwei Seiten einer Medaille«.

Übung 2.7: Altersprogression: Die Frau aus der (nahen) Zukunft

Diese Übung erlaubt eine an die Entwicklungsmöglichkeit der Klientin angepasste Imagination, indem die zeitliche Vorstellung, in der ein Ziel erreichbar erscheint, individuell bestmöglich angepasst wird. Für manchen Klientinnen ist die Idee der Frau aus der nahen Zukunft (beispielsweise in zwei Wochen) eher denkbar, als wenn die Zukunft noch sehr weit entfernt zu sein scheint, vielleicht in mehreren Jahren. Auch Monate können zuweilen zu weit entfernt gelegen sein.

Wozu: Eine positive Vorstellung der eigenen Person in der (nahen) Zukunft entwickeln.

Voraussetzungen: Das Vorgehen der Übung wurde vorab skizziert, die Zustimmung der Klientin ist erfolgt. Die Klientin verfügt über ein gewisses Maß an Ich-Stärke. Sie kann ein wenig Ressourcen aktivieren und sich in einem gewissen Maß in der Gegenwart orientieren. Ihre Belastungsfähigkeit ist gering. Diese Übung kann auch angewandt werden bei Klientinnen, deren äußere Sicherheit nicht gegeben ist.

Vorsicht: Wenn noch nicht klar ist, dass es auch Ressourcenvolles im Leben der Klientin geben kann. Filtertechniken sollten beständig zum Einsatz kommen, um ein Bild zu finden, das erst einmal so bleiben kann.

Setting: Einzelanwendung

Materialien: Möglichkeit: Holzfiguren, Steine, Muscheln oder Ähnliches zum Symbolisieren

Dauer: Je nach Belastungsfähigkeit der Klientin vielleicht erst mal nur ganz kurz, z. B. ein kurzer Gedanke an die Frau in zwei Wochen, und dann bei zunehmender Ich-Stärke anreichern mit Gefühlen oder Körpererleben (Einsatz des BASK-Modells).

1. Schritt: Gibt es ein Ziel, eine Situation, einen Zustand, den die Klientin gern erreichen möchte? Diesen benennen als »Frau/Mann in der Zukunft« und zeitliche Einschätzung vornehmen lassen.

2. Schritt: Trance
»Sie sitzen ruhig hier im Sessel und nehmen wahr, wie der Stuhl Sie hält, gehen mit Ihrer Aufmerksamkeit immer mehr nach innen, Schritt für Schritt … Und Sie gehen auf einem Weg, den nur Sie kennen und der Ihnen noch ganz unbekannt ist. … Sie gehen dahin, wo Ihre Zukunft liegt … zu Fuß oder in der Vorstellung … oder im Denken … immer weiter, bis Sie merken: Hier bin ich richtig.

Hier ist meine Zukunft. Ein Ort, an dem ich sein werde. In einigen Jahren, vielleicht bald … Manches ist früher erreicht, manches dauert länger … oder kürzer … Dort bin ich die, die ich immer schon war … Die Welt ist bereit, ich bin bereit … Und während ich das hier vorlese, entsteht das Bild in Ihnen, in dem es Ihnen gut geht … wo Sie ganz Sie selbst sind … Sie haben Menschen um sich herum, wenn Sie möchten, Tiere, andere Lebewesen … schöne Natur … eine anregende Stadt … Sie tun Dinge, die Sie gern tun. Es ist ein angenehmer Ort, ein angenehmer Zustand.

(Hier individuell Zeit lassen, bis dieses Bild entsteht, und eventuell Informationen einfügen, die vorher im Gespräch im 1. Schritt erarbeitet wurden.)

Sie schauen auf sich selbst, wie Sie dort sind. Ruhig und kraftvoll. Sie sehen, wie Sie aussehen, wie alt Sie sind, welche Kleidung Sie tragen ... Und Sie lächeln sich an ... Ihr zukünftiges Selbst ... Wie Sie da sind ... einfach so ... ganz Sie selbst ... in Ihrer Welt.

Immer wenn Sie Ihr zukünftiges Ich brauchen, wird es für Sie da sein. Von dort aus können Sie auch auf das Heute schauen und sehen ... spüren ... Ihre Gedanken, vielleicht nicht so Leichtes, Unklares, es wird sich klären ... wird leicht sein ... dann ... in der Zukunft ... und schon jetzt oder morgen oder nächste Woche ...

Das ist das Unglaubliche: Die Frau aus der fernen Zukunft ... sie kann ganz nahe kommen ... jetzt ... zu Ihnen ... bald ... und helfen ... klar zu werden.

Und Sie wissen dann ganz genau: So bin ich ... später ... war ich heute ... schon jetzt ... wissen Sie das. Wie von selbst. Und diese Begegnung können ... werden ... Sie immer wieder haben.

Kommen Sie ... während das so klar ist ... wie es heute sein kann ... mit Ihrer Aufmerksamkeit ... langsam zurück hierher in den Stuhl.«

Diese Übung ist auch sehr gut zur Selbsterfahrung.

Diese Übung wird erwähnt und eingeordnet in
- *Teil A, Kapitel 5, Abschnitt »Entwicklung der Klientin erfassen«,*
- *Teil A, Kapitel 1, Abschnitt »Bindungshandlungen«,*
- *Teil A, Kapitel 2, Abschnitt »Hypnose«,*
- *Teil B: Kapitel 1, Abschnitt »Prinzip des guten Dosierens«, Hypnotherapeutische Interventionen.*

3 Traumabearbeitung durch situationsbezogene und integrative Arbeit mit traumatisierten Ego-States

Übung 3.1: Sicherer Ort für viele

Dies ist eine hilfreiche Übung für Klientinnen, die beginnen, sich mit dem Gedanken vertraut zu machen, mehrere innere Anteile zu haben. Wer schon länger mit diesem Gedanken vertraut ist, bekommt durch die Übung wahrscheinlich auch neue Ideen. Jedenfalls wird eine Vorstellung nahegebracht, dass es in der inneren Welt friedlich zugehen kann. Wenn die Therapeutin den Eindruck hat, dass es verschiedene Persönlichkeitsanteile gibt, kann sie die Klientin ermutigen, für alle Anteile einen sicheren Ort zu erschaffen.

Wozu: Für innere Anteile sichere Orte skizzieren und nach und nach entwickeln lassen; Beruhigung; alles darf da sein.
Voraussetzungen: Das Vorgehen der Übung wurde vorab skizziert, die Zustimmung der Klientin ist erfolgt. Die äußere Sicherheit der Klientin ist in einem gewissen Maß gegeben, sie kann ein wenig Ressourcen aktivieren und sich in einem gewissen Maß in der Gegenwart orientieren. Ihre Ich-Stärke ist gering. Sie kann gewisse Belastungen verkraften.
Vorsicht: Es darf nicht spezifisch auf einzelne innere Anteile eingegangen werden.
Setting: Einzelanwendung
Dauer: ca. 15–20 Minuten

»Ich habe den Eindruck, dass es verschiedene Persönlichkeitsanteile gibt.

Ermutigen Sie bitte alle Persönlichkeitsanteile, sich einen sicheren Ort zu erschaffen.

Ein Ort für alle und wo jeder Kontrolle hat.

Der Ort soll so sicher wie möglich sein.

Nur Gutes geschieht dort und alles, was geschieht, ist vorhersagbar.

Es gibt gute Grenzen, das kann eine Mauer oder eine Hecke oder etwas anderes sein, ein Zauberkreis oder was passend ist, alles bleibt draußen, was draußen bleiben soll.

Jeder Teil von Ihnen hat einen eigenen Platz, wenn er oder sie das möchte.

Dort gibt es Dinge, die Freude bereiten und Spaß machen.

Es gibt schöne Farben.

Die Temperatur fühlt sich genau richtig an.

Da sind Symbole, die Sicherheit bedeuten.

Jeder Teil von Ihnen fühlt sich dort wohl.

Jeder Teil hat dort einen Platz, wo sich alles angenehm anfühlt, alle Gegenstände, alle Materialien ein Gefühl von Schutz, Trost und Beruhigung vermitteln.

Der Ort kann ein Raum sein, ein Platz in der Natur, vielleicht ist es für den einen Teil dies, vielleicht für den anderen jenes, das ist okay.

Sie/ihr könnt meine Stimme hören und jede/r kann entscheiden, ob er/sie meine Stimme hören möchte.

Ich habe schon von einigen/vielen von euch gehört.

Sie hatten eine harte Zeit und ich möchte sie wissen lassen, dass ich weiß, dass es sie gibt.

Jeder Teil kann nach vorn kommen und mir erzählen, was er oder sie unter Sicherheit versteht, wenn das jetzt an der Zeit ist. Sodass ich davon lernen kann, so wie er oder sie von mir lernen kann.

Einige haben vielleicht Angst, es ist jetzt für sie vielleicht noch nicht die Zeit, aber wenn die Zeit dafür gekommen ist, sind sie eingeladen zu kommen, und dann können wir sichere Orte für alle erschaffen, wenn sie das wollen.

Wenn alle meine Worte hören, können sie die sicheren Orte auch weiterentwickeln.

Es ist so machbar, wie wir es besprochen haben, aber jede und jeder hat auch die Entscheidung, es selbst anders zu tun, sodass es so sicher wie möglich ist.

Wenn das genug war, können Sie von zehn an rückwärts zählen und je näher Sie zur eins kommen, desto lebendiger werden Sie« (Seminar Ellert Nijenhuis, 2002, Mitschrift von Petra Hafele und Susanne Leutner).

Diese Übung wird eingeordnet in:

- *Teil A, Kapitel 4, Abschnitt »Ressource und Belastung: Zwei Seiten einer Medaille« – Traumakonfrontation,*
- *Teil B, Kapitel 1, Abschnitt »Prinzip des guten Dosierens«,*
- *Teil A, Kapitel 1, »Berücksichtigung des Bindungsstils in der Psychotherapie«.*

Übung 3.2: Arbeit mit inneren Störenfrieden

Diese Übung ermöglicht Kontakt und Begegnung mit einem inneren Störenfried. Klienten lehnen diese Anteile meist ab und wollen sie »loswerden«. Das echte Interesse der Therapeutin an sogenannten Störenfrieden, die eine bestimmte Funktion im inneren System erfüllen, und ihre Wertschätzung führen bei der Klientin oft zu einer völlig veränderten Sichtweise: Sie kann mehr verstehen und mitunter Empathie für diesen abgelehnten Anteil entwickeln und ihn in ihre innere Kommunikation einbeziehen.

Wozu: Kennenlernen von und Annähern an einen inneren störenden Anteil, um Kooperation für die weitere gemeinsame Arbeit zu schaffen; integrative Arbeit.
Voraussetzungen: Das Vorgehen der Übung wurde vorab skizziert, die Zustimmung der Klientin ist erfolgt. Die äußere Sicherheit der Klientin ist gegeben, sie kann Ressourcen aktivieren und sich hinreichend in der Gegenwart orientieren. Ihre Ich-Stärke ist teilweise gegeben. Sie kann gewisse Belastungen verkraften.
Vorsicht: Die Klientin dissoziiert so stark, dass sie den Störenfried als sehr fremd erlebt. Dann muss erst versucht werden, Ressourcen, Beobachter und Erwachsenenposition zu aktivieren. Die gegenseitige Akzeptanz erhöhen, indem die Therapeutin immer wieder modellhaft in Anwesenheit beider Anteile mit jeweils einem Anteil spricht. So lernen sie miteinander in Kontakt zu gehen.
Setting: Einzelanwendung
Dauer: ca. 40–50 Minuten

- Umschreiben des Themas/Problems, bei dem sich dieser innere Anteil bemerkbar macht.
- Kontakt zu dem Anteil aufnehmen, sich wertschätzend für ihn/sie interessieren.
- Würdigen, wofür er/sie entstanden ist und was er/sie bisher für die ganze Person geleistet hat.
- Nachfragen, ob er/sie weiß, dass die ganze Person mittlerweile … Jahre alt ist.
- Besprechen, ob das bisherige Verhalten/Handeln zum gegenwärtigen Zeitpunkt noch angemessen ist, ob es hilfreich ist, ob die ursprünglichen Ziele (z. B. Schutzfunktion) damit erreicht werden, ob es eventuell jetzt andere Ziele zu erreichen gilt.
- Definieren einer neuen, gegenwartsbezogenen Aufgabe.

Verabreden, mit der ganzen Person in Kontakt zu bleiben, auszuprobieren, ob die neue Aufgabe für alle beteiligten Anteile in Ordnung ist (nach Reddemann, 2011, S. 182–185, und der Idee der Ego-State-Therapie, dass jeder Teil gekommen ist, um zu helfen).

Diese Übung wird in Teil A eingeordnet in:
- *Kapitel 5, Abschnitt »Mit den Entwicklungswidersprüchen arbeiten und besonnen bleiben«,*
- *Kapitel 1, Abschnitt »Dissoziation strukturell betrachtet«.*

Übung 3.3: Ego-States: Möglichkeiten näheren Kennenlernens

Wozu: Diese Übung dient dazu, sich selbst mehr vertraut zu machen mit den Themen des inneren Systems, die angesprochen oder exploriert werden können.

Voraussetzungen: Das Vorgehen der Übung wurde vorab skizziert, die Zustimmung der Klientin ist erfolgt. Die Klientin hat einen Zugang zu Metaphern und Vorstellungen; sie hat ausreichende Ich-Stärke und ist fähig, sich in der Gegenwart zu reorientieren.

Vorsicht: Einzelne Anteile nicht zu sehr herausgreifen. Wir empfehlen, wenn irgend möglich, die Erwachsene von heute anzuleiten, diese Fragen im Kontakt mit dem Anteil zu beantworten. Sollte dies nicht möglich sein, kann aus der Beobachterposition geschaut werden. Nur wenn auch dieses Vorgehen nicht möglich ist, würden wir direkt mit dem Ego-State in Kontakt gehen und auch dabei immer darauf achten, dass die Erwachsene von heute dabei ist oder mindestens ein anderer (ressourcenvoller) Anteil.

Setting: Einzelanwendung

Materialien: Möglichkeit: Holzfiguren, Steine, Muscheln oder Ähnliches zum Symbolisieren

Dauer: Unterschiedlich, da es sich um Einstiegsfragen in weitere Kommunikation handelt

Eventuell haben Ego-States für sich selbst schon einen Namen oder es gibt aus vorheriger Arbeit eine Bezeichnung (»Die Kleine«, »Das kreative Kind« oder Ähnliches). Von uns aus insistieren wir nicht, Namen zu erfahren. Hier kommt es sehr auf das Timing an. Wenn es stimmig ist, kann man vorsichtig fragen, z. B.: »Wie nennen Sie diesen Anteil?« oder »Wie sollen wir sie nennen, wenn Sie jetzt mit ihr in Kontakt sind?«.

- Erlebt sich der Anteil als männlich, weiblich, sachlich, ist er ein Tier (z. B. Löwe)?
- Alter: Ist er älter, gleich alt oder jünger?
- Was ist seine Funktion oder Aufgabe? Was tut er im Inneren?
- Wann ist er gekommen? Wie alt war die Erwachsene von heute damals, als er kam?
- Was sind seine Wünsche? Was möchte er eigentlich?
- Wie sind die Beziehungen untereinander?
- Wer kennt wen? Wie sind die Kontakte? Kennt er die Erwachsene oder andere Anteile?
- Welche Werte hat der Ego-State, welche Bedürfnisse? (Je nach Alter)
- Wie sieht der Ego-State die Erwachsene?
- Wie sieht/erlebt der Ego-State die äußere Welt? Freunde, Eltern, Lehrer?
- Wie ist die Realitätsorientierung?
- Welche Erinnerungen hat dieser Ego-State?
- Was versteht er unter Sicherheit?
- Weiß er etwas über die innere und äußere Sicherheit?

Übung 3.4: Verschiedene hilfreiche Vorstellungen für innere Systeme

Wozu: Alle diese Metaphern und Bilder können in der Arbeit und im Begegnungsraum genutzt werden zur Beruhigung und Distanzierung oder auch zur Intensivierung sowohl des belastenden Materials als auch der Ressourcen. Dementsprechend werden sie als Interventionen ins Prozessmodell unterschiedlich eingeordnet.

Voraussetzungen: Das Vorgehen wurde vorab skizziert, die Zustimmung der Klientin ist erfolgt. Die Klientin hat einen Zugang zu Metaphern und Vorstellungen; sie hat ausreichende Ich-Stärke und kann Ressourcen aktivieren und sich in der Gegenwart reorientieren.

Vorsicht: Nicht zu ausführlich einzelne innere Anteile explorieren; Rückbezug zum System.

Setting: Einzelanwendung

Materialien: Möglichkeit: Holzfiguren, Steine, Muscheln oder Ähnliches zum Symbolisieren

Dauer: Unterschiedlich lang oder kurz

- Die innere Welt

Ist am wenigsten stark festgelegt, lässt die meiste Freiheit, ist aber gleichzeitig sehr konkret und daher oft nützlicher bei der Arbeit mit Anteilen als der Begriff »das Unbewusste«.

- Die innere Bühne

Es gibt unterschiedliche Rollen, die mehr oder weniger viel mitspielen.
Die Bühne ist ein strukturierter Raum mit »vorne«, »hinten«, Nebenräumen, Keller, dem Bühnen-Himmel …

- Die innere Landschaft

Verschiedene Wesen sind verteilt in Hütten, Häusern, Zelten, Bäumen, Höhlen, Flüssen, Bächen, Hügeln usw. Es gibt Treffpunkte, Täler, Wasserstellen, Versammlungsplätze …

- Das innere Schloss/Haus

Es gibt Zimmer für Einzelne oder mehrere, Wohnzimmer, Salons, Küchen, Begegnungsräume, Ruheräume, Arbeitsräume, Werkstätten, Flure, Treppen, Möbel aller Art …

- Innere hilfreiche Wesen

Hierzu gehört alles, was aus der konfliktfreien Zone stammt, wie z. B. innere Kraft, Stärke, Weisheit, Schamane, ideale Mütter, Väter, Schwestern, Brüder usw., Frau oder Mann aus der Zukunft …

- Strömungen, Energien, Richtungen, Seiten, Tendenzen

Dies sind Worte, die für innere Anteile stehen können, wenn diese noch zu bedrohlich wirken, wenn jemand sich nicht so darauf festlegen möchte.

- Das BASK-Modell (Braun, 1988)

Hilft zu explizieren, zu intensivieren, aber auch abzumildern, indem jeweils nur eine Dimension angeschaut oder bearbeitet wird.

Übung 3.5: Traumakonfrontation mit Ego-States

Hier wird – nach Überprüfen der inneren Stärke und der Fähigkeit, ressourcenvolle Ego-States zu Hilfe zu nehmen oder andere ressourcenvolle Situationen zu aktivieren – situativ ein Trauma oder eine Belastung konfrontiert.

Diese Art der Traumakonfrontation entspricht unserem Vorgehen, sich jeweils mit der Klientin im Prozessmodell zu verorten und die Zone der nächsten Entwicklung im Begegnungsraum zu finden. Es muss möglich sein, jederzeit eine Stufe zurückzugehen und noch feiner zu dosieren, um die Belastung optimal angepasst zu gestalten. Weder soll zu viel konfrontiert werden noch zu wenig. Erleichterung ist in der Regel deutlich sichtbar und spürbar.

Wozu: Traumakonfrontation.

Voraussetzungen: Das Vorgehen wurde vorab skizziert, die Zustimmung der Klientin ist erfolgt. Die äußere Sicherheit der Klientin ist gegeben. Sie kann Ressourcen aktivieren und sich in der Gegenwart orientieren. Ihre Ich-Stärke ist ausreichend gut und sie kann Belastungen verkraften.

Vorsicht: Wenn zu viel Belastung oder Dissoziation deutlich wird, in der bereitgestellten Ressource verweilen und die Übung zum vorläufigen Abschluss bringen.

Setting: Einzelanwendung

Dauer: ca. 40–50 Minuten

Zuerst die Situation oder das Thema der Arbeit grob eingrenzen.

Regeln:

- Die ganze Person oder Erwachsene von heute soll – mehr oder weniger nah – anwesend sein, mit ihr findet, wenn irgend möglich, die Arbeit statt.

- Ressourcenvolle States und Situationen müssen zur Verfügung stehen.
- Fähigkeit zur (Re-)Orientierung in der Gegenwart muss vorhanden sein.
- Achtsames Vorgehen der Therapeutin unbedingt erforderlich.
- Abklärung der Kooperation oder Distanzierung von Störenfrieden.

Vorgehen – Überblick

1. Vorbereitung: Kontaktaufnahme mit ressourcenvollem Ego-State
2. Wo möchten er jeweils sein, wenn mit dem verletzten Ego-State gearbeitet wird?
3. Kontaktaufnahme mit innerem Störenfried
4. Verhandlung mit Störenfried: Kann er/sie kooperieren oder sich distanzieren?
5. Kontaktaufnahme mit verletztem Ego-State (kann auch 6. sein)
6. Achtsames Beschreiben der Schlüsselsituation (kann auch 5. sein)
7. Hilfe in der Schlüsselsituation
8. Versorgen im Heute
9. Klären, ob die Situation aufgelöst ist und wie der zukünftige Kontakt aussieht

Vorgehen – einzelne Schritte

1. Zunächst geht die Erwachsene mit einem ressourcenvollen Ego-State in Kontakt, also zuerst wird eine angenehme Situation gefunden, dann der dazugehörige Ego-State. Wenn dieser schon bekannt ist, ihn/sie (möglichst über die Erwachsene) ansprechen und aktivieren.
2. Erklären, dass gleich mit einer belastenden, schwierigen oder unangenehmen Situation gearbeitet wird und (möglichst über die Erwachsene) fragen, wo der ressourcenvolle State währenddessen sein möchte (am sicheren Ort, aus der Ferne zuschauen, sich in der Nähe aufhalten, flexibel entscheiden, möchte er/sie sich selbst melden oder gerufen werden, usw.).
3. Kontaktaufnahme mit innerem Störenfried
   Abklären, ob sich innerer Widerspruch regt und wer diesen verkörpert. Wenn der »Störenfried« schon bekannt ist, ihn direkt zur Kooperation einladen.
4. Verhandlung mit innerem Störenfried
   Kann er/sie kooperieren oder sich distanzieren? Wie sieht die Kooperation aus? Oder geht es nur darum, sich zurückzuhalten oder an den eigenen sicheren Ort zu gehen bzw. sich anders zu distanzieren?
5. Kontaktaufnahme mit verletztem Ego-State (eventuell zuerst Punkt 6)
   Den verletzten oder belasteten Ego-State ansprechen, nachfragen, wo er/sie ist, ob er/sie jetzt arbeiten möchte, etwas über sich sagen möchte etc.
6. Achtsames Beschreiben der Schlüsselsituation
   Verletzende oder belastende Situation vorsichtig explorieren und beschreiben lassen, so wie es toleriert wird, nach dem BASK-Modell (Behavior, Affect, Sensation, Knowledge oder Kognition; zu Sensation gehört VAKOG, das sind

die fünf Sinnesqualitäten visuell, auditiv, kinästhetisch, olfaktorisch, gustatorisch).

Bei Bedarf, wenn möglich, den ressourcenvollen Ego-State zu Hilfe holen. Sonst weiter mit:

7. Hilfe in der Schlüsselsituation
   Was hätte der Ego-State »damals« gebraucht? Dies imaginativ zur Verfügung stellen. Es ist auch erlaubt, nach ausreichendem Pacing hier ins Leading überzugehen, also achtsam Vorschläge zu machen, zu klären, ob sie passen usw.
8. Versorgen im Heute
   Unterstützen, dass die Erwachsene den Ego-State in die Gegenwart holt und hier gut versorgt. Es können dazu auch Helfer eingesetzt werden. Klarmachen in angemessener, d.h. eventuell kindgerechter Sprache, dass die belastende Situation jetzt vorbei ist, dass der Ego-State jetzt bekommt, was er/sie braucht, was gefehlt hat, dass er genug gelitten hat, dass ihre/seine Aufgabe in der Vergangenheit beendet ist, er/sie ihren Job getan hat, sich jetzt ausruhen/spielen/lernen/wütend sein oder was immer richtig ist, tun kann.
9. Klären, ob die Situation aufgelöst ist und wie der zukünftige Kontakt aussieht. Ist die Belastung aufgelöst oder reduziert? Wen oder was braucht der Ego-State, um sich in Zukunft wohlzufühlen und sicherzustellen, dass er/sie wahrgenommen wird (regelmäßige Treffen, z.B. mit der Erwachsenen, einen inneren Helfer/-in, ein Telefonkontakt, bestimmte Aktivitäten gemeinsam mit dem/der Erwachsenen oder Ähnliches).

Diese Übung wird in Teil A, Kapitel 4, Abschnitt »Ressource und Belastung: Zwei Seiten einer Medaille«, erwähnt und eingeordnet.

4 Therapeutischer Umgang mit Dissoziation

Übung 4.1: Arbeit mit einem jüngeren inneren Anteil/Ego-State einer Klientin – Zone der nächsten Entwicklung

Wozu: Die mentale Effizienz erhöhen durch die Arbeit in der Zone der nächsten Entwicklung.

Voraussetzungen: Das Vorgehen wurde vorab skizziert, die Zustimmung der Klientin ist erfolgt. Die äußere Sicherheit der Klientin ist gegeben, sie kann Ressourcen aktivieren und sich in der Gegenwart orientieren. Ihre Ich-Stärke ist ausreichend gut und sie kann Belastungen verkraften.

Vorsicht: Die Vorschläge und Anregungen der Therapeutin (s. u.) sollen so kleinschrittig ausgewählt sein, dass eine neue Lernerfahrung für die Klientin möglich wird. Nicht zu viel wollen.

Setting: Einzelanwendung

Dauer: ca. 40–50 Minuten

Zuvor ist erarbeitet worden, dass die Klientin einen guten Kontakt zu einem jüngeren Anteil herstellen kann.

1. In Kontakt gehen mit dem Ego-State, Finden von angemessener (Körper-)Sprache (Begegnungsraum).
2. Symbolisierungsebene: Sinnesmodalität, in der er/sie kommuniziert (Begegnungsraum).
3. Herausfinden, auf welchem geistigen Niveau er/sie sich befindet (Begegnungsraum).
4. Herausfinden, was ihre/seine Aufgabe ist.
5. Vorschläge machen, die die mentale Effizienz erhöhen. Dabei von dem ausgehen, was bereits da ist, und den kleinsten möglichen Schritt zur Erweiterung finden (Prozessmodell – Arbeit in der Zone der nächsten Entwicklung).
6. Eine andere Sinnesmodalität hinzunehmen (Prozessmodell).
7. Vorsichtig ein anderes »Handlungssystem« vorschlagen (z. B. Spiel, Exploration, Bindung).
8. Eine neue Erfahrung anregen.
9. Die Interaktion mit einer positiven Lernerfahrung abschließen.

Diese Übung wird in Teil A, Kapitel 4, Abschnitt »Ressource und Belastung: Zwei Seiten einer Medaille – Traumakonfrontation« eingeordnet.

Übung 4.2: Arbeit mit mindestens zwei inneren Anteilen/Ego-States einer Klientin und der Alltagspersönlichkeit

Wozu: Wiederherstellen der Kontinuität der Erfahrung und dadurch Integration zuvor abgetrennter Erfahrungsbereiche.

Voraussetzungen: Das Vorgehen wurde vorab skizziert, die Zustimmung der Klientin ist erfolgt. Die äußere Sicherheit der Klientin ist gegeben, sie kann Ressourcen aktivieren und sich in der Gegenwart orientieren. Ihre Alltagspersönlichkeit ist ansprechbar, die Ich-Stärke ist ausreichend gut und sie kann Belastungen verkraften.

Vorsicht: Die Vorschläge und Anregungen der Therapeutin sollen so kleinschrittig ausgewählt sein, dass eine neue Lernerfahrung für die Klientin möglich wird. Nicht zu viel wollen.

Setting: Einzelanwendung

Dauer: ca. 40–50 Minuten

1. Die Alltagspersönlichkeit involvieren, das Problem beschreiben lassen, herausfinden, welche Ego-States an diesem Schritt der Therapie beteiligt sind.
2. Welche Ego-States können untereinander in Kontakt treten, und wie kann die Alltagspersönlichkeit involviert werden, um den nächsten Lernschritt zu entwickeln? Welche Ego-States sollten in Sicherheit gebracht werden?
3. In Kontakt gehen mit den am nächsten Lernschritt beteiligten Ego-States, d. h. finden von angemessener
   - (Körper-)Sprache,
   - Symbolisierungsebene,
   - Sinnesmodalität, in der er/sie kommuniziert,
   - Einschätzen des geistigen Niveaus,
   - Aufgaben im Persönlichkeitssystem
   - und Ko-Bewusstheit der Alltagspersönlichkeit im Blick halten.
4. Die Unterschiedlichkeit konstatieren und eine neue Lernerfahrung (Zone der nächsten Entwicklung) anregen, indem der kleinstmögliche Schritt zur Erweiterung und Veränderung der Beteiligten gefunden wird. Zum Beispiel einen Satz finden, dem die Beteiligten zustimmen können, eine Tätigkeit finden, der die Beteiligten zustimmen können, einen Begegnungsort finden, an dem die Beteiligten miteinander kommunizieren können.
5. Die Interaktion mit einer positiven Lernerfahrung abschließen.

Diese Übung wird erwähnt und eingeordnet in:

- *Teil B, Kapitel 1, Abschnitt »Prinzipien im Umgang mit Dissoziation« – Störenfriede,*
- *Teil A, Kapitel 2, »Perspektiven wechseln und vernetzen« – Traumakonfrontation in der Ego-State-Therapie.*

Übung 4.3: Blending mit zwei Anteilen

Wozu: Verbindung zweier Ego-States anregen oder verstärken; einer besitzt schon eine Fähigkeit oder Stärke, von der der andere auch etwas spüren möchte.
Voraussetzungen: Das Vorgehen wurde vorab skizziert, die Zustimmung der Klientin ist erfolgt. Die äußere Sicherheit der Klientin ist gegeben, sie kann Ressourcen aktivieren und sich in der Gegenwart orientieren. Ihre Ich-Stärke ist ausreichend gut und sie kann gewisse Belastungen verkraften.
Vorsicht: Der innere Anteil, der die Stärke schon besitzt, muss fühlbar und präsent sein.
Setting: Einzelanwendung
Dauer: ca. 20–30 Minuten

Ein innerer Anteil (A) hat eine Fähigkeit, eine Eigenschaft, eine Erfahrung. Die »Klientin als Ganze«, die Gesamtperson möchte das im Alltag mehr spüren. Darin hindert sie aber oft ein anderer Anteil (B). Die Gesamtperson stellt nun eine Situation her, in der B von A etwas lernt. Dabei wird der Butterfly Hug aus dem EMDR eingesetzt.

Vorgehen anhand eines Beispiels:
- Ein ressourcenvoller kindlicher Ego-State (A) kann Freude empfinden und auf Menschen zugehen.
- Ein ängstlich-vermeidender jugendlicher Ego-State (B) hat davor Angst.

Die »Klientin als Ganze« fühlt sich dadurch eingeschränkt. Sie möchte mehr Freude empfinden können, wenn sie neue Menschen kennenlernt, die ihr sympathisch sind, und möchte dem ängstlich-vermeidenden Ego-State B die guten Erfahrungen des ressourcenvollen kindlichen Anteils A zugänglich machen.

Übung: In der Vorstellung stehen A und B einander gegenüber.

Erster Durchgang:
1. A vergegenwärtigt sich eine gute Erfahrung, in der er/sie die Fähigkeit sich zu freuen und auf Menschen zuzugehen erworben hat, z. B. von den Eltern liebevoll angeschaut zu werden. Dazu wird Butterfly Hug eingesetzt.
2. A schaut mit diesem (Körper-)Gefühl auf B, dabei weiter Butterfly Hug nutzen.

Zweiter Durchgang/Positionswechsel:

1. B schaut auf A, wie er/sie die liebevollen Blicke der Eltern wahrnimmt, dabei praktiziert sie den Butterfly Hug.
2. B nimmt dabei wahr, welches (Körper-)Gefühl in ihr/ihm entsteht.

Die »Klientin als Ganze« beobachtet in der Folgezeit, ob es ihr leichter gelingt, Freude wahrzunehmen, wenn sie neue Menschen trifft, die ihr sympathisch sind (Mattheß u. Nijenhuis, 2013, S. 587).

Diese Übung wird in Teil A, in Kapitel 5, Abschnitt »Umschlag von Quantität in Qualität in der Therapie« erwähnt und eingeordnet.

5 Therapeutischer Umgang mit Dissoziation und dissoziativ organisierten Persönlichkeiten

Wir legen Wert darauf, vom Konzept der Erwachsenen, der »Klientin als Ganzer« auszugehen und diese zuerst anzusprechen. Empfehlenswert ist, in Anwesenheit der Erwachsenen allgemein in das System hineinzusprechen (talking through), auch für den Fall, dass es Dissoziation zu geben scheint oder Ego-States spürbar sind, die noch nicht bekannt oder bewusst sind.

Die folgenden Übungen beinhalten unterschiedliche Aspekte von Nähe und Distanz, von direkter und indirekter Ansprache und sind nicht für jeden Klienten anwendbar. Die Therapeutin muss genau schauen, wo der jeweilige Klient steht. Die innere Sicherheit und Stabilität des Klienten, seine Affekttoleranz gegenüber weiteren Informationen, die zuvor nicht bewusst waren, sind maßgebliche Überlegungen für die sinngemäße Anwendung der Beispiele. Die Therapeutin sollte immer bedenken, dass alle Anteile im inneren System mithören können.

Die Begriffe Ego-State, Anteile oder Seite verwenden wir synonym.

Übung 5.1: Ort der Begegnung innerer Anteile

Dies ist eine Übung in Anlehnung an die Dissociative Table Technique von Fraser (2003). Dabei wird die Aufmerksamkeit auf einen Begegnungsort gerichtet. Anschließend werden Ego-States zu diesem Ort eingeladen, um etwas von sich mitzuteilen. Dadurch kann die innere Dynamik deutlicher werden und die Kommunikation und Zusammenarbeit im inneren System gefördert werden.

Wozu: Abbau dissoziativer Barrieren, Fördern von Ko-Bewusstsein und Kooperation.

Voraussetzungen: Das Vorgehen wurde vorab skizziert, die Zustimmung der Klientin ist erfolgt. Die äußere Sicherheit der Klientin ist gegeben, sie kann Ressourcen aktivieren und sich in der Gegenwart orientieren. Ihre Alltagspersönlichkeit ist ansprechbar, die Ich-Stärke ist ausreichend gut und sie kann Belastungen verkraften. Im Verlauf wird im therapeutischen Begegnungsraum und mithilfe des Prozessmodells immer wieder abgeklärt, ob die Vorstellung noch hilfreich ist. Dadurch wird die innere Sicherheit erhöht.

Vorsicht: Es ist darauf zu achten, dass bei fragileren Klientinnen die Zahl der inneren Anteile, die einander begegnen, zunächst gering gehalten wird. Die Begegnung ist kein Selbstzweck. Sie muss dazu dienen, dass die Klientin in der Gegenwart handlungsfähiger wird.

Setting: Einzelanwendung
Dauer: ca. 40–50 Minuten

Angeregt wird die Vorstellung von einem Ort der Begegnung, vielleicht in der Natur, ein Sitzkreis im Freien, ein Lagerfeuer, vielleicht in einem Haus, in Räumen, in dem sich Ego-States kennenlernen können. Denkbar ist eine Szene beispielsweise mit einem Tisch mit Stühlen in einem sicheren Raum, oder Plätze auf einer Wiese, unter einem Baum, am Strand, zu dem die Ego-States freundlich eingeladen werden, ein Ort, an dem sie einander begegnen und sich kennenlernen können. Es können natürlich auch andere Ideen von Begegnung und Austausch kreiert werden.

Wenn die Klientin diesem Vorschlag zugestimmt hat, wird zunächst angeregt, mit offenen oder geschlossenen Augen einen Wohlfühlort oder einen Ort der Geborgenheit zu finden. Diesen soll die Klientin ausführlich beschreiben. Sie sollte sich auch in der Vorstellung an diesem Ort aufhalten.

Dann wird die Klientin gebeten, das Bild zu ändern und sich einen Ort/Raum/Platz der Begegnung vorzustellen.

Fraser (2003) schlägt einen Raum mit einem ovalen Tisch vor, damit es keinen Vorsitzenden gibt. Am Tisch solle es mehrere Stühle geben, einen für die Klientin, die anderen für die Ego-States, die eine Rolle im Leben der Klientin spielen. Die Klientin soll diese Ego-States einladen, an den Tisch zu kommen.

Nicht immer erscheinen gleich alle Ego-States. Manchmal kommt nur einer, manchmal zwei oder mehrere. Manchmal gibt es einen Eindruck von der Anwesenheit eines Ego-States, ohne dass dieser sichtbar ist (Forgash u. Copeley, 2008, S. 42, sprechen von »ghosts and shadows«). Mitunter dauert es lange, bis alle Ego-States sich zeigen. Es gibt weder eine Pflicht noch eine Aufforderung, sich zu zeigen. Es geht um ein Beziehungsangebot.

Die Regel gilt, dass alle Ego-States am Ort der Begegnung sicher sind und niemand den anderen angreift oder verletzt. Es ist ein Ort, um sich besser kennenzulernen. Dazu gehört auch, einander zuzuhören, soweit das möglich ist.

Der Ort der Begegnung kann ausgestattet werden mit Dingen, die die Kommunikation erleichtern können: Mikrofone, Lampen, Bildschirme, Malutensilien u. a. m.

Überraschend kann für die Klientin sein, die Identität und das äußere Erscheinungsbild von Ego-States zu sehen (dies ist die wahrgenommene Identität der Ego-States), Ko-Bewusstsein entsteht.

Nun soll angeregt werden, dass die Ego-States mit der Therapeutin und/oder miteinander reden.

Die Anredeform, in der die Therapeutin mit den einzelnen Ego-States redet, muss geklärt sein.

Zu den Gesprächsregeln gehört auch, dass jeder Anteil ausreden darf. Auch soll jeder nur von sich sprechen.

Die Therapeutin regt die Kommunikation untereinander an, indem sie die Ego-States freundlich einlädt, ein bisschen von sich zu erzählen. Einer nach dem anderen, wer zuerst sprechen möchte, darf beginnen. Die Therapeutin sollte sich vergewissern, ob das Vorgehen von allen Ego-States verstanden wurde. Wichtig ist, dass sich die Therapeutin für die Kooperation bedankt.

Der therapeutische Prozess wird um neue Erkenntnisse bereichert und fortgesetzt.

Es gibt in der Literatur auch die Begriffe Arbeitsplatz, Büro, Konferenzraum. Forgash und Copeley (2008) sprechen von »workplace«, »office«, »conference room« in Abgrenzung zur »home base«. Weitere Anwendungsbeispiele dieser Übung finden sich bei Paulsen (2014).

Diese Übung wird in Teil A, Kapitel 2, Abschnitt »Perspektiven wechseln und vernetzen« eingeordnet.

Übung 5.2: Anregungen für vernetzende Kommunikation mit der Klientin als Ganzer und ihren unterschiedlichen Persönlichkeitsanteilen

Wozu: Alle diese Anregungen können im Begegnungsraum genutzt werden, es sind Beispiele für Kommunikation.

Voraussetzungen: Das Vorgehen wurde vorab skizziert, die Zustimmung der Klientin ist erfolgt. Die Klientin möchte einen Zugang zu inneren Anteilen finden oder braucht als Vorbild für die Kommunikation Beispiele, wie die Therapeutin innere Anteile anspricht. Sie hat dem zugestimmt und hat äußere Sicherheit und ausreichende Ich-Stärke, kann Ressourcen aktivieren und sich in der Gegenwart reorientieren. Wenn innere Anteile angesprochen werden, zuerst klären, ob sie gesiezt oder geduzt werden möchten.

Vorsicht: Die indirekte und vernetzte Kommunikation über das Alltags-Ich oder die Klientin als Ganze hat Priorität. Manchmal klappt sie jedoch (noch) nicht. Die Gründe hierfür sollten verstanden sein. Dann kann die direkte Ansprache gewählt werden. Achtsam und neugierig vorgehen, dadurch wird der Umgang mit Belastendem steuerbarer. Dosierung ist wichtig: Nur einen kleinen Moment in Kontakt mit der Belastung gehen.

Setting: Einzelanwendung

Materialien: Möglichkeit: Holzfiguren, Steine, Muscheln oder Ähnliches zum Symbolisieren

Dauer: Unterschiedlich, da es sich um Einstiegssätze in weitere Kommunikation unter Beteiligung des betreffenden Ego-States und der Alltagsperson handelt

1. Aussagen/Fragen an die Erwachsene

»Alles, was da ist in einem Menschen, ist da, weil es einen guten Grund gibt. Alles, was da ist, muss wichtig sein … Wir verstehen jetzt noch nicht, was es bedeutet.«

»Können wir gemeinsam nach dem Sinn schauen?«

»Jede Rolle, jeder Anteil, jede Seite … ist entstanden, weil es sinnvoll war.«

»Was ich beobachte in der letzten Zeit, ist, dass es Ihnen schlechter geht.« (Das kann die Ursachen haben, dass Anteile zu kurz kommen, dass eine Schwelle gesunken ist und mehr Stress hochkommt.)

»Jetzt frage ich Sie, die Erwachsene, können Sie das verstehen?«

2. Aussagen/Fragen an die Erwachsene und an Ego-States

»Gibt es außer Ihnen als Erwachsene auch noch andere Teile, die davon berührt sind?«

»Ich sage dies Ihnen, der Erwachsenen … können Sie das nach innen weitergeben …? Werden Sie gehört? Wird dies verstanden?«

»Ich kann mir vorstellen, dass Sie einen hohen Preis bezahlen …, dass es da drinnen vielleicht eine Seite gibt, die spürt, dass da etwas nicht richtig ist …«

»Ich kann mir vorstellen, dass dies sehr schwer für Sie ist« (damit werden implizit alle Seiten angesprochen).

»Wer in Ihnen kann etwas dazu sagen?«, »Können Sie alle zusammenrufen, die an dem Problem gut arbeiten können?«

»Was kann der nächste Schritt sein? Gibt es eine kleine Veränderung, der alle zustimmen können?«

»Ich möchte etwas Wichtiges mit der Erwachsenen besprechen.« Zu Ego-State(s): »Magst du an deinen sicheren Ort gehen? Du kannst aber auch von hinten zuhören. Du kannst dich auch wieder zeigen, aber jetzt muss ich erst einmal mit der Erwachsenen sprechen.«

3. Aussagen an Ego-States gerichtet

»Alle, die jetzt nicht zuhören möchten, können an ihren sicheren Ort gehen und schauen, ob und wie viel sie zuhören möchten, ob sie etwas näherkommen wollen … oder ganz weit hinten bleiben wollen.«

»Bleib(en) Sie doch mal ganz nah im Hintergrund und schau(en), wer im System etwas braucht.«

»Manchmal ist es wichtig, dass man die Erfahrung macht, eine helfende Hand zu bekommen. Wollen wir das einmal ausprobieren?« (Aktivieren einer Bindungshandlung).

An einen jüngeren Ego-State gerichtet: »Ich gehe davon aus, dass alles, was du hast, alles, was du tust, einen Sinn hat. Darf ich dich nach diesem Sinn befragen?«

»Was würde jetzt schon gehen an Veränderung? … Können wir es für dich einfacher machen? … Was könnte sonst sein oder passieren?«

»Und wenn du …, was wäre dann?«

»Und was wäre dann, wenn er …?«

»Okay, das heißt, es könnte zu einer existenziellen Bedrohung führen?«

»Gab es so etwas schon mal in der Vergangenheit? … ja … o.k., d.h., dein Unbewusstes weiß, wovor es da Angst hat?«

»Wie lange denkt es denn schon so? Wie weit geht dies zurück?«

»Weiß dieser Anteil, dass das der Verlauf ist? … dass …?«

»Gibt es eine Ahnung, warum das Symptom vor … so eine Form angenommen hat?«

»Nein: Bist du neugierig, es zu verstehen?«

»Du kannst hier etwas anderes lernen. Wenn du nur einen Hammer hast und nichts anderes, um ein Haus zu bauen, nimmst du den Hammer. Wie wäre es denn, noch eine Säge zu haben und später vielleicht noch einen Bohrer? …«

Therapeutin befragt das Symptom, den Anteil selbst: »Gibt es aus deiner Sicht einen wichtigen Grund, dass es sich verändern könnte?«

4. Verborgene Ego-States

Die Therapeutin hat den Eindruck, dass da »irgendwie mehr ist«, kann es aber nicht fassen. Die Frage ist, ob es noch mehr im inneren System gibt, was sich aber nicht ausdrücken kann.

Auch hier zuerst die Erwachsene fragen, ob sie zu diesen Seiten Kontakt aufnehmen kann und möchte, z. B. auch zwischen den Sitzungen über Symbolisierungen wie Schreiben, Malen, künstlerisches Gestalten. Nur wenn das nicht möglich ist, kann die Therapeutin versuchen, direkten Kontakt aufzunehmen. Dabei kann es ggf. hilfreich sein, wie mit einem kleinen Kind zu sprechen. Das muss vorher abgeklärt werden. Auch können ideomotorische Signale zur Kommunikation eingesetzt werden, da es vermutlich keine Verbalisierung gibt.

Dann gezielte Fragen in einer einfachen Sprache stellen und auf die ideomotorischen Signale achten:

»Weißt du, wer ich bin (die Therapeutin)?«, »Ist es in Ordnung, hier zu sein?«

»Bist du klein?«, »Kannst du laufen?«, »Kannst du krabbeln?«

»Hast du Angst, ich könnte dir weh tun?«

»Hast du Angst, wenn du mit mir sprichst?«

»Kennst du andere?«

»Kennst du jemand, der uns was sagen kann?«

5. Verwirrung beim Therapeuten, bei verschiedener Übertragung (Kampf, Unterwerfung, Bindung)

Wenn man als Therapeut verwirrt ist und nicht mehr weiterweiß, hat das häufig damit zu tun, dass beim Klienten ganz viel Verwirrung herrscht. Oft äußern sich viele Seiten im inneren System gleichzeitig. Welche Interventionen können da hilfreich sein?

»Ich brauche einen Moment … ich bin verwirrt … geht es Ihnen ähnlich? … Haben Sie eine Idee, womit es zu tun hat?«

»Ich habe den Eindruck, dass etwas in Ihnen das … möchte (wahrnimmt/hört, spürt) und etwas in Ihnen etwas anderes möchte … (wahrnimmt/hört, spürt) …«

»Ist es möglich, das jetzt hier schon zu klären …?«

6. Inneres Chaos, Durcheinander vieler Stimmen, gegensätzliche Tendenzen von Ego-States

Wenn die Energie gebündelt wird und die Erwachsene wieder klarer denken kann, ist ein nächster Lernschritt möglich. Dann wird auch möglich, die unterschiedlichen Tendenzen der Ego-States in Ruhe anzuschauen.

»Könnte es jemanden geben, der für mehrere spricht?«

»Wie ist es, wenn viele durcheinander reden … kann dann jemand noch etwas verstehen, … wer kann dann etwas verstehen?« »Gibt's die Möglichkeit, dass einer anfängt und alle nacheinander sprechen?«

»Und jede Seite, die das jetzt hört, kann den anderen sagen, dass nichts vorangeht, wenn alle durcheinanderreden.«

Wenn es mehr Konzentration und Ruhe gibt: »Was würde passieren, wenn ihr anfangt, zusammenzuarbeiten? Was können Sie/könnt ihr tun, damit Sie/ihr schon ein bisschen weiterkommen/weiterkommt?«

»Könnt ihr euch damit anfreunden, könnt/möchtet ihr lernen, der erwachsenen Person die Selbstfürsorge zu überlassen?«

7. Überzeugtsein von Nichtveränderbarkeit

»Manchmal ist es sinnvoll, dass sich nichts ändert, und dann arbeitet etwas in Ihnen als ganze Person darauf hin (z. B. einige Anteile).«

»Gibt es in Ihrem Inneren eine Seite, die darauf besteht, dass sich nichts ändern wird? Gibt es noch andere Bereiche, wo das so ist?« …

Ego-State ist überzeugt, dass er nicht zur Gesamtpersönlichkeit gehört: Realität herstellen und durch die Augen der Gesamtpersönlichkeit schauen lassen: »Wessen Hand ist das? Welche Kleidung ist das?« Und dann: »Ich muss ja nicht unbedingt Recht haben, aber es wäre möglich, dass Sie im Laufe der Woche darüber nachdenken.«

8. An selbstverletzende Ego-States

»Auch ihr (Sie) habt (haben) einen großen Beitrag geleistet …«

»Könnte es sein, dass ihr (Sie) Wichtiges aufbewahrt habt (haben) … (Traumamaterial)? …« Können wir uns euer (Ihr) Leid und eure (Ihre) Last bewusst machen? … Dürfen das Leid und die Last schon weniger werden? …«

9. Glaubenssysteme von Ego-States hinterfragen

Bei Trauma und Dissoziation ist es wichtig, dass die Therapeutin vorsichtig und zum angemessenen Zeitpunkt Stellung bezieht, beispielsweise Informationen über Tätersysteme zur Verfügung stellt.

»Was euch (Ihnen) gesagt wurde, dass dies die einzige Möglichkeit ist, geliebt zu werden … weil die Eltern euch (Sie) nicht gewollt und niemals geliebt haben … ist eine Lüge … Täter lügen …«

»Sie und das, was in Ihnen ist, finden auch andere Möglichkeiten, geliebt zu werden … Können wir gemeinsam schauen, was dazu auftaucht … was Ihnen dazu einfällt …?«

10. Destruktiv wirkende Anteile

Andere Begriffe: innere Kritiker, innere Verfolger, Kampfteil, Täterintrojekte, verletzende Anteile, malevolente Ego-States, täterimitierende Seiten, täterhörige Innenpersonen, von den Tätern erstellte Innenpersonen.

Die Therapeutin soll standhalten, ohne zu kämpfen, und durch respektvolles Fragen Neugier entwickeln beim Gegenüber. Diese Seite(n) spürt/spüren dann das wirkliche, allparteiliche Interesse und eine erste Kontaktaufnahme wird möglich. Verstehen wollen ist manchmal ein zu großer Schritt, eher kennenlernen. Diese Ego-States sind oft sehr allein im inneren System. Wenn sie sich zeigen, können andere Anteile Angst haben und sich verstecken. Wenn diese Zusammenhänge als Einheit von Gegensätzen mehr wahrgenommen, verstanden und geteilt werden, wird Integration gefördert. Hier ist besonders wichtig, nicht zu große Schritte zu machen und die Zone der nächsten Entwicklung ganz genau zu bestimmen.

Wichtig: Immer wieder in der Supervision thematisieren.

Hier wird das Thema deutlich, was bestimmte Anteile bei der Therapeutin selbst auslösen, z. B. Kampf, Flucht, Unterwerfung, Retten wollen, Vermeidung (siehe Teil A, Kapitel 2: »Dissoziation von Persönlichkeitsanteilen« – therapeutischer Umgang«, S. 72 ff.).

Oft wird Vernichtungsangst bei der Klientin spürbar. Wenn wir diese in der gemeinsamen Beziehung realisieren, sind wir ein Stück weiter. Bedenken sollten wir auch, welche Begriffe wir wählen, und dabei auf die Benennung der Klienten achten.

Achtung: Wie reagieren andere Seiten, wenn der destruktiv wirkende Anteil sich gezeigt hat?

»Wann fängt Ihre Geschichte an? Warum ist es wichtig, sich so zu verhalten? Auf welche Weise hat es damals vielleicht geholfen?« Im Sinn von Fürsorge: »Sie haben eine Funktion. Ist es auch manchmal schwer, diese Aufgabe zu tragen?«

»Ich habe den Eindruck, dass Sie ein ganz wichtiger Teil der Person sind. Und? Ist das so?« … »Ich glaube, wir können alle durch Sie mehr verstehen? … von Ihnen lernen.«

»Ich habe den Eindruck, dass Sie sehr stark … sehr machtvoll sind.«

»Was brauchst du jetzt?« – Oft hilfreicher als »woher kommst du?« (Der Anteil kann mit dieser Frage überfordert sein.)

»Ich will mit Ihnen/dir zusammenarbeiten, aber das geht nur, wenn wir Regeln einhalten. Ich tue Ihnen/dir nichts, und Sie/du tun/tust mir nichts.«

»Ist es richtig, dass Sie mich gerade angreifen? Wünschen Sie Kontakt zu mir?«

Mit der Zeit lernt man, geschickt zu fragen, um aus diesem oft rigiden System von Sätzen und Verhaltensweisen herauszukommen und was Neues zu finden, mit dem das Repertoire an Verhaltensweisen dieses Anteils erweitert werden kann.

Allparteiliche Beziehungen respektvoll aufbauen: dafür werben, wie das Besondere, das Machtvolle auf irgendeine Art und Weise für das innere System von Nutzen sein kann. Dabei Zeit lassen: »Möchten Sie sich das mal überlegen und nächstes Mal schauen wir weiter?«

11. Quälende Stimmen, Angst, verrückt zu sein oder zu werden

Erklären, dass diese Erfahrung bei Traumatisierungen vorkommen kann und die Person allein deswegen nicht in die Psychiatrie kommt.

»Haben Sie den Stimmen schon einmal gesagt, dass Sie sie hören?«, »Sie haben immer gesagt: ›Geh weg!‹ Können Sie auch etwas anderes sagen?«

»Können Sie den Stimmen mal sagen, sie sollen lauter sprechen … und dann wieder leiser? Als ob Sie zu einer Kindergruppe sprechen, Sie wollen sich ja mit den Kindern gut verständigen.«

»Wann sind die (Stimmen) gekommen? Können wir heute schon mehr darüber erfahren?« »Was passierte in deinem Leben, als die Stimmen gekommen sind?« »Was sind die Ziele, die die Stimmen haben?« »Erinnern Sie diese an jemanden, an eine Beziehungsperson?«

»Hast du dich schon mal an die Stimmen gewandt? Und gesagt: Ich höre euch?«

12. Suizidale Gedanken und Impulse

Voraussetzung ist, dass äußere Sicherungssysteme bekannt und vorhanden sind. Auch sollte im Therapieverlauf Klarheit geschaffen und z. B. ein Anti-Suizid-Vertrag geschlossen worden sein. Hier geht es nur um innere Reaktionen und um den Umgang mit inneren Anteilen. Das Gespräch hierüber soll äußere Absicherungen nur ergänzen! Es ist keine Suizidprophylaxe. Diese muss in der Therapieplanung explizit erfolgen. Bitte unbedingt sich an entsprechender Stelle informieren (z. B. Huber, 2003, Teil 1, S. 149 ff., und Teil 2, S. 207 ff.).

Wichtig ist, das innere System durch Kontaktaufnahme und Ko-Bewusstsein zu stabilisieren und mehr innere Sicherheit zu schaffen. Anteile, die sich suizidieren wollen, entstammen vermutlich Lebenserfahrungen voller Ohnmacht und Qual. Suizid kann in der Vorstellung dieses Ego-States die letztmögliche eigene

Kontrolle bedeuten. Es ist hilfreich, dies zu verstehen und diese Seite mitfühlend zu begleiten, ohne ihr mögliches Handeln gutzuheißen. Manchmal wird es dann auch wieder möglich, den Blick auf anderes zu richten und Verbindungen anzuregen, ohne die Seite mit den suizidalen Gedanken »wegmachen« oder »überreden« zu wollen, anders zu denken.

»Ich weiß von Frau X (= Klientin), dass es auch anderes in ihr gibt und dass sie dieses und jenes gern macht.«

»Ist denn schon klar, dass wir das Jahr 20XX haben, dass es jetzt Sicherheit gibt?«

»Kennt die Seite, die diesen Wunsch hat, im inneren System andere Seiten?«

»Weiß sie von anderen, von ressourcenvollen Seiten?«

Hilfreich kann sein, eine innere Konferenz einrichten zu lassen:

»Die (Seiten) sollen untereinander absprechen, was für Krisen auftreten können und wie und wer dann helfen kann.«

»Vielleicht ist ein Verstehen darüber wichtig, was diese Seite braucht, damit sie sich sicher fühlt.«

»Ich kann es verstehen, es war sehr schwer.«

Einige States wollen/können oft nicht realisieren, was im Extremfall passieren kann. Durch folgende Frage kann Nachdenken im inneren System angeregt werden:

»Ist es im Inneren schon klar: Wenn eine Seite sich umbringt, ist die ganze Person tot …?«

»Es ist auch für mich als Ihre Therapeutin wichtig, dass Sie leben, nicht nur damit ich mit Ihnen arbeiten kann … Leben ist kostbar und schützenswert. Lassen Sie uns jetzt schauen, wie wir alles wieder sicher machen können … Können Sie dafür Verantwortung übernehmen?«

Übung 5.3: Der Bergfluss

Wozu: Nach anstrengender Arbeit sich wieder mehr auf die Gegenwart orientieren und eine Erfahrung von Reinigung und Zentrierung machen.

Voraussetzungen: Das Vorgehen wurde vorab skizziert, die Zustimmung der Klientin ist erfolgt. Die äußere Sicherheit der Klientin ist gegeben, sie kann Ressourcen aktivieren und sich in der Gegenwart orientieren. Ihre Ich-Stärke ist ausreichend gut und sie kann Belastungen ausreichend verkraften.

Vorsicht: Falls unangenehme Gefühle oder Sensationen auftauchen, mit einer angenehmen Vorstellung aus der Übung oder einer anderen, schon bekannten Ressourcenübung zum Abschluss kommen.

Setting: Einzel- und Gruppenanwendung

Dauer: ca. 15–20 Minuten

»Nun gehst Du zu dem Bergfluss, der strömt klar und rein. Wenn Du hochschaust, siehst Du die schneebedeckten Kappen der Berge, aus denen dieser Fluss entspringt, wenn der klare weiße Schnee schmilzt. Indem Du nun in diesen Bergfluss soweit hineinsteigst, dass Dir das Wasser bis zum Halse steht, merkst Du, dass das Wasser kalt, sehr kalt ist. Du fühlst, wie Du selbst kalt wirst, sehr kalt, unangenehm kalt, dann ganz kurz sogar schmerzvoll kalt, und schließlich wirst Du ganz unempfindlich. Völlig unempfindlich und taub. Nun wendest Du Dich der Strömung zu und lässt Dein Gesicht und Deinen Kopf unter Wasser gleiten. Bemerke, während Du den Kopf schüttelst, wie die Strömung Dein Gesicht und Deine Haare reinwäscht. So ist es gut. Völlig sauber. Ganz reinwaschen. Und nun schau dorthin, wo sich das Sonnenlicht auf dem Wasser widerspiegelt. Nimm Deine Hände und halte sie genau dort unters Wasser, wo das Sonnenlicht sie trifft. Spüre, obwohl das Wasser sonst sehr kalt ist, ist es dort unter dem Sonnenlicht sehr warm. Fasse mit Deinen Händen etwas Wasser und bringen es zu Deinen Lippen und bemerke, wie das Sonnenlicht auf dem Wasser bleibt, das Du an Deinen Mund führst, und wie warm es ist, wenn Du es nun trinkst. Spüre auch, wie es Dich wärmt und reinigt, wenn Du es runterschluckst und es durch Deinen Körper strömt und Dir hilft, Dich stark, rein, wiederhergestellt und erneuert zu fühlen. Du willst vielleicht noch mehr von diesem heilenden, reinigenden Wasser trinken und noch mehr von seiner Heilkraft spüren. … Nun ist es Zeit, den Bergfluss zu verlassen. Wenn Du nun den Fluss verlässt, wirst Du Dich zu einem Abfallhaufen hinter den Büschen zurückziehen. Dort gehst Du in die Hocke, und während ich von eins bis drei zähle, wird alles, was nicht in Dich hineingehört, schnell und schmerzlos herausfließen. Dann trittst Du schnell hinter den Büschen hervor und gehst wieder zu dem Fluss. Und während Du das tust, hörst Du hinter Dir einen leicht zischenden Laut, wie wenn Dampf aus einem Ventil austritt. Du schaust Dich um und siehst ein kleines Rauchwölkchen dort, wo Du das gelassen hast, was Du losgelassen hast. Es ist, als ob es einfach spurlos verschwunden wäre. Wenn Du nun an das Ufer des Flusses kommst, siehst Du ein reines, flauschiges Handtuch. Du trocknest Dich damit ab und fühlst Dich durch und durch rein und sauber. Daneben liegen einige neue Kleider. Sie sind für Dich. Du kannst Dich nun anziehen und Dich sehr angenehm fühlen« (Kluft, 1995).

Übung 5.4: Das klärende Bad

Wozu: Entspannung und Reinigung, auch um Anstrengungen »abzuwaschen«, wieder frisch und neu werden.

Voraussetzungen: Das Vorgehen wurde vorab skizziert, die Zustimmung der Klientin ist erfolgt. Die äußere Sicherheit der Klientin ist gegeben, sie kann Ressourcen aktivieren und sich in der Gegenwart orientieren. Ihre Ich-Stärke ist ausreichend gut und sie kann Belastungen hinlänglich verkraften.

Vorsicht: Falls unangenehme Gefühle auftauchen, die sich nur schwer beruhigen lassen, die Übung mit einer angenehmen Vorstellung aus der Übung oder einer anderen, schon bekannten Ressourcenübung beenden.
Setting: Einzel- und Gruppenanwendung
Dauer: ca. 15–25 Minuten

»Erste Frage: Können Sie schwimmen? Falls nein, bitte sich während der Übung imaginär nur vorsichtig dem Wasser nähern und sich nur so viel zutrauen, wie es sich wirklich angenehm und gut anfühlt …

Wenn Sie sich bequem hinsetzen oder -legen mögen, um auf Ihre eigene Weise langsam von außen nach innen zu gehen, dann lade ich Sie ein, wenn Sie mögen, ein Wasser vor Ihrem inneren Auge zu sehen – vielleicht ist es ein Fluss oder ein See oder ein Meer – und was immer Ihnen gerade durch den Sinn geht, ist in Ordnung. Und sich ganz langsam diesem Wasser zu nähern, wenn es mehrere Bilder sind, die Ihnen durch den Sinn gehen, sich vielleicht für eine Szene zu entscheiden …, das Ufer wahrzunehmen, wie gut befestigt und sorgfältig gestaltet und bepflanzt oder naturbelassen dieses Ufer ist. Und dann, wenn Sie mögen, die Schuhe auszuziehen und am Ufer ganz vorsichtig Kontakt zum Wasser aufzunehmen über die Füße, und vielleicht auch über die Hände …

Und wenn das Wetter angenehm ist, und das Wasser genau die richtige Temperatur hat, vielleicht mögen Sie sich sogar Ihrer Kleidung entledigen und ganz langsam ins Wasser hineinwaten. Und lassen Sie sich Zeit, den Moment zu finden, an dem es in Ordnung ist, sich dann vom Wasser tragen zu lassen, zu bemerken, wann es eine Lust ist, sich mit den Füßen abzustoßen und sich auf das Wasser zu legen, das ja so wunderbar trägt, und sich so zu bewegen, wie Sie es gerade möchten – vielleicht mögen Sie mit ein paar kräftigen Schwimmzügen hinausschwimmen, vielleicht tauchen sie gern, vielleicht mögen Sie sich aber auch einfach aufs Wasser legen und ein wenig treiben lassen, oder alles abwechselnd … Und dabei bemerken Sie vielleicht, wie schön das Ufer vom Wasser aus aussieht. Die Pflanzen, den Himmel, die Sonne oder was Ihnen auch immer angenehm ist, wahrzunehmen – und was immer Ihnen gerade durch den Sinn geht, ist in Ordnung … Und wenn es sich ganz angenehm anfühlt im oder auf dem Wasser – vielleicht ist es ja auch ein heilendes, klärendes Wasser –, dann können Sie vielleicht spüren, wie es alles abspült, was Sie an Staub und Schweiß und Schlacke und Spannungen hatten, vielleicht können Sie spüren, wie sich Ihr Körper erfrischt und entspannt im Wasser anfühlt, und möglicherweise erleichtert es Sie und macht Sie froh oder gelassen, oder was immer Sie an angenehmen Gefühlen spüren können …

Und wenn Sie es einfach genießen, lassen Sie sich ruhig Zeit, dann können Ihnen die Sekunden vorkommen wie Minuten und die Minuten wie eine sehr lange Zeit des erfrischenden Bades …, bis Sie vielleicht eine Stelle am Ufer bemerken, an der Sie gern herausgehen möchten. Und wenn Sie genau hinsehen, könnte es sein, dass da ein flauschiges großes Handtuch in Ihrer Lieblingsfarbe auf Sie wartet …, vielleicht bemerken Sie ganz in Ruhe, wann es genau richtig ist, wieder sorgsam die Füße auf den Boden zu setzen und aus dem Wasser herauszukommen … Das Handtuch zu nehmen und sich abzutrocknen, dabei vielleicht zu bemerken, wie weich und frisch und angenehm kühl oder auch wohlig durchwärmt sich Ihre Haut anfühlt und was immer Sie angenehm finden …, sich abzutrocknen, die Muskeln zu fühlen, die sich vielleicht gelockert und gestärkt fühlen … Und wenn da Ihre Lieblingssachen liegen, die Sie gern als Freizeitkleidung tragen, dann mag es Ihnen vielleicht gefallen sich vorzustellen, wie Sie die Sachen überstreifen, wie wunderbar weich sie sich auf der Haut anfühlen oder wie Sie es gerade mögen … Und dann können Sie ja entscheiden, ob Sie auch Socken und Schuhe oder Sandalen anziehen oder lieber barfuß laufen wollen …

Wenn Sie gelassen und gestärkt genau den Zeitpunkt finden, sich noch einmal umzudrehen zum Wasser, vielleicht mit Dankbarkeit oder Staunen oder was auch immer Sie gerade dazu fühlen – dies hier ist Ihre persönliche Badestelle, dahin können Sie immer zurückkehren, wenn Sie möchten –, und dann der Szene den Rücken zuwenden und ganz allmählich, in Ihrem eigenen Tempo, hierher zurückkommen in diesen Raum …« (Huber, 2006).

6 Integration und innere Kooperation

Übung 6.1: Das ideale Selbst

Diese Technik von Helen Watkins, die in erster Linie Ich-stärkend ist, eignet sich dazu, eine zukünftige Entwicklung im Rahmen der gegenwärtigen Hoffnung vorzubereiten. Sie kann sowohl für die Gesamtpersönlichkeit als auch für einen oder mehrere Ich-Zustände angewendet werden.

Wozu: Ich-Stärkung, innere Kooperation und Integration fördern.
Voraussetzungen: Das Vorgehen wurde vorab skizziert, die Zustimmung der Klientin ist erfolgt. Die äußere Sicherheit der Klientin ist gegeben, sie kann Ressourcen aktivieren und sich in der Gegenwart orientieren. Sie kann Belastungen ausreichend verkraften und ist mehr als zuvor gegenwarts- und zukunftsorientiert.
Vorsicht: Vorstellung des idealen Selbst muss stark genug sein.
Setting: Einzel- und Gruppenanwendung
Dauer: ca. 15–20 Minuten

Führen Sie den Klienten in einen entspannten Zustand, und beschreiben Sie ihm eine freundliche Landstraße in einer ruhigen, anmutigen Umgebung, auf der Sie gemeinsam entlanggehen. Handelt es sich um eine Frau, dann fahren Sie z. B. mit den folgenden oder ähnlichen Worten fort:

»Während wir da entlanggehen, siehst du, wie da vorne ein anderer Weg in unsere Straße einmündet. Wenn du auf diesen Weg schaust, bemerkst du, dass jemand dort entlanggeht, eine Frau, die ein bisschen aussieht wie du. Merkwürdig, du schaust weiterhin nach dieser Frau, die jetzt, da vorne, auf unsere Straße einbiegt. Du bemerkst, dass sie das Gleiche trägt wie du heute (Beschreibung) und dieselbe Haarfarbe und dieselbe Frisur hat. Du stellst fest, dass diese Frau mit großem Selbstvertrauen voranschreitet, so als ob sie wüsste, wo sie hinwill und wie sie dahin kommt. Du bist ganz gefesselt, und du beschließt, mir vorauszulaufen, um sie einzuholen. Du gehst schneller und bald gehst du mit ihr im gleichen Schritt: Wenn sie mit dem rechten Fuß voranschreitet, machst du es genauso und wenn ihr linker Fuß vorne ist, ist auch dein linker Fuß vorne. Jetzt beschließt du, mit ihr zu verschmelzen, so dass ihr Kopf zu deinem wird, ihr Körper zu deinem und alle diese Gefühle des Selbstvertrauens und der Zuversicht, die sie hat, zu dir gehören. Du schreitest in die Zukunft und fühlst dich dabei stark und voller Vertrauen« (Watkins u. Watkins, 1997, S. 128, eigene Übersetzung).

Übung 6.2: Die Baumübung

Wozu: Nahrung bekommen und ein Gefühl von Verbundenheit aktivieren.

Voraussetzungen: Das Vorgehen wurde vorab skizziert, die Zustimmung der Klientin ist erfolgt. Die äußere Sicherheit der Klientin ist gegeben, sie kann Ressourcen aktivieren und sich in der Gegenwart orientieren. Ihre Ich-Stärke ist ausreichend gut und sie kann Belastungen hinlänglich verkraften.

Vorsicht: Falls unangenehme Gefühle auftauchen, die sich nur schwer beruhigen lassen, die Übung mit einer angenehmen Vorstellung aus der Übung oder einer anderen, schon bekannten Ressourcenübung beenden.

Setting: Einzel- und Gruppenanwendung

Dauer: ca. 20–25 Minuten

»Ich möchte Sie nun einladen zu der Baumübung. Stellen Sie sich zunächst eine Landschaft vor, in der Sie sich wohlfühlen und wo Sie sich gern aufhalten. Das kann eine erfundene Landschaft sein, es muss keine real existierende sein. Und stellen Sie sich irgendwo in dieser Landschaft einen Baum vor, zu dem Sie gern hingehen möchten, der Sie vielleicht sogar anzieht … Und Sie stellen sich vor, dass Sie zu diesem Baum gehen und Kontakt mit ihm aufnehmen, indem Sie ihn vielleicht berühren oder ihn sich anschauen. Nehmen Sie seinen Stamm wahr, nehmen Sie den Geruch auf. Nehmen Sie dann wahr, wie der Stamm sich verzweigt. Die Blätter. Das alles registrieren Sie zunächst und nehmen Kontakt mit diesem Baum auf … Und wenn es für Sie möglich ist, dann können Sie sich vorstellen, dass Sie sich an den Baum lehnen und ihn wirklich spüren … Und wenn Ihnen die Vorstellung angenehm ist, dann können Sie sich vorstellen, dass Sie eins werden mit dem Baum … und dann können Sie als Baum erleben, was es heißt, Wurzeln zu haben, die sich in der Erde verzweigen, und von dort Nahrung in sich aufzunehmen. Erleben Sie es, Blätter zu haben, die das Sonnenlicht aufnehmen und umwandeln können. Wenn Sie nicht mit dem Baum verschmelzen wollen, dann betrachten Sie ihn einfach. Beschäftigen Sie sich damit, was es wohl für den Baum bedeutet, Wurzeln zu haben und Blätter, die das Sonnenlicht aufnehmen … Und dann beschäftigen Sie sich mit der Frage, womit Sie jetzt genährt werden möchten, versorgt werden möchten. Ist das körperliche Nahrung, Gefühlsnahrung, Nahrung für den Geist, Ihr spirituelles Sein? Benennen Sie das so genau, wie es Ihnen möglich ist … Und wenn Sie eins sind mit dem Baum, dann stellen Sie sich vor, dass Sie von der Erde und von der Sonne diese gewünschte Nahrung erhalten. Und wenn Sie nicht mit dem Baum verschmolzen sind, können Sie sich trotzdem vorstellen, was es bedeutet, von der Sonne und von der Erde Nahrung zu bekommen, denn das ist auch bei uns Menschen so. Erlauben Sie sich die Erfahrung, dass diese Nahrung jetzt zu Ihnen kommt, von der Erde und der Sonne … Und spüren Sie dann, wie das, was

Sie von der Sonne und der Erde bekommen, sich in Ihnen verbindet … Und dass Sie dadurch wachsen … Und dann lösen Sie sich wieder von Ihrem Baum … Und Sie können sich vornehmen, wenn Sie wollen, dass Sie oft zu Ihrem Baum zurückkehren, um mit seiner Hilfe zu erfahren, dass Sie mit allem, was Sie gern hätten, genährt werden können. Sie können ihm, wenn Sie möchten, versprechen, dass Sie wiederkommen werden. Verabschieden Sie sich von ihm und bedanken Sie sich bei ihm für seine Unterstützung …

Kommen Sie dann mit der vollen Aufmerksamkeit zurück in den Raum« (Reddemann, 2001/2016, S. 48).

Reddemann weist darauf hin, dass auch aus dieser Übung verschiedene Teile einzeln genutzt werden können. Man soll auch überlegen, welche Vorstellung angenehmer ist, dass man selbst der Baum ist oder eher von ihm genährt wird. Es ist wichtig zu klären, was für den jeweiligen Klienten passt. Auch kann es eine Metapher dafür sein, dass von allem genug da ist.

Übung 6.3: Maibaum – Verbundenheit mit anderen Menschen und inneren Anteilen

Wozu: Erfahrung von Gemeinsamkeit, äußerer und innerer Vernetzung und Integration ermöglichen.

Voraussetzungen: Das Vorgehen wurde vorab skizziert, die Zustimmung der Klientin ist erfolgt. Die äußere Sicherheit der Klientin ist gegeben, sie kann Ressourcen aktivieren und sich in der Gegenwart orientieren. Ihre Ich-Stärke ist ausreichend gut und sie kann Belastungen verkraften.

Vorsicht: Falls unangenehme Gefühle auftauchen, die sich nur schwer beruhigen lassen, die Übung mit einer angenehmen Vorstellung aus der Übung oder einer anderen, schon bekannten Ressourcenübung beenden.

Setting: Einzel- und Gruppenanwendung

Dauer: ca. 20–30 Minuten

»Stellen Sie sich vor Ihrem inneren Auge einen Maibaum vor. Der Maibaum steht groß, kraftvoll und geschmückt, fest in der Erde verankert. Von seiner Spitze hängen viele bunte Bänder in verschiedenen Farben herab. Sie selbst stehen mit anderen Menschen um diesen Maibaum – mit Menschen, die Ihnen nah und wichtig sind, und vielleicht auch mit Menschen, die Sie nicht kennen, mit Menschen, die Ihnen guttun und Ihnen wohlgesinnt sind.

Ich möchte Sie einladen, auch innere Anteile hinzuzunehmen. Innere Anteile, die Sie schon lange kennen, ressourcenvolle, inspirierte und inspirierende Anteile;

vielleicht auch innere Anteile, die schwächer sind, einmal verletzt wurden und die Sie inzwischen versorgen und trösten konnten. Oder Sie haben damit begonnen. Sie können in einer angemessenen Entfernung auch die Anteile hinzunehmen, mit denen noch nicht alles geklärt und gelöst ist. Vielleicht haben diese Anteile schützende und helfende Wesen dabei.

Stellen Sie sich nun, wenn Sie mögen, vor Ihrem inneren Auge vor, wie Sie gemeinsam mit den anderen zur Mitte gehen und jede, jeder ein Ende eines der bunten Bänder greift. Dann gehen Sie wieder, gemeinsam mit den anderen, ein Band in der Hand haltend, auf Ihren Platz im Kreis zurück. Wenn Sie mögen, setzen Sie sich in Ihrer Vorstellung hin. Alle schlingen leicht ihr Band um eine Hand und halten es ein wenig gespannt.

Nun können Sie alle versuchen, die Spitze des Maibaums zu spüren. Über dieses Zentrum können Sie vielleicht die Verbindung mit allen anderen im Kreis wahrnehmen.

Wenn Sie mögen, dann stellen Sie sich vor, dass dieses Zentrum noch mehr verkörpert. Etwas, was über Sie hinausgeht, was alles umfasst und universell ist. Eine Weisheit, ein bedingungsloses Sein, Freude, etwas Höheres, etwas Ganzes, etwas Tieferes und Heiles, Allumfassendes – und begrüßen Sie es mit Achtsamkeit und, wenn möglich, mit Liebe. Spüren Sie dem nach, im Denken, im Fühlen und im Körper. Was auch immer Sie bemerken, ist in Ordnung. Auch wenn Sie diesen Schritt nicht mitgegangen sind, es ist in Ordnung« (nach Krystal, 2001; Firus u. Firus, 2015).

Dieser Übung haben wir gegenüber dem Original den Aspekt der inneren Anteile hinzugefügt.

Übung 6.4: Der Bergsee

Wozu: Beruhigung und Ich-Stärkung; innere Anteile indirekt an gemeinsames Erleben heranführen.

Voraussetzungen: Das Vorgehen wurde vorab skizziert, die Zustimmung der Klientin ist erfolgt. Die äußere Sicherheit der Klientin ist gegeben, sie kann Ressourcen aktivieren und sich in der Gegenwart orientieren. Ihre Ich-Stärke ist ausreichend gut und sie kann Belastungen verkraften.

Vorsicht: Falls unangenehme Gefühle auftauchen, die sich nur schwer beruhigen lassen, die Übung mit einer angenehmen Vorstellung aus der Übung oder einer anderen, schon bekannten Ressourcenübung beenden.

Setting: Einzel- und Gruppenanwendung

Dauer: ca. 20–30 Minuten

1. »Bitte suchen Sie sich einen angenehmen Platz, machen Sie es sich bequem und beginnen Sie bitte, auf Ihren Atem zu achten ... Nehmen Sie achtsam Ihren Atem wahr ... und spüren Sie, wie Sie immer tiefer entspannen ... Erlauben Sie sich, auf die kleinen Pausen zu achten, die der Atem macht ... beim Einatmen zum Ausatmen ... und bei Ausatmen zum Einatmen ... Einfach diese kleine Pause wahrnehmen, wenn der Atem sich wendet ... Das tut gut ... und die Entspannung wird immer tiefer ... In diesem Zustand sind Sie offener für Worte, die jetzt kommen ... Mit jedem Atemzug geht mehr Stress aus Ihrem Körper ... aus Ihrem geistigen Sein ... mit jedem Atemzug.
2. Ich möchte Sie einladen, dass Sie sich Ihr geistiges Sein wie einen kleinen See vorstellen ... mit einer großen, glatten Oberfläche ... Dieser kleine See ist glatt und wirkt wie ein Spiegel ... ganz ruhig, ganz beschaulich ... Stellen Sie sich vor, dass Gedanken oder innere Unruhe über die Oberfläche des kleinen Sees einfach hinwegziehen ... und immer mehr mit Abstand wahrgenommen werden ... zurückbleibt der Blick auf die glatte, weiche Oberfläche ... Am Rand dieses kleinen Sees befinden sich schöne Steine ... und auf diesen Steinen stehen Worte oder Symbole, die Ihnen etwas bedeuten ..., die Ihnen jetzt sehr viel bedeuten ... vielleicht Worte wie Mut ... Tapferkeit ... Zukunft ... Hoffnung ... vielleicht andere Worte (je nach Klient) ... und Sie dürfen jetzt einen Stein nehmen mit einem ganz wichtigen Wort für Sie ... und diesen Stein in die Mitte des kleinen Sees werfen ... wo er eintaucht und sinkt ... und sinkt ... und sinkt ... bis zum Grund ... und dort bleibt er liegen und wird zum Teil Ihres Selbst und so geht es auch mit den anderen Steinen, ... nehmen Sie den nächsten ... auf dem ein für Sie ganz wichtiges Wort steht, dafür, was Sie jetzt brauchen ... und werfen Sie auch diesen Stein in den See, wo er sinkt ... und sinkt und sinkt ... bis auf den Grund ... und zum Teil Ihres Selbst wird. Und vielleicht mögen Sie noch den einen oder anderen Stein ... der jetzt gerade richtig ist ... hineinwerfen ... sodass er tiefer und tiefer geht ... bis auf den Grund Ihres Seins und Sie das aufnehmen in Ihr Selbst, was es bedeutet ... und das wird Sie sehr stärken ...
3. Und nun bitte ich Sie, dass Sie sich etwas vorstellen ... einen Mülleimer, ein Gefäß, irgendein Behältnis oder Sonstiges ... wo Sie etwas hineinwerfen können, ... was Sie stört und belastet ... (Aufzählen, was für Klientin angemessen ist, mit Pausen – Maßschneidern!) All das legen Sie hinein ... in diesen Mülleimer ... was Sie stört und belastet ... vielleicht quält ... und was Sie loswerden wollen ... und wovon Sie sich jetzt befreien ... Und überlegen Sie gut, was Sie noch hineinwerfen wollen ... was Sie loswerden wollen ... Und sich befreien von den Gedanken ... von ... (aufzählen, was für Klientin passt) ... von all diesen Grenzen, die Sie daran hindern, so zu leben, wie Sie das gern möchten ... Auch wenn Sie noch nicht wissen, wie sich das auswirkt ... legen Sie es hinein.

4. Und dann stellen Sie sich vor, dass Sie weitergehen auf einem Weg … und Sie spüren … dass Sie etwas durchschreiten müssen, … vielleicht ist es ein Dickicht … oder eine Hecke … oder ein schweres starkes Gewebe … vielleicht ein schwerer Vorhang … aber durchdringbar … und seien Sie mal neugierig, wie Ihre Grenze aussieht … das aussieht, was Sie jetzt durchschreiten werden … und Sie gehen jetzt auf irgendeine Art und Weise da durch … jetzt … jetzt hindurch … durch diese Grenze … und Sie lassen all das hinter sich, was Sie hindert, jetzt so zu leben, wie Sie gern leben möchten … wie es Ihnen entspricht …
5. Und wenn Sie dies durchschritten haben, öffnet sich eine Tür … öffnet sich der Blick zu einem ganz besonderen Ort … einem Platz, der auf Sie wartet … ein Ort der Zufriedenheit … da können Sie die äußere Welt ausschließen und sich vorstellen, dass Sie die Frau/der Mann sind, die/der Sie sein wollen … zufrieden … mit der Freude, am Leben zu sein (maßschneidern) … innere Kraft zu spüren … die Kraft, die immer schon da war … vielleicht Erinnerungen an wunderbare Musik … an menschliche Begegnungen … an die Natur … und an diesem Ort können Sie in Kontakt gehen mit Ihrem Unbewussten … und mit der Hilfe Ihres Unbewussten können Sie etwas lösen … etwas lösen, was den nächsten Schritt in Gang setzt, was Sie sich wünschen … und Ihr Unbewusstes wird Ihnen helfen, den Mut zu finden … dieses Problem auf Ihre Weise zu lösen … sodass Sie Ja dazu sagen können … zu diesem nächsten Schritt … Und all die wichtigen Steine auf dem Grund Ihres Seins … werden Ihnen helfen … dieses Problem zu lösen und den nächsten Schritt zu tun … und Sie können neugierig sein, wann Sie bemerken … wie es geschieht …« (Stanton, 1990, in Hammond, 1990, S. 122 f., eigene Übersetzung).

Übung 7.1: CARES – das Vorgehen (Leutner)

Wozu: Getriggerte belastete Ego-States beruhigen mit einer Kombination von Ressourcentechniken des EMDR und der Ego-State-Therapie.

Voraussetzungen: Das Vorgehen wurde vorab skizziert, die Zustimmung der Klientin ist erfolgt. Die äußere Sicherheit der Klientin ist ausreichend gegeben. Sie kann Ressourcen und ressourcenvolle Ego-States aktivieren und sich in der Gegenwart (re-)orientieren. Ihre Ich-Stärke ist ausreichend gut und sie kann Belastungen hinlänglich verkraften. Die Klientin kann die Perspektive der Erwachsenen beibehalten, entweder von sich aus oder mithilfe der Therapeutin oder durch die Beobachterposition.

Vorsicht: Wenn zu viel Belastung oder Dissoziation deutlich wird, im Kontakt mit dem bereits aktivierten ressourcenvollen Ego-States verweilen und die Übung zum vorläufigen Abschluss bringen.

Setting: Einzelanwendung

Dauer: ca. 20–60 Minuten

1. Kontaktaufnahme mit ressourcenvollem Ego-State und/oder einer Ressourcensituation.
2. Belastende Situation achtsam genauer abklären, eventuell aus der Beobachterposition, unbedingt mit wenig emotionaler Beteiligung.
3. SUD (zwischen 0 und 10) erfragen (»Subjective Unit of Discomfort«, d. h. subjektiv erlebte Belastung).
4. Klären, wie lange die Klientin sich die belastende Situation vergegenwärtigen möchte, d. h., wie viele Sekunden; beginnen kann man bei 5–10 Sekunden; kann auf bis zu 30–60 Sekunden gesteigert werden; ab da eher Übergang zum Standardverfahren.
5. Klären, ob die Klientin dazu schnelle BLS machen möchte.
6. Eventuell als weitere Filtertechnik vereinbaren, wie viel Prozent der Gefühle beim ersten Durchgang präsent sein sollen.
7. Für den 1. Durchgang in Kontakt gehen mit dem ressourcenvollen Ego-State und dabei langsame BLS machen.
8. Auf die belastende Situation schauen lassen
   - mit dem vereinbarten Prozentsatz an Gefühlsstärke (z. B. 10 Prozent)
   - für die vereinbarte Zeit (z. B. 20 Sekunden)
   - dazu eventuell schnelle BLS

9. Danach wieder zurückgehen zum ressourcenvollen Ego-State.
10. SUD erneut abfragen: Ist die Belastung bereits weit genug gesunken?
    → 2. und 3. Durchgang optional: jeweils vorher abklären, ob Sekundenzahl und Gefuühlsstärke erhöht oder vermindert werden sollen. Nach jedem Durchgang SUD abfragen und entscheiden, ob ein weiterer Durchgang gemacht werden soll.
11. Abschließend die Ego-States: den Ego-State, der prozessiert hat, in Sicherheit bringen; klären, was der ressourcenvolle Ego-State und die Erwachsene brauchen.

Übung 7.2: RIT – das Vorgehen (Leutner)

Wozu: Traumakonfrontation mit EMDR-Technik, die weniger belastet als das Standardverfahren. Nur durchzuführen von zertifizierten EMDR-Therapeutinnen und -Therapeuten.
Voraussetzungen: Das Vorgehen wurde vorab skizziert, die Zustimmung der Klientin ist erfolgt. Die äußere Sicherheit der Klientin ist gegeben. Sie kann Ressourcen aktivieren und sich in der Gegenwart orientieren. Ihre Ich-Stärke ist ausreichend gut und sie kann Belastungen hinlänglich verkraften.
Vorsicht: Wenn zu viel Belastung oder Dissoziation deutlich wird, in der bereitgestellten Ressource verweilen und die Übung zum vorläufigen Abschluss bringen.
Setting: Einzelanwendung
Dauer: 60–90 Minuten

Standardverfahren des EMDR

Um die Veränderungen nachvollziehen zu können, die das RIT bietet, wird hier zunächst das *Standardverfahren* des EMDR beschrieben. Shapiro (1998) beschrieb dieses zunächst in Form von elf Schritten. Wir fügen hier der Klarheit halber die inzwischen übliche Einteilung in acht Phasen hinzu.

»Die EMDR-Methode erfordert die sorgfältige Erstellung eines Behandlungsplans und einen geeigneten therapeutischen Rahmen.

Nach der Anamnese *[= Phase 1]* und der Vorbereitung des Klienten *[= Phase 2]* beurteilt die Therapeutin die Situation, sie wählt die für die Behandlung notwendigen Komponenten aus und beginnt schließlich mit einer auf die individuellen Erfordernisse abgestimmten Behandlungssitzung (…) In diesem Standardverfahren konzentriert sich die Aufmerksamkeit nacheinander auf:«

Phase 3:

»1. Das *Bild:* Der Klient wird aufgefordert, Kontakt zu einem Bild aufzunehmen, welches das gesamte Ereignis repräsentiert, wobei das Bild sich im allgemeinen auf den traumatischen Aspekt des Vorfalls bezieht. Wenn der Klient kein solches Bild findet, denkt er einfach an das Erlebte;
2. die *negative Kognition:* Der Klient wird dazu angeleitet, eine negative Aussage über sich selbst zu entwickeln, in der eine grundlegende behindernde Überzeugung oder Beurteilung zum Ausdruck kommt. Die Aussage sollte mit ›Ich bin‹ beginnen und Worte enthalten, die zum gewählten Bild in Beziehung stehen;
3. die *positive Kognition:* Helfen Sie dem Klienten, eine positive Aussage über sich selbst zu entwickeln, von der er hofft, daß sie einmal Wirklichkeit werden wird. Wenn möglich, solle in ihr ein Hinweis darauf enthalten sein, daß es letztlich in seiner Hand liegt, ob diese positive Kognition Wirklichkeit wird;
4. die *Bewertung der Stimmigkeit der Kognition (VoC-Wert):* Fordern Sie den Klienten auf, gefühlsmäßig die Stimmigkeit der positiven Kognition einzuschätzen (wobei 1 für ›völlig unzutreffend‹ und 7 für ›völlig richtig‹ steht);
5. die *Emotion:* Identifizieren Sie den Namen der belastenden Emotion, die beim Verbinden des Bildes mit der negativen Kognition auftaucht;
6. das *subjektive Belastungsniveau (SUD-Wert):* Bitten Sie den Klienten, den Grad der Belastung bei Simulation der traumatischen Erinnerung zu bewerten (wobei 0 für ›neutral‹ oder ›ruhig‹ und 10 für ›die schlimmste vorstellbare Störung‹ steht);
7. den *Ort des Auftretens der Körperempfindung:* Lassen Sie den Klienten feststellen, wo in seinem Körper physische Empfindungen auftreten, wenn er zu der belastendsten Information in Kontakt tritt;«

Phase 4:

»8. die *Desensibilisierung:* Einleitung des Prozesses, durch den alle assoziierten Informationskanäle gereinigt werden, so daß das als Ziel avisierte Ereignis schließlich den SUD-Wert 0 oder 1 erreicht (ein höherer Wert ist nur akzeptable, wenn er ökologisch stimmig ist);«

Phase 5:

»9. die *Verankerung* der positiven Kognition.
   a. Überprüfen Sie die Angemessenheit und den VOC-Wert der ursprünglichen oder neu aufgetauchten positiven Kognition;
   b. verbinden Sie die positive Kognition mit dem Ziel-Ereignis;
   c. steigern Sie die Stimmigkeit der positiven Kognition auf den VOC-Wert 7 oder höher (es sei denn, ein anderer Wert ist ökologisch stimmig)«;

Phase 6:

»10. den *Körpertest:* Fordern Sie den Klienten auf, mental seinen ganzen Körper nach eventuell noch vorhandenen Relikten physischer Empfindungen abzutasten, wobei er sich gleichzeitig das Ziel-Ereignis auf die positive Kognition vergegenwärtigen soll;«

Phase 7:

»11. den *Abschluss:* Beenden Sie die Behandlungssitzung auf eine Weise, die dem Klienten das Gefühl vermittelt, daß er mit Hilfe seiner eigenen Möglichkeiten etwas Wichtiges erreicht hat, und sorgen Sie dafür, daß seine Erwartungen bezüglich der EMDR-Behandlung sich in einem vernünftigen Rahmen bewegen;
   a. die *Visualisation:* Lösen Sie mit Hilfe angeleiteter Visualisation eventuell noch verbliebene Belastungen;
   b. die *Nachbesprechung:* Erklären Sie dem Klienten, daß die Verarbeitung in der Zeit bis zur nächsten Sitzung weitergehen kann. Fordern Sie ihn auf, Tagebuch zu führen, und erklären Sie ihm, *wie* er dies tun soll. Erklären Sie ihm auch, wie er bestimmte Entspannungsübungen und andere Methoden zur Kontrolle des eigenen Zustandes benutzen sollte.
   Der Klient notiert alle zwischen den Behandlungssitzungen auftauchenden Probleme in seinem Tagebuch.«

Phase 8:

»Diese Aufzeichnungen überprüft die Therapeutin in der Überprüfungsphase zu Beginn der nächsten Sitzung und definiert aufgrund dieser Information das nächste Ziel.

Dem dreiteiligen Standardprotokoll folgend konzentriert sich der therapeutischen Prozeß zunächst auf das Ereignis in der Vergangenheit, durch das die Dysfunktion entstanden ist, anschließend auf die aktuellen Stimuli, die die Belastung reaktivieren, und schließlich auf die Integration positiver Verhaltensmodelle für das zukünftige Handeln des Klienten (Shapiro, 1998, S. 278 f.).«

EMDR-Protokoll ressourcenintegrierende Traumaverarbeitung (RIT) (Leutner, 2008)

Die Phasennummerierung bezieht sich auf die oben im Standardverfahren festgelegten acht Phasen. Ressourcenvolle Situationen oder Ego-States werden einbezogen.

Phase 1: In der Anamnesephase wird in dosierten Behandlungsschritten vorgegangen. Wenn die Klientin schon über genügend eigene Ressourcen verfügt, kann auch hier direkt eingestiegen werden.

Phase 2a: »Wir werden im Verlauf der EMDR-Sitzung mit einer belastenden Situation arbeiten und parallel dazu etwas Stärkendes oder Ressourcenvolles für Sie zur Verfügung halten. Auf die belastende Situation werden Sie etwa hier (eine Stelle im Raum zeigen) wie auf eine Leinwand schauen. Ich schlage vor, die Ressource etwa hier zu platzieren (auf eine Stelle zeigen, bei der Klientin etwa 45° den Kopf drehen muss). Ist das so für Sie in Ordnung?«

Wenn nicht: entsprechend ändern.

Phase 2b: »Es wird jederzeit möglich sein, in Ihre Ressource zu wechseln oder den ressourcenvollen Ego-State zu kontaktieren, falls der Stress zu groß wird. Lassen Sie es mich durch STOPP-Zeichen wissen, wenn das nötig ist. Welches Hauptmerkmal für Ihren inneren Stress wollen Sie nehmen?

Wählen Sie eins aus: (Herzschlag, Atem, Kälte- oder Hitzegefühl, Schwindel, ein anderes) Wenn Sie sich beruhigt haben, kehren Sie in die Traumasituation zurück.«

Phase 2c: Weiter wie Standardverfahren.
Spezifische Instruktion, am Schluss an das STOPP-Signal erinnern.

Phase 3a: Wie Standardverfahren.
Ausgangssymptom oder Erinnerung.

Phase 3b: Ressource benennen lassen und angelehnt an das BASK-Modell beschreiben lassen: Verhalten in der Situation, Gedanken, Gefühle, Körperwahrnehmungen mit allen Sinnesmodalitäten, eventuell auf diese Art einen ressourcenvollen Ego-State, ein Helferwesen, Krafttier oder Ähnliches aktivieren. Dies im Raum positionieren.

Weiter mit Phase 3 wie Standardverfahren.

Schon hier kann, wenn der Stress zu groß wird, in die Ressource gewechselt werden, bei Beruhigung: Rückkehr ins Standardverfahren.

- Schlimmstes Bild
- negative Kognition
- positive Kognition
- VOC-Wert
- Emotionen/Gefühle
- SUD-Wert
- Ort des Auftretens der Körperempfindung

Phase 4: Desensibilisierung/Reprozessieren.
Phase 4 stellt einen kontinuierlichen Wechsel zwischen Traumasituation und Ressource dar. Die Klientin bestimmt die Wechsel selbst, die Therapeutin unterstützt nur durch Nachfragen. Es wird lediglich so viel Ressource eingesetzt wie nötig. Wenn

die Klientin nicht spricht, erkennt die Therapeutin am Wechsel der Blickrichtung, in welcher Situation sie sich befindet.

Während der Traumasituation wird schnell bilateral stimuliert, in der Ressourcensituation langsam.

Phase 5: Verankerung wie Standardverfahren.

Phase 6: Körpertest wie Standardverfahren.

Phase 7: Abschluss wie Standardverfahren.

Bei unvollständiger Sitzung wird ganz einfach in der Ressourcensituation bzw. im Kontakt mit dem ressourcenvollen Ego-State aufgehört.

Das ressourcenintegrierende Protokoll (RIT) stellt also eine Möglichkeit der schonenden Annäherung an die Traumakonfrontation nach dem Standardverfahren dar und ersetzt dies in vielen Fällen so lange, bis das explizite Zurückgreifen auf die Ressource immer weniger notwendig ist.

Es kann auch für Klientinnen eingesetzt werden, die zwar schon gute Ressourcen haben, wenn sie in die Therapie kommen, aber mit der EMDR-Methode wenig vertraut und eher ängstlich sind, was ihre eigene Affekttoleranz betrifft.

ORIENTIERUNG **TRAUMAKONFRONTATION**

Übung 7.3: Traumakonfrontation mit Ego-States plus EMDR

Wozu: Kombination von EMDR und Ego-State-Therapie zur Traumakonfrontation, wenn die Therapeutin für EMDR und Ego-State-Therapie zertifiziert ist.

Voraussetzungen: Das Vorgehen wurde vorab skizziert, die Zustimmung der Klientin ist erfolgt. Die äußere Sicherheit der Klientin ist gegeben. Sie kann Ressourcen aktivieren und sich in der Gegenwart (re-)orientieren. Ihre Ich-Stärke ist gut und sie kann Belastungen verkraften. Kooperation oder Distanzierung von Störenfrieden muss abgeklärt sein. Die ganze Person oder Erwachsene von heute soll – mehr oder weniger nah – anwesend sein. Mit ihr findet, wenn möglich, die Arbeit statt.

Vorsicht: Wenn zu viel Belastung oder Dissoziation deutlich wird, in der bereitgestellten Ressource verweilen und die Übung zum vorläufigen Abschluss bringen.

Setting: Einzelanwendung

Dauer: ca. 60–90 Minuten

Zuerst die Situation oder das Thema der Arbeit grob eingrenzen

1. Vorbereitung: Kontaktaufnahme mit ressourcenvollem Ego-State
2. Wo möchte er/sie sein, wenn mit dem verletzten Ego-State gearbeitet wird?
3. Kontaktaufnahme mit innerem Störenfried
4. Kann er/sie kooperieren oder sich distanzieren?
5. Kontaktaufnahme mit verletztem Ego-State (kann auch 6. sein)
6. Achtsames Beschreiben der Schlüsselsituation (kann auch 5. sein)
7. Prozessieren der Schlüsselsituation mit EMDR
8. Hilfe in der Schlüsselsituation, nur wenn nicht im EMDR-Prozess geschehen
9. Versorgen im Heute (guter Schlusspunkt für den verletzten Anteil)
10. Klären, ob die Situation aufgelöst ist und wie der zukünftige Kontakt aussieht

1. Zunächst geht die Erwachsene mit einem ressourcenvollen Ego-State in Kontakt, also zuerst wird eine angenehme Situation gefunden, dann der dazugehörigen Ego-State. Wenn dieser schon bekannt ist, ihn/sie (möglichst über die Erwachsene) ansprechen und aktivieren.
2. Erklären, dass gleich mit einer belastenden, schwierigen oder unangenehmen Situation gearbeitet wird, und (möglichst über die Erwachsene) fragen, wo der ressourcenvolle State währenddessen sein möchte (am sicheren Ort, aus der Ferne zuschauen, sich in der Nähe aufhalten, flexibel entscheiden, möchte er/sie sich selbst melden oder gerufen werden usw.).
3. Abklären, ob sich innerer Widerspruch regt und wer diesen verkörpert. Wenn der »Störenfried« schon bekannt ist, ihn direkt zur Kooperation einladen.
4. Wie sieht die Kooperation aus? Oder geht es nur, sich zurückzuhalten oder an den eigenen sicheren Ort zu gehen bzw. sich anders zu distanzieren?
5. Mit belastetem Ego-State Kontakt aufnehmen.
6. Verletzende oder belastende Situation vorsichtig nach dem BASK-Modell explorieren und Schritt für Schritt beschreiben lassen, so wie es toleriert wird. Bei Bedarf, wenn möglich, den ressourcenvollen Ego-State zu Hilfe holen. Sonst weiter mit:
7. EMDR-Standardverfahren oder mindestens Phase 3 bis 5.
8. Falls nötig: Was hätte der Ego-State »damals« gebraucht? Dies imaginativ zur Verfügung stellen. Es ist auch erlaubt, nach ausreichendem Pacing hier ins Leading überzugehen, also achtsam Vorschläge zu machen, zu klären, ob sie passen usw.
9. Falls nötig: Den Ego-State in die Gegenwart holen und hier gut versorgen. Es können dazu auch Helferinnen eingesetzt werden. Klarmachen in angemessener, d.h. eventuell kindgerechter Sprache, dass die belastende Situation jetzt vorbei ist, dass der Ego-State jetzt bekommt, was er/sie braucht, was gefehlt hat, dass

er/sie genug gelitten hat, dass seine/ihre Aufgabe in der Vergangenheit jetzt in der Gegenwart beendet ist, er/sie ihren Job getan hat, sich jetzt ausruhen/spielen/lernen/wütend sein oder was immer richtig ist, tun kann.

10. Ist die Belastung aufgelöst? Wen oder was braucht der Ego-State, um sich in Zukunft wohl zu fühlen und sicherzustellen, dass er/sie wahrgenommen wird (regelmäßige Treffen, z. B. mit der Erwachsenen, inneren Helfern, bestimmte Aktivitäten gemeinsam mit dem/der Erwachsenen oder Ähnliches)?

Diese Übung wird in Teil A, Kapitel 4, Abschnitt »Kraft wächst aus Leid: Traumabearbeitung als Ressourcenaktivierung« erwähnt und eingeordnet.

ORIENTIERUNG **TRAUMAKONFRONTATION**

Übung 7.4: Einbeziehen von Ego-States im Ablauf der acht Phasen des EMDR – Überblick

Wozu: Orientierung für die Therapeutin, die mit Ego-States im EMDR-Prozess arbeiten möchte und für EMDR und Ego-State-Therapie zertifiziert ist.

Voraussetzungen: EMDR ist indiziert, Klientin ist informiert und einverstanden mit EMDR.

Vorsicht: Stabilität der Klientin muss ausreichen; Ressource immer aktiviert haben und bereithalten.

Setting: Einzelanwendung

Materialien: EMDR-Standardverfahren/Ablaufplan

Dauer: Keine Angabe, dieses Arbeitsblatt dient nur dem Überblick

Phase 1 und 2:
in der Anamnese und Vorbereitung wird mit den aus der Ego-State-Therapie bekannten Möglichkeiten danach geschaut, welche inneren Anteile für die EMDR-Therapie wichtig sind.

Phase 3:
Die Schlüssel- oder Ausgangssituation kann manchmal leichter gefunden werden, wenn von einzelnen Ego-States ausgegangen wird.

Die positive und die negative Kognition kann sich jeweils auf unterschiedliche Ego-States beziehen.

Die Emotionen können Ausdruck von (unterschiedlichen) Ego-States sein.

In der Körperempfindung können sich (unterschiedliche) Ego-States zeigen.

Phase 4:
Hier gilt es, die Klientin genau zu beobachten, um abschätzen zu können, mit welchen inneren Anteilen sie es gerade zu tun hat.

Meistens muss nicht eingegriffen werden. Wenn der Prozess jedoch blockiert, kann es hilfreich sein

- genauer auf einen bestimmten Ego-State zu fokussieren
- einen oder mehrere Ego-States in Sicherheit zu bringen
- ressourcenvolle Ego-States zu aktivieren

Phase 5:
Im Kontakt mit einem stärkenden Ego-State kann eine unvollständige Sitzung beendet werden.

Die Stimmigkeit der Kognition und das Verankern mit BLS wird als ein integrativer Prozess erlebt.

Phase 6:
Im Körpertest kann sich ein unerledigtes Thema eines Ego-States oder ein »Störenfried« oder Ähnliches zeigen.

Phase 7 und 8:
Weitere Beobachtungen der Klientin können sich auf weitere Ego-States beziehen oder diese verdeutlichen.

ORIENTIERUNG **TRAUMAKONFRONTATION**

Übung 7.5: Wenn Ego-States im EMDR-Prozess auftauchen

Wozu: Orientierung für die Therapeutin, die EMDR anwendet, dafür zertifiziert ist und im EMDR-Prozess Ego-States beobachtet.
Voraussetzungen: Klientin ist informiert und einverstanden mit EMDR.
Vorsicht: Stabilität der Klientin muss ausreichen; Ressource immer aktiviert haben und bereithalten.
Setting: Einzelanwendung
Materialien: EMDR-Standardverfahren/Ablaufplan oder andere EMDR-Protokolle
Möglichkeit: Holzfiguren, Steine, Muscheln oder Ähnliches zum Symbolisieren
Dauer: Keine Angabe, dieses Arbeitsblatt dient nur dem Überblick

- Entweder wie bei Standardintervention zu Affektbrücke im EMDR:
  a) einfach im Prozess bleiben und den »Umweg« akzeptieren
  b) das neu aufgetauchte Material verpacken und in späterer Sitzung bearbeiten

- Oder sich mit dem Ego-State befassen:
  - ihn in Sicherheit bringen (entspricht b)
  - den Ego-State vorsichtig näher explorieren
  - Wer ist es?
  - Was braucht sie/er?
  - (Wie) kann das Prozessieren mit EMDR fortgesetzt werden?
- Diese Kriterien anhand des Prozessmodells überprüfen:
  - Ist Sicherheit, Stabilisierung gegeben?
  - Sind genügend Ressourcen vorhanden?
  - Muss die Belastung dosiert werden?
  - Ist es der richtige Zeitpunkt für eine Konfrontation?

8 Die Körpersprache der Ego-States

ORIENTIERUNG **RESSOURCE**

Übung 8.1: Von der Sprache zum Körper

Diese Übung empfehlen wir für Therapeutinnen im Rahmen der Selbsterfahrung und der Wahrnehmung körperlicher Phänomene und deren Ausdruck/Kommunikation beim Gegenüber. Diese Übung kann, wenn sie für die Klientin geeignet ist, entsprechend angepasst auch im Therapieverlauf angewandt werden.

Wozu: Wahrnehmung und Differenzierung körperlicher Phänomene – Beobachten.
Voraussetzungen: Vorgehen und Inhalt der Übung sind grob skizziert und Zustimmung ist erfolgt. Die Klientin verfügt über hinreichende Ich-Stärke und ist neugierig.
Vorsicht: Wenn die Klientin sich durch Blicke beschämt fühlt: aufklären, dass Lösungen, sich im Körper zeigen können. Neugierde wecken durch experimentieren.
Setting: Einzel und Gruppenanwendung
Dauer: ca. 30–40 Minuten

Die Klientin spricht über etwas, das sie beschäftigt – die Therapeutin achtet auf/fokussiert:

1. Nur auf die Worte, die gesprochen werden
2. Nur auf den Körper, ignoriert die Worte
3. Nur auf das Gesicht
4. Nur auf den Oberkörper
5. Nur auf den Unterkörper
6. Auf alles

ORIENTIERUNG **RESSOURCE**

Übung 8.2: Körpersprache entziffern

Diese Übung ist in erster Linie für Therapeutinnen und Beraterinnen gedacht. Sie soll Neugier und die Wahrnehmung für körperliche Phänomene stärken, und Bewusstsein und Erkenntnis schaffen, auf welche Weise diese mit und zu der Therapeutin kommunizieren.

Wozu: Wahrnehmung und Differenzierung körperlicher Phänomene in der Beziehung zu sich selbst und zum Gegenüber.

Voraussetzungen: Vorgehen und Inhalt der Übung sind grob skizziert und die Zustimmung ist erfolgt. Die Klientin verfügt über äußere Sicherheit und hat ausreichende Ich-Stärke. Sie kann Ressourcen aktivieren. Sie kann in einem gewissen Maß Belastungen verkraften. Sie kann sich in der Gegenwart reorientieren.
Vorsicht: Die Klientin fühlt sich zu sehr belastet und beschämt durch die Fokussierung auf den Körper.
Setting: Einzelanwendung
Dauer: ca. 30–40 Minuten

1. Therapeutin A beschreibt Therapeutin B eine emotionale Reaktion ohne Inhaltliches mitzuteilen.
2. Therapeutin B schreibt jede wichtige Bewegung auf, die ihr auffällt.
3. Therapeutin B fragt A danach, ob ihr a) bewusst ist, dass sie Bewegung(en) macht, und welche das ist/sind, b) ob sie diese Bewegung wiederholen kann und wie das ist, und c) was sie glaubt, was diese Bewegung ausdrückt.
4. Therapeutin B erfragt, auf welche Weise ihre Bewegungen zur Therapeutin A kommunizieren. Sie achtet auf weitere Bewegungen, während Therapeutin A erklärt, wie diese Bewegungen zu und mit ihr kommunizieren.
5. Diese Übung bis zu einem guten Abschluss fortsetzen.
   (Phillips, 2010, eigene Übersetzung und Ergänzung).

ORIENTIERUNG **RESSOURCE**

Übung 8.3: Aufbau einer Körperressource

In dieser Übung wird eine ressourcenvolle Region im Körper aufgefunden und vertieft. Wichtig ist die Prämisse, dass es in jedem Menschen eine Stelle/Region im Körper gibt, die angenehm oder neutral/»okay« ist … »und wenn es der kleine linke Zeh oder das rechte Ohrläppchen ist …«

Wozu: Ressourcenaktivierung im Körper.
Voraussetzungen: Klientin ist über das Vorgehen informiert und einverstanden.
Vorsicht: Wenn die Klientin in unangenehme Körperempfindungen »rutscht«. Die Therapeutin hilft der Klientin dann bei der Reorientierung in die Gegenwart. Dann sollte gemeinsam überlegt werden, ob die Orientierung auf Körperarbeit jetzt schon sinnvoll ist oder zu einem späteren Zeitpunkt wieder aufgegriffen werden kann.
Setting: Einzel- und Gruppenanwendung
Dauer: ca. 20–30 Minuten

Die Therapeutin: »Bitte nehmen Sie achtsam Ihren Körper wahr und schauen/achten/suchen Sie nach einer Stelle/einer Region, die sich gut anfühlt.« (Wenn eine gute Region nicht erspürt werden kann, genügt auch eine Region, die »okay« ist.)

Der Klient benennt die Stelle und zeigt sie.

Die Therapeutin regt an, diese Region intensiv zu erspüren, indem sie die Worte des Klienten wiederholt, in gleich hoher Stimmlage, mit Pausen zwischen den wiederholten Worten, um weitere Suchprozesse anzuregen, ohne zu interpretieren (Pacing). Eventuell langsame BLS anwenden.

Verlangsamen und Zeit lassen!

Die Therapeutin sollte auf kleinste körperliche Bewegungen, mimische Veränderungen, Veränderung der Atemfrequenz oder andere physische Reaktionen achten, denn diese zeigen eine Erweiterung und Veränderung des Erlebens an.

Wichtig ist, den Klienten zu bitten, in das Erleben hineinzuatmen, weil der Atem weitere Differenzierung anregt. Oder auch durch Fragen zu den anderen Wahrnehmungsdimensionen das Erleben erweitern: z. B. »Ist es in Ordnung, diesen Eindruck stärker zu machen? »… mmh … Atmen Sie dahin …« Anreichern, wenn keine weiteren Bemerkungen folgen: … »Wenn Sie das spüren, gibt es ein Wort oder ein Bild dazu?« …»Während Sie dies wahrnehmen, was geschieht dann mit Ihrer Atmung/mit ihrem Herzschlag? …« Dem Klienten folgen, statt zu forcieren.

Die Anwendung von BLS durch Tapping intensiviert und vertieft bei vielen Klienten das positive Erleben.

Diese Übung wird erklärt und eingeordnet in:

- *Teil A, Kapitel 3, Abschnitt »Ressourcenaktivierung«,*
- *Teil A, Kapitel 4, Abschnitt »Ressource und Belastung: Zwei Seiten einer Medaille«,*
- *Teil B, Kapitel 2, »Körperorientiertes Vorgehen bei somatischen Beschwerden« und Abschnitt »Ressourcenaktivierung und Ich-Stärkung im und durch den Körper erfahrbar machen«.*

ORIENTIERUNG **KONTAKT VON RESSOURCE ZU BELASTUNG UND PENDELN**

Übung 8.4: Kontakt zu somatischen Beschwerden und Pendeln

Wozu: Vertrauen in Körperprozesse stärken und Regulieren von Belastung.

Voraussetzungen: Die Klientin ist über das Vorgehen informiert und damit einverstanden. Sie verfügt über ausreichende Ich-Stärke, kann sich in der Gegenwart reorientieren; sie verkraftet in einem gewissen Maß Belastungen. Sie ist mit ihrer Körperressource gut verbunden.

Vorsicht: Wenn die Belastung zunimmt und durch die Körperressource nicht reguliert werden kann, auf die Gegenwart orientieren und zum Abschluss kommen.

Setting: Einzelanwendung
Dauer: ca. 30 Minuten

Vorbereitung: Erklären der Bedeutung einer Körperressource und diese mit dem Klienten aktivieren.

1. Körperressource vertiefen und erweitern (ggf. VAKOG-Modell oder BASK-Modell) und spüren lassen. Langsame BLS mittels Tapping anwenden (ggf. Verbindung mit ressourcenvollem Ego-State etablieren).
2. Achtsam abklären, mit gleichmütiger Stimmlage, ob es sicher ist, zur unangenehmen Körperempfindung hin zu spüren (eventuell dazu die Beobachterposition nutzen).
3. Klären, wie lange oder wie intensiv der Klient in die unangenehme Körperempfindung hinein spüren möchte (Filtertechniken vereinbaren: Dauer, Intensität, eventuell nur ein Aspekt davon, wie z. B. nur der »Druck«, oder nur das »Brennen«). Keine BLS beim Erspüren des unangenehmen Empfindens!
4. Pendeln zwischen beiden Körperempfindungen anregen. Zunächst ein Durchgang und mit dem Hinspüren zur Körperressource enden.
5. Besprechen, welche Körperprozesse und Veränderungen der Klient beobachten kann. Wenn das unangenehme Körpererleben zurückgegangen ist, die Erfahrung durch Wiederholung testen.
6. Eventuell einen zweiten Durchgang anregen und abklären, ob Filtertechniken modifiziert werden können (z. B. Dauer, Intensität, ein weiterer Aspekt davon »Druck und Brennen«).
7. Besprechen, ob das Pendeln bei ausreichender Belastungsfähigkeit vom Klienten im Alltag allein durchgeführt und wann und wie oft er diese Übung durchführen kann.
8. Abklären, ob sich bei dieser Vorstellung ein innerer Widerspruch regt und wer diesen verkörpert. Wenn der »Störenfried« schon bekannt ist, diesen direkt zur Kooperation einladen.
9. Verhandlung mit dem innerem Störenfried: Kann er/sie kooperieren und seine Einwände dieser Übung gegenüber hintanstellen? Sich zurückhalten oder an den eigenen sicheren Ort gehen?
10. Erspüren lassen, ob sich die gemeinsamen Absprachen zwischen Theraeutin und Klient stimmig anfühlen.

Diese Übung wird eingeordnet in:

- *Teil A, Kapitel 2, Abschnitt »Somatoforme Beschwerden – Bedeutung von Sprache und Körpersprache«,*
- *Teil A, Kapitel 4, Abschnitt »Ressource und Belastung: Zwei Seiten einer Medaille« – Pendeln«,*
- *Teil B, Kapitel 2, »Pendeln zwischen ressourcenvollen und unangenehmen Körpererleben«.*

Übung 8.5: Kontakt zwischen somatischen Beschwerden und Persönlichkeitsanteilen fördern

Diese Übung ist im Prozessmodell als Traumakonfrontation in der Ego-State-Therapie zu verorten. Sie geht aus dem Pendeln hervor, die Anwendungsschritte sollten der Therapeutin geläufig sein. Der Fokus liegt darauf, den nächsten möglichen Entwicklungsschritt des Klienten zu fördern, indem beherzt das unangenehme Körperempfinden fokussiert wird, um die Verbindung zu belastenden Erfahrungen zu fördern. Insofern ist sie eine Prozesstechnik, weil sie belastende Erfahrungen und/oder traumatisches Erleben direkt verarbeitet. Die Verarbeitung geschieht durch Erkennen und Kennenlernen von Ego-States und deren Kommunikation.

Wozu: Bahnen von Verbindungen zu Persönlichkeitsanteilen, ausgehend von somatischen Beschwerden.

Voraussetzungen: Die Klientin ist über das Vorgehen informiert und damit einverstanden. Sie verfügt über ausreichende Ich-Stärke, kann sich in der Gegenwart reorientieren; sie verkraftet in einem gewissen Maß Belastungen. Sie ist mit ihrer Körperressource gut verbunden.

Vorsicht: Bei zu viel Belastung oder Dissoziation durch die Körperressource zum Abschluss kommen.

Setting: Einzelanwendung

Dauer: ca. 60–90 Minuten

1. Vorbereitung: Initiieren einer Körperressource.
2. Körperressource erweitern (VAKOG) und spüren lassen (ggf. Verbindung mit ressourcenvollem Ego-State etablieren, ggf. langsame BLS).
3. Fokus auf unangenehme Körperempfindung und explorieren. Die Therapeutin regt an, diese Region intensiv zu erspüren, indem sie die Worte des Klienten wiederholt, in gleich hoher Stimmlage, mit Pausen zwischen den wiederholten Worten, um weitere Suchprozesse anzuregen, ohne zu interpretieren.
4. Verlangsamen und Zeit lassen!
5. Die Therapeutin sollte auf kleinste körperliche Bewegungen, mimische Veränderungen, Veränderung der Atemfrequenz oder andere physische Reaktionen achten, denn diese zeigen eine Erweiterung und Veränderung des Erlebens an.
6. Wichtig ist, den Klienten zu bitten, in das Erleben hineinzuatmen, weil der Atem weitere Differenzierung anregt. Oder auch durch Fragen zu den anderen Wahrnehmungsdimensionen das Erleben erweitern: z. B. »Ist es in Ordnung, diesen Eindruck stärker zu machen? »… mmh … Atmen Sie dahin …« Anreichern,

wenn keine weiteren Bemerkungen folgen: … »Wenn Sie das spüren, gibt es ein Wort oder ein Bild dazu?« … »Während Sie dies wahrnehmen, was geschieht dann mit ihrer Atmung/mit ihrem Herzschlag? …« Dem Klienten folgen, statt zu forcieren.

7. Explorieren und achtsames Begleiten des unangenehmen Empfindens, wobei oft eine Verbindung mit verdrängten oder traumatischen Erfahrungen zu Tage tritt. Das Bewusst-Werden des zuvor nicht Zugänglichen geht mit einer erkennbaren physischen und psychischen Erleichterung einher.
8. Bei zu hohem Stresslevel zurück zur Körperressource führen. Dann gemeinsam überlegen, ob die Arbeit an der Stelle oder zu einem späteren Zeitpunkt fortgesetzt werden kann.
9. Wenn keine Verbindung zwischen somatischen Beschwerden und belastenden Erinnerungen aufkommt, ist die Hier-und-Jetzt-Erfahrung einer Körperressource allemal wichtig zur Stressregulierung, Stabilisierung und Kontrolle.
10. Versorgen im Heute, falls erforderlich, und therapeutische Arbeit fortsetzen. Dabei hilft die Orientierung im Prozessmodell.

Diese Übung wird erwähnt und eingeordnet in:

- *Teil A, Kapitel 2, Abschnitt »Somatoforme Beschwerden – Bedeutung von Sprache und Körpersprache«,*
- *Teil A, Kapitel 4, Abschnitt »Ressource und Belastung: Zwei Seiten einer Medaille«,*
- *Teil B, Kapitel 2, »Spuren finden – Spuren erforschen«.*

ORIENTIERUNG **TRAUMAKONFRONTATION**

Übung 8.6: Bottom-Up-Protokoll zur Traumakonfrontation

Diese Übung ist im Prozessmodell als Traumakonfrontation zu verorten. Aufkommende verdrängte oder dissoziierte Erfahrungen, die mit Erregung wie schnelleres Atmen, erkennbarem Schrecken, Weinen oder z. B. auch Starre durch die körperorientierte Arbeit zu Tage treten, werden direkt mit BLS prozessiert. Dadurch kann zuvor dissoziiertes Erleben ganzheitlich erinnert werden.

Wozu: Anleitung für die Therapeutin, die EMDR anwendet und körperpsychotherapeutisch arbeitet; wenn somatoforme Beschwerden oder Schmerzen und damit verbunden traumatische Erfahrungen mit BLS und EMDR prozessiert werden.

Voraussetzungen: Die Klientin ist über das Vorgehen informiert und damit einverstanden. Sie verfügt über ausreichende Ich-Stärke, kann sich in der Gegenwart reorientieren; sie verkraftet in einem gewissen Maß Belastungen; sie kann die Körperressource gut spüren und im Lauf der Arbeit damit in Kontakt bleiben;

sie kann bei zu hoher Belastung zur Körperressource pendeln und dadurch regulieren.

Vorsicht: Bei zu viel Belastung oder Dissoziation durch die Orientierung auf die Körperressource zum Abschluss kommen.

Setting: Einzelanwendung

Materialien: Arbeitsblatt Ressourcenintegrierendes Bottom-Up-Protokoll

Dauer: ca. 60–90 Minuten

1. Anamnese: Die Würdigung bisheriger Bewältigungsversuche kann bereits einen Perspektivwechsel begünstigen und die Neugier aktivieren, sich auf ein kleines Experiment mit der eigenen Körpererfahrung einzulassen.
2. Vorbereitung: Eine Körperressource wird durch Body Scan ermittelt, indem eine als positiv empfundene Stelle im gefühlten Körper ausgewählt wird. »Wo in Ihrem Körper gibt es jetzt eine Stelle, die sich gut oder neutral anfühlt?« Das Erleben der Körperressource wird durch achtsames Wahrnehmen und Geschehen lassen intensiviert, sodass diese sich Ich-stärkend auswirken kann. Mittels langsamer bilateraler (taktiler) Stimulation, beispielsweise dem Butterfly Hug, wird diese Erfahrung intensiviert.
3. Körpertest: Nun wird durch Body Scan die unangenehme körperlichen Empfindung exploriert. »Ist es in Ordnung, wenn Sie jetzt in Kontakt gehen mit dem unangenehmen/schmerzhaften Empfinden?« Die unangenehme Empfindung wird erspürt, während die Therapeutin, auf feine Veränderungen in Mimik, Gestik und Atmung achtend, auftauchende Wörter spiegelt und den Prozess achtsam begleitet. Hilfreich kann es sein, das Erleben der Empfindung durch Anregungen zu erweitern (»kalt … wie Metall … und dunkel … mhm« etc.) und die Stimme nicht zu senken, um weitere Suchprozesse anzuregen. Bei diesem Vorgehen kommt es oft zu Assoziationen, affektiven Erinnerungen oder es tauchen schmerzliche biografische Erinnerungen auf, die mit den Körperempfindungen verknüpft sind.
4. Desensibilisieren und Prozessieren: Die nun dem Bewusstsein zugänglich werdenden affektiven Reaktionen werden mit bilateraler Stimulation prozessiert. Bei zu intensiver Belastung kann das Einbeziehen der Körperressource das Arousal sorgfältig balancieren, sodass das Prozessieren der Erregung, bestmöglich angepasst, zum Abschluss gebracht werden kann.
5. Bewertung: Die negative Kognition taucht oft spontan auf. Der Klient formuliert diese zumeist im Präteritum, was darauf hinweist, dass Vergangenheit und Gegenwart unterschieden werden können. Analog zur Phase 3 im Standardverfahren des EMDR wird die positive Kognition erhoben. Nun wird die gefühlte Stimmigkeit der positiven Kognition (VoC) auf einer Skala durch den Klienten eingeschätzt. Auch die subjektive Belastung (SUD, Subjective Scale of Discomfort) wird auf einer Skala zwischen 0 und 10 erhoben.

6. Verankerung: Wenn das Prozessieren auf der Körperebene mittels bilateraler Stimulation zu einer deutlichen Verbesserung oder sogar zur Auflösung der Erregung geführt hat, wird die positive Kognition verankert. In vielen Fällen verbessert sich das somatische Missempfinden deutlich, dissoziierte funktionellen Symptome verschwinden meist.
7. Abschluss: Zum Abschluss wird auf das veränderte und nun als angenehm empfundene Körpererleben fokussiert.
8. Nachbesprechung: Damit in Verbindung stehende weitere nicht integrierte Erfahrungen können mit EMDR-Standardverfahren, je nach Indikation modifiziert bei kPTBS und multiplen Traumatisierungen, weiterbearbeitet werden.

Diese Übung wird A erwähnt und eingeordnet in:
- *Teil A, Kapitel 2, Abschnitt »Somatoforme Beschwerden – Bedeutung von Sprache und Körpersprache«,*
- *Teil B, Kapitel 2, Abschnitt »Vom Körper ausgehen – das Bottom-Up Protokoll« (Cronauer).*

ORIENTIERUNG **DISSOZIATION STRUKTURELL BETRACHTET**

Übung 8.7: Anregungen für vernetzende Kommunikation zwischen Klientin, Körper und Persönlichkeitsanteilen

Wozu: Alle diese Anregungen können im Begegnungsraum genutzt werden, es sind Beispiele für Kommunikation, die vom Körper ausgehend weiterführen.
Voraussetzungen: Die Klientin ist über das Vorgehen informiert und damit einverstanden. Sie hat ausreichende Ich-Stärke, kann Ressourcen aktivieren und sich in der Gegenwart reorientieren.
Vorsicht: Die Orientierung in der Gegenwart durch achtsames und langsames Erforschen wahren.
Setting: Einzelanwendung
Dauer: Unterschiedlich, da es sich um Einstiegssätze in weitere Kommunikation unter Beteiligung des betreffenden Ego-States und der Alltagsperson handelt.

1. Assoziieren und Integrieren
Die Therapeutin achtet auf körperliche Reaktionen oder gewisse Haltungsmuster bei der Klientin. Möglicherweise zeigen sich dadurch Handlungstendenzen des Flucht- und Verteidigungssystems, wie beispielsweise:
- Muskelspannung im Kiefer, in Händen, Armen, Schultern (ggf. Kampftendenzen?)

- Spannung und Bewegungsimpulse in Beinen und Füßen (ggf. Fluchttendenzen?)
- Unbeweglichkeit bei gleichzeitiger Erregung, aufgerissene Augen (Erstarrungsreaktion?)
- Zusammengefallene Haltung, wenig Spannung, gesenkter Kopf (ggf. Unterwerfung?)
- Augen, Hände, Arme, Kopf und Hals auf Hilfe ausgerichtet (ggf. Bindungsschrei?)

Zunächst bietet sich das Explorieren im Hier und Jetzt an. Die Klientin kann durch achtsames Fragen die Neugierde bei der Klientin wecken und anreichern, indem sie durch ihre Fragen weitere mentale Prozesse (z. B. Wahrnehmung, Fühlen, Handeln) anregt und in das System hineinspricht. Hier beispielhaft einige Einstiegssätze:
- »Nehmen Sie es erst einmal war.«
- »Wenn Sie das spüren, taucht dann ein Wort oder ein Bild auf?«
- »Was geschieht jetzt in Ihrem Körper, während Sie das sagen?«
- »Wo in Ihrem Körper spüren Sie diese Empfindung?«
- »Wenn das Bild auftaucht, was spüren Sie dann in Ihrem Körper?«
- »Wie ist diese Empfindung zu beschreiben?«
- »Ist es möglich, weiter zu spüren und zu beobachten, was kommt?«

Dazu gehört auch die Ermutigung, Handlungen durchzuführen und dadurch den Rahmen des Körpererlebens zu erweitern:
- »Können Sie das, was Sie spüren, in einer Bewegung ausdrücken?«
- »Ist es in Ordnung, diese Bewegung stärker zu machen?«
- »Wenn Sie das … spüren, gibt es ein Bild oder ein Gefühl dazu?«
- »Während Sie das … wahrnehmen, was geschieht dann mit Ihrer Atmung/Ihrem Herzschlag?«
- »Wenn es Worte gäbe, welche wären das?«

Wenn die Handlungstendenzen des Verteidigungssystems im Vordergrund stehen, ist es wichtig, die Sicherheit in der Gegenwart durch die Orientierungsreaktion herzustellen:
- »Legen Sie Ihre rechten Hand auf Ihren rechten Oberschenkel, drehen Sie ein wenig den Kopf mit dem Oberkörper nach links uns blicken Sie über die linke Schulter und nehmen Sie wahr, was Sie sehen … nochmal bitte … und dann legen Sie bitte die linke Hand auf den linken Oberschenkel, drehen Sie Kopf und Oberkörper langsam nach rechts und blicken Sie über Ihre rechte Schulter und nehmen Sie wahr, was Sie sehen. Und nochmal bitte …
- »Strecken Sie sich, machen Sie sich ganz lang … spüren Sie, wie sich das anfühlt …!«

- »Ist es in Ordnung, ein kleines Experiment zu machen? Was passiert, wenn Sie es ein wenig anders machen?«

2. Präverbale und nichtverbalisierte Persönlichkeitsanteile

Für die Kontaktaufnahme und Kommunikation mit präverbalen oder nichtverbalisierten Persönlichkeitsanteilen ist die Anwendung ideosensorischer oder ideomotorische Signale ein hilfreiches Werkzeug. So kann auf achtsame und kontrollierte Weise die Verbindung zu dissoziierten traumatischen Erfahrungen gefördert werden. Wichtig ist, Fragen zu stellen, die mit »Ja«-, »Nein«- oder »Ich weiß nicht«-Fingersignalen beantwortet werden können.

Die Anredeform muss zuvor geklärt sein.

Mögliche Fragen an die erwachsene Person:

- »Spüren Sie, dass da noch ein anderer Teil in Ihnen ist, den Sie nicht erfassen können?«
- »Hat dies mit Körperempfindungen zu tun?«
- »Können Sie diese Körperempfindungen machen?«
- »Gibt es eine Ahnung, warum das … (Symptom) vor … so geworden ist (eine Form angenommen hat)?«
- »Ist es möglich, dass es jetzt Kontakt gibt zu der Seite, der es körperlich nicht gut geht?«
- »Gibt es einen Teil, der mit dem Schmerz verbunden ist?«
- »Gibt es einen Teil, der nicht will, dass mehr davon ans Licht kommt?«

An den nichtverbalisierten und präverbalen Persönlichkeitsanteil:

- »Ist es sicher, darüber etwas mehr zu erfahren?«
- »Ist es jetzt erlaubt, es noch besser zu verstehen oder zu verarbeiten?«
- »Gibt es andere Seiten, die von dir wissen?«
- »Gibt es andere Seiten in dir, die dir helfen können?«
- »Gibt es aus deiner Sicht etwas Wichtiges, dass sich verändern könnte oder sollte?«
- »Möchtest du einen anderen Platz haben in der Großen …?«
- »Weißt du, dass du ganz wichtig bist in der Großen«?
- »Gibt es eine Möglichkeit, wie du dich stärker fühlen kannst?«
- »Weißt du, dass X. (Name der erwachsenen Person) keine Angst mehr vor dir hat und sich gut mit dir fühlt … stolz auf dich ist?«
- »Gibt es noch eine andere Möglichkeit, etwas von dir zu zeigen?« (Träume, Symbole, sich wiederholende Verhaltensmuster wie Zittern, Erröten etc.).

Vernetzungen anregen:
- »Es gibt offenbar auch gute Empfindungen/Gefühle im Körper.«
- »Kann diese Seite mal stärker werden?«
- »Kannst du (an den präverbalen oder nichtverbalisierten Ego-State gerichtet) spüren, dass es diese Seite gibt?«
- »Jetzt frage ich die Erwachsene: Wie verstehen Sie das?«

Abschließend sollte besprochen werden, wie die Erfahrungen und Erkenntnisse in die Gegenwart und nahe Zukunft hineinwirken können.

Diese Übung wird erwähnt und eingeordnet in:
- *Teil A, Kapitel 2,*
- *Teil B, Kapitel 6, Abschnitt »Körperpsychotherapeutisches Vorgehen bei dissoziierten Persönlichkeitsanteilen«.*

9 Einstimmung – was es heißt, Therapeutin zu sein

Übung 9.1: Die Gleichzeitigkeit der Dinge im Körper – wozu auch der Kopf gehört

Die Gleichzeitigkeit von Gefühlen, von Beziehungen, von Ereignissen im Körper ist Thema dieser Anregung für Therapeutinnen und Beraterinnen. Hier geht es um innere Bilder, in denen Gefühle, Körpergefühle und Erinnerungen an Beziehungen zu sich selbst und verschiedenen Menschen gleichzeitig auftauchen können, obwohl sie möglicherweise aus unterschiedlichen Lebensphasen mit sehr verschiedenen Erfahrungen stammen. Es ist eine beispielhafte Fantasiereise über die Möglichkeiten der Selbstentwicklung und ihrer Quellen. Der Text kann mit den eigenen Themen individuell angepasst werden (z. B. statt »Krieg« andere belastende Ereignisse verwenden).

Wozu: Selbstentwicklung der Therapeutin – es geht um vier Ebenen: die Erfahrung des Kindes von damals, der Erwachsenen von heute, der Therapeutin, der Supervisorin und Ausbilderin.
Setting: Einzel- und Gruppenanwendung
Dauer: ca. 15–20 Minuten

Das Kind
Erst verstehen und lernen, was heißt: Zeit, Vergehen von Zeit …

Das Kind bekommt etwas erzählt vom Krieg und denkt, es ist Krieg. Es denkt das nicht, es weiß es. Es fühlt es, mit allen Sinnen, mit dem Körper. Das Feuer, die sterbenden Menschen sind jetzt … Was ist vergangen, was heißt morgen, was heißt übermorgen, was heißt gestern?

Langsam schält es sich heraus. Aber die Erwachsenen, wenn sie vom Krieg reden, sie haben Angst – und diese Angst ist jetzt … das Kind hat dann auch Angst … Und es träumt.

Und fragt sich, was ist der Tod … der ist auch immer da. Immer … Und wieso ist ein Mensch plötzlich weg … das Kind ist allein.

Schöne Bilder gibt es auch. Wunderbare Farben. Abends beim Einschlafen. Und wenn es dann liest, wenn man es endlich kann … Und wie der Sand sich anfühlt und die Sonne … Und die Dunkelheit unter der Decke … Und die Wolken am Himmel … Und das Gefühl zu leben und neugierig zu sein und zu spielen … Auch das ist alles immer da, immer gleichzeitig. Bis heute … Und wenn das Herz klopft, dann vor Freude, weil es weiß, gleich geht es raus in die Sonne oder den Regen oder in die Schule.

Und wenn so etwas im Bauch dazu kommt, so ein Ziehen … dann ist es Angst.

Wenn die Beine kribbeln oder die Arme … dann will es los. Und manchmal tut ihm der Kopf weh … weil es so vieles nicht versteht. Und doch verstehen muss. Weil da Verlust ist und Angst und schwere Träume … Und eine Mutter, die nur da ist, wenn das Kind tut, was ihr guttut.

Aber es gibt die Felder, die Sonne, den Himmel und den Wald. Und die anderen Kinder.

Die Erwachsene – die Klientin

Wieso kann sie jetzt nicht spüren, dass es ihr gut geht, wenn alles um sie herum sicher ist und stimmt …? Vielleicht gibt es Beziehungsstress oder der Job ist nicht so gut … Aber doch nicht diese Qual von damals … Wo ist der Schlüssel zur Lösung?

Wo sind die schönen Dinge?

Die Erwachsene – die Therapeutin

Weil alles gleichzeitig ist, funktioniert die Hypnose, verbinden sich Gegenwart und Vergangenheit zur guten Lösung … fragen wir im EMDR, ob die Vergangenheit jetzt auch im Fühlen vergangen ist, ob die positive Selbsteinschätzung stimmig ist …

Und weil alles gleichzeitig ist, arbeiten wir mit Affektbrücken, mit somatischen Brücken, Gedankenbrücken, Eselsbrücken … Wir überwinden die Dissoziation. Oft nur langsam, zuerst anerkennen.

Der Körper

ist immer da. In ihm sind Gegenwart wie Vergangenheit spürbar … Unmittelbar …

Im Körper ist … ein Schlüssel.

Ein anderer Schlüssel ist in den Emotionen, einer in den Gedanken, einer in den Handlungen, einer in den Imaginationen, einer im Gestalten.

Der Zugang zu den Ego-States verbindet alle diese Dimensionen. Die Ego-State-Therapie ist eine natürliche Verbündete der Körpertherapie.

Für alle

Ich kann den Körper ignorieren. Ich kann ihn lesen, ich kann etwas für ihn tun, mit ihm tun. Dies gilt für die Therapeutin, die Klientin und das Kind!

Für die Therapeutin

Wir plädieren für eine radikale Subjekt-Subjekt-Perspektive. Wir sollten nicht nur fragen: Was braucht die Klientin, sondern auch: Was passt zur Therapeutin? Denn je besser die Therapeutin sich selbst kennt, desto passgenauer kann sie auf die Klientin eingehen. Oder sie erkennt, dass eine Klientin vielleicht bei ihr nicht so aufgehoben ist, wie es ihr zusteht, dass sie woanders eine besser abgestimmte Therapie bekommen kann.

Für die Supervisorin
Sie fragt die Therapeutin: Was für ein Mensch bist du? Bist du haptisch, fasst du gern an?

Hast du viele Bilder? Hörst du gern Dinge?

Passt das mit dir und deinem Klienten?

Willst du dich bewegen? Wie lernst du z. B. Vokabeln? Siehst du den Gegenstand vor dir? Oder die Buchseite? Die Handlung oder die Idee?

Sprichst du laut, was du lernst, läufst du dabei?

Such dir als Therapeut die Therapieform, in der du wächst und blühst. Lern dazu, aber zwinge dich nicht. Sei offen für das, was von innen kommt.

Das wird dir deinen ganz eigenen Weg aufzeigen.

Wir begegnen uns hier in diesem Buch, weil wir Teile in uns kennen und wissen, wie gut das für die Klienten ist, wie gut es den Menschen tut, ihnen zu begegnen. Begegnen wir ihnen in Bildern? In Gesprächen über Bilder, über den Körper. In der Wahrnehmung des Körpers? In der Bewegung. Im Berührtwerden. Emotional. Körperlich.

Wie hören wir das, was unsere Klienten uns sagen? Hören wir die Stimmlagen, die Untertöne und modulieren genauso? Oder teilen wir Geschichten, Imaginationen oder die Körperwahrnehmung?

Wie erreichen wir uns, wie schließen wir uns selbst auf?

Ich sehe mich als Kind über die Wiese rennen … Fühle mich gut.

Als Therapeutin schaue ich aus dem Fenster … Ich spüre meinen Körper, ich spüre meine Lebendigkeit … Ich schöpfe aus meinem Erlebten … Im Fenster sind der Himmel und das Grün, so wie damals … Und mein Körper ist mein Messinstrument … und das kann die Klientin bei mir lernen.

Wenn sie am Körper direkt berührt werden will, geht sie zu anderen Menschen, die das tun, körperlich.

Wenn sie sich in der Therapie bewegen will, auch. Wenn sie gern malt und gestaltet ebenfalls.

Sucht euch die Schlüssel, die in euren Händen eure Welten öffnen, damit ihr den Klientinnen hilfreich seid, ihre Welten zu öffnen.

Der Körper ist immer dabei. Aber wie genau? Als Instrument der Wahrnehmung? Wird er ignoriert? Tut er etwas? Wird er berührt?

Welchen Schlüssel braucht ihr selbst, um eure inneren Welten zu öffnen, um aus der Gleichzeitigkeit die bereichernden, die heilenden Dinge zu schöpfen … Und der Klientin zu helfen, das auch zu tun … Wenn ihr den Schlüssel habt zum Denken und der Klientin das nicht leichtfällt, dann passt die Begegnung vielleicht nicht ganz. Vielleicht braucht die Klientin einen anderen Schlüssel, den zur emotionalen … zur körperlichen … Berührung.

Und wenn der Schlüssel von euch in der Imagination liegt … wenn eure Vorstellungskraft euer Schlüssel ist, aber das für die Klientin nicht passt, weil ihr Schlüssel … das Denken ist …

Was tun?
Ihr könnt lernen, euch entwickeln. Aber macht euch diese Zusammenhänge bewusst, das ist Diagnostik in der Einzeltherapie:

Was passt … was kann ich … was will ich … was braucht die Klientin? Und es ihr zur Verfügung zu stellen oder sie woanders hin zu empfehlen.

Im Körper steckt alles. Gleichzeitig. Die Ego-States zeigen uns im Begegnungsraum, was sie brauchen, wenn wir offen sind und hinschauen, -spüren.

Darüber legen wir uns Rechenschaft ab. Die Klientin lernt nicht von jeder Therapeutin. Sie braucht ihre ganz eigenen Entwicklungsräume.

Diese Übung dient der Selbsterfahrung.
Sie wird erwähnt und eingeordnet in Teil B, Kapitel 1, Abschnitt »Begegnung allein reicht nicht«.

Übung 9.2: Die goldene Kugel im Therapieraum

Belastende Erfahrungen, die Menschen in der Therapie berichten oder die durch die Traumarbeit aktiviert werden, haben auch immer Auswirkungen auf die Therapeutin. Trauma ist ansteckend. Deswegen sollte die Therapeutin im Kontakt mit der Klientin auch immer wieder die Aufmerksamkeit für einen Moment auf das eigene physische und psychische Erleben richten, um ihre aktuelle Befindlichkeit eventuell korrigieren und ausbalancieren zu können. Sie kann selbstfürsorglich hilfreiche Handlungen oder Vorstellungen zum Schutz vor den Auswirkungen der Belastungen anwenden, um ihre Resonanzfähigkeit, ihre Kraft und letztlich ihr Wohlbefinden wiederzuerlangen und/oder zu bewahren.

Die folgende Übung ist besonders beliebt bei unseren Supervisandinnen.

Wozu: Selbstfürsorge.
Vorsicht: Wenn hilfreiche Vorstellungen oder andere Maßnahmen der Selbstfürsorge nicht mehr greifen, sollte die Therapeutin sich Hilfe holen.
Setting: Einzel- und Gruppenanwendung
Dauer: ca. 15–20 Minuten

Zuerst machen wir uns klar, dass, so schlimm die Situation auch ist und so heftig die Gefühle im Therapieraum sich entwickeln, die Situation in der Vergangenheit liegt. Sie ist *vorbei.* Die Klientin ist *jetzt hier.* Wir können ebenso hilfreich sein, wenn wir uns nicht die Details vorstellen und den Gefühlsgehalt mit unserem eigenen inneren Regler reduzieren. Da unsere Einfühlsamkeit und Vorstellungskraft unsere Werkzeuge sind, müssen wir uns bewusst klarmachen und *üben,* unsere eigenen Empfindungen herunter zu regulieren.

Folgende Vorstellung hilft dabei:

- Die Klientin ist in ihrem eigenen »Film«. Sie hat überlebt.
- Es ist hier meine Therapieraum. Ich halte ihn frei von Einflüssen, die mir schaden.
- Ich imaginiere um die Klientin herum eine goldene Kugel aus Licht (oder jede andere Farbe, die mich schützt und mir guttut).
- Durch die Membran kommt gerade so viel Information, wie ich brauche, um Therapeutin sein zu können. Nicht mehr und nicht weniger.
- Außerhalb der Kugel bin ich in meinem Raum und bleibe handlungsfähig in Sicherheit.
- Die Kugel löst sich nach und nach auf oder kann sich wieder bilden, je nachdem, wie ich es benötige.

Übung 9.3: Das Belastende in eine Ressource verwandeln

Diese Übung hilft der Therapeutin, die eigene Verletzlichkeit in der Begegnung mit menschlichem Leid zu transformieren und zu heilen.

Wozu: Selbstfürsorge.
Setting: Einzel- und Gruppenanwendung
Dauer: ca. 15–20 Minuten

Ich fühle in mir eine Belastung, vielleicht durch die therapeutische Arbeit.

Dann mache ich mich in meiner Vorstellung auf zu einer Wanderung und treffe ein hilfreiches Wesen, vielleicht eine weise Frau. Sie sitzt vor ihrem Haus im Sonnenlicht und spricht mich an. Sie ist freundlich und zugewandt, aber auch ganz bei sich und ihrer Kraft. Sie nimmt meine Belastung wahr und lädt mich ein, sich neben sie zu setzen. Ich konzentriere mich zuerst auf sie, ihren Atem und dann auf meinen Körper und begegne dem Schweren in mir. Hier neben der weisen Frau kann ich es mit meinem Atem nach außen senden. Es hat die Gestalt einer dunklen Wolke. Der belastete Anteil in mir ist mit dieser Wolke verbunden. Die Frau atmet die dunkle Wolke ein und bewegt sie in ihrem Herzen. Sie öffnet sich für mein Leid und kann Stück für Stück dieses Leid in ihr helles, warmes Herz nehmen. Das liebende Herz wächst. Die Frau atmet aus – die Wolke ist hell, mein Anteil ist leicht geworden. Ich atme die weiße Wolke ein und spüre mein eigenes Herz in hellem Licht. Es weitet sich und wird leicht. Das liebende Herz füllt das Universum aus. Klarheit entsteht. Nicht ich muss alles tun.

Die Anregung zur Übung verdanken wir Luise Reddemann. Sie ist abgewandelt vom Tonglen, einer Meditationspraxis im Buddhismus. Der Übende stellt sich vor, das eigene Leid oder das Leid anderer Personen zuerst aufzunehmen, umzuwandeln und dann Liebe und Mitgefühl auszusenden. Die Idee hier ist ein hilfreicher Perspektivwechsel, sodass ich die Person bin, der geholfen wird, indem mein Leid von einem weisen Menschen reinigend verwandelt wird. Reddemann hat diese Praxis zusätzlich abgewandelt, sodass sie sich auch auf innere Anteile bezieht. Das haben wir aufgegriffen.

Diese Übung dient der Selbsterfahrung.
Sie wird erwähnt und eingeordnet in Teil A, Kapitel 5, Abschnitt »Die Anteile der Klientin in der Begegnung mit der Therapeutin«.

Übung 9.4: Positive Gegenübertragungstrance

Trancephänomene der Gegenübertragung sind eine Informationsquelle für die Therapeutin. Diese Gegenübertragungsphänomene können sich spontan im Lauf der Therapie im Begegnungsraum einstellen, sie können aber auch aktiv entwickelt werden.

Hilfreiche Fragen für den therapeutischen Prozess:
- Was ist das gemeinsame Ziel, bezogen auf die Alltagsfunktionalität?
- Was kann die Klientin schon?
- Was ist der nächste kleine Schritt, die Zone der nächsten Entwicklung?
- Wie schätzen Klient und Therapeut die gemeinsame Kooperation ein?
- Wie wurde zielgerichtet und gleichzeitig offen genug gearbeitet?

Wozu: Besseres Verständnis eigener Impulse der Gegenübertragung und Kontakt zu eigenen betroffenen inneren Anteilen.
Vorsicht: Wenn Therapeutin selbst zu geschwächt oder belastet ist; wenn hilfreiche Vorstellungen oder andere Maßnahmen der Selbstfürsorge nicht mehr greifen, sollte die Therapeutin sich Hilfe holen.
Setting: Einzelanwendung und für Weiterbildungsgruppen von Therapeutinnen
Dauer: Über den Zeitverlauf mit der Klientin für wenige Minuten

Schritte zur Entwicklung einer positiven Gegenübertragungstrance

Die Therapeutin kann ihre positive Gegenübertragungstrance folgendermaßen fördern:

1. »Seien Sie bereit, in eine interpersonale Trance zu gehen, in welcher Ihre Ich-Zustände in umfassendere und direktere Kommunikation mit den Ich-Zuständen des Patienten eintreten und dabei die bewusst-unbewusste Komplementarität des Patienten erleichtern. Die gesteigerte bewusst-unbewusste Komplementarität wirkt integrierend und ist äußerst wünschenswert.
2. Gehen Sie nach innen, stellen Sie jede physische und emotionale Spannung fest, entspannen Sie sich, um diese zu beseitigen oder zu vermindern. Sie können das tun, während Sie ein-, zweimal tief durchatmen, Ihren Fokus nach innen richten und dabei weiter mit Ihrem Patienten reden. Dann bitten Sie Ihre eigenen Ich-Zustände mit allem Respekt, an der Interaktion teilzunehmen, obgleich Sie sich dieser Beteiligung vielleicht überhaupt nicht bewusst sind.
3. Gehen Sie mit Ihrem Fokus weg von der bewusst erschlossenen »Dynamik« der Ich-Zustände oder den Aktivitäten der umfassenderen Persönlichkeit, indem Sie Ihren Blick nicht mehr fokussieren und Ihrer Aufmerksamkeit erlauben, sich einzupendeln auf das »Atemmuster, die muskuläre Spannung, die Körperhaltung, den emotionalen Zustand und die Bewegungen des Patienten«. Fahren Sie mit der Therapiesitzung fort in dem Bewusstsein, dass Sie und Ihre Ich-Zustände eine Reise angetreten haben, die Sie dem Unbewussten und den Ich-Zuständen des Patienten näherbringt. Sie brauchen in keiner Weise bewusst zu versuchen, den Ausgang dieser Situation zu beeinflussen.
4. Gehen Sie mit Ihrem Fokus weg vom Patienten und hin zu sich selbst. Konzentrieren Sie sich auf die Behaglichkeit Ihrer Atemzüge. Das erlaubt Ihnen, tiefer hineinzugehen, während Sie Ihre äußeren Aktivitäten beibehalten.
5. Erlauben Sie sich, ein Bild oder Bilder (sofern sie existieren) Ihrer eigenen Ich-Zustände hervorzurufen als Möglichkeit, deren Beteiligung zu untermauern.
6. Lassen Sie Ihren Atemrhythmus nun synchron werden zu dem des Patienten, mit dem Sie nun einen verschwommeneren oder »weicheren« Blickkontakt aufnehmen können.
7. Erlauben Sie Ihren eigenen Gedanken, Bildern, Gefühlen und Körperempfindungen, frei durch Ihr Bewusstsein zu strömen, folgen Sie interessiert, aber ohne zu urteilen.
8. An irgendeinem Punkt werden Sie einen mentalen Inhalt bemerken und/oder Sie möchten mit dem Patienten reden. Das ist erwünscht, und alles, was Sie tun müssen, ist, das unbewusst erarbeitete Material sich selbst mitteilen zu lassen. Dabei können Sie entdecken, wie Sie eine Geschichte auf andere Art erzählen oder in neuer und bedeutsamer Weise auf etwas aus der Vergangenheit reagieren. Vielleicht hören Sie den Patienten anders.

9. Erinnern Sie sich, die Gegenübertragungstrance kann sich in der Therapie spontan einstellen. Ist das der Fall, so kann sie genutzt werden.
10. Fördern Sie Ihre eigene bewusst-unbewusste Komplementarität. In Ihrem Trancezustand sind Sie dazu fähig, sich Ihrer Beobachtungen und auch der Bewertung Ihres auftauchenden unbewussten Materials bewusster zu sein (nach Frederick, 2007, S. 74 f., die sich auf Gilligan, 1995; Phillips, 1994; Phillips u. Frederick, 1995 und Frederick, 1999 bezieht).

Diese Übung wird eingeordnet in:

- *Teil A, Kapitel 3, Abschnitte »Wechselseitige Beziehungsbotschaften« und »Interaktive Tranceprozess Tranceprozesse im Begegnungsraum«,*
- *Teil A, Kapitel 4, Abschnitt »Die reflektierende Position«.*

Übung 9.5: Selbsterfahrung im Kontext der Ego-State-Therapie

(Dipl.-Psych. Melanie Braßel/Dipl.-Psych. Franziska Prigge)

Im Mittelpunkt einer Psychotherapie steht immer die Klientin im Prozess ihrer Selbstentwicklung und in ihrer Begegnung mit uns. Dabei kommt uns als Therapeutinnen – mit all unserem Wissen, Können und Engagement – keine heldinnenhaft rettende Hauptrolle zu, doch aber eine wichtige Bedeutung, die wir nachfolgend näher beleuchten wollen. Für eine individuelle Reflexion möchten wir diese Übung zur Verfügung stellen, welche sich jederzeit im Therapieprozess flexibel einsetzen lässt – sowohl zu Beginn zur Behandlungsplanung als auch im Verlauf, z. B. als Grundlage für Inter- und Supervisionen.

Wozu: Selbsterfahrung mit Ego-State-Therapie.
Voraussetzungen: Zeitpunkt muss stimmen, Teilnehmerin muss in guter Verfassung sein, offen und neugierig.
Setting: Erster Teil ist Gruppentrance, dann folgt Einzelanwendung für Therapeutinnen und Beraterinnen mit therapeutischer Begleitung.
Vorsicht: Wenn die Teilnehmerin selbst zu geschwächt oder belastet ist.
Materialien: Verschiedenfarbige Notizblätter und Stifte
Dauer: 60–90 Minuten

Schritt 1: Die ganzheitliche Annäherung an meine therapeutischen States (holistic approximation)

Sicher ist es nicht das erste Mal, dass du dich mit dir selbst beschäftigst, doch vielleicht ist es das erste Mal, dass du mit einem neugierigen und mutigen Blick deine innere Vielfältigkeit betrachtest und diese im Zusammenhang mit deiner Rolle als Therapeutin systematisch beleuchten möchtest.

Zur Einstimmung möchten wir dich erst einmal bei einer ganzheitlichen Kontaktaufnahme zu dir selbst begleiten. Gern kannst du deine eigene, schon erprobte Version des Body Scan nutzen oder mithilfe unserer Zeilen deinem Körper achtsam begegnen.

Body Scan

Gern kannst du die Übung im Sitzen auf deinem Therapeutinnenstuhl durchführen, da es ja auch um diesen Teil in dir im Folgenden geht. Selbstfürsorge am Arbeitsplatz ist für Therapeutinnen ebenso wichtig wie für die Erzieherin oder die Fabrikmitarbeiterin.

Mach es dir gemütlich, achte darauf, dass du dich in einer angenehm temperierten Umgebung befindest. Sind die Lichtverhältnisse angenehm für dich? Gern kannst du nach jedem gelesenen Schritt deine Augen schließen und in die besagte Körperstelle hineinspüren. Wir empfehlen, in eine angenehme Bauchatmung zu gehen, wenn sie nicht ohnehin schon deine gewohnte Art des Atmens darstellt.

Wir beginnen bei deinen Füßen, fokussiere deine Aufmerksamkeit auf deine Füße und mach dir noch einmal bewusst, was alles zu deinem Fuß dazugehört. Die Zehen, die Fußsohle, der Fußballen und auch die Ferse sind vielleicht die Hauptbestandteile, die du gerade wahrnehmen kannst. Vielleicht ist es dir schon möglich, dich in diesem Moment bei deinen Füßen zu bedanken, dafür, dass sie dich schon so weit getragen haben, so viele Kilometer. Um genau jetzt hier an diesem Ort zu sein, an dem du dir Zeit nimmst, Kontakt zu dir aufzunehmen …

… Gehe weiter mit der Aufmerksamkeit zu den Waden und den Schienbeinen …

… hin zu deinen Knien und den Kniekehlen. Ein faszinierendes Gelenk, dass dir eine geschmeidige Bewegung im Alltag ermöglicht …

… Fokussiere dich nun auf die großen Oberschenkelmuskeln und sei fasziniert von der Kraft, die sie tagtäglich aufbringen …

… Dein Gesäß, ebenfalls ein Körperteil, das durch das viele Sitzen täglich in deinem Beruf sehr gefordert wird …

… hin zu deinem unteren Rücken … über die Brustwirbelsäule zur … Halswirbelsäule … was für eine großartige Erfindung der Natur, die uns die Aufrichtung ermöglicht …

… weiter gehen wir zunächst über die Schultern … die Oberarme und die Unterarme bis hin zu deiner Hand und jedem einzelnen Finger … wunderbare Werkzeuge, die so wundervolle Sachen entstehen lassen können wie Essen oder Kunstwerke …

… Auf dem Weg zurück an der Unterseite des Arms entlang über die Ellenbogen und die Achselhöhlen gelangen wir über die Schultern zum Nacken … Von hier aus geht die Aufmerksamkeit weiter zu deinem Hinterkopf, wo die Haare aus der Haut ragen … mal kleine feine, mal lange feste … den Spuren der Haare folgend, nehmen wir die gesamte Kopfhaut wahr und erinnern uns an die wärmende Funktion der Haare auf unserem Kopf … Angekommen an der Stirn, nehmen wir die mehr oder weniger glatte Haut dort war und lassen diese bei der inneren Betrachtung ganz locker werden … Betrachte die Muskeln der Augenbrauen und spüre, ob diese angenehm entspannt sind … Während deines Weges zur Nase nimmst du möglicherweise mit deinen Ohren deutlicher die Geräusche deines Atems wahr … Einatmen … Ausatmen … Einatmen … Ausatmen … immer wieder den Rhythmus des Lebens spüren … die kalte und die warme Luft spürst du vielleicht auch deutlich auf der Haut zwischen Nase und Oberlippe. Verweile hier so lange du magst, um dieses wellenartige Schauspiel zu beobachten … Wenn du weitergehen magst, richte deine Aufmerksamkeit auf deine Oberlippe und spüre, wie sie auf der Unterlippe aufliegt. Ist das angenehm so? … Mit dem Blick in das Innere kannst du neugierig schauen, wo sich deine Zunge befindet … gefällt es dir, da wo sie ist? … Gern kannst du herumprobieren, wo sich die Zunge im Einklang mit dem Rest des Körpers am wohlsten fühlt. Darf etwas Platz zwischen deinen Zähnen sein oder ist es angenehmer, wenn sie sich berühren? … Den Mund hinter uns lassend richtet sich deine Aufmerksamkeit nun auf deinen Hals und deinen Kehlkopf … vielleicht magst du mal schlucken, um diese Gegend noch genauer wahrzunehmen … Deine Aufmerksamkeit wandert von hier weiter zu deinem oberen Brustkorb, in dem die Lungen zu Hause sind … Durch jedes Einatmen lässt du frischen Sauerstoff durch deinen Körper wandern, durch jedes Ausatmen lässt du Altes los … möglichweise spürst du eine sanfte Atembewegung deines Brustkorbes … und so ganz langsam erreichst du das Ziel dieser Reise … du erkennst dadurch, dass du einem hellen Licht in dir immer näher kommst … deine Atembewegung wird etwas intensiver, da du in den Bauch hineinatmest … die Bauchdecke hebt und senkt sich … du nimmst das helle Licht in dir wahr, dein Sonnengeflecht, das Zentrum deines Körpers. In Anbetracht des angenehm hellen Lichtes und der wohligen Wärme in dir darfst du hier so lange verweilen, wie es gut für dich ist … Fühlst du dich ausgiebig angereichert, kannst du diese Übung auf deine ganz eigene Art und Weise beenden. Vielleicht ist es dir möglich, dich bei dir zu bedanken, dass du dir diese Zeit mit dir selbst genommen hast.

Jetzt bist du wahrscheinlich in einer achtsameren Grundstimmung als noch vor dem Body Scan, eine gute Voraussetzung dafür, dich noch einmal an das Herzstück der Ego-State-Arbeit zu erinnern: die Kontaktaufnahme mit deinen Ressourcen, Stärken und Potenzialen, konsequent und liebevoll von Anfang an, um diese für die weiteren Schritte deiner Selbsterfahrung nutzbar zu machen. So behältst du zu jeder Zeit die Kontrolle über deinen Prozess und kannst übergeordnet eine heilsame Selbstwirksamkeit erleben.

Durch die Übungen unseres Seminars – oder an anderer Stelle – hast du bereits die ein oder andere Ressource entdecken können (Ressourcenanamnese, -aktivierung, -verankerung). Vielleicht fallen dir auch jetzt gerade neue positive Gedanken, ein angenehmes Körpergefühl oder eine lockere Stimmung an dir auf. Gib dir in etwa fünf Minuten Zeit, stell dir einen Gong auf deinem Handy, um noch einmal mit deinem Ressourcennetzwerk in dir achtsam Kontakt aufzunehmen. Wenn du damit in Kontakt bist, kannst du dein Erleben noch vertiefen, indem du einige wohltuende Atemzüge dorthin atmest und in diesem angenehmen Zustand noch einige Momente verweilst.

Nun möchten wir dich bitten, dir zu folgenden Fragen Notizen zu machen:

- Wann habe ich mir das letzte Mal bewusst gemacht, was für eine starke Frau und kompetente Therapeutin in mir steckt?
- Was macht meine Stärken aus in den verschiedenen sozialen Rollen als Tochter, vielleicht als Mutter oder Schwester, als Freundin, Partnerin, Kollegin und Therapeutin?
- Was kann ich besonders gut? Was tue ich besonders gern? War ich schon immer neugierig und interessiert? Kann ich besonderen Anteil nehmen am Leben anderer? Bin ich besonders empathisch? Hilfsbereit? Ausdauernd? Flexibel? Spontan? Kreativ? Humorvoll? Habe ich hohe Ideale und Wertvorstellungen?
- Welche individuellen Stärken – beispielsweise für die Gestaltung der therapeutischen Beziehung und im Hinblick auf die eigene emotionale Selbstregulation – haben sich aus möglichen Besonderheiten, Begrenzungen und Konstellationen meiner eigenen Lebensgeschichte heraus entwickelt? Was macht mich und mein therapeutisches Angebot besonders?

Angereichert durch die Vorbereitung wirst du dich anschließend mit folgenden, möglicherweise herausfordernden Fragen beschäftigen, aber vorher noch eine wichtige Zutat: Durch die Seminare hast du gelernt, wie wichtig das Pendeln der Aufmerksamkeit zwischen den belasteten Ego-States und den ressourcenvollen Ego-States ist. Wir bitten dich, dieses Werkzeug in der Arbeit mit dir selbst ebenfalls anzuwenden.

Eine ressourcenorientierte, bewusste und liebevolle Haltung ist nicht nur in der Arbeit mit unseren Klientinnen eine Bereicherung, sondern auch für uns selbst ein Gewinn. Das Pendeln zwischen Ressource und Belastung bietet dir zu jeder Zeit die Möglichkeit einer Belastungsreduktion.

Mit deinen Ressourcen im Blick laden wir dich ein, dich nun gleich mit folgenden Fragen zu beschäftigen, um dich selbst noch genauer kennenzulernen:

- Wer bin ich als Erwachsene von heute oder als Alltagsperson? Und was macht mich als Therapeutin aus?

- Was hat mein Entschluss, Therapeutin zu werden, mit meiner Lebensgeschichte zu tun?
- Wann habe ich mir das erste Mal gewünscht, anderen zu helfen? Wann habe ich erstmals das Bedürfnis gespürt, für mein Umfeld heilsam zu wirken?
- Was waren hier prägende Einflüsse? Wie z. B. Hoffnungen, Wünsche, Fantasien, Ideale, seelische Erschütterungen, Traumata oder nachhaltige Enttäuschungen?
- Schwenke an dieser Stelle dein inneres Spotlight noch einmal auf die Ressourcen, um hier auch einmal tief durchzuatmen, achtsam wahrnehmen, dass du mehr bist als alte Verletzungen (Pendeln). Wenn du dich wieder gut angereichert fühlst, gehe gern bei den Fragen weiter oder finde für heute einen Abschluss.

Denk daran: »the slower the faster«, das gilt auch für die Arbeit mit uns selbst und nicht nur mit den Klientinnen; auch wir als Therapeutinnen haben ein »window of tolerance«! Sei behutsam mit dir.

- Falls du weitergehen magst: Gab es frühe gescheiterte ›Rettungsversuche‹ in meiner Ursprungsfamilie? Habe ich einen »Retterinnenimpuls«, der meine therapeutische Arbeit noch heute prägt? Wann und wo kommt er mir in die Quere?
- Gibt es weitere wiederkehrende Problembereiche, die mich in meiner Rolle als Therapeutin beanspruchen? Wie z. B. eine Tendenz zur Selbstaufopferung, ein Zuviel an persönlichem Engagement und eine hohe Bereitschaft zur Verantwortungsübernahme, eine hohe Erwartungshaltung, Perfektionsstreben und hoher Leistungsdruck, Unsicherheits- und Inkompetenzerleben, ein übermäßiges Harmoniestreben, Schwierigkeiten, Klientinnen zu konfrontieren und zu begrenzen, oder eine Angst vor unkontrollierbaren Gefühlsausbrüchen im Therapieraum?
- Das waren wieder zwei anstrengende Themenblöcke … lass dir Zeit und sorge gut für dich, bevor du weitergehst …
- Gibt es eine Seite in dir, die wie abgeschaltet ist? Gleichgültig? Manchmal »empathiemüde«?
- Gibt es einen Anteil, der gern in den Kampf geht? Impulsiv ist?
- Gibt es einen selbstunsicheren oder -abwertenden Anteil, der nach Anerkennung sucht, der Macht haben will? Was möchte dieser Teil mit seiner Kritik bezwecken?
- Gibt es einen Anteil, der das Erlebte aus einer guten Distanz betrachten kann (innere Beobachterin, innere Zeugin)? Lass diesen Teil wachsen und nähre ihn wohlwollend.
- Wann bin ich als Therapeutin gut (genug)?
- Gibt es eigene Verletzungen, die noch weiter heilen möchten? Gibt es unerfüllte kindliche Bedürfnisse, die gesehen werden möchten? Z. B. Ohnmacht, Schuld- und Schamgefühle, Angst oder Wut, die gespürt und (an-)erkannt werden möchten? Was gibt es da noch im Verborgenen für mich zu entdecken?

- Wozu habe ich angefangen, mich mit Ego-State-Therapie zu beschäftigen? Was waren meine persönlichen Beweggründe? Was genau interessiert mich daran?

Wenn du dir noch mal einen Moment Zeit nehmen möchtest für einige tiefe Atemzüge, um dir zu erlauben, nach innen zu spüren, was oder wer sich da meldet, jetzt, wo du diese Fragen gelesen hast … vielleicht auch mehrfach und immer wieder neu durchgelesen hast … und neugierig zu sein, was noch auftaucht … was mehr gesehen, was weniger gesehen werden möchte? Oder auch nicht gesehen werden möchte? … Vielleicht gibt es Impulse der Zustimmung? Oder eine Tendenz zur Abwehr? … Ein spontanes Interesse und neugierige Lust, mehr zu erfahren?

Mach dir gern ein paar Notizen und vertraue auf den inneren Prozess, dass sich alles mithilfe deiner Selbstheilungskräfte in die nächsthöhere Ordnung bringen wird. Für einen achtsamen Abschluss kannst du dir danken, dass du mit dir in so wohlwollender, achtsamer, neugieriger und mutiger Weise gearbeitet hast.

Schritt 2: Die innere Nachbarschaft der Ego-States oder die Frage: Wer wohnt wo? (Ego-State Inventory, State Cards)

Stell dir vor, was anders wäre, wenn du deine inneren Anteile noch besser kennenlernen und dadurch z. B. deren helfende Funktionen näher verstehen könntest. Wie bereichernd es sein kann, die eigene Vielfalt in die eigene therapeutische Behandlungsplanung systematisch oder spontan mit einzubeziehen – um gezielte Interventionen auf diese Weise sanfter und doch intensiver werden zu lassen.

Vor diesem Hintergrund laden wir dich zu einer persönlichen Bestandsaufnahme ein:

- Welche States sind dir bereits bekannt?
- Wann und wo sind diese Anteile entstanden?
- Welche inneren Bilder und Erinnerungen stehen mit diesen Anteilen in Verbindung?
- Welche Gefühle sind hier jeweils besonders deutlich spürbar?
- Mit welchen Körperempfindungen gehen diese Zustände einher?

Du kannst das folgende Karteikartenformat nutzen (State Cards, inkl. BASK-Modell, Braun, 1988), um einzelne Anteile zu reflektieren, die du vielleicht schon in den Übungen unserer Seminare – oder woanders – näher kennengelernt hast.

Erlaube dir bei der Bearbeitung eine individuelle Reihenfolge: Beispielsweise ist in manchen Fällen der Name des Anteils bereits zu Beginn klar, in anderen Fällen findet sich erst zum Ende eine treffende Bezeichnung.

Bezeichnung/Name	
Geschlecht (m/w/d), Tier, Helfer, Wesen	
Alter	
Lebenssituation zum Entstehungszeitpunkt (achtsame Vorsicht geboten: mögliche Intensivierung des Erlebten)	
(B) Behaviour: Verhalten und Handlungsimpulse	
(A) Affect: Gefühl	
(S) Sensation: Körpergefühl (Sehen, Schmecken, Hören, Riechen, körperliches Fühlen: Herzschlag, Atmung, Temperatur, Muskelspannung)	
(K) Kognition: Denken, Knowledge: Wissen	
Wirken nach innen	
Wirken nach außen	
Funktion für mich	
Funktion für andere	
(Grund-)Bedürfnisse	

Im Anschluss besteht die Möglichkeit, das gemeinsame Netzwerk noch näher zu erforschen:

- Wie viel Einfluss und Wissen hat die Erwachsene von heute? Die Alltagsperson? Die Therapeutin?
- Wer kennt wen im inneren System?

- Entdecken der Nachbarschaft: Gibt es Kooperationen und gemeinsame Ziele der Anteile untereinander? Oder Dissonanzen? Ablehnung? Gegensätzliche Ziele?
- Lassen sich Gruppen von ressourcenvollen, kontrollierenden, beschützenden oder fragilen Anteilen zusammenfassen?
- Vielleicht gibt es ein inneres System (eine innere Welt, innere Bühne, innere Landschaft oder einen inneren Konferenzraum), wo diese Anteile sich zu Besprechungen treffen können?

Schritt 3: Die Breakout-Session mit mir und meiner Klientin: Reflexion der eigenen therapeutischen Arbeit – ein ständiger Interaktions- und Entwicklungsprozess (Abbildung 37)

Selbsterfahrung und Supervision können helfen, die eigenen lebensgeschichtlichen Erfahrungen in der Arbeit mit persönlich als herausfordernd erlebten Klientinnen besser zu verstehen und die eigene Selbstentwicklung durch integrierende Erkenntnisse auf diese Weise konsequent weiter zu fördern.

Indem du eigene Anteile bewusst wahrgenommen, sie wohlwollend betrachtet und in ihrer Bedeutung gewürdigt hast, ist bereits ein günstiger Rahmen für Verständnis und Planung des therapeutischen Prozesses sowie seine stetige Reflexion geschaffen, um ein professionelles Beziehungsangebot zu gestalten und geeignete Interventionen zu planen, bestmöglich abgestimmt auf die Klientin.

Die Arbeit mit eigenen, in der Selbsterfahrung gefundenen Anteilen ist immer in Bewegung. Neben der Berücksichtigung der aktuellen Lebenssituation der Therapeutin (privat wie beruflich) sind Reflexionsprozesse immer bezogen auf die individuelle Klientin zu betrachten. Dabei ist es wichtig, immer wieder den eigenen Standort zu bestimmen und für sich die wichtige Frage zu klären: Wer bin ich als Therapeutin?

Oft geht es in Supervisionen darum, welche Anteile du als Therapeutin von deiner Klientin kennst. Eine wichtige und wertvolle Erweiterung scheint es uns, gleichzeitig in den Blick zu nehmen, welche Anteile in der therapeutischen Arbeit auch bei dir als Therapeutin aktiviert sind (Abbildung 38). Wenn du dich als Therapeutin über die jeweils in einer spezifischen Therapiesituation aktivierten Anteile bei deiner Klientin und bei dir selbst gewahr werden kannst, ermöglicht diese Reflexion ein individuell maßgeschneidertes, bestmöglich abgestimmtes, achtsames Arbeiten auf Augenhöhe.

Beispielsweise kann der Retterinnen-State einer Therapeutin im Begegnungsraum auf einen hilflosen Anteil einer Klientin treffen. Dies kann zu unbewussten Blockaden, unangenehmen Gefühlszuständen und ausagierten Impulsen führen, deren Reflexion helfen kann, die Zone der nächsten Entwicklung zu erreichen. Weiter kann es vorkommen, dass bestimmte Anteile im Kontext der Arbeit mit spezifischen Störungsbildern von einer Therapeutin wiederholt als unangenehm, überfordernd oder gar überflutend wahrgenommen werden – sodass hier eine bewusste Entscheidung getroffen werden darf, mit welchen Klientinnen im Schwerpunkt gearbeitet werden möchte und wo dagegen keine gute Passung besteht –, d. h., eine Zusammenarbeit für beide Seiten nicht sinnvoll und somit für die Klientin nicht hilfreich erscheint.

Diese unklaren Momente und Irritationen, die in Therapieprozessen immer wieder stattfinden, können für eine weitere Informationsgewinnung und Diagnostik sowie für die Planung nächster Entwicklungsschritte genutzt werden, wie die Abbildungen 37 und 38 zeigen.

Im Hinblick auf eine vertiefende Betrachtung können hier folgende Fragen hilfreich sein:

- Welche ressourcenvollen Anteile kann ich als Therapeutin bewusst vor Beginn der Stunde aktivieren? Wie kann ich diese erfahrbar machen?
- Woran merke ich, dass ich gut mit mir selbst und der Klientin in Kontakt bin und die Beziehungsgestaltung authentisch und wirksam ist?
- Was sind Anzeichen, dass die Zusammenarbeit nicht gut funktioniert?
- Gibt es wunde Punkte, welche die Klientin bei mir berührt? An wen erinnert mich die Klientin? Inwiefern könnte dies das aktuelle Bild verzerren, das ich von ihr habe?
- Welche verletzten eigenen Anteile gilt es, vor bzw. im Kontakt mit der Klientin zu schützen und zu versorgen? Was brauche ich für meine Selbstfürsorge im Kontakt mit dieser Klientin bzw. in der Behandlung dieses Störungsbildes?
- Wie kann die gemeinsame Arbeitsweise so verändert werden, dass sie hilfreicher ist? Kann ich Dissonanzen verwandeln und wie gehe ich vor?
- Macht es Sinn, den eigenen therapeutischen Methodenschatz durch spezielle Fortbildung zu ergänzen (z. B. Trauma, Schmerz, Sucht) mit dem übergeordneten Ziel, die eigene Fachkompetenz passend zur eigenen Therapeutinnenpersönlichkeit zu erweitern? Was ist mein jetziges Können und was ist mein Wunsch für mein zukünftiges Können?

Wir hoffen, dir einige hilfreiche Anregungen zur Verfügung gestellt zu haben, aus denen du vielleicht den ein oder anderen Entwicklungsimpuls ableiten kannst, wie du dich zukünftig als Therapeutin weiterentwickeln möchtest.

Wir wünschen dir viel Freude bei der kreativen Gestaltung vielfältiger Begegnungsräume. So lernst du nicht nur deine Klientinnen immer besser kennen, sondern auch dich selbst.

Diese Übung wird erwähnt und eingeordnet in Teil B, Kapitel 1, Abschnitt »Prinzipien im Umgang mit Dissoziation«, in den beiden Unterabschnitten »Bindungsstile und wechselseitige Beziehungsbotschaften« sowie »Welche inneren Anteile machen mit?«.

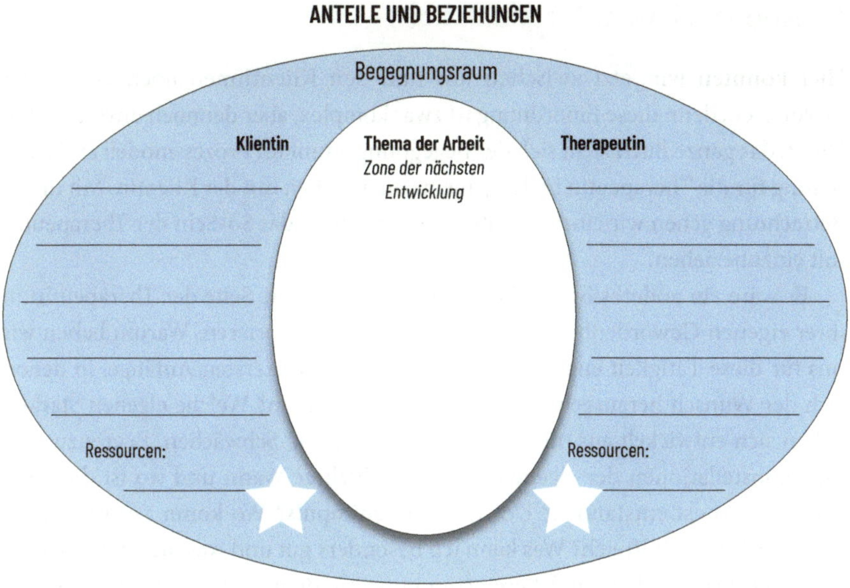

Abbildung 37: Klientin und Therapeutin im Begegnungsraum: Anteile und Beziehungen

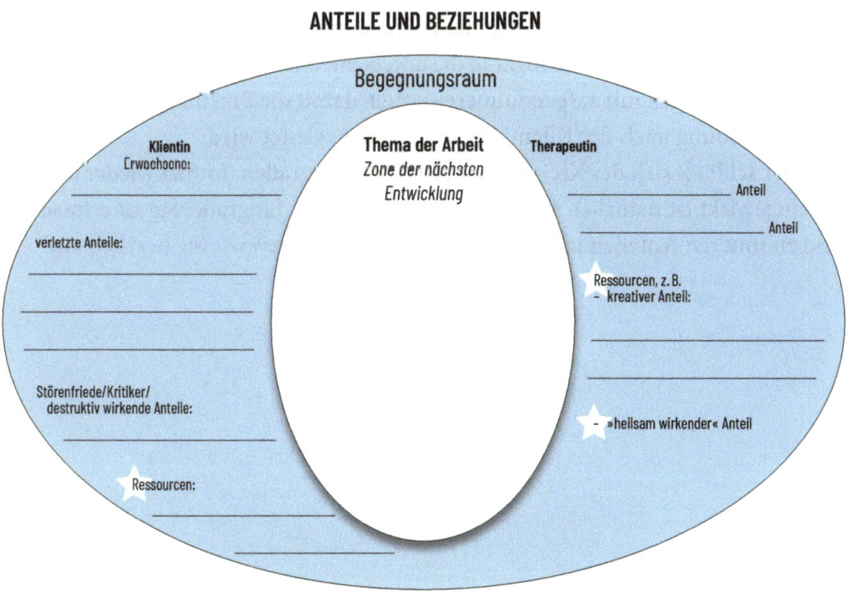

Abbildung 38: Beispiele für Anteile und Beziehungen im Begegnungsraum (Aufgaben und Funktionen)

10 Noch viel mehr Möglichkeiten

Hier könnten wir jetzt zwischen uns und den Klientinnen noch viel weiter explorieren, denn diese Einordnung ist zwar komplex, aber dennoch unvollständig. Durch das ganze Buch zieht sich der Begegnungsraum im Prozessmodell als Orientierung für die Therapeutin in der gemeinsamen Arbeit mit der Klientin. Mit dieser Betrachtung gehen wir einen Schritt in die Richtung, das So-Sein der Therapeutin mit einzubeziehen.

Es wäre ein anderes Buch, aber ein notwendiges, die Seite der Therapeutin in ihrer eigenen Gewordenheit noch viel genauer zu explorieren. Warum haben wir uns für diese Tätigkeit entschieden? Wo liegen die allerersten Anfänge, in denen sich der Wunsch herausgebildet hat, heilsam zu wirken? Welche eigenen Stärken haben sich entwickelt aus möglichen Besonderheiten, Schwächen, Begrenzungen und Konstellationen der eigenen Lebensgeschichte? Wann und wo ist die oben erwähnte Angst entstanden? Der Retterinnenimpuls? Wo kommt er mir in die Quere? Wo ist er hilfreich? Was kann ich besonders gut und was tue ich besonders gern? Wie bringe ich das in Übereinstimmung mit dem, was die Klientin braucht?

Ein Anfang zu dieser interpersonellen Selbstreflexion ist die Übung 9.5.: Selbsterfahrung im Kontext der Ego-State-Therapie als Therapeutin. Es wird damit möglich, die hier genannten allgemeinen Erkenntnisse ganz konkret auf die Kooperation mit der Klientin zu beziehen: Welche Ego-States nehme ich in ihr wahr, ähnlich wie in der Stühle-Technik, jedoch beginnend mit der Außensicht auf die inneren Anteile der Klientin. Dann überlegt die Therapeutin, welche Anteile in ihr aktiviert werden. Dies kann und sollte sogar in die unterschiedlichen Erklärungsmodelle und Therapieplanungen mit aufgenommen werden, damit die Einstimmung und damit die Entwicklung auch der Klientin bestmöglich begleitet wird.

Hier schließt sich der Kreis zu unseren Berufsbiografien. Immer wieder in diese hineingewirkt ist natürlich auch die ganz persönliche Biografie. Sie zu erforschen und zu inneren Anteilen in Bezug zu setzen – dazu laden wir Sie herzlich ein!

Ausblick

Als langjährige Psychotherapeutinnen haben wir uns gefragt, was jenseits von Therapieschulen unsere Arbeit wirksam macht, genau wie die Arbeit vieler unserer Kolleginnen und Kollegen, die sich, überall im therapeutischen »Feld«, gut ausgebildet, täglich auf jede einzelne ihrer Klientinnen bestmöglich einstellen, neue Wege finden und dabei unermüdlichen Entdeckergeist an den Tag legen.

Wir haben mit traumatisierten Menschen zu tun, bei denen ganz besonders viel Feinfühligkeit, Würdigung ihres Leids und Entschlossenheit bei gleichzeitiger Anerkennung ihrer Stärken notwendig ist. Mit diesem Buch bringen wir aus der Sicht der praktisch tätigen Therapeutin in die widersprüchlichen Empfehlungen, Weiterbildungen, Strategien und Interventionen Ordnung und Orientierung. Dazu verwenden wir als Kompass den Begegnungsraum und das Prozessmodell.

Wir haben zunächst die für unsere Arbeit schlüssigsten und im Diskurs anerkannten Definitionen von Trauma, Traumatherapie und Traumakonfrontation vorgelegt und anhand unserer Erfahrungen in Therapie und Weiterbildung aufbereitet. Die Bearbeitung von Trauma und das Aktivieren von Ressourcen sehen wir als eine dialektische Einheit, denn Bewältigungserleben und Konfrontation mit traumatischen Erfahrungen müssen Hand in Hand gehen. Durch gut dosierte Annäherung an den verkörperten Schrecken der Vergangenheit in einer tragenden therapeutischen Allianz gewinnen Klientinnen an Vertrauen und Selbstwirksamkeit.

Von Federns Begriff des »Ichzustands« ausgehend, den er gemeinsam mit Gertrud Schwing auf die praktische Arbeit angewandt hat, kamen wir zu John und Helen Watkins' darauf fußender Etablierung der Ego-State-Therapie. Sie fasziniert uns auch in ihrer Weiterentwicklung und kreativen Ausgestaltung durch Claire Frederick und Maggie Phillips, weil sie eine Möglichkeit der Annäherung an Trauma und Entwicklung beinhaltet, über ein großes Wissen zur Ressourcenaktivierung verfügt und ein gut ausgearbeitetes Handwerkszeug für Bindungsaufbau und bestmöglich angepasste Beziehungsarbeit zur Verfügung stellt. Die Rolle der Dissoziation als Kontinuum hat ihre Vorteile, weil so die Arbeit mit den inneren Anteilen aller Menschen über ein Konzept möglich wird. Wir betonen eine systemische, vernetzende und entwicklungsorientierte Perspektive in Begegnung und Prozess mit der Klientin als Ganzer und ihren Anteilen.

Hier hat ebenfalls das EMDR als eine gut untersuchte Methode zur prozessorientierten Traumaverarbeitung seinen Platz. Die Ego-State-Therapie und EMDR bereichern einander durch gezielte Ressourcenarbeit, Pendeltechniken und das Bearbeiten von Schlüsselszenen. Die beiden Modelle können gut kombiniert werden, weil ihnen, im Vertrauen auf den Prozess, in der Achtsamkeit gegenüber der Entwicklung von Klientinnen und in der Erlebnisaktivierung, vergleichbare Prinzipien zugrunde liegen.

Auch die körperorientierte Traumatherapie ist ein dialektischer Prozess zwischen konkretem Erleben und gemeinsamer Reflexion im Kontext des biopsychosozialen Seins des Menschen. Das Gewahrsein des körperlichen Seins und die Bearbeitung einer solchen Symptomatik müssen mit Ressourcenerleben einhergehen. Dabei ist es besonders wichtig, die gefühlte verkörperte Sicherheit in der Gegenwart durch kleinschrittiges Beobachten körperlicher Reaktionen zu entwickeln. Präverbale oder nichtverbalisierte Erfahrungen können so gewahr werden. Dann kann dissoziiertes oder verdrängtes Erleben ebenfalls spürbar und erfahrbar werden. Damit sind oft Ego-States assoziiert.

Eine besondere Herausforderung für das bestmöglich angepasste Arbeiten mit wechselseitigen Beziehungsbotschaften ist die Tatsache, dass unterschiedliche Ego-States unterschiedliche und widersprüchliche Wünsche, Bedürfnisse, Forderungen und Gefühle verkörpern und mehr oder weniger direkt zum Ausdruck bringen.

Relationale Aspekte der therapeutischen Allianz zu studieren, eigene Stärken und Schwächen in Beziehung zur Klientin und ihren Anteilen zu setzen und in die Arbeitsbeziehung zurückzutragen ist daher unerlässlich. Luise Reddemann und ihre PITT bieten hier mit der Mitgefühlsbasierung und der vorsichtigen Dosierung von Belastungen im Respekt vor der Patientin eine gute Grundlage.

Wir haben mit dem Modell des Begegnungsraums Phänomene und Prozesse des psychotherapeutischen Geschehens wie unter einer Lupe betrachtet, »gezoomt« und unsere subjektiven Erfahrungen als Therapeutinnen zum wissenschaftlichen Diskurs in Bezug gesetzt. Im Begegnungsraum können wir die allgemeinen Wirkfaktoren verorten, die erfolgreiche Psychotherapie ausmachen, wie beispielsweise die Person des Psychotherapeuten, Ressourcenaktivierung, Wertschätzung und Empathie oder die Gestaltung des Arbeitsbündnisses.

Im Prozessmodell wird dann der Standort der Klientin bestimmt mit Bezug auf die Fähigkeit, Ressourcen zu aktivieren, sowie die Möglichkeit, Belastungen zu verkraften. Daraus wird ein genau dosiertes Vorgehen abgeleitet und Interventionen werden bestmöglich abgestimmt aufeinander aufgebaut. In diesem Rahmen wird auch ein Begegnungsraum geöffnet, in dem die Entwicklung in dialektischen Widersprüchen verläuft. Therapeutin und Klientin erarbeiten gemeinsam die Zone des derzeitigen Könnens und daraus abgeleitet die Zone der nächsten Entwicklung für die Klientin. Dabei muss die Therapeutin ihr Wissen über therapeutische und Entwicklungsprozesse zur Verfügung stellen, bis die Klientin die Zone der nächsten Entwicklung erreicht hat. Dann stehen Erfahrung und Wissen der Klientin als inneres Werkzeug zur Verfügung. Der Begegnungsraum ist aufzufinden, wenn in das Prozessmodell an dem Punkt hineingezoomt wird, an dem sich die Klientin gerade befindet.

Die Therapeutin muss in ihrer Selbsterfahrung ihre eigenen Entwicklungswidersprüche und ihre inneren Anteile und deren Antworten auf die Anteile der Klientin immer besser kennenlernen.

Wir haben dargestellt, wie wir diese Konzepte in der praktischen therapeutischen Arbeit umsetzen, und mit Fallbeispielen unser Vorgehen illustriert.

Was offen bleibt und ein spannendes nächstes Buch wäre: Wie wir Therapeutinnen uns immer besser auf unsere Klientinnen einstimmen, indem wir nicht nur ihre inneren Anteile und deren Bezüge zueinander verstehen, sondern auch unsere eigenen und dann wiederum das komplexe Zusammenspiel beider innerer Welten. In unseren Seminaren probieren wir das immer wieder aus, und es ist nicht nur erkenntnisreich, sondern auch berührend und liebevoll, und es hat bei allem Leid und Ernst etwas Wohltuendes und Spielerisches.

Die gemeinsame Beziehungsgestaltung in den unterschiedlichsten Facetten zieht sich also durch das Buch, gefasst mit unseren Begriffen und, wie wir hoffen, lebendig mit Beispielen, Erfahrungen und Übungen illustriert. Nichts freut uns mehr, als wenn Sie daraus Ihr Eigenes machen und wir Sie anregen konnten, sich und Ihre Klientinnen nochmal anders oder neu zu erleben, Wege aus Sackgassen zu finden, Klippen und Strömungen zu überwinden, oder Sie auf Ihrem Weg hier bei uns Bestätigung für so manches finden, was Sie so oder ähnlich tun.

Ein Buch ist ebenfalls eine Beziehungsgestaltung, die uns jetzt, am Ende des Schreibens, etwas einseitig vorkommt. Wir können nur hoffen, in Ihnen Resonanz erzeugt zu haben, und freuen uns auf Begegnungen außerhalb dieser Buchdeckel.

Dies gilt ganz besonders, weil wir das Buch beendet haben im zweiten Corona-Lockdown und wir uns auf Reales, Stoffliches, live und vor Ort mit Ihnen allen sehr freuen!

Dank

Wie alle Bücher ist auch das vorliegende keine Arbeit einzelner Menschen. Worauf wir aufbauen, sind direkte, analoge und virtuelle Begegnungen mit anderen Menschen, ihren Ideen, Texten und ihrem Handeln. Wir haben vielfältige Ermutigung und Unterstützung erfahren. Lange schwebten einzelne Ideen, Erkenntnisse und Passagen durch unsere Köpfe und Körper und wollten vernetzt und aufgeschrieben werden. Wir konnten zum Glück zu zweit immer wieder besprechen, diskutieren, feinschleifen, verwerfen und von vorne anfangen. Wir wissen nicht, wie viel endgültige Manuskriptversionen wir hergestellt haben.

Viele Menschen waren am Entstehungsprozess beteiligt. Ohne sie gäbe es das Buch nicht:

Unsere Familien, die Geduld, Unterstützung, praktische Hilfen, Erkenntnisse und Verzicht aufgebracht haben; Ausbilderinnen und Ausbilder, Lehrerinnen und Lehrer, Supervisorinnen und Supervisoren, von denen wir mit Eifer gelernt und uns haben in Frage stellen lassen; Kolleginnen, Kollegen, Freundinnen und Freunde, die uns ermutigen, mit denen wir diskutiert, Dinge erprobt, Neues entwickelt und erholsame Zeiten verbracht haben, besonders »unsere« Hypnofrauen und die Studienfreundinnen und -freunde aus Marburg; im Institut unsere jungen Kolleginnen, die reine Freude, und unsere Verwaltungsfrau, die allerbeste von allen; unsere »Geburtshelferin«, die uns gecoacht und an uns geglaubt hat, und unsere kluge, beharrliche Lektorin; Leserinnen und Leser, die uns geholfen haben, uns zu zentrieren und über uns hinauszuwachsen; Seminarteilnehmerinnen und -teilnehmer und Supervisandinnen, die die richtigen Fragen stellten, damit wir scheinbar Selbstverständliches neu denken, fühlen und tun konnten; Klientinnen und Klienten, die durch ihr So-Sein, durch ihre Resilienz, Kreativität und ihr Leid unsere Herzen öffnen und von denen wir – und auch Sie, liebe Leserinnen und Leser – immer wieder Neues, aber auch vieles, was gut gehütet wurde, erfahren dürfen.

Für diesen Reichtum sind wir dankbar!

Insbesondere danken wir: Uri Eiger, Katharina Leutner, Franziska Leutner, Anat Eiger, Karl Viktor Cronauer, Maximilian Cronauer, Luise Reddemann, Peter Liebermann, Wolfgang Wöller, Jürg Hartmann, Wolfgang Jantzen, Maggie Phillips, Ellert Nijenhuis, Helga Mattheß, Arne Hofmann, Solveig Braecker, Hille Kißler, Anke Voßhenrich, Franziska Prigge, Melanie Braßel, Helmut Rießbeck, Gabriela von Witzleben, Michael Bohne, Jochen Peichl, Eberhard Brunier, Doris Nilles-Rumpf, Carina Schmidt, Gaby Ternes, Uschi Schelzig-Henn, Claudia Olk,

Sabine Koch, Gabi Jegen, Olivier Piedfort, Inge Liebel-Fryszer, Andreas Fryszer, Claus Schoendorf, Uli Thiel, Roswita Huber-Schaffrath, Andreas Bachhofen, Ulrike Steppat, Michelle Graf, Ursel Wirtz, Carlotta Laumann, Isabell Reif, Silvia Zanotta, Ulrike Rastin, Sandra Englisch.

Susanne Leutner und Elfie Cronauer

Literatur

Angelou, M. (1975). My wings are gonna fit me well. New York: Random House. https://poets.org/poem/alone (Zugriff am 01.05.2021).

Bachhofen, A. (2012). Trauma und Beziehung. Stuttgart: Klett-Cotta.

Bauer, J. (2006). Warum ich fühle, was du fühlst. Intuitive Kommunikation und das Geheimnis der Spiegelneurone. München: Heyne.

Bongaerts, H., van Minnen, A., de Jong, A. (2017). Intensive EMDR to treat patients with complex posttraumatischen stress disorder: A case series. Journal of EMDR Practice and Research, 11, 2, 84–95.

Boon, S., Steele, K., Van der Hart, O. (2013). Traumabedingte Dissoziation bewältigen: Ein Skills-Training für Klienten und ihre Therapeuten (2. Aufl.). Paderborn: Junfermann.

Borst, U. (2019). Wie halten wir es mit der Spezifität und den Common Factors. Psychotherapeutenjournal, (3), 269–275.

Braun, B. (1988). The BASK-Model of dissociation. Dissociation, 1 (1), 4–23.

Brooks, G. (1984). Paul Robeson. In: Blacks, Third World Press, Reprinted By Consent of Brooks Permissions. https://sites.utexas.edu/humanitiesinstitute/2020/04/06/gwendolyn-brookss-paul-robeson/ (Zugriff am 01.05.2021).

Buchholz, M. B., Kächele, H. (2019). Verirrungen der bundesdeutschen Diskussion. Psychotherapeutenjournal (2), 156–162.

Chow, D. L., Miller, S. D., Seidel, J. A., Kane, R. T., Thornton, J. A. a., Andrews, W. P. (2015). The role of deliberate practice in the development of highly effective psychotherapists. Psychotherapy, 52 (3), 337–345.

Cloitre, M., Courtois, C., Charuvastra, A., Carapezza, R., Stolbach, B. C., Green, B. L. (2011). Treatment of complex PTSD: Results of the ISTSS expert clinician survey on best practices. Journal of Traumatic Stress, 24 (6), 615–627.

Craig, T. K. J., Bialas, S., Hodson, S., Cox, A. D. (2004). Intergenerational transmission of somatization behaviour: 2. Observations of joint attention and bids for attention. Psychological Medicine, 34, 199–209. DOI:10.1017/S0033291703001120.

Croos-Müller, A. (2017). Alles Gut – Das kleine Überlebensbuch: Soforthilfe bei Belastung, Trauma & Co.München: Kösel.

Croos-Müller, A. (2012). Nur Mut! Das kleine Überlebensbuch: Soforthilfe bei Herzklopfen, Angst, Panik & Co. München: Kösel.

Crepaldi, G. (2018). Containing. Gießen: Psychosozial-Verlag.

Cronauer, E. (2010). Das Bottom-Up-Protokoll. Vortrag EMDR Europakonferenz, Hamburg.

Cronauer, E. (2019). Funktionelle und somatoforme Störungen – Wie können der Zugang und die Verarbeitung über den Körper gelingen? Trauma und Gewalt, 13, 214–222.

Cronauer, E., Leutner, S. (2020). Die Aufstellungsarbeit in der Ego-State-Therapie bei somatischen und somatoformen Beschwerden. In: Stadler, C., Kress, B. (Hrsg.): Praxishandbuch Aufstellungsarbeit. (S. 351-364). Wiesbaden: Springer Nature.

Csikszentmihalyi, M. (2004). Flow. Stuttgart: Klett-Cotta.

De Shazer, S. (1994). Das Spiel mit Unterschieden. Wie therapeutische Lösungen lösen (2. Aufl.). Heidelberg: Carl-Auer-Systeme.

Diamond, J. (1983). Der Körper lügt nicht. Freiburg: Verlag für Angewandte Kinesiologie.

Doering, S. (2016). Übertragungsfokussierte Psychotherapie (TFP). Göttingen: Vandenhoeck & Ruprecht.

Dolan, Y. (1991). Resolving sexual abuse: Solution-Focused Therapy and Ericksonian Hypnosis for adult survivors. New York: Norton.

Dornes, M. (1993). Der kompetente Säugling. Frankfurt a. M.: Fischer Taschenbuch.

Dworkin, M. (2009). Transference and countertransference with dissociative clients in EMDR. Manual. Psychotraumatology Institute Europe & Mark Dworkin. Unveröffentlichtes Manuskript.

Ego-State-Therapie Arbeitsgemeinschaft Deutschland (2017). Unveröffentlichtes Protokoll des Jahrestreffens in Berlin.

Egli-Bernd, H. (2009). EMDR bei dissoziativen Prozessen im Rahmen von Persönlichkeitsstörungen – Zur Bedeutung der Kognition im EMDR-Prozess – Das »Dialog-Protokoll«. EMDRIA Deutschland e. V. Rundbrief, Nr. 19, 3.

Eisenberger, N. I., Lieberman, M. (2004). Why rejection hurts: A common neural alarm system for physical and social pain. Trends in Cognitive Sciences, 8 (7), 294–300. DOI:10.1016/j.tics.2004.05.010.

Ellenberger, H. R. (2005). Die Entdeckung des Unbewussten. Geschichte und Entwicklung der dynamischen Psychiatrie von den Anfängen bis zu Janet, Freud, Adler und Jung. Zürich: Diogenes.

Erickson, M. H., Rossi, E. L. (1994). Der Februarmann. Persönlichkeits- und Identitätsentwicklung in Hypnose (2. Aufl.). Paderborn: Junfermann.

Erickson, M. H., Rossi, E. L. (1997). Hypnotherapie. München: Pfeiffer.

Evans, D. (2003). Hierarchy of evidence: A framework for ranking evidence evaluating healthcare interventions. Journal of Clinical Nursing, 12 (1), 77–84.

Farber, B.(1995). Übertragung, Gegenübertragung und Gegenwiderstand bei der Behandlung von Opfern von Traumatisierungen. Hypnose und Kognition, 12 (2), 68–83.

Federn, P. (1956). Ichpsychologie und die Psychosen. Frankfurt a. M.: Suhrkamp.

Feldmann, D. (2016). Unorthodox. München: btb.

Felitti, V. J., Anda, R. F., Nordenberg, D., Williamson, D. F., Spitz, A. M., Edwards, V., Koss, M. P., Marks, J. S. (1989). Relationship of childhood abuse and household dysfunction to many of the leading causes of deaths in adults. American Journal of Preventive Medicine, 14 (4), 356–360.

Figley, C. R. (1995). Compassion Fatigue: Coping with Secondary Traumatic Stress Disorder in those who treat the traumatized. London: Taylor & Francis Ltd.

Fine, C. G. (2010). The Wreathing Protocol: The imbrication of hypnosis and EMDR in the treatment of Dissociative Identity Disorder, Dissociative Disorder not Otherwise Specified and Post Traumatic Stress Disorder. In: Luber, M., Eye Movement Desensitization and Reprocessing (EMDR). Scripted protocols: special Populations. New York: Springer.

Firus, C., Firus, H. (2015). Verabredung mit dem Glück. So stärken Sie Ihre seelische Widerstandskraft. Ostfildern: Patmos.

Fischer, G., Riedesser, P. (1999). Lehrbuch der Psychotraumatologie (2. Aufl.). München: Ernst Reinhardt.

Fisher, J. (2017). Healing the fragmented selves of trauma survivors. New York: Routledge.

Fisher, J., Ogden P. (2011). Die sensumotorische Psychotherapie. In: Courtois, C. A., Ford, J. D. (Hrsg.): Komplexe posttraumatische Belastungsstörungen (S. 360–379). Paderborn: Junfermann.

Fogel, A. (2013). Selbstwahrnehmung und Embodiment in der Körperpsychotherapie. Stuttgart: Schattauer.

Forgash, C. (2010). Orienting the Ego State System to present reality (OPR). In: Luber, M., Eye Movement Desensitization and Reprocessing (EMDR). Scripted protocols, special populations. New York: Springer.

Forgash, C., Copeley, M. (2008). Healing the heart of trauma: Integrating EMDR and Ego State Therapy. New York:(Springer.

Frank, J. (1961/1997). Die Heiler Wirkungsweisen psychotherapeutischer Beeinflussung. Vom Schamanismus bis zu den modernen Therapien. Stuttgart: Klett-Cotta.

Frankl, V. (2017). Der Mensch vor der Frage nach dem Sinn. Eine Auswahl aus dem Gesamtwerk München: Piper.

Fraser, G. A. (2003). Fraser's »Dissociative Table Technique« Revisited, Revised: A strategy for working with Ego States in Dissociative Disorders and Ego State Therapy. Journal of Trauma & Dissociation, 4 (4), 5–28.

Frederick, C. (2005). Selected topics in Ego State Therapy. International Journal of Clinical and Experimental Hypnosis, 53 (4), 339–429.

Frederick, C. (2007). Ausgewählte Themen zur Ego-State-Therapie. Hypnose. Zeitschrift für Hypnose und Hypnotherapie 2 (1+2), 5–100.

Frederick, C., McNeal, S. (1999). Inner strengths: Contemporary psychotherapy and hypnosis for ego-strengthening. New York: Routledge.

Fritzsche, K. (2013). Praxis der Ego-State-Therapie. Heidelberg: Carl-Auer Systeme.

Fritzsche, K. (2020). Ego-State-Therapie bei Traumafolgestörungen. Heidelberg: Carl-Auer Systeme.

Fuchs, S. (2019). Die Kindheit ist politisch! Kriege, Terror, Extremismus, Diktaturen und Gewalt als Folge destruktiver Kindheitserfahrungen. Heidelberg: Mattes.

Gast, U. (2004). Dissoziation Identitätsstörung – valides und dennoch reformbedürftiges Konzept. In: Reddemann, L., Hofmann, A., Gast, U. (Hrsg.): Psychotherapie der dissoziativen Störungen. Stuttgart: Thieme.

Gendlin, E. T. (1981). Focusing (7. Aufl.). Salzburg: Otto Müller.

Gendlin, E. T. (1987). Dein Körper – Dein Traumdeuter. Salzburg: Otto Müller.

Gendlin, E., Hendricks-Gendlin, M. (2006). Das körperliche Empfinden als Grundlage von Körperpsychotherapien. In: Marlock, G., Weiss, H. (Hrsg.): Handbuch der Körperpsychotherapie. Stuttgart: Schattauer.

Geschwindner, H. (2012). Nowitzki: Die Geschichte. Hamburg: Murmann.

Gigerenzer, G. (2007). Bauchentscheidungen. Die Intelligenz des Unbewussten und die Macht der Intuition. München: Bertelsmann.

Gilligan, S. G. (1995). Therapeutische Trance. das Prinzip Kooperation in der Ericksonschen Hypnotherapie (2. Aufl.). Heidelberg: Carl-Auer.

Geuter, U. (2015). Körperpsychotherapie. Grundriss einer Theorie für die klinische Praxis. Berlin: Springer.

Glaesmer, H., Brähler, E. (2011). Die Langzeitfolgen des Zweiten Weltkrieges in der deutschen Bevölkerung. Psychotherapeutenjournal, 4, 346–353.

Görnitz,T., Görnitz, B. (2016). Von der Quantenphysik zum Bewusstsein. Heidelberg: Springer.

Goldberg, R. T., Pachasoe, W., Keith, D. (1999). Relationship between traumatic events in childhood and chronic pain. Disability and Rehabilitation, 21 (1), 23–30. DOI:10.1080/096382899298061.

Gonzalez, A., Mosquera, D. (2012). EMDR and dissociation: The progressive approach. Books on Demand.

Grawe, K. (1998/2000). Psychologische Therapie (2., korr. Aufl.). Göttingen: Hogrefe.

Grawe, K. (2004). Neuropsychotherapie. Göttingen: Hogrefe.

Grawe, K. Donati, R, Bernauer, F. (2001). Psychotherapie im Wandel: Von der Konfession zur Profession (5. Aufl.). Göttingen: Hogrefe.

Grossman, P. (2019): Examining Porges' Polyvagal Suppositions. https://www.researchgate.net/project/Examining-Porges-Polyvagal-suppositions (Zugriff am 21.03.2021).

Gruen, A. (2000). Der Fremde in uns (9. Aufl. 2013). München: dtv.

Grunwald, M. (2017). Homo hapticus. Warum wir ohne Tastsinn nicht leben können. München: Droemer.

Gugutzer, R. (2015). Soziologie des Körpers (5. Aufl.). Bielefeld: transcript.

Gysi, J. (2010). Psychische Folgen von Gewalt und Vernachlässigung. Präsentation zur freien Verfügung. https://slideplayer.org/slide/12294559/72/images/1/Psychische+Folgen+von+Gewalt+und+Vernachl %C3 %A4ssigung.jpg (Zugriff am 02.06.2021).

Gysi, J. (2018). Veränderungen im ICD-11 im Bereich Trauma & Dissoziation. www.sollievo.net (Zugriff am 21.03.2021).
Gysi, J. (2020). Diagnostik von Traumafolgestörungen. Bern: Hogrefe.
Haley, J. (1988). Die Psychotherapie Milton H. Ericksons (2. Aufl.). München: Pfeiffer.
Hammond, D. C. (1990). Handbook of hypnotic suggestions and metaphors. New York: Norton.
Hase, M., Balmaceda, U., Ostacoli, L., Liebermann, P., Hofmann, A. (2017). The AIP model of EMDR therapy and pathogenetic memories. Frontiers in Psychology, 8 (1578), 1–5.
Hartmann, H. (1958/1975). Ich-Psychologie und Anpassungsproblem (3., unveränd. Aufl.). Stuttgart: Klett-Cotta.
Heim, C., Mayberg, H., Mletzko, T., Nemeroff, C., Pruessner, J. (2013). Decreased cortical representation of genital somatosensory field after childhood sexual abuse. American Journal of Psychiatry, 170 (6), 616–623.
Heinonen, E. (2019). Was macht einen guten Therapeuten aus? Psychotherapie im Dialog, 4, 18–21.
Henderson, J (2001). Embodying Well-Being oder wie man sich trotz allem wohl fühlen kann. Bielefeld: AJZ Druck & Verlag.
Hensel, T. (2017). Stressorbasierte Psychotherapie. Belastungssymptome wirksam transformieren – ein integrativer Ansatz. Stuttgart: Kohlhammer.
Herman, J. (2003). Die Narben der Gewalt. Traumatische Erfahrungen verstehen und überwinden. Paderborn: Junfermann.
Hilgard, E. R. (1977). Divided consciousness: Multiple controls in human thought and action (Expanded Edition). New York: Wiley.
Hilgard, E. R. (1984). The hidden observer and multiple personality. International Journal of Clinical and Experimental Hypnosis, 32 (2), 248–253.
Hoffmann, K. (2004). Schwing, Gertrud. In: Kolling, H.: Who was who in nursing history. hpsmedia, 3, 257–258, aufgenommen am 20.01.2004. https://www.pflegethemen.de/who_eintrag.php?document_id=703 (Zugriff am 21.03.2021).
Hoffmann, K. Schwing, Gertrud. Pflegewissenschaft (3), 257–258. Verfügbar unter: https://www.pflege-wissenschaft.info/datenbanken/who-was-who-in-nursing-history/104-datenbanken/who-was-who-in-nursing-history/11818-schwing-gertrud (Zugriff am 20.3.2020).
Hofmann, A. (2014). Psychotrauma als psychophysiologischer Prozess. In: Hofmann, A. (Hrsg.): EMDR – Praxishandbuch zur Behandlung traumatisierter Menschen (5., vollst. überarb. Aufl., S. 16–28). Stuttgart: Thieme.
Hofmann, A., Hase, M. (2014). Pathogene Erinnerungen und das AIP-Modell. In: Hofmann, A. (Hrsg.): EMDR – Praxishandbuch zur Behandlung traumatisierter Menschen (5., vollst. überarb. Aufl., S. 37–42). Stuttgart: Thieme.
Hofmann, A., Rost, C. (2014). EMDR-Behandlungstechniken. In: Hofmann, A. (Hrsg.): EMDR – Praxishandbuch zur Behandlung traumatisierter Menschen (5., vollst. überarb. Aufl., S. 100–121). Stuttgart: Thieme.
Huber, M. (2003). Trauma und Traumabehandlung, Teil 1: Trauma und die Folgen. Paderborn: Junfermann.
Huber, M. (2003). Trauma und Traumabehandlung, Teil 2: Wege der Traumabehandlung. Paderborn: Junfermann.
Huber, M. (2006). Der innere Garten: Ein achtsamer Weg zur persönlichen Veränderung. Paderborn: Junfermann.
International Society for the Study of Trauma Dissociation (ISSTD) (2011). Guidelines for treating dissociative identity disorder in adults. 3rd revision. Journal of Trauma and Dissociation, 12, 115–187.
Janet, P. (1907). The major symptoms of hysteria. London & New York: Macmillan.
Jantzen, W. (1978). Behindertenpädagogik, Persönlichkeitstheorie, Therapie. Köln: Pahl-Rugenstein.
Jantzen, W. (1987). Allgemeine Behindertenpädagogik Band 1. Weinheim: Beltz.
Jantzen, W. (1990). Allgemeine Behindertenpädagogik Band 2. Weinheim: Beltz.

Jantzen, W. (2008). Kulturhistorische Psychologie heute – Methodologische Erkundungen zu L. S. Vygotskij. Berlin: Lehmanns Media.

Jantzen, W. (2011). Lev Semënovič Vygotskij als Wissenschaftler und Begründer der kulturhistorischen Theorie. Vollständige und autorisierte Transkription des Vortrags bei den 6. Görlitzer Heilpädagogischen Tagen/Fachtagung »Begriffe, Praxen, Perspektiven – kulturhistorische Ideen für inklusives Handeln«.

Jantzen, W. (2019). Behindertenpädagogik als synthetische Humanwissenschaft. Gießen: Psychosozial-Verlag.

Jarero, I., Artigas, L., Montero, M., Lopez, L. (2008). The EMDR Integrative Group Treatment Protocol: Application with child victims of a mass disaster. Journal of EMDR Practice and Research, 2 (2), 97–105.

Jonas, D. F., Jonas, A. D. (2008). Signale der Urzeit. Archaische Mechanismen in Medizin und Psychologie. Würzburg: Huttenscher Verlag 507.

Kaiser-Rekkas, A. (2016). Der Bär fängt wieder Lachse. Ideomotorische Arbeit in klinischer Hypnose und Hypnotherapie (2., korr. Aufl.). Heidelberg: Carl-Auer.

Kastenberger, E., Wagner, E. (2015). Übertragung, Gegenübertragung und somatisch-affektive Resonanz. Website der Austrian Association for Body Psychotherapy (AABP). http://www.koerperpsychotherapie.net/dokumente/uebertragung.pdf (Zugriff am 02.06.2021).

Kern, E. (2014). Personenzentrierte Körperpsychotherapie. München: Ernst Reinhardt.

Kirsch, A., Brunnhuber, S., Breuning, D. (2004). Affektives Beziehungsverhalten bei Klienten mit posttraumatischer Belastungsstörung. ZPPM Zeitschrift für Psychotraumatologie und Psychologische Medizin, 2 (4), 63–74.

Klaus, G., Buhr, M. (1972). Philosophisches Wörterbuch. Reinbek: Rowohlt.

Kluft, R. P. (1988). The dissociative disorders. In: Talbott, J. A., Hales, R-E., Yudofsky, S. C. (eds.): The American psychiatric text book of psychiatry (p. 557–584). Washington, D.C.: American Psychiatric Press.

Kluft, R. (1995). Zur Anwendung hypnotischer Interventionen bei der Behandlung von Dissoziativen Identitätsstörungen. Hypnose und Kognition, 12, 2, 13–33.

Knipe, J. (2010). The method of Constant Installation of Present Orientation and Safety (CIPOS). In: Luber, M., Eye Movement Desensitization and Reprocessing (EMDR). Scripted protocols, special populations. New York: Springer.

Korczak, J. (1973). Wenn ich wieder klein bin und andere Geschichten von Kindern. Göttingen: Vandenhoeck & Ruprecht.

Korn, D. L., Leeds, A. (2002). Preliminar evidence of efficacy for EMDR resource development and installation in the stabilization phase of treatment of complex posttraumatice stress disorder. Journal of Clinical Psychology, 58 (12), 1465–1487.

Kozlowska, K., Walker, P., McLean, L., Carrive, P. (2015). Fear and the Defense Cascade: Clinical Implications and Management. Havard Review of Psychiatry, 23 (4), 1–25

Krystal, P. (2001). Die inneren Fesseln sprengen. Arbeitsbuch (2. Aufl.). Düsseldorf: Econ.

Krystal, P. (2013). Die Phyllis-Krystal-Methode. Arbeitsbuch. Zollikon: P. Krystal Foundation.

Kurtz, R., Prestera, H. (1979/1986). Botschaften des Körpers. Bodyreading: ein illustrierter Leitfaden (4. Aufl.). München: Kösel.

Laliotis, D. (2019). The dance of attachment: The therapist's use of self and self-care in the treatment of developmental trauma. Workshop EMDR Europa Konferenz Krakau. Unveröffentlichtes Handout.

Lanius, U. (2010). The Bottom-Up Processing Protocol. In: Luber, M., Eye Movement Desensitization and Reprocessing (EMDR). Scripted protocols, special populations. New York: Springer.

Leont'ev, A. (Leontjew) (1973). Probleme der Entwicklung des Psychischen. Frankfurt a. M.: Fischer Athenäum.

Leontjew, A. (1985). Der Schaffensweg Wygotskis. In: Wygotski, Ausgewählte Schriften 1. Köln: Pahl-Rugenstein, 11–55.

Leutner, S. (2008). Einheit von Stabilisieren und Prozessieren. In: Rost, C. (Hrsg.): Ressourcenarbeit mit EMDR. Bewährte Techniken im Überblick. Paderborn: Junfermann.

Leutner, S. (2014). EMDR mit inneren Anteilen. In: Hofmann, A. (Hrsg.): EMDR (5., vollst. überarb. Aufl., S. 161–171). Göttingen: Thieme.

Leutner, S. (2019). Heilsame Netzwerke – EST und EMDR: Ein roter Faden für den Behandlungsprozess. In: Rießbeck, H., Müller, G. (Hrsg.): Traumakonfrontation und Trauma-Integration (S. 90–119). Stuttgart: Kohlhammer.

Leutner, S., Piedfort-Marin, O. (2021): The concept of ego state: From historical background to future perspectives. European Journal of Trauma & Dissociation, 5 (4).

Levine, P. (1998). Trauma-Heilung. Das Erwachen des Tigers. Unsere Fähigkeit, traumatische Erfahrungen zu transformieren Essen: Synthesis.

Levine, P. (2013). Sprache ohne Worte. Wie unser Körper Trauma verarbeitet und uns in die innere Balance zurückführt. München: Kösel.

Liebel-Fryszer, I. (2014). Trauma: Wirrung zwischen Bindung und Verteidigung – Neurobiologische Aspekte in der Beratungsbeziehung. In: Bundeskonferenz Erziehungsberatung (Hrsg.): Sammelband »Herausforderung Trauma« der Bundeskonferenz Erziehungsberatung.

Lindgren, A. (1976). Madita und Pims. Hamburg: Oetinger.

Liotti, G. (2006). A model of dissociation based on attachment theory and research. Journal of Trauma and Dissociation, 7 (4), 55–73.

Manfield, P., Lovett, J., Engel, L., Manfield, D. (2017). Use of the Flash Techique. In: EMDR-Therapy: four case examples. Journal of EMDR Practice and Research, 11, 4, 195–205.

Marlock, G., Weiss, H. (2006): Handbuch der Körperpsychotherapie. Stuttgart: Schattauer.

Marx, K. (1974): Kritik der Hegelschen Rechtsphilosophie, Einleitung (378–391). MEW/Marx-Engels-Werke 1. Berlin: Dietz.

Mattheß, H. (2013). Strukturelle Dissoziation der Persönlichkeit. In: Wöller, W.: Trauma und Persönlichkeitsstörungen (S. 465–482). Stuttgart: Schattauer.

Mattheß, H., Nijenhuis, E. (2013). Wie behandeln wir Klienten mit schwerer struktureller Dissoziation der Persönlichkeit? In: Wöller, W.: Trauma und Persönlichkeitsstörungen. Ressourcenbasierte Psychodynamische Therapie (RPT) traumabedingter Persönlichkeitsstörungen (2. Aufl.). Stuttgart: Schattauer. S. 570–594.

Meiss, O. (2004). Ideomotorische Signale – Ideosensorische Signale. Unveröffentlichtes Skript in der Ausbildung zur Klinischen Hypnose von Ortwin Meiss, Leiter des Milton Erickson-Instituts, Hamburg.

Miller, S. D. (2014). The evolution of psychotherapy: An oxymoron. Vortrag »The Evolution of Psychotherapy«, Conference, Anaheim, 2013 (Milton Erickson Foundation). https://www.youtube.com/watch?v=pI8Hww1xjK4 (Zugriff am 21.03.2021).

Miller, S. D., Hubble, M. A. a., Chow, D. (2020). Better results: Using deliberate practice to improve therapeutic effectiveness. Washington D.C.: American Psychological Association.

Miller, S. D., Hubble, M. A., Chow, D. L. a., Seidel, J. A. (2013). The outcome of psychotherapy: Yesterday, today and tomorrow. Psychotherapy, 50 (1), 88–97. https://doi.org/10.1037/a0031097 (Zugriff am 21.03.2021).

Miller, S., Hubble, M. A., Duncan, B. (2007). Supershrinks: Learning from the field's most effective practitioners. Psychotherapy Networker, 32 (6), 26–35, 56.

Münker-Kramer, E. (2015). Traumazentrierte Psychotherapie mit EMDR. München: Ernst Reinhardt.

Nijenhuis, E. (2016). Die Trauma-Trinität: Ignoranz, Fragilität, Kontrolle. Göttingen: Vandenhoeck & Ruprecht.

Nijenhuis, E., Van der Hart, O. (2011). Dissociation in trauma – A new definition and comparison with previous formulations. Journal of Trauma and Dissociation, 12, 416–455.

O'Donohue, J. (2010). Beannacht. In: Anam Cara. Das Buch der keltischen Weisheit Übers. von G. u. D. Bandini. München: dtv.

Ogden, P., Minton, K., Pain, C. (2006). Trauma and the body. New York: Norton.
Okiishi, J., Lambert, M. J., Nielsen, S. L., Ogles, B. M. (2003). Waiting for supershrink: An empirical analysis of therapist effects. Clinical Psychology & Psychotherapy, 10, 361–373.
Olbricht, I. (2002). Was Frauen krank macht. Der Einfluss der Seele auf die Gesundheit der Frau. München: Kösel.
Oppenheim, J. (2020). Published in Poem-a-Day on May 24, 2020, by the Academy of American Poets.
Oren, E., Solomon, R. (2012). EMDR therapy: An overview of its development and mechanisms of action. Revue européenne de psychologie appliquée, 62, 197–203.
Ostacoli, L., Carletto, S., Cavallo, M., Baldomir-Gago, P., Di Lorenzo, G., Fernandez, I., Hase, M., Justo-Alonso, A., Lehnung, M., Migliaretti, G., Oliva, F., Pagani, M., Recarey-Eiris, S., Torta, R., Tumani, V., Gonzalez-Vazquez, A. I., Hofmann, A. (2018). Comparison of Eye Movement Desensitization Reprocessing and Cognitive Behavioral Therapy as adjunctive treatments for recurrent depression: The European Depression EMDR Network (EDEN) randomized controlled trial. Frontiers in Psychology, 9, 74–79.
Panksepp, J. (1998/2005). Affective neuroscience (Neuauflage). New York: Oxford University Press Ltd.
Paulick, J. (2018). Nonverbal synchroniy in psychotherapy: Investigaion of a new approach with the potential to better understand and predict therapeutic success. Inauguraldissertation, Universität Trier.
Paulsen, S. (2008). Treating Dissociative Identity Disorder with EMDR, Ego State Therapy and Adjunct approaches. In: Forgash, C., Copeley, M. (eds.): Healing the heart of trauma and dissociation with EMDR and Ego State Therapy (pp. 141–18)0. New York, NY: Springer.
Paulsen, S. (2009). Looking through the eyes of trauma and dissociation. Washington: Brainbridge Island. The Brainbridge Institute.
Paulsen, S. (2014). Trauma und Dissoziation mit neuen Augen sehen. Ego-State-Therapie und EMDR bei DIS und PTBS. Lichtenau: Probst.
Paulsen, S. (2017). When there are no words. Washington: Bainbridge Island.
Peichl, J. (2007a). Die inneren Trauma-Landschaften. Borderline, Ego-State, Täter-Introjekt. Stuttgart: Schattauer.
Peichl, J. (2007b). Innere Kinder, Täter, Helfer & Co. Ego-state-Therapie des traumatisierten Selbst. Stuttgart: Klett-Cotta.
Peichl, J. (2012). Hypno-analytische Teilearbeit. Ego-State-Therapie mit inneren Selbstanteilen. Stuttgart: Klett-Cotta.
Peichl, J. (2013). Innere Kritiker, Verfolger und Zerstörer. Ein Praxishandbuch für die Arbeit mit Täterintrojekten. Stuttgart: Klett-Cotta.
Pérez, A., Carreiras, M., Duñabeitia, J. A. (2017). Brain-To-brain entrainment: EEG interbrain synchronization while speaking and listening. Scientific Reports, 7 (1). DOI:10.1038/s41598-017-04464-4.
Phillips, M. (1994). Developing a positive countertransference »trance« in treating post traumatic patients. Presented at the annual meeting of the American Society of Clinical Hypnosis, Philadelphia.
Phillips, M. (2000). Finding the energy to heal. New York: Norton.
Phillips, M. (2005). Advanced topics in Ego-State-Therapy and the treatment of trauma. Unveröffentlichtes Handout, M.E.G.-Institut Rottweil.
Phillips, M. (2007). Reversing chronic pain. Berkeley: North Atlantic Books.
Phillips, M. (2008). Combining Hypnosis with EMDR and Ego State Therapy for ego strengthening. In: Forgash, C., Copeley, M. (eds.): Healing the heart of trauma and dissociation with EMDR and Ego State Therapy (pp. 91–120). New York: Springer.
Phillips, M. (2010). Master Class in Ego-State Therapy. Unveröff. Handout, Workshop, am Ego-State-Therapie Institut Rheinland in Bonn, 2.–3.10.2010.
Phillips, M., Frederick, C. (1995). Healing the divided self. New York: Norton.

Phillips, M., Frederick, C. (2003). Handbuch der Hypnotherapie bei posttraumatischen und dissoziativen Störungen. Heidelberg: Carl Auer.

Piedfort-Marin, O. (2019). When the therapist's traumas emerge in a psychotherapy session: The use of trauma-related countertransference. European Journal of Trauma & Dissociation (3), 181–189.

Porges, S. W. (2010). Die Polyvagaltheorie. Paderborn: Junfermann.

Price, M., Lancaster, C. L., Gros, D. F., Legrand, A. C., van Stolk-Cooke, K., Acierno, R. (2018). An examination of social support and PTSD treatment. Response during prolonged exposure. Psychiatry, 81 (3), 258–270.

Provine, R. R. (2014). Ein seltsames Wesen. Warum wir gähnen, rülpsen, niesen und andere komische Dinge tun Reinbek: Rowohlt.

Putnam, F. (1989). Diagnosis and treatment of multiple personality disorder. New York: The Guilford Press.

Reddemann, L. (2001/2016). Imagination als heilsame Kraft (19., vollst. überarbeitete Neuaufl.). Stuttgart: Klett-Cotta.

Reddemann, L. (2011). Psychodynamisch Imaginative Traumatherapie (6., vollst. überarb. Aufl.). PITT – Das Manual. Stuttgart: Klett-Cotta.

Reddemann, L. (2015). Kriegskinder und Kriegsenkel in der Psychotherapie (2. Aufl.). Stuttgart: Klett-Cotta.

Reddemann, L. (2020). http://www.luise-reddemann.de/fortbildungen/inhalte/ (Zugriff am 21.03.2021).

Reddemann, L., Liebermann, P., Söllner, W., Lampe, A. (2019). Stabilisierung. In: Seidler, G,. Freyberger, H., Glaesmer, H., Gahleitner, S. (Hrsg.): Handbuch der Psychotraumatologie (3., vollst. überarb. u. erw. Aufl.; S. 639–655). Stuttgart: Klett Cotta.

Reddemann, U., Rentsch, I. (2019). Die Beobachtertechnik zur Traumakonfrontation in der Psychodynamisch Imaginativen Traumatherapie PITT. In: Rießbeck, H., Müller, G. (Hrsg.): Traumakonfrontation und Trauma-Integration (S. 163–181). Stuttgart: Kohlhammer.

Revenstorf, D. (2017). Hypnotherapie und Hypnose. Tübingen: Psychotherapie-Verlag

Revenstorf, D., Peter, B. (2009). Hypnose in Psychotherapie, Psychosomatik und Medizin (2. Aufl.). Heidelberg: Springer.

Richter, R. (2019). Perspektiven der Psychotherapie – Ein Blick zurück in die Zukunft. Psychotherapeutenjournal (3), 276–281.

Rießbeck, H. (2013). Einführung in die hypnodynamische Teiletherapie. Heidelberg: Carl Auer.

Rießbeck, H. (2019). Traumaverarbeitung in der Ego-State-Therapie. In: Rießbeck, H., Müller, G. (Hrsg.): Traumakonfrontation und Trauma-Integration (S. 60–89). Stuttgart: Kohlhammer.

Rilke, R. M. (1979). Gedichte. Leipzig: Reclam.

Rogers, C. (1973/2018). Entwicklung der Persönlichkeit. Psychotherapie aus der Sicht eines Therapeuten (21. Aufl.). Stuttgart: Klett-Cotta.

Rogers, C. (1983). Die klientenzentrierte Gesprächspsychotherapie. Frankfurt a. M.: Fischer.

Ross, C. J. (1989). Multiple personality disorder. New York: John Wiley & Sons.

Rossman, M. (1987). Healing yourself: A step-by-step program for better health through imagery. New York: Walker.

Rost, C. (Hrsg.) (2008). Ressourcenarbeit mit EMDR. Bewährte Techniken im Überblick. Paderborn: Junfermann.

Rost, C. (2016). EMDR zwischen Struktur und Kreativität. Bewährte Abläufe und neue Entwicklungen. Paderborn: Junfermann.

Rothschild, B. (2000). The body remembers. New York: Norton.

Rudolf, G. (2010). Psychodynamische Psychotherapie. Die Arbeit an Konflikt, Struktur und Trauer. Stuttgart: Schattauer.

Sack, M. (2010). Schonende Traumatherapie. Ressourcenorientierte Behandlung von Traumafolgestörungen. Stuttgart: Schattauer.

Scaer, R. C. (2007). The body bears the burden. New York: Routledge.
Scagnelli, J. M. (1980). Watkins, John G. The Therapeutic Self: Developing resonance – The key to effective relationships. New York: Human Sciences Press. Book Review. American Journal of Clinical Hypnosis, 22, 4, 242–243. Published online: 22.09.2011.
Schäfer, I., Gast, U., Hofmann, A., Knaevelsrud, C., Lampe, A., Liebermann, P., Lotzin, A., Maercker, A., Rosner, R., Wöller, W. (2019). S3-Leitlinie Posttraumatische Belastungsstörung. Berlin: Springer.
Schiepek, G., Eckert, H., Kravanja, B. (2013). Grundlagen systemischer Therapie und Beratung. Göttingen: Hogrefe.
Schmidt, G. (2019). Der »Hexer« Erickson. Hypnose. Zeitschrift für Hypnose und Hypnotherapie. 14 (1+2), 155–188.
Schore, A. (2001). The effects of early relational trauma on right brain development, affect regulation, & infant mental health. Infant Mental Health Journal, 22, 201–269.
Schore, A. (2014). The right brain is dominant in psychotherapy. Psychotherapy, 51 (3), 388–397.
Schwing, G. (1940). Ein Weg zur Seele des Geisteskranken. Zürich: Rascher.
Schwartz, R. C. (1997). Systemische Therapie mit der inneren Familie. Stuttgart: Klett-Cotta.
Shapiro, F. (1998). EMDR – Grundlagen und Praxis. Paderborn: Junfermann.
Shapiro, F. (2009). Adaptive Information Processing Model. Vortrag EMDRIA Europe-Conference Amsterdam.
Siegel, D. J. (2006). Wie wir werden, die wir sind. Neurobiologische Grundlagen subjektiven Erlebens und die Entwicklung des Menschen in Beziehungen. Paderborn: Junfermann.
Solomon, R., Rando, T. (2012). Treatment of grief and mourning through EMDR: Conceptual considerations and clinical guidelines. Revue européenne de psychologie appliquée, 62, 231–239.
Solms, M., Panksepp, J. (2012). The »Id« Knows More than the »Ego« Admits: Neuropsychoanalytic and Primal Consciousness Perspectives on the Interface Between Affective and Cognitive Neuroscience. Brain Sciences, 2, 147–175. DOI:10.3390/brainsci2020147
Spangenberg, E. (2019). Behutsame Trauma-Integration (TRIMB). Belastende Erfahrungen lösen mit Atmung, Bewegung und Imagination (4. Aufl.). Stuttgart: Klett-Cotta
Spiegel, D., Hunt, T., Dondershine, H. E. (1988). Dissociation and hypnotizability in posttraumatic stress disorder. American Journal of Psychiatry, 145, 301–302.
Spiegel, H., Spiegel, D. (1978). Trance and treatment: Clinical uses of hypnosis (2nd. ed.). New York: Basic Books, Inc.
Spork, P. (2017). Gesundheit ist kein Zufall. Wie das Leben unsere Gene prägt – Die neuesten Erkenntnisse der Epigenetik. München: Deutsche Verlags-Anstalt.
Stanton, H. (1990). Ego-enhancement: A five-step-approach. In: Hammond, D. C.: Handbook of hypnotic suggestions and metaphors (pp. 122–123). New York: Norton.
Stein, M. (2018). C. G. Jungs Landkarte der Seele. Eine Einführung (18. Aufl.). Ostfildern: Patmos.
Stern, D. N. (2005). Der Gegenwartsmoment Veränderungsprozesse in Psychoanalyse, Psychotherapie und Alltag. Frankfurt a. M.: Brandes & Apsel.
Strauß, B. (2013). Die Person des Psychotherapeuten. Psychotherapeut, 5, 425–426. DOI:10.1007/s00278-013-1006-1004.
Strauß, B. (2019). Innovative Psychotherapieforschung – Wo stehen wir und wo wollen wir hin? Psychotherapeutenjournal (1), 4–10.
Tausch, R., Tausch, A. (1990). Gesprächspsychotherapie. Göttingen: Hogrefe.
Terr, L. (1997). Schreckliches Vergessen, heilsames Erinnern. München: Droemersche Verlagsanstalt Th. Knaur Nachf.
Torem, M. S., Gainer, M. J. (1995). The center core: Imagery for experiencing the unifying self. Hypnos, XXII, 125–131.
Trenkle, B (2008). Carl Rogers und Milton Erickson. Gemeinsamkeiten und Unterschiede. Gesprächspsychotherapie und Personzentrierte Beratung 3, 131–138.
Van der Hart, O., Nijenhuis, E., Steele, K. (2008). Das verfolgte Selbst. Strukturelle Dissoziation und die Behandlung chronischer Traumatisierung. Paderborn: Junfermann.

Van der Kolk, B. A. (1994). The body keeps the score: Memory and the evolving psychobiology of posttraumatic stress. Harvard Review of Psychiatry, 1 (5), 253–265.

Van der Kolk, B. A. (2006). Geleitwort II. In: Marlock, G., Weiss, H. (Hrsg.): Handbuch der Körperpsychotherapie (S. VII–XII.) Stuttgart: Schattauer.

Van der Kolk, B. A. (2015). Verkörperter Schrecken. Traumaspuren in Gehirn, Geist und Körper und wie man sie heilen kann. Lichtenau: Probst.

Vissia, E. M., Giesen, M. E., Chalavi, S., Nijenhuis, E. R. S., Draijer, N., Brand, B. L., Reinders, A. A. T. S. (2016). Is it Trauma- or fantasy-based? Comparing dissociative identity disorder, post-traumatic stress disorder, simulators, and controls. Acta Psychiatrica Scandinavia, 1–18.

Voorendonk, E. M., De Jongh, A., Rozendaal, L., Van Minnen, A. (2020): Trauma-focused treatment outcome for complex PTSD patients: Results of an intensive treatment programme, European Journal of Psychotraumatology, 11:1. DOI:10.1080/20008198.2020.1783955

Vygotskij, L. (Wygotski) (1987a): Das Problem der Altersstufen. In: Vygotskij (Wygotski), L., Ausgewählte Schriften, Bd. 2 (S. 53–91). Köln: Pahl-Rugenstein.

Vygotskij, L. (Wygotski) (1987b): Unterricht und geistige Entwicklung im Schulalter. In: Vygotskij (Wygotski), L., Ausgewählte Schriften, Bd. 2 (S. 287–307). Köln: Pahl-Rugenstein.

Vygotskij, L. (Wygotski) (1987c): Denken und Sprechen. In: Vygotskij (Wygotski), L. Ausgewählte Schriften Bd. 2. Köln: Pahl-Rugenstein, 359–464.

Wampold, B. E., Imel, Z. E. (2001). The great psychotherapy debate. The evidence for what makes psychotherapy work. New York, East Sussex: Routledge.

Wampold, B. E., Imel, Z. E. (2015, March). What do we know about psychotheapy? – and what is there left to debate? https://societyforpsychotherapy.org/what-do-we-know-about-psychotherapy-and-what-is-there-left-to-debate/ (Zugriff am 21.03.2021).

Wampold, B. E., Imel, Z. E., Flückiger, C. (2018). Die Psychotherapie-Debatte. Was Psychotherapie wirksam macht. Bern: Hogrefe.

Watkins, J. G. (1971). The affect bridge: A hypnoanalytical technique. The International Journal of Clinical and Experimental Hypnosis, 19, 21–27.

Watkins, J. G. (1992). Hypnoanalytic techniques. The practice of clinical hypnosis. Vol. 2. New York: Irvington.

Watkins, J. G., Watkins, H. (1997) Ego states: theory and therapy. New York: Norton.

Weiser Cornell, A. (1997/2019). Focusing. Der Stimme des Körpers folgen; Anleitungen und Übungen zur Selbsterfahrung (15. Aufl.). Reinbek: Rowohlt.

Weiss, E. (1956). Einleitung. In: Federn, P., Ich-Psychologie und die Psychosen (S. 9–27). Bern: Huber.

Weiss, E. (1995). Paul Federn, the theory of the psychosis. In: Alexander, F., Eisenstein, S., Grotjahn, M.: Psychoanalytical pioneers (pp. 142–159). New Brunswick, London: Transaction Publishers.

WHO (1946). Verfassung der Weltgesundheitsorganisation. New York. https://fedlex.data.admin.ch/filestore/fedlex.data.admin.ch/eli/cc/1948/1015_1002_976/20200706/de/pdf-a/fedlex-data-admin-ch-eli-cc-1948-1015_1002_976-20200706-de-pdf-a.pdf (Zugriff am 1.5.2021).

Wiltschko, J. (2017). Ich spüre, also bin ich. Nicht-Wissen als Quelle von Veränderung (2. Aufl.). Berlin: Holtzbrinck.

Winnicott, D. (2019). Vom Spiel zur Kreativität. Stuttgart: Klett-Cotta.

Wöller, W. (2013). Trauma und Persönlichkeitsstörungen. Psychodynamische Therapie (RTB) traumabedingter Persönlichkeitsstörungen (2. Aufl.). Stuttgart: Schattauer

Wöller, W. (2020). Dissoziation. Gießen: Psychosozial-Verlag.

Zanotta, S. (2018). Wieder ganz werden. Traumaheilung mit Ego-State-Therapie und Körperwissen. Heidelberg: Carl Auer.

Stichwortverzeichnis